阅读成就思想······

Read to Achieve

U0386088

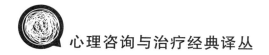心理咨询与治疗经典译丛

Groups: A Counseling Specialty

(7th Edition)

团体咨询与治疗权威指南

——（第7版）——

［美］塞缪尔·T.格拉丁（Samuel T. Gladding）　◎著

张英俊 郭颖 刘宇　◎译　　　樊富珉　◎审译

中国人民大学出版社

· 北京 ·

图书在版编目（CIP）数据

团体咨询与治疗权威指南 : 第7版 / （美）塞缪尔·
T.格拉丁 (Samuel T. Gladding) 著 ; 张英俊，郭颖，
刘宇译. -- 北京 : 中国人民大学出版社，2021.1
ISBN 978-7-300-28760-7

Ⅰ. ①团… Ⅱ. ①塞… ②张… ③郭… ④刘… Ⅲ.
①集体心理治疗－研究 Ⅳ. ①R459.9

中国版本图书馆CIP数据核字(2020)第216351号

团体咨询与治疗权威指南（第7版）

[美]塞缪尔·T.格拉丁（Samuel T. Gladding） 著

张英俊 郭颖 刘宇 译

樊富珉 审译

Tuanti Zixun yu Zhiliao Quanwei Zhinan（Di 7 Ban）

出版发行	中国人民大学出版社		
社 址	北京中关村大街31号	邮政编码	100080
电 话	010-62511242（总编室）	010-62511770（质管部）	
	010-82501766（邮购部）	010-62514148（门市部）	
	010-62515195（发行公司）	010-62515275（盗版举报）	
网 址	http://www.crup.com.cn		
经 销	新华书店		
印 刷	天津中印联印务有限公司		
规 格	185mm×240mm 16开本	版 次	2021年1月第1版
印 张	20.25 插页1	印 次	2021年1月第1次印刷
字 数	400 000	定 价	99.00元

推荐序

记得还是 2019 年 7 月，结束在武汉召开的中国心理学会临床与咨询心理学专业委员会第六届大会的归途中，我接到中国人民大学出版社的翻译邀请，编辑希望我和我的团队能够承接一本团体咨询专著的翻译。我猜出版社了解我的研究兴趣和专长，知道我的团队一直在从事团体辅导与团体咨询的研究、教学、培训和应用，且已经翻译了多本团体咨询与团体治疗的著作。当我看到这本书的英文原著时，一下子就被作者吸引了。我虽然没有见过本书的作者格拉丁，但我很早就知道他是团体工作领域资深的专家，从 20 世纪六十年代末开始接触各类团体工作，有着 50 多年团体工作和研究的经验。他作为维克森林大学心理学教授、美国咨询协会（ACA）主席、美国团体工作专业协会（ASGW）专家，在临床与咨询以及团体心理治疗领域名声显赫。我曾经和美国多名华裔咨询心理学家探讨团体咨询的教学和研究，其中好几位给我推荐过格拉丁和他的书，我对他的名字是熟悉的。同时，我也注意到本书原版已经出到了第 7 版，这足以证明这本书的价值与重要性。因此，我对本书稍作浏览后，就和我的博士后张英俊做出了接受翻译任务的决定，由张英俊博士牵头，我实验室的硕士、博士一起，组成团队来合作翻译这本专著，将它介绍给国内团体工作的研究者、训练者和实践者。

感谢我的研究生们，他们和我一样热爱团体工作，愿意为团体专业工作在我国的发展和推广出力。尤其是承担主要翻译工作的张英俊、刘宇和郭颖。张英俊从博士到博士后一直跟随我学习团体、带领团体、研究团体，至今已有七年多的时间；刘宇作为我的博士关门弟子，从一入学就投入到了团体工作的学习和带领中去，不知不觉也走过了四年多；郭颖的硕士论文研究的是团体带领者的胜任力及量表编制，作为团体咨询的观察者、体验者参与了我很多团体咨询的培训。他们的团体专业水平和经验积累使得本书的翻译质量很高，专业术语规范，专业表达精准，更重要的是翻译的态度认真且负责，依靠团队精神和付出大量的努力，让这本团体工作领域的重要著作可以呈现在我们的面前，为我们提供了一道团体咨询与团体治疗领域的精神大餐。

我认真地审校本书的过程也是我学习和反思专业团体工作的价值的过程。这本书不愧是一本团体专业的权威著作、团体专业工作者培训的好教材，以及团体专业工作实务指南。科学性、系统性、时代性、全面性、发展性、新颖性、操作性是它的特色。

过去近30年时间里，我欣喜地看到中国团体咨询与治疗从无到有，从星星之火到燎原之势，逐渐被心理工作者乃至整个国家卫生健康系统所重视，成为社会心理服务体系和心理健康服务的重要形式，在个人身心健康、人际关怀支持、组织协调发展、社会和谐进步等方面发挥了积极的作用。从1996年我在清华大学出版社出版了国内第一本团体领域的著作——《团体咨询的理论与实践》起，众多的研究者和实践者在此领域耕耘，并有了丰硕的成果，但我们仍然需要向国际优秀的团体专业工作研究者学习，借鉴国外团体领域先进的成果和成熟的经验。引进格拉丁的这本集大成的团体咨询与团体治疗专著，有助于我们在学习、参考、借鉴的基础上，探索团体理论和实践的本土化，以发挥团体本身的巨大潜能，建立和开发我们自己的团体理论和应用方案，造福于不断追求美好生活的中国人。

本书的目的是帮助读者更好地掌握团体工作的要点，成为一名有效的团体带领者。新版内容与时俱进，参考了很多团体领域最新的研究成果，增加了很多团体工作实例，提供了大量的团体带领的实用技术。开始部分清晰地介绍了团体心理工作中的基本概念，如团体分类、团体动力，详细介绍和分析了团体发展过程每一个阶段的特点及工作重点。接着，从人毕生发展的角度，介绍了对儿童、青少年、成年人、老年人不同年龄的人开展团体工作时常见的议题以及应对。最后部分介绍了八种不同理论流派的团体带领理论及优势和局限。许多新颖的内容是同类专著中少见的，比如混合团体、团体中的创造性、电话团体、线上团体，还有对团体中的伦理与法律问题的关注。这些内容因有实证证据变得更为确信，因有大量的案例更为生动，因有较为详细的技能讲解更具可操作性。因此，这是一部很好的团体教学参考书籍和实践指南，堪称团体咨询与团体治疗领域的小百科，我会积极推荐给我的学生和学员。

最后，希望本书的读者跟我们一起努力学习、发掘、完善、推广团体咨询与治疗，将团体心理工作服务于最广泛的人民大众，无论是健康的人群还是有心理困扰乃至心理疾患的人群。

樊富珉

清华大学心理学系教授、博士生导师

北京师范大学心理学部临床与咨询心理学院院长

中国心理卫生协会团体心理辅导与治疗专业委员会荣誉主任

2020年12月10日

于清华园

在一次以体验团体为目标的工作坊中，团体成员们正在兴致勃勃地发言。一个新入学的临床与咨询心理学研究生显得有些游离，似乎对团体交流的话题不甚感兴趣。轮到他说话时，他踌躇不定地表达道："有没有人跟我一样，不喜欢团体？"团体陷入短暂沉默，气氛有些僵硬，毕竟这个问题对团体来说具有一定的挑战性。随后，另一个成员也跳出来直截了当地说："我跟你一样也不喜欢团体。"这个回应让那个研究生得到很大的安慰，他们相视一笑，仿佛一起上了一艘救生艇。与此同时，这也使得团体气氛由僵硬逐渐变成流动。很快，团体按对团体的态度分成了三个亚团体：不喜欢团体的、喜欢团体的和中间派。团体带领者做了一个催化："或许，大家可以谈谈，对于我们这个团体，你不喜欢和喜欢的部分？"之后，不喜欢团体的成员开始谈论他们不喜欢的原因。然而，他们惊讶地发现，不喜欢的原因是那么地不一致。有人不喜欢的原因是感觉带领者工作太复杂、太有挑战性；有人则是因为自己不太善于与人交流。当他们讨论这些具体的不喜欢或者喜欢的部分时，原先在另一个亚团体中的成员也加入表达了相似性，这就分拆了原来的亚团体，而组合成新的亚团体。在不断的共生与分化的过程中，所有成员的感受和想法都被团体承载；与此同时，团体又为成员提供了大量的新视角和信息，让成员产生新的感受。在团体这个片段，那个表达不喜欢团体的研究生已经很好地投入团体之中了。

我之所以对这个片段印象深刻，原因有三。第一，作为团体的爱好者，我们需要清醒地认识到，并不是每个人都会喜欢团体，也并不是每个人都适合进入团体，更不是每个专业助人者都需要使用团体，就如同心理干预本身也并不是对每个人都产生作用。第二，团体可以产生快速的改变。就如同那个研究生，只是参加了一次团体体验，他对团体的态度就发生了改变，恐怕这对他的学习、生涯都产生了影响。改变的发生在各种可能的过程之中，比如本案例中起效的可能是功能性亚团体运行的进程。第三，案例中的那个研究生所经历的，也正是我对团体的态度变化的心路历程。当我开始体验到团体效果的时候，我才开始接受它；通过深入学习、实践和研究，我越来越热爱这种富有挑战的工作方式。

正是看到了团体在经济高效助人实践中的价值，我的博导——清华大学樊富珉教授30年如一日研究和推广团体应用，不遗余力。本书也是她强烈推荐的一部团体专著，是一份具有基础性、系统性、操作性的"团体咨询与团体治疗领域的精神大餐"，是一部很好的团体教学参考书籍和实践指南，堪称团体咨询与团体治疗领域的小百科。在我看来，本书前面部分介绍的团体基本概念、原理，丰富的团体独有的基本操作技巧（是区别于个体咨询技术的），对于新手团体咨询师来说是硬核知识，对于有经验的团体咨询师自然是温故而知新。而在本书的中部介绍的大量团体实例，囊括从针对儿童、青少年、成年、老年等各种对象的团体，从心理教育、咨询到治疗，从结构、半结构到非结构。作者提纲挈领地点出了开展这类团体的要领，对于团体实践者非常具有参考价值。本书最后提到的团体理论，是深入学习者、研究者需要探索的空间。因此，本书无论对实践者还是研究者，新手还是经验丰富者都将有所裨益。

承蒙樊富珉教授的信任，让我牵头来翻译这本重要专著，同时还授权了一个团体予我。在翻译这本书的过程中，我比以往任何时候都更加意识到团体合作对于实现目标和梦想的重要性。本书的译者阵容强大，均为"樊门弟子"——清华大学心理学系临床与咨询心理学实验室的已毕业或者在读的硕博研究生，他们均是团体领域的研究者和实践者。第1~7章分别为金明珠、吴洁琼、刘宇、金子璐、刘舒婷、张晴雪、汪薇翻译；第8~10章分别为郭芙蓉、冯愉涵、张英俊翻译；第11~14章分别为晏娜、代海芳、吴卫国、王郢翻译；第15~16章为郭颖、黄子琪翻译；附录为张美霞翻译。之后由我与郭颖、刘宇、吴卫国一起统稿，最后由樊富珉教授审校。感谢樊富珉教授和各位同门的汗水和智慧！特别鸣谢中国人民大学出版社的编辑在本书翻译过程中反复沟通、指正、校对。谨以本书译本向热爱团体心理工作、为之做出贡献的人致敬！

本书译者形成的是一个任务/工作团体，因此译稿上确确实实打下了团体合作的印记，如可能存在多元化（即不一致）的表达方式。然而，也因为这是一个极具凝聚力的团体，在翻译过程中，同门之间相互讨论、推敲，尤其是在遇到困难时相互支持，这大大提高了本书出版的速度和译稿的质量。更为关键的是，这次任务让我们多了一次"在一起"的契机，这同样是所有译者都珍视的。正因如此，它呈现着团体工作的缺憾与魅力。

感谢本书读者的厚爱，欢迎您跟我们一起来探索团体心理咨询与治疗的奥秘，为人类的福祉添砖加瓦。

张英俊 博士

中国心理卫生协会团体心理辅导与治疗专业委员会

委员兼副秘书长

2020年12月12日

于北京师范大学

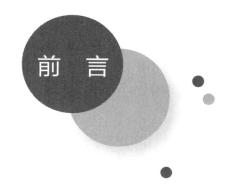

前　言

团体是日常生活的一部分，我们每个人都出生在一个家庭团体中，我们生活中许多重要的事件都发生在我们所处的教育、娱乐和工作团体中。我们每个人几乎每天都会受到某种团体的影响。我们有理由认为，通过团体中的互动，我们才真正成为人类。有时候，仅仅是关于某次团体经历的记忆或即将到来的团体活动的吸引力，就能对我们产生强大的影响。那些与我们有着直接或间接联系的团体影响着我们每个人。

自19世纪末以来，助人工作者就开始以团体的形式进行工作。专业人士意识到，如果使用得当，团体具有帮助、治疗、指导和支持的功能。以团体形式进行工作已经成为一种促进改变和完成任务的日益流行、多样化和可行的途径。由于每个团体都是独特的，因此，团体工作者必须具备各种各样的技能。

第7版的新内容

我编写本书的新版本——第7版不仅在于更新最近的研究成果，而且使内容更具可读性和学术价值。为了改进这本书，我首先再次研究了它的架构，以及如何加强章节之间的衔接，以帮助读者更好地学习团体工作的要点。为了实现这一目标，我特别注重在书中加入案例和思考问题，以便为读者提供更多团体带领的实用技术。我还想给读者展现更多不同类型团体的例子，并提供团体工作的创造性方法。

我完成了所有这些目标。因此，与上一版相比，本书第7版有许多实质性的不同之处。第7版的主要和重要的新特点如下。

- 增加了120多篇新的参考文献。这些参考资料都是最新的，许多较早的参考文献都被删除了，这使得本书比以往任何时候都更具时代感和有更多的证据支持。
- 增加了章节概述，使读者能够了解这一章的重点。
- 每章的开头都增加了简短的介绍性故事。
- 章节数量从17章减至16章。
- 以前版本中关于团体历史的章节被缩短、简化，以附录的形式呈现，更具可读性。

- 每一章都增加了新的内容和对之前内容的更新。其中一些最显著的补充包括社会公正、创造力方面的内容 [特别是基思·索耶（Keith Sawyer）的作品]，还有贯穿整个生命周期的不同特定团体、技术和团体工作、短程团体和老年人团体。

本书架构

与之前的版本一样，本书探讨了在多种环境下成为一名有效的团体工作者所需要的基本技能。

本书的第一部分（第 1 章～第 7 章）集中介绍了各种类型的团体（任务 / 工作团体、心理教育团体、心理咨询团体、心理治疗团体和混合团体），以及它们是如何发展的、它们的团体阶段和团体动力。有经验的团体工作者必须能够意识到并从容应对团体从形成到结束的动力和发展进程。

第二部分（第 8 章～第 10 章）关注伦理、法律、多样性、社会公正、创造力和特定团体等问题，讨论了团体工作伦理和法律方面的问题，以及特定团体和文化、社会公正、创造力对团体的影响。

第三部分（第 11 章～第 14 章）考察了团体在人类整个生命周期中的作用。这些章节讨论了与儿童、青少年、成人和老年人等团体工作时的相关问题和流程。这些不同年龄和发展阶段的群体都有其特殊的需求，可以在团体环境中积极地加以解决。这部分重点讨论了适合不同年龄阶段和情况的不同类型的团体。

本书的最后一部分（第 15 章和第 16 章）集中讨论了带领团体的理论方法，介绍了八个最重要的理论流派。每一种理论都要根据其前提、实践、带领、重点、结果、优势和局限性等方面进行检验。这里探讨的具体理论有：沟通分析、现实疗法、阿德勒学派、以人为中心疗法、存在主义、格式塔学派、理性 - 情绪行为疗法和心理剧。

个人情况

在反思了我自己在团体中的经历后，我决定写这本书。在 20 世纪 60 年代末和 70 年代初，我接触了各种各样的团体，包括当时的 T 团体。我参加过马拉松团体、心理教育团体、自助团体、任务团体和心理咨询团体。我在耶鲁大学、维克森林大学和北卡罗来纳大学的格林斯博罗分校上过正式的团体带领课程。后来，我加入了诸如美国团体工作专业协会（ASGW）和北卡罗来纳团体行为协会等组织。最初在心理健康中心工作时，我主要负责带领心理治疗、心理咨询和心理教育团体。在私人执业以及担任大学教授和管理人员时，我对任务 / 工作团体的带领有所增加。

结语

在第 7 版的结语中，我比以往任何时候都更加意识到合作对于实现目标和梦想的重要性。诗人约翰·多恩（John Donne）曾正确地提醒我们，没有人是一座孤岛，可以自全。我们与他人息息相关，有能力帮助或阻碍彼此的成长和发展。不同人格和发展过程的融合，正是团体合作的核心所在。借由它，我们的过去获得了意义，我们的现在和未来也由此诞生。

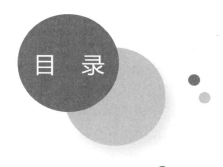

目 录

第一部分

团体发展

第 4 章

团体形成

第 5 章

过渡阶段：动荡期和规范化期

第 6 章

团体的工作阶段：执行

第 7 章

团体结束

第二部分

团体的多样性、社会公正、创造力和伦理 / 法律议题

第 8 章

团体工作中的多样性与社会公正

第三部分

毕生发展团体

第 14 章

老年人团体

第四部分

团体理论

第 15 章

沟通分析、现实疗法、阿德勒学派和以人为中心团体

第 16 章

存在主义、格式塔、理性 – 情绪行为疗法及心理剧团体

附录

团体工作的历史

第一部分

团体发展

GROUPS:
A
COUNSELING SPECIALTY
(7TH EDITION)

团体工作分类

我生活在一个团体中，
这个团体又包含很多团体。
所有团体在不同的循环中运转，
就像行星围绕着太阳。
在每一个团体中，我都是我自己，
与众不同，独特，协同而自由。

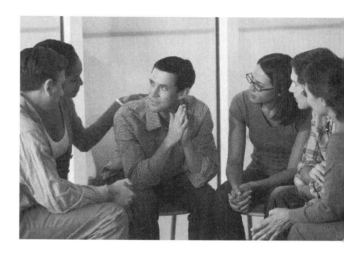

引自："Planets" © 2010 by Samuel Gladding.Reprinted by permission from Samuel T. Gladding

本章概要

阅读本章，可以了解如下信息：

◆ 团体的不同分类及示例；

◆ 任务 / 工作团体；

◆ 心理教育团体；

◆ 心理咨询团体；

◆ 心理治疗团体；

◆ 混合团体。

当你阅读时，请思考：

• 每种团体的需求是什么？

• 每种团体的预期结果是什么？

• 你所在或所见过的团体是哪种类型？团体效果如何？

1970 年 4 月 11 日，为完成阿波罗登月计划的第三次任务，阿波罗 13 号登月飞船从美国佛罗里达州的卡拉维拉斯角发射。如电影《阿波罗 13 号》（*Apollo 13*）中所描述的，服务舱氧气罐的爆炸不仅破坏了整个计划，而且将飞船上的宇航员置身于危险之中。为了生存，在返回地球的途中，飞船上的三名宇航员关闭了驾驶舱，使用登月舱作为"救生艇"进行着陆。尽管电力不足、机舱热量受损、食物和饮水缺乏给宇航员们造成了巨大困难，但在一群工程师设计的一系列方法的帮助下，4 月 17 日，宇航员们安全返回地球。工程师们设法将飞船中本来用于其他功能的材料临时充当替代性的急需材料，从而使宇航员们得以幸存。如果说，团体的智慧和力量能够在巨大的困难面前取得胜利，那么当宇航员向任务控制中心发回信息"休斯敦中心，我们遇到了问题"之后，幕后的工程师团队在这次任务中所展现出的创造力就是一个非常好的示例。

无论是执行救援任务还是常规任务，都会涉及团体。作为日常生活中的一部分，团体有各种不同的定义方式。并不是任何人聚集在一起都可以称之为"团体"，因为他们可能缺少将自己视为一个团体的意识和目的。约翰逊（Johnson）等人提出并修订了以下关于团体的定义，它涵盖了团体的主要特性。团体是指两个或两个以上个体的集合，他们面对面或虚拟地聚集在一起，以相互作用、相互依赖的方式进行互动，这些个体能够意识自己属于团体，并且有彼此认可的共同目标。从家庭咨询到乡民大会，团体都是日常生活的重要组成部分。健康的团体是一个背景独特、复杂（考虑到多重的社会交互作用）而又开放的系统。

由于形式和目标不同，团体的类型也多种多样。一般来说，有四种典型的团体类型：任务 / 工作团体、心理教育团体、心理咨询团体以及心理治疗团体。美国团体工作专业协会（Association for Specialists in Group Work,

ASGW）对每种团体都进行了明确的定义，并制定了相应的标准。不同类型的团体可能有不同的目标，如矫治、发展、预防、技能训练以及问题解决等。因此，不同的团体可以满足不同参与者需要达成的目标。例如，心理教育团体可能是预防性的并聚焦于技能训练，而任务 / 工作团体的目标可能是辅导、预防及问题解决。因此，谨慎的做法是在开始时关注不同类型的团体，因为许多类型的团体都可能对寻求帮助的人有益。

团体工作是有效的，这一结论已经得到大量实证研究的证明。团体工作者工作标准和胜任力指标的发展是团体工作发展的一个重大突破。明确界定特定团体类型并确定带领团体需要掌握的技能，促进了循证干预的发展。与此同时，一些教育机构针对每种团体也设置了典型的训练模型，这促进了有胜任力的团体带领者的成长。这些模型使得那些本来有着不同训练方法的培训团体工作者的项目有了在组建团体的准备过程以及实施过程中应该如何操作的准绳。

那些运行良好的团体是富有动力的。团体常常以活动的形式运行，团体成员以言语或非言语的方式参与其中，比如用不同的方式来表达感受或者与其他成员互动。活动本身很少产生有意义的学习。"然而，如果活动针对特定团体的特定目的，并且经过了认真挑选并有其预期意图"，那么它们的有效开展就可能导致或促进个体的改变和领悟。例如，在团体开始阶段，吉尔被邀请用五个词语向其他成员描述自己。如果不要求或不允许吉尔解释为什么她选择了这些词，那么这个活动很快就会被忘记或者失去意义；相反，如果给吉尔机会去探索她选择的词语及其背后的原因，那么她和其他成员就能够更好地理解她。

团体通常被认为主要服务于精神健康领域，然而它在任务和教育领域同样有用武之地。目前，团体工作的概念内涵非常广泛。因此，美国团体工作专业协会对团体工作的定义如下：

团体工作是一种广泛的专业服务实践，它涉及在团体带领的过程中运用知识和技能，帮助一群互相依存的人实现他们共同的目标，这些目标可能是个体内部的、人际的或者与工作相关。团体目标可能包括完成与工作、教育、个人发展、个体内部和人际问题解决、精神或者情感障碍的治疗等相关的任务。

本章介绍的几种类型的团体（任务／工作团体、心理教育团体、心理咨询团体和心理治疗团体）都有其明确的定义，并有相应的培训标准。本章主要介绍这些团体的目标、结构和预期效果。此外，本章也会讨论以前以及现在的团体分类模型，尤其是目标–过程模型（GAP）。通过对自助团体运作方式的考察，本章也将阐释如何将团体目标和团体技术相结合。通过了解不同类型的团体及其目标，以及团体是如何作为一个有机整体工作的，你能够立刻理解与领悟这个不断发展、日益重要的助人领域。

团体的分类

在深入探讨团体的四种分类之前，有必要简单了解一下它们是如何形成的。事实上，这些团体并不存在系统化的发展过程，而是随着时间推移不断酝酿，最后进行跳跃式发展的。甚至无法否认的是，目前的团体工作分类系统仍然尚有争议，本章后面会对此进行讨论。

实际需要是不同类型团体发展的部分原因。团体工作者需要用合适的方式描述他们正在做的事情和可以预期的事情。例如，作为团体类型理论的先驱，联结焦点团体理论（contact focused group theory）聚焦于团体目标。该理论描述了三种初级联结团体，包括团体辅导、团体咨询和团体心理治疗。马勒（Mahler）采用以下指标对这些团体进行了进一步的区分：（1）团体的初始定义目标；（2）团体规模；（3）内容管理；（4）团体生命周期的长度；（5）带领者的职责；（6）问题的严重性；（7）带领者的胜任力。为了进一步区分这三种团体，加兹达（Gazda）强调了心理辅导团体、心理咨询团体以及心理治疗团体可以被视为一个在目标、专业胜任力上既有重叠又有独特性的连续统一体。

索特马什（Saltmarsh）、詹金斯（Jenkins）和费希尔（Fisher）1986年所提出的专业化／标准模型（specialty/standards model）是最全面、最有效的团体概念化模型，该模型是在考虑团体目的和功能差异的基础上发展出来的。它认为团体之间不尽相同，试图以相似的方式来带领团体既不明智也不太可行。因此，索特马修等人建立了一个简称为TRAC的团体工作模型（如图1–1所示），其中每个字母代表团体工作过程中的一个区域：任务（tasking）、关系（relating）、学习（acquiring）和联结（contacting）。

在该模型中，用以区分不同团体的主要特征就是团体焦点。任务团体聚焦于任务的完成情况，联结团体强调每个人在生活中的行为选择方式，学习团体的目标是成员从其他成员那里学到的成果，而关系团体关注的是成员的个人成长。

这个模型也可以阐明团体是如何从一个领域（如任务）开始，又进入另外一个领域（如关系）的。例如，一个为特定活动而设立的团体（如慈善组织举办的比赛），可能会演变为一个成员们只是因为喜欢聚在一起而经常“重聚”的团体。团体的TRAC模型清晰地描述了团体的过程和管理性质维度，以及四个象限相对应的特定团体类型。这是《团体工作人员培训专业标准（1991，2000）》（*Professional Standards for the Training of Group Workers*, *1991*, *2020*）的前身，它描述了我们现在讨论的四种类型的团体：任务／工作团体、心理教育团体、心理咨询团体以及心理治疗团体。

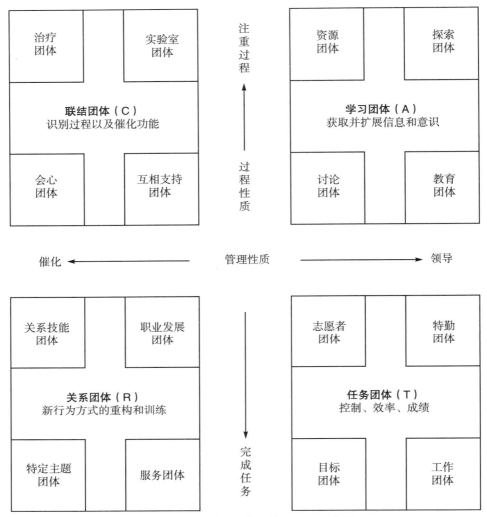

图 1-1　团体过程及管理的 TRAC 示意图

任务 / 工作团体

任务 / 工作团体"促进那些为完成团体任务目标而聚集在一起的人，高效地完成团体任务"。任务 / 工作团体是"唯一一个不将个体心理学习设置为最初目标的团体类型"。正如日常工作和各种任务纷繁复杂一样，任务 / 工作团体的种类也很多。索特马什等人 1986 年指出，任务团体的主要类型是志愿者团体、使命团体、目标团体和工作团体。任务 / 工作团体还包括特定工作队、委员会、规划组、社区组织、讨论团体和学习团体等多种形式。

无论采取哪种类型或形式，所有的任务 / 工作团体都强调通过协作成功、高效地完成某种确定的外部工作目标（业绩、任务或产品）。那些运行良好的任务 / 工作团体可以让成员投入到识别和探索问题、制定和实施协作解决方案的过程中。与其他团体不同的是，任务 / 工作团体并不专注于个体的改变。这些团体的成功与否取决于团体动力，即那些与所涉及任务高度相关的成员和带领者之间所形成的交互作用。

由于任务/工作团体涵盖了从非正式的附属委员会会议到好莱坞重要作品制作或公司交易的所有领域，因此，这类团体的成员可能很多。然而，这类团体通常在成员较少而不是较多的情况下更有效。在一项针对团体规模、发展状态和效益的分析中，韦兰（Wheelan）研究了全美329个营利和非营利工作团体，发现：

包含3~8个成员的团体比包含9个以上成员的团体更有成效、更具发展优势；包含3~6个成员的团体比包含7~10个或11个以上成员的团体更有成效、更具发展优势；包含7~10个成员的团体与包含11个成员的团体之间没有差异；最后，包含3~4个成员的团体比包含5~6个成员的团体更有成效、更具发展优势。

韦兰从研究中得出结论，任务/工作团体的规模是促进或阻碍团体发展和团体效能的关键因素。在小型团体中，不会出现预期之外的亚团体（subgrouping），成员可能会更多地关注手头的任务。

任务/工作团体的时长不尽相同，但大多数与其他团体相似，都有开始期、工作期和结束期。全面质量团体（total quality group）是任务/工作团体应用于商业领域的一个很好的例子，它可以将团体方法应用到"解决与消费者满意度和产品质量相关的问题"之中。陪审团是任务/工作团体的另一个很好的例子。电影《十二怒汉》（12 Angry Men）不仅描述了一些任务/工作团体是如何运作的，还展示了团体过程的许多方面。

与其他类型的团体一样，运行良好的任务/工作团体满足以下要求：

- 所有成员都已清楚团体目标；
- 团体过程和内容议题取得平衡；
- 团体整体、带领者、成员和亚团体的成员都已确认；
- 团体花时间建立了团队文化并进行了相互了解；
- 团体形成和培养了相互协作、合作和相互尊重的伦理规范；
- 团体解决了冲突；
- 团体就反馈意见进行了交流；
- 团体带领者关注当下；
- 团体成员是活跃的资源；
- 团体成员学会了做一名有效且有影响力的参与者；
- 团体带领者展示了一系列的技能来帮助团体成员解决任务达成中和人际交往中遇到的问题；
- 团体成员和带领者花时间反思了正在发生的事情。

尽管如此，任务/工作团体和其他类型的团体之间至少存在两个主要方面的区别。首先，任务/工作团体在完成目标后可能会很快解散。这一点与心理教育团体最为相似，特别是在学校环境中，由于时间限制，心理教育团体可能会快速结束。如果成员或带领者对任务/工作团体的结束阶段不太重视，那么在团体结束后，成员可能会有不完整感。其次，任务/工作团体的成员和带领者可能与团体所在组织中的其他人有相当多的联系，这是因为这类团体需要来自团体之外的他人的信息输入和反馈。

反思

任务/工作团体可能让人获益，也可能令人失望。你曾经参加过的最令你满意的任务/工作团体是哪一个？是什么让你感到满意？你曾经参加过的最糟糕的任务/工作团体是哪一个？是什么让你感到失望？

任务 / 工作团体示例：团队

任务 / 工作团体对我们的日常生活、工作、政府乃至整个世界都至关重要。团队（team）就是一种特殊类型的任务 / 工作团体。团队是"由两个或两个以上的人组成的集合，他们彼此之间进行动态的、相互依存的、互相适应的互动，并且至少有一个共同目标或目的"。从某种角度来看，团队不仅仅是其各部分的简单加总。可以联想一下像奥运会、大学里或专业水平的运动队，这些运动队中一定有一些队员的水平比其他人更高，但如果整个团队不合作、不配合，就无法将他们的优势和能力最大化，进而导致团队无法充分发挥其自身的潜力。

团队与其他类型的团体在以下四个方面

存在区别：（1）与大多数团体相比，团队有着共同的团队目标，而不是每个人追求自己的个人目标；（2）团队更强调相互依存和配合；（3）团队要求成员对集体努力做出更多的承诺；（4）团队成员要对组织内更高层次的人员负责。缺乏对团队工作的承诺会造成紧张，并降低团队整体效率。

团队与其他任务 / 工作团体至少在以下两个方面有所不同。首先，团队中的相互依存性和责任感相比其他任务 / 工作团体更为明显。其次，与其他任务 / 工作团体相比，在团队合作中，要进行更充分的信息共享，更强调共同目标的实现。这也导致了成员之间的联系更为紧密，在实现共同目标时更加合作和团结。表 1-1 描述了团队和其他任务 / 工作团体之间的其他差异。

表 1-1   团队与其他任务 / 工作团体的其他差异

其他任务 / 工作团体	团队
指定了强有力的、目标明确的带领者	团队成员共同承担带领责任
团体目标是一般性的组织任务	团队目标是特定的和明确的
成果仅仅由个体工作产出	成果由团队和个体共同产出
通过团体对其他人的影响来间接地测量团体效果（如商业领域的财务业绩、学生的考试得分等）	通过直接评估团队工作的产出来测量团队效果
仅个体的责任是明确的	团队和个体的责任都是明确的
个体的表现会被认可和奖励	团队会作为一个整体得到肯定；个体为团队成功而付出的努力同样会得到认可和奖励
会有效地召开一些持续时间较短的会议	召开开放式、讨论型的会议，包括积极解决问题的会议
在会议中，成员们讨论、决策，并进行任务分派	在会议中，成员们讨论、决策，并一起完成实际的工作

团队可以通过多种方式进行分类，其中常见的第一种分类方法是根据设置情境（setting）来分类。从这个分类方式来看，团队主要存在于工作、体育竞技和学习情境中。在其他情境下也可以发现运用团队的例子，例如外科手术（如影视作品中恶搞的"4077"医疗队）、勘探考察（如刘易斯和克拉克一起绘制路易斯安那州的地图），以及飞行活动中［如飞行员切斯利·B. 萨伦伯格（Chesley B. Sullenberger）机长将美国航空公司的飞机成功降落在哈德逊河上的奇迹］。工作团队强调团队中的人际互动，这样的互动过程可以使成员的

工作熟练程度和成功率最大化，使他们的努力能够与其他成员的努力进行协调与整合。

对团队进行分类的第二种方法是根据应用方式来分类。常见的应用方式包括问题解决（例如，提高质量、效率和改善工作环境）、特殊目的（例如，促进工会和管理层之间的协作）和自我管理（例如，生产某种产品或提供某种服务的一小群员工进行自我管理）。

对团队进行分类的最后一种方法是根据提供建议、执行任务或者运行组织进行分类。提供建议的团队包括那些进行调查研究和帮助寻找问题解决方案的工作团队，而执行任务的团队更加专注于执行过程所能带来的绩效。完全让运行组织的团队来进行管理是很少见的，比如运行一个组织，尤其是像微软或美国电话电报公司这样大型且复杂的组织。

在组建团队时，一些基本准则是需要考虑的。首先，很重要的一点是，团队的规模要小，最多只能有六个左右的成员，因为在团队中，人数太多通常难以进行建设性的互动；其次，应根据潜在成员已有的以及可能掌握的知识和技能来挑选团队成员。因此，有效的团队是异质的，团队成员拥有多种能力。在这类团体中，团队成员经常充当彼此的"外部记忆辅助工具"，并且"将需要记住的任务进行划分，每个成员分别记住任务的不同方面，而且每个人都知道其他人记住的是哪个方面"。组建团队的最后一个必要条件是将运作团队所需的资源整合起来，包括有形资源和无形资源，如材料、支持人员、空间和时间。

团队一旦建立，就必须对其进行组织和培养。在这个过程中，一个至关重要的因素是给团队一个明确的使命，并赋予其一定的独立性（使其可以完成与使命相关的任务）。当团队目标具有意义和价值时（如赢得一场体育比赛或者找到一种治愈疾病的办法），团队能够表现得更加出色。组织和培养团队的另一个必要条件是为团队成员提供面对面或远程互动以及促进彼此成功的机会。频繁、定期的线下会议可作为一种面对面沟通的方式，同时，电子邮件、Skype视频通话或电话通话等电子通信方式也能提供互动的机会。

约翰逊等人指出，在组织和培养团队时，还须注意的事项包括：

- 特别注意团队的第一次会议，尤其是要特别关注团队中的权威人士在会议中的行为，因为他们会成为其他成员的榜样；
- 建立明确的行为准则，尤其是那些与出席情况、讨论、保密原则、成员工作效率和建设性地处理冲突的原则等有关的行为准则；
- 确保团队整体及每个成员都有责任感；
- 展示团队的进展和成就，尤其是在团队早期实现相对简单的目标后；
- 向团队充分暴露新的信息和事实，帮助成员重新定义并丰富对团队任务、目的和目标的理解；
- 通过培训来提高成员的任务/工作和团队合作技能；
- 经常举行团队的庆祝活动，使成员们有机会认识到他们对团队成功的贡献；
- 经常召开团队过程讨论会，以便团队能够检查团队运作的有效性，并讨论改进办法。

总的来说，那些能够发挥最佳功能的团队强调在人际关系、工作过程和工作结果的基础上不断进行自我提升。它们以团队的形式工作，创造一种支持成员的文化，一种给予成员认同感的文化。同时，团队成员专注于他们希望完成的具体目标和任务，并确保他们的精力始终集中在与目标直接相关的结果上。有效的团队也会一起进行训练，随着时间的推移，团队的表现会越来越好，团队的生产力会不断提高，失误也越来越少。团队合作是一套必须通过实践和反馈来不断培养的技能。

案例

布拉德利击球

布拉德利一直很喜欢棒球。他从来都不是一个伟大的球员，但他现在加入了城市娱乐联盟，并且成了该公司棒球队的成员。他负责打二垒，他的同事们经常为他的努力和能力而称赞他。

布拉德利是开场击球手。他的任务是打一个安打，然后上垒。他发现，每次无论他是否击中球，他的队友都会为他欢呼。这让他感觉很好，因此他更加努力了。

布拉德利最近注意到，他与公司同事的关系越来越好。这似乎存在一种溢出效应（spillover effect），不管是在棒球场还是在电脑旁，布拉德利都会尽力做好工作。现在他注意到，他和其他同事无论在哪里，都能感受到一种"我们一定要取得胜利！"和"我们是在为团队做这件事！"的态度和精神。

问题

你什么时候看到过一个团队对其成员产生了积极的影响？你认为团队和团队合作的力量体现在哪些方面？

心理教育团体

心理教育团体最初是在教育机构中发展起来的，特别是在公立学校中应用较多。"心理教育团体的发展性本质（已被证明）在处理儿童的自我概念和对学校的态度时非常有用"。作为一种在团体工作发展过程中出现最早的团体类型，心理教育团体的基本前提假设是"教育就是治疗"，即教育不仅是一个获得知识的过程，也是一个改变观念的过程。基本上，通过精心的组织、结构化的活动和练习，心理教育团体能够帮助其成员提高自我价值。心理教育团体的结构化使得它在大多数情形下都适用于与不同文化背景的人群合作。此外，根据亚隆（Yalom）对团体疗效因子的研究，此类团体还有信息提供、社交技巧训练、希望重塑和榜样树立等作用。有时，心理教育团体又被简单地称为教育性团体或辅导性团体。

无论名称如何，心理教育团体的工作都强调使用教育方法使工作对象获取信息，发展相关的意义感和技能。也正因如此，心理教育团体能够在多个层面上发挥作用，并适用于各种各样的工作对象。心理教育团体既可以是预防性、发展取向的，也可以是针对成员的目标和焦点问题进行的矫正性干预。由于心理教育团体的多功能性，它被越来越多地用于中小学以外的各种情境，包括医院、精神卫生机构、惩教机构、社会服务机构、宗教机构和高校等机构或部门。心理教育团体包括讨论团体、互动辅导团体、康复团体、支持团体、培训团体、教育团体或以学生为中心的学习团体。勒夫雷（Lefley）发现，心理教育团体可以帮助患有严重精神疾病的成员战胜社会孤立、重塑自尊和希望、改善生活状况。在许多情况下，成员需要和看重的都是情感支持和教育，而不是心理治疗。

心理教育团体工作的首要目标是在预防未来功能性衰弱的同时，提升应对技能和自尊。例如，哈格（Hage）和诺萨诺（Nosanow）研究发现，一个持续八周、每次90分钟的针对离异家庭的青年心理教育团体可以帮助参与者减少孤独感、建立人际关系、增强自我认同感和赋能感。此外，摩根（Morgan）指出，对于违法犯罪和需要强制接受心理治疗的群体，使用认知行为疗法或行为疗法的效果不错，尤其是那些以压力管理、问题解决或生活技能等主题为基础的结构化心理教育团体。由于心理教育团体具有一定的灵活性，效率又高，因此，当健康管理政策要求短期和更低成本的治疗时，它在心理咨询和心理治疗领域中更受欢迎。当带领者缺乏临床经验，并希望团体成员可以很快地意识到为什么他们要"组团"时，心理教育团体也是首选的团体类型。

心理教育团体的规模因设置情境而异（例如，活动是在独立教室还是在公共演讲厅开展），常见的人数范围在20~40人之间。在这种大型的团体中，讨论和技能练习可以在亚团体中进行。但如果要建立亚团体，其规模必须足够小，以确保每个团体成员的"节目时间"（供成员参与团体的时间）不会受到严重限制。因此，成人亚团体的规模最多为10~12人，儿童亚团体的规模可以再小一些。

心理教育团体的带领者负责整个团体的管理、信息传递，并在必要时将团体分成亚团体。有效的带领者是那些善于管理时间，能够在适当的时候重新调整活动的焦点，为团体设计适当的结构，并且能够帮助成员制定明确、特定而具体的目标的人。如果带领者不是团体焦点所涉及领域的专家，那就有必要在团体中引入一名真正的专家。这样一来，带领者既需要管理专家的演讲，又要负责团体的活动。也就是说，他需要同时应对团体过程中产生的各种信息，以确保团体成员能够从团体经验中获益。时间管理是至关重要的，团体带领者必须能够意识到团体成员是否已经准备好进行下一项活动。为了做好这项工作，心理教育团体的带领者应该在团体第一次会面之前就准备好各种预防措施，包括计划会面的时长、频率、次数以及团体过程（所有活动安排）中可能发生的情况。对会面结束后的后续计划的调整也至关重要。

在规划过程中，带领者需要特别留意团体方案的设计。这种对细节的关注是一项需要高度投入的工作，但这个过程也会产生巨大的回报，它有助于确保团体聚焦并保持在正确的航向上。费尔提出了设计团体方案过程的六个步骤：（1）陈述团体意图；（2）建立团体总体目标；（3）设定具体目标；（4）选择团体内容；（5）设计体验活动；（6）评估设计。这样的程序往往会产生非常有目的性和有意义的结果。

尽管心理教育团体会面的时长、频率和次数会因参与者的年龄和团体发展阶段而有所不同，但单次会面通常会持续50~120分钟。一般来说，最好能固定每次会面的时间，比如一周一次。会面次数主要取决于团体目的，次数可能从4~20次（或更多）不等，平均会面次数为8~10次。无论会面次数多少，心理教育团体都应该包含开始期和结束期，并且至少有一次会面涉及每个既定的团体目标。然而，所有这些参数都不得不屈从于一些出台的政策，"新出台的精神卫生服务保险范围相关政策……作为精神卫生系统的一部分，影响了许多心理教育团体的长度和焦点"。

一般来说，心理教育团体强调通过知识来促进个人的成长。里维拉（Rivera）等人总结了以往对心理教育团体的评论，发现心理教育团体的焦点在于传播、讨论和整合知识体系。正因如此，它"可以通过某些特定的应用程序来开展"，例如计算机辅助程序、视频和音频传输以及计算机模拟。心理教育团体的内容包括但不限于与个人、社会、职业和教育相关的信息。团体活动可以采取多种形式，但一般以非威胁性的团体练习或团体讨论的形式进行。例如，康斯塔姆在针对接受过心脏移植的个体及其家庭的短程心理教育团体中发现，以积极的方式构建愤怒有助于团体讨论对心脏病患者来说通常"禁忌"的情绪。此外，团体过程还能够帮助团体成员认识到他们的愤怒体验并不是独特的。在团体结束时，他们的愤怒强度明显降低了。

提升心理教育团体效果的一个方法是给成员布置团体外的家庭作业。例如，除了谈论愤怒的积极方面，带领者还可以要求成员以积极

反思

你什么时候加入过心理教育团体？你从那次经历中学到了什么？它是如何帮助你或给你带来新的见解或知识的？

心理教育团体示例：生活技能发展团体

生活技能发展团体是心理教育团体的一种特殊形式。生活技能团体的概念最早出现于20世纪70年代，当时的理论家如艾维（Ivey）、霍普森（Hopson）和哈夫（Hough）等开始使用"心理教育""个人和社会教育"等术语。在20世纪80年代，加兹达倡导的社会技能和生活技能训练方法进一步推动了心理教育团体的发展势头。在当前社会中，人们仍然在持续关注生活技能训练，并且很看重其价值。

生活技能训练致力于帮助人们识别和纠正生活应对方式中的缺陷，并学习新的、适当的行为方式。有时，这些矫正措施是在个别咨询中实施的，但通常是在团体中实施的。例如，可以通过团体的方式来帮助父母与残疾儿童进行有效的沟通。生活技能训练的焦点是即时修复和预防。训练本身主要是发展性的，团体强调的是"如何去做"。团体内的活动可能包括放电影或戏剧、演示、角色扮演和嘉宾演讲。

生活技能训练适用于中小学、大学、家庭、工作场合、俱乐部以及其他自然团体情境中的个体。由于许多问题都是在团体情境中产生的，因此团体可以提供很好的机会来解决这些问题。生活技能训练可以改善人际沟通能力，使人更加自信，从而使成长的过程更加舒适、更可观察，并使人能够更精确地关注引发变化的要素。

通过生活技能训练，人们可以在内在层面学习如何预防潜在问题，如抑郁症的发生。在

的视角来拍摄工作中的愤怒情绪。他们可能会发现，人们会通过种植花草、铺路或修剪篱笆等方式来温和地表达他们的愤怒或沮丧，所有这些释放情绪的方式都会产生积极的结果。

出现困扰时，生活技能训练也可以加强在行为和认知层面采取的纠正措施。例如，瓦尔多（Waldo）和哈曼（Harman）发现，当伯纳德·格尔尼（Bernard Guerney）在团体中采用关系增强疗法（relationship enhancement，RE）时，州立医院的患者和工作人员之间的沟通和关系得到了改善，相处得更加愉快了。

生活技能训练涉及许多步骤，其中许多与约翰逊等人在团体技能学习中描述的步骤相同：

- 理解为什么这项技能很重要，以及它有何价值；
- 了解这项技能是什么，执行它时需要的行为要素是什么，以及执行的具体时机；
- 找一些可以反复练习这项技能的情境，请"教练"观察并评估你的表现；
- 评估正在执行的某项技能的效果如何；
- 持续练习技能，使其更为真实自然，进而成为一种自动的行为模式；
- 将技能训练逐渐推向成功（练习单元先易后难）；
- 找一些朋友来鼓励你使用该技能；
- 帮助他人学习这项技能。

通过上述步骤，团体成员既可以帮助自己，又可以帮助他人，从而产生一种滚雪球效应——将已学到的技能与新技能以一种有效和互补的方式相互促进和提高。

在理想的情况下，生活技能训练团体既可以为个体提供学习新行为的机会，又可以为其提供必要的支持来继续练习这些习得的行为。

带领者和团体成员通过彼此的反馈和评估，可以了解他们所采用的策略是否有用，从而提高成员在未来应用所习得技能的熟练程度。那些投入足够多的时间进行练习，并将在团体中所学整合到现实生活中的参与者，从团体中获益最多。

案例

帕特里克练习心理教育团体技能

作为团体带领者，帕特里克想要做一个实验，找出能够最有效地带领未成年人心理教育团体的方法。因此，他在为四个五年级班级制订课程计划时，采用了不同的方式来呈现材料：角色扮演、做讲座、演示幻灯片，以及这些方法的组合。他给每个班都做了一个前后测试，来了解学生们知道什么、学会了什么，并测量了他们对这门课的喜爱程度。

对于需要更积极参与的角色扮演形式获得最高评价，帕特里克并不感到惊讶；当他发现讲座形式最不受欢迎时，他也不感到震惊。有趣的是，无论采用何种方法，这些班级的学生学到的知识都一样多。在几周后的一次随堂测试中，帕特里克发现，采用组合方法教学的班级中的学生对课堂知识的掌握程度最高。

问题

也可能帕特里克属于特例，他的研究结果与其他人的不同。因此，联系你自己的生活经历，思考在心理教育团体中，什么情况下你是学得最好且最快乐的。除了刚才提到的方法，有没有其他方法可以帮助你掌握或记忆所呈现的信息？具体是什么？

心理咨询团体

心理咨询团体是预防性、成长导向和矫正性的，通常被认为是一种治疗模式，其效果与个体咨询相同。心理咨询团体也被称为心理咨询/人际问题解决团体，其重点是个体在团体的帮助下改善人际关系，实现内在的成长。许多成员并不需要进行心理治疗或心理修复。虽然团体中每个人的目标是有差别的，但团体作为一个整体可以分享这些目标。例如，一些心理咨询团体可能会关注团体成员处理负面情绪（如愤怒）的方法，而另一些团体则可能关注不愉快或有害的情绪（如焦虑）。无论如何，它们都同样关注成员之间的互动（尤其是在解决问题时），都强调团体动力和人际关系，并倾向于增进团体凝聚力。心理教育团体适合建议所有人持续参加，相比之下，心理咨询团体更具选择性，它们一般适用于那些正在经历适应不良、有可能发展出个人或人际问题的人或寻求个人素质和能力提升的人。换言之，心理咨询团体对于那些正在经历常见问题的人来说是非常理想的选择，但对于那些面临重大困难、有生活问题的个体来说，仅仅依靠这类团体提供的信息不足以解决问题。

心理咨询团体的规模会随着参与者年龄的不同而有所不同，儿童团体大概是3~4人，成人团体大概是8~12人。团体会面次数也不尽相同，但一般在6~16次之间。带领者的主要职责是促进团体互动，但随着团体的发展，带领者对团体的直接参与会逐渐减少。

通常来说，心理咨询团体的主题是发展性的，视情境而定（如教育、社会、职业生涯和个人发展等不同情境）。这类团体的持续时间往往较短。与心理教育团体相比，心理咨询团体是一种更直接的处理问题行为的方法，因为它们以特定的行为为目标，聚焦于解决问题，而非针对与（全部或部分）成员的生活有关的一般性困难。例如，芬恩（Finn）描述了一个九期的帮助学生应对丧失的心理咨询团体。在这个团体中，成员们使用如绘画、音乐和戏剧等艺术手段来处理他们关于哀伤的潜在情感和想法，以及他们的经历。该心理咨询团体的焦点是一种常见的经历——丧失。各种形式的丧失，如果不加处理，会对青少年的生活产生很大的破坏性。

心理咨询团体的一个最大优势是随着时间的推移，成员们可以逐渐在团体中体验到人际互动、反馈和对团体的贡献。当然，在刚刚提到的处理丧失的团体中，也可以感受到这样的特点。

还有一种心理咨询团体形式是冒险团体（adventure group）。这类团体是由教育工作者库尔特·哈恩（Kurt Hahn）开发的，其目的是通过让来访者在野外应对总体上安全但有一定风险的事件来提高其情绪控制能力和身体能力。与其他团体一样，这类团体也包含多个阶段，注重促进来访者长期的改变，并提供机会使其可以学习新的应对技能。心理咨询团体可作为辅助手段应用在医院和临床领域。弗莱彻（Fletcher）和欣克尔（Hinkle）发现，将冒险元素整合到公共医疗机构中可以给参与者带来更为积极的结果，如增强自信、自我概念和幸福感。还有一些研究也发现了心理咨询团体的积极效果，如，在经过团体的发展阶段后，参与者获得了更敏感的洞察力和更好的运动能力。

反思

如果你组建了一个心理咨询团体，你会将需要身体运动的活动（如艺术或体育运动）纳入其中吗？或者你认为你会将精力主要集中在让成员们谈论他们所关心的问题上吗？你为什么要这样做，这样做将如何帮助团体发展呢？

心理咨询团体示例：咨询师的心理咨询团体

通常，在学校或机构开展的心理咨询团体中，来访者关注的是个人发展或生活中的特定情境性问题（如做出职业选择、处理与特定的人或经历有关的负面情绪）。团体及其成员的目的都是非常明确的。

这里我们选择的例子是一个为咨询师服务的心理咨询团体，其能够为成员带来很多方面的益处。例如，该团体能够促使同行之间的对话，否则他们可能很难有机会在其他任何固定时间见面。此外，这一团体最重要的作用就是能够帮助咨询师处理科特尔（Kottler）所提到的与遭受痛苦的人一起工作时所产生的"毒性效应"（toxic effect）。毒性效应包括身体和精神上的孤独、重复的丧失（由来访者们终止咨询所致），以及家人和朋友的疏离（因担心咨询师会探究他们言行而远离咨询师所致）。因此，正如盖（Guy）所建议的，咨询师需要接受周期性的、定期的咨询，以保持自己的良好状态，进而以恰当而有效的方式发挥作用。

咨询师（作为成员）的心理咨询团体可以以多种方式开展，但艾默生（Emerson）设计了一个开放式的团体模式，似乎非常适合当地社区从业的团体咨询师。她的模式基于科奇（Coche）所提出的建议，让有经验的团体咨询师在一个心理咨询团体中重新体验。具体地说，科奇认为，这种再体验可以帮助团体工作者超越倦怠，不再刻板地做出反应，能够更加了解团体参与者的感受，并对他们作为团体带领者的权力恢复敏感性。

在咨询师的心理咨询团体中，就像在其他心理咨询团体中一样，自我表露和对自身优缺点的探索对团体成员和整个团体的发展都很重要。年鉴反馈（yearbook feedback）——就如同高中生写年度总结时那样，说一些关于他人的好听但无关紧要的话，是一种受欢迎但没有成效的做法；相反，当团体发展到可以营造出一种彼此信任的氛围时，在其中冒险的风险就是可预测的，这时，团体成员可以开始处理他们所关注的问题带来的焦虑。当这类行为出现时，那些冒险让自己被别人了解并尝试采用新的或不同的行为方式的人能够从团体经验中获得最多的收获。

与心理咨询团体的其他参与者一样，参与这类团体的咨询师也可能会同时体验到一些消极与积极的结果。例如，吉恩可能压抑了愤怒的情绪，并可能因为一句不是直接针对他的话而爆发出来。在这种情况下，团体需要帮助吉恩认识到他的愤怒来自何处、对谁感到愤怒，或愤怒到底与什么有关。同样地，某些隐私可能会使博古西亚无法与团体成员进行有效的信息分享，如果这样的情况不被团体承认并讨论，就可能会阻碍团体的发展。从积极方面来说，团体咨询师在解决问题和分享过程中产生的个人成长意识，增强了他们作为咨询师、朋友、家庭成员或父母的信心。例如，卡桑德拉从团体的反馈中发现人们对她的评价是积极的，这与她的自我概念是一致的。因此，她就会变得更加开放，并对周围的人更有帮助。

案例

凯西对心理咨询团体的尝试

凯西遭遇了一场自然灾害，之后一直难以适应。一个朋友建议她报名参加当地精神卫生部门提供的一个心理咨询团体。起初，凯西很不情愿，但经过几个不眠之夜后，她不再拒绝，报名参加了这个心理咨询团体。

团体带领者马丁明确表示，成员可以自由地讲述他们最关心的问题。凯西选择了她在自然灾害中的经历。她并不是唯一一个挣扎在不断回忆这种痛苦经历中的人。在团体中，凯西能够讲述她的愤怒、焦虑和痛苦。她一一列举了自己所能够做到和无法做到的事情，以帮助别人和自己。当团体结束时，凯西向其他成员分享了自己曾在日记中写下的内容："当我来到这个团体时，我整个人都是'枯竭'的，现在我又满血复活了。"

问题

什么时候你开始意识到可以在心理咨询团体中获得一些解决生活问题的帮助？再遇到这些生活问题你还需要帮助吗？

心理治疗团体

心理治疗团体有时可以简单地称为团体心理治疗或团体治疗。心理治疗团体可以解决"严重或慢性适应不良的人群可能经历的……生活中的个人和人际问题。"这种团体本质上是治疗性的，强调帮助存在长期严重心理问题的人们去面对"他们无意识的冲突，从而解决问题"。因此，这种团体最常出现在精神卫生机构，如诊所和医院。心理治疗团体的重点是"以团体的形式"进行治疗，而不是"在团体中"进行治疗。作为一个实体，心理治疗团体可能是开放式的（随时接收新成员），也可能是封闭式的（在第一次会面后不再接收新成员）。

团体心理治疗过程的主要目标之一是（有时通过深度分析进行）重建（reconstruct），或者通过各种治疗方式来矫正（rectify）在团体中呈现的有问题的人格或人际功能。很多文献都明确地将团体心理治疗看作一种可以有效干预多种失调性障碍的方法，众多研究都证明参与者得到了改善。例如，塞梅尔哈克（Semmelhack）、哈泽尔（Hazell）和霍夫曼（Hoffman）2008 年为在长期护理机构中居住了 30 周以上的 11 名严重精神病成人患者设计了一种团体为整体干预法（group-as-a-whole approach）。在这种干预方法中，治疗师可以直接评论整个团体的情况，反映团体此时此地发生的事情，而这些事情似乎不在团体目前的意识范围之内。与对照组相比，通过这种方法，团体成员能够显著减少他们的焦虑和抑郁。

心理治疗团体的规模从两三人到 12 人不等。团体的持续时间以月甚至年为单位。团体带领者通常是心理健康学科领域（精神病学、心理学、心理咨询、社会工作或精神护理）的专家，具有处理严重情绪问题方面的培训经历和专业知识。带领者的责任是使来访者面对问题并推动他们产生改变。

值得注意的是，尽管团体心理治疗聚焦于较严重的问题，但根据美国精神病学会最新版本的《精神障碍诊断与统计手册》（The Diagnostic and Statistical Manual of Mental Disorders），团体仅包含患有同一种人格障碍或可诊断的精神障碍的个体是不明智的，也未必有效；相反，包含不同个体的团体（异质性团体）的效果最好。要组建这样一个团体，带领者必须仔细地筛选潜在成员，最好使用筛选工具，如《团体治疗量表》（the group therapy questionnaire, GTQ）。心理治疗团体的带领者通常基于各种理论（如精神分析、格式塔、存在主义）来开展团体工作。在心理治疗团体中，始终存在三个方面的动力：个体动力、人际动力和团体整体动力。

反思

你认为心理团体咨询和心理治疗团体有哪些不同之处？又有哪些相同之处？除了上述提到的问题外，你认为还有哪些问题适用于心理治疗团体？

心理治疗团体示例：施虐者或受虐者团体

与施虐者或受虐者一起进行团体工作，采用的方法与其他形式的团体工作不同。施虐者或受虐者在建立健康的内在和人际关系方面存在很大的困难。他们的症状多种多样，从施虐者的冲动控制能力差到受虐者的自我概念不良等。这两类人在解决个人问题上都存在困难。施虐者通常有长期使用暴力的历史，对于改变具有很强的防御心理，而且履行承诺的能力很差。受虐者，特别是那些童年遭受过性侵的人，往往会封闭自己、抑郁，或者转移注意力，不去处理发生在他们身上的事情。对于这两类个体，否认都是处理当前和过去情况的主要手段。

团体心理治疗之所以通常对这些人有效，至少有以下两个方面的原因。首先，许多施虐者和受虐者在社交上是被孤立的，因此，他们欢迎一种结构化的体验，在这种体验中，他们可以"讲述自己的故事"，并与他人建立更多的联系；其次，由背景相似的成员（如施虐者）组成的团体，更能抵抗来自某些成员的操纵。

几乎所有针对施虐者和受虐者的心理治疗团体都会使用基本的团体技术，例如角色扮演、树立榜样、反馈和面质。团体治疗中产生改变的程度和类型与团体的焦点和团体的发展阶段有关。那些由经过预先筛选的自愿参加的成员组成的心理治疗团体最为有效。然而，由于施虐障碍的严重性，一些团体被授权进行法院强制的治疗，因此团体中可能存在公然抗拒的来访者。在这种情况下，团体带领者必须知道如何应对阻抗，比如不直接反对阻抗，而是讨论它。由于施受虐团体存在很强的不稳定性，因此经常需要协同带领者。

施受虐团体的成员常常有成瘾问题，从暴食症到药物依赖。在这类团体中，在处理物质滥用的相关问题上，有经验的带领者对团体是有帮助的，但并不总是必要的。在人格重建的过程中，团体带领者不一定要有被虐待的经历或者曾经是一个施虐者，才能与团体成员一起发挥作用，但是团体带领者必须充分了解个人、团体、家庭和社区动态中的哪些因素会引起施受虐障碍，这一点是非常重要的。例如，如果泽尔达试图开展这样一个心理治疗团体，那她不仅需要具备处理受虐者或施虐者潜在动力的专业知识，而且还必须建立一个社区资源网络，以帮助团体成员重建他们的生活。表 1–2 对四种主要类型的团体进行了概括介绍。

表 1–2 　　　　　　　　　　　　　　四种主要类型的团体的对比

团体类型	焦点	情境	规模	持续时间
任务 / 工作团体	推动高效地完成团体目标	几乎任何环境中，包括工作环境、学校、宗教相关机构、社区组织和市民团体	不超过 12 人，否则容易形成亚团体	取决于任务，但大部分任务 / 工作团体会面的时长在 30~120 分钟。定期开展，或根据目标以及正式或非正式的情境随时会面
心理教育团体	信息获取，发展相关的意义和技能	医院、心理健康和社会服务机构、教育和宗教相关机构、工作环境	平均 20~40 人	50~120 分钟；定期会面，通常每周一次，平均会面次数为 8~10 次，虽然很多团体可能只有一次会面
心理咨询团体	预防、成长、修正、人际关系和团体的动力	中小学、大学、心理健康机构、员工援助项目等	成人团体一般有 8~12 人，儿童团体的规模小一些，根据是开放式团体还是封闭式团体略有不同	平均 20~90 分钟，成人团体会面的时间会更长一些；通常每周一次
心理治疗团体	个人问题及人际关系问题——有些是生活中的严重问题；矫治；重建	医院、诊所、心理健康和社会服务机构	根据是开放式团体还是封闭式团体会略有不同	60~120 分钟；定期会面，通常会持续数月甚至数年

案例

加勒特与心理治疗团体

加勒特曾三次进出州立精神病院。在读过《自觉之心》（*A Mind That Found Itself*）一书后，他意识到自己很像作家克利福德·比尔斯（Clifford Beers）——在清醒的时候经常有绝望的想法。于是在他最清醒的时候，他决定加入一个心理治疗团体来帮助自己。

这个心理治疗团体是开放式的，新成员可以随时加入，老成员也可以随时离开。接着，加勒特发现，团体工作者的持续带领可以使他在被打断或犯错的时候不至过于沮丧。他每天都会按时服药，并谈到了他可能不再需要服药的时间。总的来说，他的状态调整得越来越好，因为他越来越了解自己以及他能做些什么来帮助自己。

问题

你认识的哪些人，不管是熟悉的还是不熟悉的，能够从心理治疗团体中受益？你认为大多数需要心理治疗团体的人是否会或是否应该服用药物？为什么？

混合团体和对于重新划分类别的提议

有些团体根本不属于前面描述的四种团体，也就是说，很难将它们归类为任务/工作团体、心理教育团体、心理咨询团体或心理治疗团体这四种主要的团体类型中。在同一团体中体验到不同类型团体的重叠和融合，最能代表团体实践不断演化的现状。此外，瓦尔多和鲍曼（Bauman）认为，将团体分为四种类型是存在一定问题的，因为这几种团体的工作目标和过程维度是结合在一起的。那些难以进行分类的团体有时被称作混合团体，这类团体与成员开展工作的方式多种多样，并且可能在团体发展的不同时期改变工作的焦点。例如，医生互动团体医疗会谈（doctor interactive group medical appointment，DIGMA）是一种"将行为健康服务和初级保健服务结合在一起的团体干预方式"，这种干预方式结合了心理教育和支持性团体的要素。这类团体被证实可以有效地帮助患高血压的男性退伍军人降低血压，并促使其做出健康行为。它就是一种包含不同类型团体的混合团体。

瓦尔多和鲍曼提出使用多维度来描述团体。他们指出，至少有五个维度可用来对团体进行分类：目标、过程、成员、设置和带领者。不过，"通过使用前两个维度——目标和过程——就可以对团体进行有意义和实际的分类"。使用目标分类的术语包括：

- 发展，即提升和扩展；
- 修复，即克服或纠正明显的问题；
- 调整，即帮助成员应对无法通过修复解决的问题或困境。

他们提议的过程维度保留了团体工作专业协会（ASGW）目前使用的三个名称（心理教育、心理咨询和心理治疗）和过程描述。因此，当目标和过程被放在矩阵的两个维度上时，就形成了九种团体工作类型。

瓦尔多和鲍曼证实了他们的目标和过程分类，也就是团体目标过程矩阵（GAP matrix for group）。他们让独立评价者使用该体系与美国团体工作专业协会（ASGW）中的四类团体分类体系，同时对随机选择的团体工作相关文献所涉及的团体进行分类，结果发现前者的评分者信度较高（100%VS.33%），并且目标过程矩阵模型相对更实用、更具特异性和研究意义。

康尼（Conyne）和威尔逊（Wilson）指出，尽管目标过程矩阵模型有许多优点，但如果采用这种模型进行分类的话，可能会破坏美国团体工作专业协会（ASGW）目前的培训标准。而ASGW的培训标准目前是团体培训、研究和实践的基础，而且"ASGW的培训标准的积极效果才刚刚开始展现"。目标过程矩阵模型的一个缺点在于，它没有考虑到任务/工作团体。再者，该模型并不像它看起来的那样适用于大学生心理教育团体，事实上，它还可能会使学生发展及相关领域专业人员的培训复杂化。该模型的第三个缺点是，它本身还可能需要进一步细化。例如，如果目标过程矩阵模型中除了目标和过程维度，还包含瓦尔多和鲍曼最初讨论的三个维度（成员、设置和带领者），那可能会更加实用。

为了回应对目标过程矩阵模型的批评，瓦尔多和鲍曼修改了他们的分类体系，将美国团体工作专业协会（ASGW）的四种分类纳入其中。尽管如此，还是有许多团体可能在目标、过程和内容上相重叠。例如，一个团体在开始时可能有多个目的（心理教育、心理治疗和任务导向）。这类团体常见于自助团体或互助团体中。

"自助团体"和"互助团体"（如支持性团体）是同义词。它们包括两种形式：一种是由资深的专业帮助性组织或个人开展的；另一种是自发组织、强调自主性和团体内部资源共享的真正意义上的自助团体。尽管支持性团体和自助团体在带领者和控制方面存在一定的差异，但这些团体还是具有许多共同点，比如团体成员具有共同的（或与简单生活事件有关的）关注点和目标，涉及心理教育、心理治疗或者任务导向，以及他们可能会经常使用基本的咨询技巧，如反思、积极倾听和面质。

20世纪五六十年代的民权运动为自助/互助（支持性）团体的发展奠定了基础。弱势群体特别是非裔美国人，在这个时期意识到，如果他们想在美国社会获得实质性的权益或取得重大的改变，就必须团结起来，依靠他们自己的资源。此外，早期自助和支持性团体（如匿名戒酒互助社、慧俪轻体公司）的成功，以及尝试满足这类人诉求的联邦政府项目的失败，也促进了自助/互助团体的进一步发展。

许多自助和支持性团体似乎成功地帮助团体成员更好地掌控了他们的生活，提高了他们的机能水平。这些团体狭义的焦点就是实现某个特定的目标。例如，那些面向卡特里娜飓风、桑迪超级风暴、菲律宾台风、海啸等自然灾害中幸存者的支持性团体、自助团体可以对参与者的问题解决产生直接的积极影响。此外，自助团体通过使压力反应和压力症状正常化，为成员提供了一种在生理和心理上帮助他人的方法，并成为个体获得理解，真正感到被倾听的来源。这对于减少创伤后应激障碍具有积极的效果。

仅在美国就有成百上千个自助团体，超过1000个国内的、国际的、示范性的和在线的自助支持性团体可以用来应对各种压力性的生活情境，包括心理健康、成瘾、丧亲、育儿、物质滥用等情境。事实上，几乎针对所有主要慢性疾病和致命疾病都存在互助组织。而且，每年都会有大约7%的美国成年人（约1100万人）参与自助团体，而且他们之中大约18%在随后的一生中都会继续参与这些团体。

一项针对全美的调查报告了自助团体参与者的特点。首先，除了饮食问题团体（其成员几乎全部由白人女性组成）之外，非裔美国人和白人有同样的可能参加所有类型的自助团体。此外，与中产阶层和富裕阶层相比，低收入阶层（每年收入低于20000美元）的个体更有可能参与自助团体。最后，与已婚个体和拥有广泛社会支持的个体相比，离婚或分居且社会支持较少的个体更有可能参加自助团体。根据这些数据，我们可以得出结论，自助团体有很大的潜力可以为不同的种族群体以及经济和社会资源较少的个体带来好处。

除了上述内容外，在自助团体中，团体成员由于既接受帮助又能帮助别人而被赋权，他们的自我认同感也在与日俱增。此外，自助团体也可以成功地融入专业项目中，从而在不付出额外成本的情况下提高团体效果。因此，通过使用自我照顾团体（self-care group），个体的身心健康都可以得到改善；如果将自助团体用于医疗保健和健康促进计划，也可以降低医疗保健的成本。

最常见的自助团体是治疗慢性疾病的团体，如关节炎团体（"不老的心"团体）和精神障碍团体（"康复公司"团体），以及与烟草（尼古丁匿名团体）和非法药物（戒毒互助所）等有致命风险的物质做斗争的团体。

反思

自助团体给你带来过什么惊喜的发现？这些团体的哪些情况是你已经知道或设想过的？

混合团体示例：消费者导向团体

消费者导向团体（consumer-oriented group）是一种具有自助功能，并且从心理教育和任务／工作的角度来开展的支持性团体。这类团体通常是一种倡导变革和社会公正的团体，一般是基于需要而形成的，可以是短期的也可以是长期的，具体视问题或关切而定。例如，某个消费者导向团体可能围绕一个长期的主题开展，如保护和改善低收入社区的环境。在这种情形下，团体往往是持续性的，个体加入或退出团体取决于社会政治气候以及特定事件对其生活的影响。短期的消费者导向团体关注的是眼前的问题，例如特定区域的安全、税收、财产价值或社区内的分区规划许可等。与长期的消费者导向团体相比，短期团体通常是自发组织的，较少有等级。在问题解决（如安装新的停车灯、重新划定学校区域）后，这种短期团体通常会解散。在这种情况下，混合团体工作的模式与任务／工作团体相似。

消费者导向团体有时候是有缺陷的，至少最初成立时是这样，因为没有一位大家都认可的带领者，可能会遭遇一定的混乱。当这种情况出现后，团体必须等待一名带领者的出现。当团体成员们开始争抢"方向盘"和团体地位时，可能会引发相当大的混乱。成功的消费者导向团体既具有一定的严谨性（具有组织结构和行动计划），又有很好的活力（与官方机构不断沟通和接触），某些消费者导向团体失败的主要原因就是因为不具备上述特质或只具备其中一种特质。

那些在公共场合会面并希望获得社区支持的消费者导向团体需要明确团体的相关负责人，负责人会安排可以促使团体成功运作的各种任务，并使其得到认真有效的执行。很多此类任务是相当普通和机械的，但是对于促进团体的成功至关重要，例如在必要时安排视听设备和食物等。

消费者导向团体会议规划的一个比较重要的方面是房间的座位安排。至少存在三种安排方式可能会增强或削弱团体完成任务的效果，主要取决于如何使用它们（如图1–2所示）。消费者导向团体的带领者在安排会议时应注意这方面的设计，从而提高对时间资源和相关人员资源的利用。例如，作为一个消费者导向团体的带领者，本杰明如果想让团体听到新的信息，那他可以安排一个房间，以宣讲会或专题研讨会的方式开展团体活动。但是，如果他希望团体成员积极地参与讨论如何处理特定问题的策略，那他可以使用圆桌会议形式，并根据团体规模的需要安排尽可能多的圆桌。在特定的时间内讨论完问题之后，每个圆桌讨论的带领者可以向整个团体报告讨论的情况。

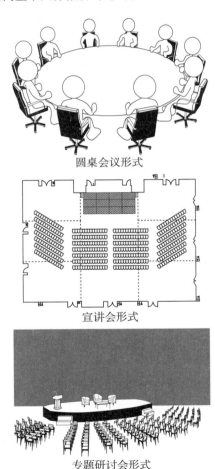

圆桌会议形式

宣讲会形式

专题研讨会形式

图1-2   帮助团体成员搜集信息进行决策的
三种方式

案例

查理和移动的椅子

查理非常乐于担任一个"年轻人职业发展促进团体"的带领者。他注意到成员们非常聪明和敏锐，以及他们是如何被不断驱动去实现既定的团体目标的。然而，查理注意到，最近团体开始变得死气沉沉，成员们在团体内外所做的工作并没有那么多。因此，他决定改变一下，首先从房间里椅子的布置开始，让他们振作起来。查理每星期都随意地把椅子摆成不同的队形。在某些队形中，成员们可以直接看到其他人；在另一些队形中，成员的视线会被部分遮挡，或者实际上只能看到其他成员的后脑勺。查理注意到，当他改变椅子的摆放方式后，团体成员的身体活动变多了，但他看不出在其他方面有什么不同。

问题

你觉得查理的实验怎么样？你认为他还能做些什么来帮助团体重新振作起来，从而取得更大的成功呢？

总结和结论

本章涵盖了以往和现在提出的关于各种团体的分类方法。以往的模型包括那些聚焦于关系或专业化同时兼具灵活性的团体分类模型，如TRAC模型。1991年，美国团体工作专业协会（ASGW）提出的四种主要团体类型（心理教育团体、心理咨询团体、心理治疗团体、任务/工作团体）成为团体分类的标准。2000年，由于人们意识到当时存在一些团体（如许多自助团体）属于混合团体——这些团体在运行过程中对ASGW划分的四种团体的重点维度进行了整合，因此研究者对这一分类系统进行了修订。GAP团体模型是团体分类系统最新的创新成果。目前，团体专家正在开放地讨论它的实用性。

如果团体工作者将自己的技能只局限在与某一特定类型的团体打交道，那将会限制他们与团体成员合作的灵活性。尽管增加具体细节的要求，可以增强某些特定领域的专业水平，但诸如咨询师、心理学家、社会工作者和精神科护士等专业服务人员，需要用多种方式与各种来访者打交道。有时，开展心理教育团体比开展心理治疗团体更有成效；有时，心理教育团体中的相关技能对于促进心理治疗团体是非常必要的。而且，无论临床医师做什么事情，他们都需要在任务/工作团体中开展工作。

从案例会议到特殊工作团队，每个专业助人工作者都需要了解如何开展一个专注于成功产出而非聚焦个人改变的团体，因此，他们必须坚持学习和掌握专业协会规定的标准和能力。团体工作涉及不同类型的团体。在实际应用中，这是一个复杂而循序渐进的过程。

团体动力

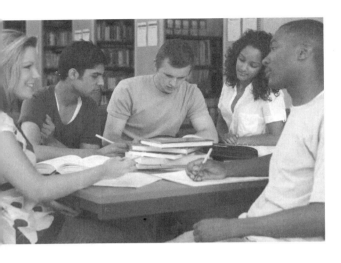

在一种信任的气氛中，

自我表露的行为激起了房间里的情绪。

看着感情渗透到成员的脑海中，

并引发新的反应，

我被这个过程所震撼。改变就在这简单的

语言中从多个方向发生。

引自："*Group Dynamics*" © 1989 by Samuel T. Gladding. Reprinted by permission from Samuel T. Gladding.

本章概要

阅读本章，可以了解如下信息：

◆ 团体内容和过程，以及平衡它们的重要性；

◆ 团体动力；

◆ 与团体工作和与个体或家庭工作的异同。

当你阅读时，请思考：

• 团体结构与一个团体的成功有多大的关系；

• 积极和消极的内外部变量如何影响一个团体；

• 提前计划团体的重要性。

在威廉·戈尔丁（William Golding）的《蝇王》（*Lord of the Flies*）一书中，通过对一系列事件的描述，读者将了解英国男孩们的行为从文明逐渐堕落为野蛮的过程。在飞机失事后，这些男孩被困在了大洋中心的一个小岛上，与外界失去了全部联系。他们在开始时像成年人一样互相帮助，但这个团体却在不断恶化，暴力和流血事件不断发生。相比之下，B.F. 斯金纳（B. F. Skinner）的《瓦尔登湖第二》（*Walden Two*）却有着不同的开头和结尾。由于坚持行为主义的原则，1000名计划中的乌托邦社区居民过上了幸福健康的生活。这两部小说代表了团体动力的不同方面，以及这种动力是如何影响一个团体的。

无论人们属于哪个团体，他们都需要意识到，团体是对其成员有着直接和间接影响的动态实体。在任何一个团体中，认为其成员内部或成员之间没有发生任何事情都是错误的。其他成员的存在是改善还是损害个人的效能和发展，取决于他们的背景和准备情况。当个体习惯了与他人合作，并为团体体验做了充分准备时，团体就会提高他们的效能，他们也会加入团体；相反，当个体习惯于独自工作并且没有为团体体验做好充分准备时，他们的行为就可能会受到团体的不利影响，他们也可能会损害整个团体。因此，社会影响就出现在团体中，并通过改变团体的行为、态度和感受表现出来。

来自三个独立的学科——个体心理学、社会心理学和社会学的研究聚焦于解释团体中发生的事及其交互作用，以及团体如何影响其成员。基本上，人们在团体中的行为与他们独处时的行为是不同的。一般情况下，主要归属团体（人们认同最多的团体，如家庭或同伴）对个人施加的压力要大于次要归属团体（人们认同最少的团体，如城市或联邦）。

案例

阿尔贝托造成的破坏

当13岁的阿尔贝托和家人在一起时，他很有礼貌，表现得很好。因此，当他的妈妈埃尔南德夫人接到阿尔贝托的夏令营主管的电话并要求她和丈夫来带走他时，她感到非常震惊。当埃尔南德夫妇到达营地时，主管告诉他们阿尔贝托和其他几个男孩一起闯进厨房，把面粉全部倒在了桌子和椅子上。在被询问时，阿尔贝托无法给出合理的解释。他说他只是认为这很有趣，而且和新朋友们很享受这段愉快的时光。但营地的工作人员可不这么认为。阿尔贝托在夏令营中的表现与他在家中与家人和同龄人相处时相去甚远。

问题

你认为阿尔贝托怎么了？基于你已经了解的信息，你认为为什么会发生这样的事？

团体对成员的影响就是所谓的团体动力，最初被当作工作环境中的一种现象来研究。确实，团体动力主要起源于社会和工业心理学，这些领域的专家努力理解团体对工作场所和其他人群中个人行为和生产力的影响。西部电气公司霍桑工厂的埃尔顿·梅奥（Elton Mayo）及其同事对团体影响进行了最初具有里程碑意义的研究。该研究小组研究了在工作环境中操纵物理条件的影响。研究发现，工作环境中的物理因素不如工作团体内的社会因素重要。这种由于观察和操纵环境条件而引起的行为变化被称为霍桑效应（hawthorne effect）。

虽然梅奥的工作涉及团体动力，但他并没有以这种方式描述它；相反，第一个使用这个术语的人是库尔特·勒温（Kurt Lewin）。对于勒温来说，团体动力包括在一个小团体中发生的一切。他特别关注一个团体的氛围和过程是如何影响成员的互动以及最终的结果的。他认为许多因素构成了团体动力的整体概念，包括团体目标、沟通模式、权力、控制问题和成员角色。例如，为森林火灾或地震等自然灾害幸存者设立的心理治疗小组，其目的和强度与为研究互联网对社区价值观的影响而成立的研究小组大不相同，成员角色和互动也不相同。这些不同类型的团体的强度或氛围差别很大。通过了解团体内部的力量运作及相互作用，团体专家能够辨别团体的性质以及成员之间的互动如何影响团体的发展。

反思

你在主要团体中扮演什么角色，例如在你的家庭、运动队或艺术团体中？与你在次要团体中（如乘坐火车或飞机时）相比，你在这些主要团体情境下的行为有什么不同吗？

团体内容和团体过程

"团体动力（团体内的力量）"这个术语中涵盖了两个强大的对团体发展和生产力有着重大影响的元素：团体内容（团体内的信息和团体目标）和团体过程（团体成员之间的互动和关系）。团体内容和团体过程的数量和组合最终决定了团体动力。

团体内容

团体内容涉及团体内交流的对话、想法、信息以及团体目标。例如，在心理教育团体中，成员可以谈论与团体目标有关的事宜，例如，如何预防获得性免疫缺陷综合征（艾滋病）或埃博拉病毒的传播。但是，仅凭事实和信息，团体并不能很好地继续下去。在大多数团体中，经过一段时间后，成员都有了足够的基本知识来实现他们的目标。这并不意味着随着时间的推移，新的相关信息无法加入团体——事实恰恰相反，因为团体要发展性地吸收和处理信息。同时，它也意味着信息不一定越多越好，短期内的信息如果过多也会失效，因为它们无法被充分消化。例如，在一个灾难受害者团体中，随着时间的推移，有关灾后恢复的信息就是被分段提供的，以免团体成员变得不知所措、困惑或沮丧。

团体中的成员与单个个体一样，不会基于认知做出他们生活中的大部分重要决策；相反，好的决策的产生需要与拥有共同目标的其他人互动，需要拥有相关信息的成员有机会了解彼此的选择，并有机会评估他们信任和重视的人的想法和感受。这就是团体过程的作用。

案例

尽管德罗纳教授真诚而有爱心，但学生对他的评价却很糟糕。他向同事们抱怨并在每学期都更加努力，但却没有取得任何实质性的改善。德罗纳教授知识渊博、友善，但学生却不喜欢上他的课，也因此学不到什么。原因是，他一节课从头到尾都在不停地念讲义。除了偶尔在座位上扭动和翻白眼，学生之间没有任何互动。

问题

除了"更加努力"之外，你还建议德罗纳教授做些什么？请具体说一说。

团体过程

团体过程是团体成员之间的互动，通常以某些有意义的方式进行。例如，乔可能会觉得他没法在团体中发言，因为团体中另一位成员批评了他在团体一开始所说的话。由于他一直沉默，因此他缺乏信任并感到压抑，从而影响了整个团队。如果乔是一个特别敏锐的观察者或者具有能真正帮助团体的洞察力，那么他的不参与将给团体带来更多的伤害。无论如何，其他成员最终都会注意到乔的退缩。然后，这个团体要么花时间照顾乔——试图说服他在他们想专注于其他目标时做出贡献；要么更多地批评他，从而使他在团体中被疏远。因此，注重团体过程对团体的利益至关重要。

随着团体的发展，花在团体内容本身上的时间通常会减少，而更多的时间会被用来关注团体过程的功能。这里通常存在一种关系上的悖论。个体，特别是那些不处于共同关系中的个体，希望与其他成员建立联系。然而，就像前面乔的案例一样，出于恐惧或痛苦的感觉，他们不约而同地采用了一种策略，即约束或限制自己接近其他人的能力。因此，他们和团体的联结断开了。他们可能会重新联结（当建立信任的时候）并加强这种联结（当他们感到更安全的时候）。

多尼吉亚（Donigian）和马尔纳蒂（Malnati）1997年概述了在与这一悖论相关的团体中，最经常发生的七种团体过程及相关的动力。

- **感染**。在这个过程中，成员行为引发团体互动。例如，如果贝蒂在一个团体中与其他成员谈论她的空虚和孤独，那么她很可能会引发其他成员的情绪和身体反应。例如，一些人可能会哭，而另一些人可能会身体前倾，以更仔细地倾听她。
- **冲突**。涉及冲突的事项通常围绕着人们生活中的重大问题，如权威、亲密关系、成长、改变、自主、权力和失败。所有团体成员和带领者在团体历程中都会经历冲突。团体带领者如何处理冲突是非常重要的。例如，如果在一次团体咨询中，团体带领者雷克斯推动斯图与凯恩发生冲突，那么雷克斯也许可以满足他

在青春期从未被满足的需求，但他可能并没有帮助斯图或凯恩解决分歧。

- **焦虑**。焦虑所带来的紧张和随之而来的不安情绪是普遍存在的。成员通常采用以下两种策略中的一种来应对团体中某些情绪带来的不适。第一种是限制性解决方案，如转换主题、攻击团体成员、理智化、脱离团体或忽视某个团体成员。例如，如果凯伦对讨论她的个人生活感到不舒服，她可能会轻率地说："我的情况和其他人一样。"第二种更健康的处理焦虑的策略是采用启动解决（enabling solution）方案。这类解决方案围绕着目前存在的焦虑进行开放的倾听和讨论。在这种情况下，罗斯福可能会对里贾纳说："告诉我更多关于你母亲批评你时的感受。"总的来说，"焦虑是团体进程的推动器"，尤其是当它被开放和诚实地面对时。
- **共识验证**（consensual validation）。共识验证的过程是与团体其他成员一起检查自己行为的过程。在这种互动中，人们被其他成员或者团体提问、面质或肯定。因此，在一个暴食者团体中，成员可能会互相询问他们的进食情况，以了解他们的行为有多不寻常或普遍。
- **普同性**。知道与团体中的其他人有相似的经历和感受是令人欣慰的。这样的觉察能帮助人们觉得他们和团体的其他成员处于相同的状态。在普同性过程中，这一发现使团体成员能够相互识别和联合。例如，在一个由青少年家庭组成的心理教育团体中，参与团体的家庭可能会感到如释重负，因为他们知道自己并不是唯一在亲子沟通方面有困难的人。一个团体要想在未来有成效，在其发展初期就必须产生普同性。
- **家庭重现**。原生家庭持续影响着人们的一生。因为团体在很多方面都与家庭类似，所以团体成员的一些行为与他们童

年时期未解决的问题相关是很自然的。这些行为是会帮助还是会阻碍团体成员，取决于他在团体帮助下是聚焦于当下，还是被允许沉湎于过去。在前一种情况下，团体成员和团体一起解决问题。因此，佩德罗可能会对维罗妮卡说："我需要你帮我听懂你在说什么。你的行为很像我母亲，我经常和她争论。"在后一种情况下，团体互动会变得扭曲或有害。这种行为的一个例子是，萨莉反复对大卫说："我没在听你说话。你听起来就像我父亲，他从来没有什么值得说的。"

- **希望重塑**。在一些团体中，特别是咨询和治疗团体，许多成员可能会产生绝望感。他们相信他们所处的环境正控制着他们，他们将永远无法改变。因此，帮助这些团体成员解决他们的个人议题是至关重要的。通过这样一个过程，所有团体成员都能开始意识到他们的问题是可以解决的。在这种情况下，凯西可能会开始相信她可以变得不同，因为威廉已经变好了，而在团体开始时他的问题与自己是类似的。

内容与过程的平衡

无论正在进行的团体是什么类型，过程都必须和内容保持平衡。过程和内容共同组成了决策的核心。带领者可以使用以下两组问题来指导内容和过程之间的相互作用。

内容问题包括：

- 我们该怎么办？
- 我们需要做些什么来实现我们的目标？

过程问题包括：

- 我是谁？（个人的）
- 和你们在一起时我是谁？（人际的）
- 我们是谁？（整个团体的）

一种思考团体过程的方法是把它比作一条河，而内容就像河上的一条船。无论如何，随着团体朝着目标发展，团体的人际维度变得越来越重要。内容和过程之间的理想平衡可以被看作一个钟形曲线（如图2-1所示），在这个图中，内容和过程看起来像一条线，尽管它们是两条相互独立的曲线。然而，要达到这样的平衡并不容易。

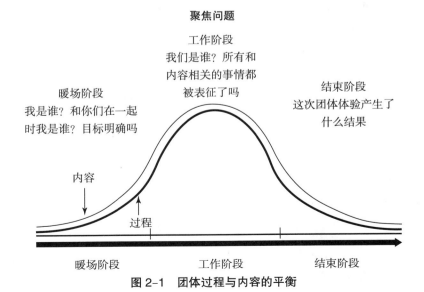

图2-1　团体过程与内容的平衡

当过程和内容不平衡时，可能是其中一个太"多"了，或两者之间没有交互作用。例如，一个团体可能从过度聚焦过程开始（如图 2-2 所示）。在这样的团体中，一个不与团体其他部分相联系的体验活动被用来调动成员的情感。例如，一个带领者可能采取基恩（Keene）和埃尔福德（Erford）2007 年设计的一个催化练习，如"下雪了"，即在团体的介绍环节，每个人用一片雪花代表自己并强调自己独特的个人品质。然而，在这个未平衡的情景中，这一活动对联结团体工作并没有什么帮助。另一个类似的场景可能是，如果团体带领者佩吉在小组成员最初彼此谈论了塑造他们生活的最重要事件后，将团体内容转移到解决与即将到来的门票销售比赛有关的问题上，这也是没有将团体体验与活动相联系。

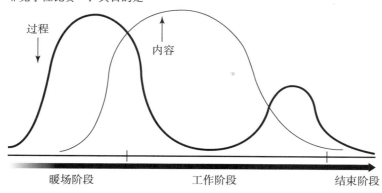

图 2-2　过程在前，内容在后

与这种情况相反的是，团体一直聚焦在内容上（如图 2-3 所示）。这种情况经常发生在任务 / 工作型团体中，在带领者说明团体当天要做什么之前，成员之间甚至可能不会互相自我介绍。在一个以内容为主导的团体中，过程是被抑制的，成员经常在心理或身体上脱离团体，因为他们从一开始就不觉得自己是这个团体的一部分。

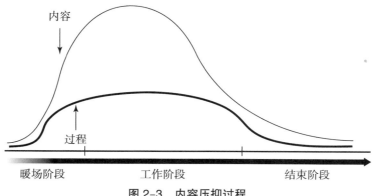

图 2-3　内容压抑过程

因此，不管强调什么，进展良好的团体都是那些成员和带领者都意识到需要平衡内容和过程的团体。在这样的团体中，每个人都在持续地工作着，没人掉队。尚布（Champe）和鲁贝尔（Rubel）2012 年建议使用以精神分析为基础的焦点冲突理论作为平衡这两部分的方法，尤其是在心理教育团体中。使用这一理论平衡心理教育团体内容和过程的关键是：（1）创建一个安全的学习环境；（2）团体成员彼此学习；（3）探索成员与心理教育内容的关系；（4）迅速回到商定的内容及相关的活动上。

反思

你参加过的进展最好的团体是哪个？是什么让它进展良好？你参加过的最糟糕的团体又是哪个？是什么让那次经历如此糟糕？当你评估这些团体时，请思考团体是如何处理内容和过程的。

将团体作为一个系统：一种解释团体动力的方法

由于内容和过程必须平衡才能产生团体动力，所以一个问题出现了："怎样才能平衡？"一个答案是把团体看作一个系统、一组相互作用的元素。系统中的每个元素都会受到其他元素的影响。因此，这个系统的强大程度就取决于它最薄弱的部分。同样，系统也大于各部分之和。系统的一个例子是活的有机体，如植物或动物，而一个团体也可以被概念化为一个系统，由三个关键部分组成：团体带领者、团体成员和团体整体。

为了使系统健康和有效，每个部分作为一个整体必须与系统的其他两个部分相互作用，以和谐的方式共同发挥作用。因此，如果团体成员之间经常发生冲突，那么无论带领者多有能力，团体都无法很好地运行下去。同样，如果团体成员相处得很好，但是带领者无法使用这种力量，那么团体作为一个整体也将无法发挥作用。最后，如果团体成员和带领者都没有问题，但是团体中没有人知道团体在其生命周期中如何运作，或者团体没有目标，那么整个团体也会受到影响。

系统理论在解释团体如何工作和团体动力方面有很长的路要走。在系统的背景下，团体成员总是在保持自己的独特性（照顾自己做事的需求）和与他人融合（与他人一起做事）之间做选择。从系统的角度来看，随着团体的发展，团体带领者必须精心协调，以帮助成员和整个团体实现个人和集体需求的平衡。多种因素——如人际关系、成员的心理健康以及团体带领者的技能——影响着团体，团体内部动力是复杂而相互关联的。虽然有些因素直接影响着其他因素（以线性或因果关系的方式），但大多数因素之间的相互影响都是系统式的（以循环的方式）。

从系统的角度来看，即使是很小或看起来无关紧要的事件也会对团体产生影响。例如，团体成员的出席或缺席都会影响团体的运行。同样，压抑或吐露情绪也会对团体产生影响。即使是不可避免的事件，如时间的流逝，也会影响团体成员和整个团体的进行。以甲壳虫乐队为例，在 20 世纪 60 年代，这个乐队的每个成员——保罗·麦卡特尼（Paul McCartney）、约翰·列侬（John Lennon）、乔治·哈里森（George Harrison）和林戈·斯塔尔（Ringo Starr）都不仅改变了自己，也改变了其他人和整个乐队的造型、音乐风格和表演。1969 年的甲壳虫乐队与 1964 年的甲壳虫乐队在运营方式（甚至外观）上都不一样。关键是，团体作为一个包含许多部分的系统，总是处于不断变化的状态。一个更常见的例子是，如果比尔在诺姆和南希面前感到不舒服，那么他们的缺席很可能会使比尔更加活跃，这反过来又会导致新的信息加入团体中，形成一个新的团体互动过程。

要想促进团体内部的健康氛围，我们必须正确理解不同类型的团体工作的复杂性。不了解或忽视团体功能的带领者通常会感到沮丧和困惑。他们不仅无法帮助团体成长，甚至还可能通过鼓励团体成员处理还没有准备好处理的问题而做出不恰当的行为。

案例

返老还童的瑞克

瑞克今年 50 岁，已婚，是三个孩子的父亲。他从事信息技术工作。由于他想扩大自己的男性朋友圈，因此他加入了当地一个由处于不同人生阶段的男性组成的成长团体。瑞克没有谈论自己的情况，而是试着变"酷"。他总是用一些特别的字眼来谈论自己，就好像他是一个 20 多岁的单身青年。他会找团体中的年轻人"一起玩"。每个人都对瑞克的所作所为感到困惑。就像一个与他同龄的男人对他说的："你不是'年轻人'了，你在变老。《时光流逝》（*Time passage*）不仅仅是阿尔·史蒂伍德（Al Stewart）的一首歌。"

问题

你觉得瑞克怎么了？团体中发生了什么？有哪些健康方面和功能障碍方面？团体作为一个系统是如何工作的？

要评估哪些类型的因素对某些团体情境的影响最大，一种方法是通过研究《小团体行为》（*Small Group Behavior*）、《团体工作专家杂志》（*Journal for Expert in Group Work*）、《团体动力》（*Group Dynamics*）和《国际团体心理治疗杂志》（*International Journal of Group Psychotherapy*）等期刊上对团体作为系统的研究。写得清楚简洁的好研究可以传达大量的信息。直接的团体观察或参与是理解团体发展实质以及成员如何受到彼此和外部力量（如文化环境）影响的第二种方式。这种方法提供了关于团体如何运作的第一手资料。评估团体影响的第三种方法是来自外部客观观察者的反馈或对团体录像的评论。这最后一种获取数据的方法，特别是当外部观察者使用视频时，可以将团体作为一个系统进行彻底的考察，进而看到和听到团体内发生的事情。

团体动力的影响

既然团体动力可以从系统的角度来解释，那么团体带领者就有必要利用这些知识。他们可以通过设置条件和结构来做到这一点，这些条件和结构将有助于团体在长期和短期内更好地、更平稳地运行。虽然资深团体带领者会培养自己评估团体成员动力的技能并利用这种技能来预测和干预团体运转，但大多数团体带领者都会明智地将时间和精力投入预先的团体计划、团体结构、团体练习、团体互动和成员角色。

预先计划

团体动力在团体集合之前就开始了。在团体前期，带领者计划组织什么样的团体、在什么样的环境下进行会面、会面持续多久、包括谁，以及如何进行评估，所有这些考虑都是促进一个团体成功的基本组成部分。如果带领者不确定他们想要为谁带来怎样的体验，那么团体很可能会失败。

在预先计划中必须考虑的第一个因素是明确的目标——团体要完成什么。一个团体要想成功，必须与所有成员都有关系并对他们有意义，否则，他们很可能退出或脱离。例如，一个关注职业的心理教育团体可能对高中生有吸引力，但与小学生无关，除非它被修改到他们的水平并以让他们看到自己与未来职业之间联系的方式呈现出来。

除了明确目标外，团体设置（团体的环境）也将影响团体运行的好坏。房间的环境应该是安静、舒适、远离喧闹的。这种促进积极团体动力的环境不是被偶然创建的，它必须经过仔细挑选，因为团体发挥作用最终取决于团体设置。那些在团体中感到安全的成员更愿意冒险，并充分利用自己和团体。

对团体进行预先计划必须考虑的第三个因素是时间。一次团体活动时间不应该太长或太短。超过两小时的团体活动可能会让成员感到疲劳和失去兴趣。同样，除了一些儿童团体，大多数团体在开始工作前都需要大约15分钟的"热身"。因此，除了儿童团体外，如果团体时间不超过半小时的话，将没有时间做很多事情。对于大多数团体来说，理想的时长是一个小时到一个半小时。一些团体，比如马拉松，通过延长时间使成员产生疲劳来帮助降低防御，从而促进认同和改变。然而，大多数团体都会每周进行一次上述时间段内的会面。这样的安排可以让团体成员和整个团体获得一个舒适的速度或节奏。

即使是在小团体中，团体规模也会对团体动力产生影响。研究表明，团体规模的扩大（超过6~14名成员）会降低其凝聚力和成员满意度。一项研究表明，当团体人数达到9人时，团体成员之间的互动显著减少。另一项研究表明，当团体人数达到17人或更多时，团体成员之间的互动显著减少。在这种情况下，往往会产生亚团体（两个或多个成员在团体中形成一个小团体）。亚团体产生的结果是：一些成员变得沉默，而另一些成员占主导地位；关于会面时间、焦点和内容的竞争变得激烈，团体的气氛也发生了变化。成员少于5人的团体（小学生组成的团体除外）往往也不能很好地发挥作用。在这样的团体中，每个团体成员都承受着太多的压力，以至于无法完成任务或做出贡献，他们几乎没有机会选择不参与。

另一个影响团体动力的部分是团体成员，包括成员的性质和人数。异质团体（由背景不同的人组成的团体）可以开阔成员的视野，活跃人际交往。这样的团体（如心理治疗和咨询团体）可能有助于问题解决。然而，同质团体（围绕当下的问题或在性别、种族、性取向或社会文化背景上相似的群体）对于处理特定议题非常有益。他们将"个体在相同议题中共同奋斗的经历和感受"正常化。由于这个原因，任务/工作团体以及一些咨询和治疗团体往往是同质的。然而，同质团体的一个潜在缺陷是，团体成员认为只有与自己相似的人（如酗酒者的成年子女、虐待幸存者）才能完全理解或帮助他们。除此之外，团体的性质和目的通常决定了其成员的构成。

其他影响团体动力的因素有必须预先制订计划以使成员的目标和团体目标（预期或计划的结果）相匹配、成员的主动性水平（成员是自愿加入团体还是由于外部压力而加入）、成员对自我和他人的开放程度、成员承担风险或支持应对风险的承诺、成员对带领者和权威的态度以及带领者对某些成员特征的态度。重点是，团体动力是由仔细或粗糙的预先计划发展形成的交互模式的结果（详见表2-1）。

表 2-1	团体预先计划的要素
明确的目的设置	团体的目标是什么 环境
时间	团体会面的时长
人数	多少人参加团体
成员性质	是异质还是同质
目标	是预期还是计划的结果
主动性	是自愿还是被迫参加
开放程度	对新想法或行动的考虑
冒险	对新想法或行动的参与
态度	成员和带领者如何看待任务和其他人

团体结构

团体结构既指团体的物理结构，也指团体中每个成员与整个团体之间的相互作用。这两种结构都会影响团体的成功或和谐程度，以及个人或团体目标的实现。带领者和成员有能力使团体运行得更好或更差。在本章中，我们将研究团体的物理结构，团体交互的本质将在后面的章节中介绍。

物理结构（团体成员的安排）是组建团体时首先要考虑的因素之一。物理结构对一个团体的运行有很大的影响。如果成员们感到自己在物理上被排除在了团体之外或者是团体的中心，那么他们就会采取相应的行动。

因此，团体中的座位安排很重要。许多团体，无论是什么目的，都使用圆形结构。在这种结构中，所有成员都可以彼此直接接触。地位和权力的平等是隐含的，正如传说中的亚瑟王著名的圆桌骑士故事。圆形结构的缺点是在布局中缺少一个能感知到的带领者，除非被指定的带领者是主动和直接的。总体而言，圆形结构是一种进行团体工作的民主结构，并且可

能是确保所有团体成员有平等的表达时间的最佳结构（见图 2–4）。

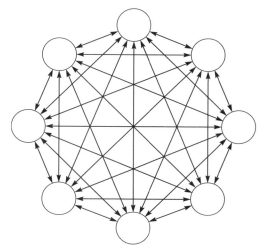

图 2–4 最佳的团体结构／交互作用

然而，圆形结构并不是构建团体的唯一方式。其他形式会产生不同类型的交互作用。为了确定不同结构对团体性能的影响，莱维特（Leavitt）在圆形布局的基础上设计了以下三种沟通网络（如图 2–5 所示）：链形结构、Y 形结构和轮形结构。

在链形结构中，人们通常根据他们在团体中的地位，按直线排列或坐成一排。交流是从链形结构的一端传向另一端。链形结构是一些团体组织运行的普遍方式。例如，部队就将其指挥结构概念化为"指挥链"。然而，由于交流的间接性、缺乏与他人的直接接触以及通过他人传递信息的挫折感，链形结构很少在层级机构之外使用。例如，在一个团体中，如果珍妮特必须通过乔治娅传达她的愿望和想法，而乔治娅又必须把这些想法传达给佩妮，再由佩妮把这些想法传达给带领者，那珍妮特很可能会生气。

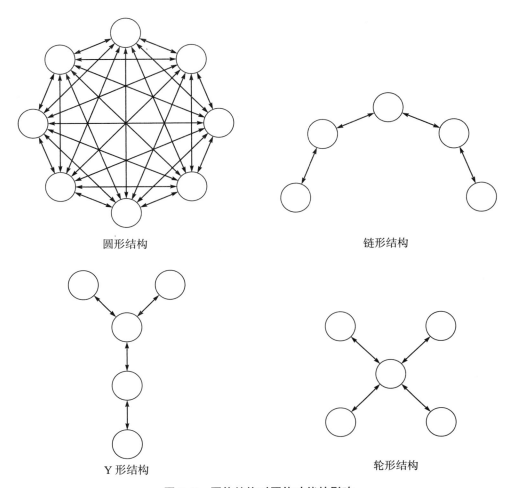

圆形结构　　　　　　　　　　链形结构

Y 形结构　　　　　　　　　　轮形结构

图 2-5　团体结构对团体功能的影响

　　相比之下，轮形结构有一个"轴心"，即带领者，所有的信息都通过他来传递。虽然在这种结构中，成员具有与带领者面对面交流的优势，但他们可能会因无法与其他团体成员直接沟通而感到沮丧。在轮形结构中，一些成员不知道他们的同伴在做什么。例如，工厂的主管可能在轮形结构中作为中轴工作，工人们都向他们报告。因此，如果他们既不接收信息也不提供信息，那么他们的工人就不知道工厂是如何运作的，也不知道需要解决哪些问题。

　　莱维特实验的最后一种团体结构类型是 Y 形，它结合了轮形和链形的结构元素。在这种结构中，有一个被感知的领导者。在性能上，这种结构的效率仅次于轮形结构。然而，与链形结构一样，Y 形结构可能会使希望彼此直接接触和沟通的团体成员感到沮丧，因为信息不是平等共享或分布的。

　　在大多数情况下，结构的重要性会随着团体类型而变化。例如，在一个心理教育团体中，成员可能被安排成另一种结构——剧院风格，在这种结构中，他们一排排地坐着。由于心理教育团体强调获取认知信息，这种安排可能是有用的。然而，在剧院式的安排中，成员之间的互动被切断了，因为他们都面向相同的方向。

相反，如果心理治疗团体想要很好地发挥作用，那么他们的结构应该是这样的：成员之间可以很容易地进行言语和肢体上的互动，比如围成一个圈。同样，积极的动力对于大多数任务／工作团体的成功都是至关重要的。其中一些团体将采用更加层级化的结构，如"指挥链"结构，以有效地运作。然而，许多团体正在通过使用圆形结构来打破层级结构。这种趋势普遍存在于按照质量管理方式运作的企业和协会中。

反思

在我 25 岁左右的时候，我是美国陆军中尉。在那里，我习惯了"指挥链"：上级军官下达命令，下级人员执行命令。我发现这条链既高效又令人沮丧。你在团体结构方面有什么经验？你认为什么时候在一个圆圈里工作是最好的？什么时候应该避免使用这种结构，而使用另一种结构？尽可能具体地谈谈。

团体练习和活动

团体的结果不仅取决于体验开始时出现的变量，而且还取决于团体过程中使用的结构化练习和活动的数量和种类。根据雅各布斯（Jacobs）、诗密尔（Schimmel）、马森（Masson）和哈威尔（Harvill）2016 年的研究，团体活动可以分为以下 14 种类型：

- 纸笔练习；
- 活动练习；
- 创意道具练习；
- 工艺美术练习；
- 幻想练习；
- 共同阅读练习；
- 反馈练习；
- 信任练习；
- 体验式练习；
- 道德两难练习；
- 团体决策练习；
- 接触练习；
- 循环练习；
- 两人或三人小组练习。

结构式活动是否在团体中占有一席之地是团体带领者和成员必须经常处理的问题。在团体设置中使用练习有一定的优势和劣势。例如，如果带领者知道某项特定的活动或练习可能会带来积极的结果，那么它可能会被用作催化剂，尤其是在团体过程的早期，拉近成员之间的距离。在这种情况下，活动和练习可以在促进团体动力方面发挥重要的作用。然而，团体带领者应该经常问自己，为什么要在特定的时间做特定的活动，以及他们希望达到什么效果。

一个有目的的活动的例子是，一个带领者通过"副词练习"来启动团体。在这个活动中，团体成员在一个圈里依次传递一支铅笔，并在这个过程中描述和演示任何以"地"结尾的单词。因此，胡安妮塔可能会对坐在她右边的夏琳说"我正快速地把这支铅笔递给你"，同时非常快速地把铅笔递给她。接着，夏琳会转向她右边的人，使用另一个副词和动作，如"慢慢地""笨拙地"或"犹豫地"。这个过程不断重复，直到铅笔在团体中转了几圈。最后，带领者和成员们会讨论在这个练习中展示的在团体中行事的方式。

总的来说，如果团体练习能促进团体中产生积极的气氛，那么它就是有益的。雅各布斯（Jacobs）等人认为练习有以下好处。

- 练习可以产生讨论和参与，从而提高成员的互动和投入水平。
- 练习有助于团体专注于一个特定的主题或问题，在任务型团体中尤其如此。
- 团体活动有助于将关注点从一个领域转移到另一个领域。虽然有能力的团体带领者应该能够在不使用活动的情况下重新定位焦点，但一些练习为重要的团体主题提供了天然的桥梁。

- 练习和活动能够促进体验式学习，这意味着成员可能会在自我探索中超越他们的思想。此外，循环的练习为团体带领者提供了关于团体需要做些什么才能继续前进的有用信息。
- 活动能够提高成员的舒适度，帮助他们放松、享受乐趣。令人愉快的学习是最好的学习。

团体练习和活动在团体中普遍使用，以激活团体、鼓励成员冒险，并提供学习体验来触动团体成员。基本上，这些与团体工作的方式要么是内部的，要么是人际的；沟通的类型要么是言语的，要么是非言语的。人际活动包括与其他团体成员对话，例如，向团体成员做自我介绍和回答问题。非言语活动不需要交流，如"换座位"练习，让选定的成员或所有成员之间换座位。内部活动是指一项活动一开始是独自完成的，例如画一条线代表一种当下的感觉，然后在随后的时间与他人分享和探索；非言语活动包括私人的、个人的经历。总而言之，当组合在一起时，就会出现以下四种类型的低、中、高强度。

- **言语化内部言语**（verbal intrapersonal）。一种低强度的内部言语练习，例如，让团体成员画出他们如何感知世界的图画，并根据这些图画向其他成员口头介绍自己。
- **言语化人际言语**（verbal interpersonal）。一种低强度的言语人际活动，例如，让团体成员分小组讨论他们兄弟姐妹所处的位置，然后团体重新集合，成员们讨论他们如何基于过去的想法来看待世界。
- **非言语化内部言语**（nonverbal intrapersonal）。一种低强度的非言语化活动，如广为人知的"身体放松"，在这种活动中，带领者会与成员们通过放松身体的

一部分来进行交谈，一般会从脚开始，到头部结束。活动中所有成员的眼睛都是闭着的。

- **非言语化人际言语**（nonverbal interpersonal）。在非言语人际交往活动中，成员们可能会对团体中的问题进行一种从"最关心"到"最不关心"的排序。然后，他们将有机会将自己的立场与团体中的其他人进行比较。

综上所述，练习和活动形式多样，几乎可以随时在团体过程中使用，只要它们不成为噱头，并经过处理，使成员能够：

- 深入地了解自己；
- 更清楚地意识到自己是团体的一员；
- 更全面地理解团体动力。

团体过程的持续时间通常是活动本身的两倍。在团体中使用练习和技术要记住的重要一点是，时间和说明是至关重要的。时间安排不当、说明不清晰的活动可能会损害团体，而不是促进凝聚力、洞察力和行动。如果团体活动使用得太频繁，就会分散成员对目标的注意力，从而对团体产生负面影响。一些有伦理问题的练习也会导致焦虑和伤害。因此，团体带领者在使用练习时应该谨慎行事。

团体互动

团体互动可以被描述为成员之间相互联系的方式，它包括非言语行为和言语行为及相关的态度。团体互动是一个连续体，从极端非指导性到高度指导性。例如，在一些心理治疗团体中，成员在与他人的互动中可能相当保守和非指导，至少在一开始时是这样的。然而，在许多任务型团体中，成员之间的互动可能是直接和言语化的。团体互动的类型（如非言语或言语的交流）及其频率决定了团体发展的方式及其是否发展。在这里，每个因素都是被单独考察的，即使这些因素中没有一个是单独起作用的。

非言语行为被认为传递了社会关系中50%以上的信息，并且通常被认为比言语行为更诚实，更不易被操纵。范德·科尔克（Vander Kolk）认为，非言语行为的四个主要类别是躯体行为、与环境的互动、言语和外表。团体带领者和成员要观察很多非言语的信息。例如，当苏用双臂环抱自己时，这是否意味着：（1）她身体很冷；（2）她在模仿瑟希；（3）她在心理上退出了团体。非言语行为的意义是不能假设的。此外，同样的非言语行为表现在两个不同的人身上传达的信息可能不同。沃尔特斯（Walters）绘制了通常与团体成员的不同情绪相关的行为表。非言语行为表达应该经常被关注（详见表2–2）。

表2–2　　　　　　　　　　通常与团体成员状态相关的行为

	头	面部	嘴	目光接触	手	姿势
绝望/抑郁	下垂	悲伤的皱眉（耷拉着眉毛）	紧闭	很少或没有；用手捂住眼睛	孤独症行为、集中在身体上的自我刺激运动	胎儿的姿势
兴奋/情绪高涨	不停地动	流动的表达	微笑、大笑	试图捕捉并保持与所有人的目光接触（"看着我"）	大幅度的、广泛的运动	经常改变、引人注意
恐惧/焦虑	僵硬、下颌内收	发红	紧闭、咬牙	快速地瞥别人：想要通过不看别人的目光来观察别人（"我会盯着你"）	紧张、紧握双手、手心出汗	频繁动作：蜷缩、耸肩
敌意/拒绝他人/蓄意	头，通常是下巴，向前和/或向上倾斜	愤怒的皱眉（眉毛中间向下）	嘴唇紧绷、微微前倾	目光挑衅	握紧拳头、猛击（象征性击打）	坐在椅子的边缘
被动/隐藏	下垂，微微偏头	斜视	闭着、正常	厌恶、空洞的凝视	集中在身体上的活动、自虐行为	频繁地改变
依赖/吸引他人	眼神交流时微微低头（"可怜的我"）	他人的镜像表达	经常微笑	经常接触	作迎接状	类似求爱
抗拒学习	来回扭头	强硬的表达	紧闭	回避	握拳、看表、集中在身体上的活动	被抑制、四肢僵硬

言语行为在团体动力中也很重要。团体工作中最重要的变量之一是关注谁和谁说了话，以及每个成员说话的频率。在正常情况下，一些方法可以用来记录这样的互动，如社会计量学，这是一种研究人际关系的现象学方法论。例如，通过使用社会关系网图（一种描绘团体互动的社会测量工具），一个团体带领者可能会了解到，梅丽莎在团体中发表的大部分评论都是针对三个成员中的一个。这些数据可能有助于带领者和团体成员检查或调整他们的互动（如图2–6所示）。

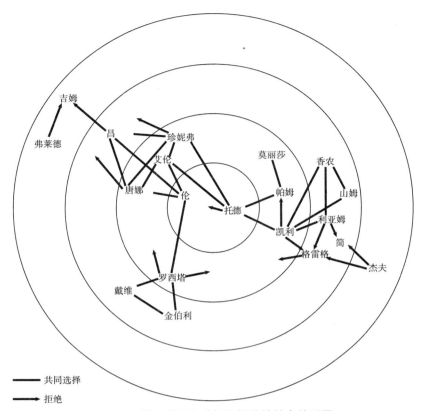

共同选择

拒绝

图 2-6   描述成员间选择和拒绝的社会关系图

然而，大多数带领者的运作方式都是非正式的，他们会在意识到团体成员如何说话以及与谁说话时在脑海中勾勒画面。他们也会注意沉默，以及沉默是如何被注意到和尊重的。有些团体很难应对沉默，但在某些心理教育和任务团体中，成员不太适应沉默的可能性较小，因为这样的团体不用专门应对沉默。

团体讨论通常对团体的运作很重要。在任务、心理教育、心理咨询和心理治疗团体中，讨论允许成员处理与决策相关的信息。团体作为一个整体讨论这些问题可以更仔细地考虑其他行动方案。花在积极讨论问题上的时间长短影响着团体决策的质量。

有时，团体会不明智地使用时间，并集体投入所谓的琐事定律。根据这个定律，一个团体讨论任何问题的时间与其结果成反比。例如，一个为时一小时的任务团体，可能会花 50 分钟讨论应该是在周四还是周五举行集体庆祝活动，而用 10 分钟计划活动和考虑活动的预算。

案例

黛布拉的勤奋

黛布拉决定在大学里成立一个学生领袖工作团体。她希望团体能够顺利开展活动，并决心为团体成员提供一切力所能及的帮助。因此，当团体开会时，黛布拉让一位外部观察员记录下大家发言的频率、发言人、讨论的内容、讨论的时长以及做出的决定。学期结束时，黛布拉让外部观察员把这些信息反馈给了整个团体。成员的反应褒贬不一，那些非常活跃的团体成员大多表示喜欢这一方式。然而，当黛布拉在下一个学期开始时试图改革这个团体时，她发现有几个成员不想参与了。

问题

你觉得黛布拉帮助团体的方法如何？她还能做得更好吗？如果你是黛布拉，一开始你会怎么做？

成员角色

角色是"个体内部的动力结构（基于需求、认知和价值观），通常是在社会刺激或特定位置的影响下产生的"。角色的表现基于个体对自我和他人的期望，以及个体在特定团体和情境中的互动。例如，梅布尔是一个善于反思和内向的人，可能在一个活跃的咨询团体中扮演一个"团体观察者"的角色。通过这样做，她可以为整个团体提供反馈，而不暴露个人情感。每个人都可以扮演多种角色。当团体发生变化时，或者当人们改变团体时，角色经常会发生改变。

角色通常与个体的整体身份不同。例如，人们可能在他们的职业生活中扮演着多种角色，如销售员或程序员，但他们通常不把自己完全看作专门的职业角色。因此，虽然特瑞卖鞋，但她并不认为自己是一个"卖鞋的"。尽管如此，角色对个体在团体中的行为也有很大的影响。例如，开拓者可能想要推广他们的观点，而不去考虑这将如何影响他们对团体的融入。有时角色变得是如此强大，以至于人们很难将自己与所扮演的角色分开。如果人们主要从童年时期所扮演的角色来看待自己，那么这种情况就很可能发生。例如，酗酒者的成年子女通常通过扮演以下四个角色中的一个来适应自己的环境：英雄、替罪羊、迷失的孩子或吉祥物。在这些情况下，个体可能会陷入一种功能失调的人际关系中，这将对除心理治疗团体之外的所有团体产生有害影响。

一旦团体带领者开始意识到对整个团体有害的角色和行为，他们就有义务采取行动。他们的行为可以有多种形式，如与成员就他们的行为进行一对一的谈话，邀请成员对他在团体中的行为进行评估，并关注这些行为如何影响团体；或者，在极端的情况下，请成员退出团体。无论运行的团体类型是什么，这些解决问题成员的基本形式都是适用的。

角色类型

将团体中的大多数角色概念化的一种方法，是以下列三种方式之一来考虑他们：促进/构建、维护和妨碍。

促进/构建角色的作用是以积极和建设性的方式增加团体的功能。承担这一角色的成员可以作为行动和想法的发起者、信息寻求者、意见征求者、协调者、定向者、评估者或记录者。团体促进和构建的重点是帮助每个人都感觉到自己是团体的一部分。以这种方式工作的成员可以帮助团体发展，同时将冲突降到最低。在团体开始阶段，团体促进者和构建者会尽力而为。例如，在一个任务团体中，多特可能扮演意见征求者的角色，在团体做出决定之前，她会询问更多沉默成员的意见，以确保所有成员都有机会说出自己的想法。

维护角色有助于成员之间的社会情感联结和团体整体的幸福感。当团体中的人际交流紧张时，就需要关注人际关系。承担这种角色的通常都是社交型和情感型的人，他们通过成为鼓励者、协调者、妥协者、评论者和模仿者来表达自己。例如，在一个心理咨询团体中，内德可能会扮演维护者角色，帮助成员发现他们之间的差异，并指出这些差异如何能给每个团体成员一个新的看待世界的视角。在团体维护的状态下，团体成员被鼓励公开表达积极和消极的感受，对成员关切和贡献的支持性反应，以及对差异的接受。

妨碍角色本质上是一个反团体角色。扮演这一角色的成员通常扮演着攻击者、阻拦者、支配者、寻求认同者或自以为是的道德家。例如，那些认为自己是局外人的人——比如露西，她被安排在一个心理教育团体接受惩罚——可能会积极地阻止团体讨论一个建设性的话题。这样的成员也可能会试图通过否认和阻止团体完成任何事情来使团体偏离目标。

幸运的是，很少有成员纯粹扮演这个角色。

角色扮演中的问题

有时，角色在实现过程中会出现问题。这些问题的产生既有内部因素也有外部因素，很少有单纯的原因。角色困难的四种主要形式是角色冲突、角色不兼容、角色混淆和角色转换。在角色冲突中，个体在外界所扮演的角色（如被动观察者）与团体所期望的角色（如主动参与者）之间存在冲突。在角色不兼容的情况下，一个人在团体中被赋予了一个他既不想要也不适应的角色（如带领者）。角色混淆有时被称为角色模糊，发生在团体成员不知道要扮演什么角色的时候。这种情况可能发生在团体开始阶段，或者在没有带领者的团体中，成员不知道他们是应该果断地帮助制定议程，还是被动地等待带领者出现。最后，在角色转换中，随着团体的发展，成员被期待扮演一个不同的角色，但他对于这样做很不舒服。例如，在自助团体中，经验丰富的成员被期望承担带领者角色，而不是跟随者角色，然而，有的人并不想这样做。

大多数团体都需要平衡维护角色和任务角色。过多地关注社会情感功能可能会导致团体迷失和忽视自己的目标；同样，如果成员没有发泄不满的渠道、无法解决他们的冲突、过分强调任务，也会导致混乱和不满。

反思

你有没有曾被置于一个你觉得不舒服的角色里？你做了什么？回顾当时的情况，你觉得自己还能做什么或者希望做什么？

积极和消极变量对团体动力的影响

很多团体专家都列出了对团体进程和功能至关重要的一些团体内部变量。在这方面，心理治疗和咨询团体似乎特别受到专家的关注。然而，一般性因素适用于大多数心理教育和任务/工作团体。这些变量包括成员承诺，成员对团体体验的准备程度，团体对成员的吸引力，成员对团体的归属感、认同感和安全感以及清晰的沟通。这些因素被统称为积极团体变量。例如，如果团体成员以"我"的立场发言，那么团体中的每个人都能清楚自己在说什么，并能做出适当的回应。如果团体内部的积极力量能得到最高程度的表达，就能形成一个既合作又利他的团体。

亚隆是第一个根据自己与其他研究人员对治疗团体的研究来描述积极团体变量的人。他把这些积极变量称为团体疗效因子。这些变量通过各种方式在成功的团体中表达出来。它们经常以复杂的方式影响成员和整个团体的互动。对于心理咨询和治疗团体而言，这些疗效因子如下。

- **希望重塑**。保证治疗起效。例如，带领者可能会在团体开始时说："通过我们在团体中的工作，我们将能够实现大部分目标。"
- **普同性**。看起来独特的经历往往与其他团体成员的经历类似或相同。例如，带领者可能会说："以赛亚，你和奥斯汀似乎对如何在生活中找到平衡有着相似的担忧。"

- **信息传递**。关于心理健康、心理疾病及如何通过团体讨论来解决生活问题的指导。例如，一名成员可能会分享她读到的内容——"为了保持精神健康，一个人每晚需要八个小时的睡眠"。

- **利他**。与他人分享经验和想法，通过暴露自己来帮助他人，为共同的利益而努力。例如，杰西卡可能会告诉团体成员她将在流浪者收容所工作一晚，并邀请他们也去那里工作。

- **原生家庭的矫正性重现**。矫正性地再次体验早期家庭冲突并加以解决。例如，露易丝可能会发现，通过与罗斯科的互动，她能够找到方法来反对一个比自己稍大一点的男性，比如她的哥哥泰勒，而不会心烦意乱。

- **发展社交技巧**。学习基本的社交技巧。例如，艾登可能会通过团体体验意识到，人们喜欢被邀请而不是被勉强着去做活动。

- **行为模仿**。模仿其他团体成员的积极行为。例如，杰登可以通过模仿科林的行为来学习要他想要的东西的方法。

- **人际学习**。通过过去的经验获得洞察力和有效工作。例如，维吉尼亚可能通过与团体成员的交谈发现，她过去的专横行为没有给她带来任何好处。

- **凝聚力**。团体成员之间、团体成员与带领者以及整个团体之间恰当的治疗关系。例如，当团体中的每个人都分享了自己对种族主义的看法后，他们可能会感到更加亲密。

- **情绪宣泄**。体验和表达感受。例如，当茱莉亚意识到她已经承受了那么久的伤害后，她可能会轻轻地哭起来。

- **存在因子**。在与他人隔离的基础上承担自己生活的责任，认识到死亡和存在的反复无常。例如，塞巴斯蒂安可能会通过与团体中年龄较大的成员交谈而意识到，他的生命已经过半，如果想实现自己的梦想，就需要努力提升自己。

亚隆认为，这些疗效因子构成了变化的实际机制和变化的条件。这些因子之间的交互作用因团体而异。然而，这些因子有助于成员了解自己和他们与他人的关系。"例如，利他、情绪宣泄和凝聚力使……成员感到被支持，感受到情感联结和归属感"。

在这个列表中，波马克（Bemak）和恩普（Epp）1996 年增加了他们认为的第 12 个因子——爱。他们相信，尽管爱可能包含亚隆所提因子的一些方面，但它在团体心理治疗的过程中发挥着独立的作用。"爱在团体中的本质和动力……可以有许多变化，例如，移情和真诚"，根据波马克和恩普的观点，"在团体治疗过程中，以及在发展更健康的人类的过程中，揭示移情和培养对爱的给予和接受的公开表达是必不可少的治愈因素"。

亚隆对团体动力的概念化，加上波马克和恩普的贡献，对于开展团体咨询和心理治疗非常有用。它为团体带领者和成员提供了他们需要关注的想法和基于经验的现实。这些疗效因子就像一张地图，可以指导团体过程。例如，如果一名团体成员萨拉拒绝修通过去的家庭僵局，并且对待另一名成员查尔斯的方式就好像后者是那个自己排斥的家长，那带领者和其他成员就可以采取措施矫正这种行为。在这种情况下，团体可能会让萨拉直面她的行为和角色扮演情况，以帮助她识别和解决干扰她当前功能的失调模式。

除了积极的疗效因子和治疗力量，消极团体变量也在起着作用。这些变量包括但不限于避免冲突、放弃团体责任、掩盖团体内部矛盾以及变得自恋。如果大多数或所有这些变量都存在，那么一个团体将逐渐退行，并可能具有破坏性。在这种情况下，整个团体和其中的个体都会失败。

避免冲突包括让那些暴露团体缺点或不同意多数意见的成员保持沉默。沉默往往是通过强制或统治行为来实现的。例如，每当迪伊试图告诉大家她觉得其他成员不理解她时，她就会遭到诸如"你太做作了，迪伊，现实点"或"你太敏感了"之类的负面评论。随着时间的推移，迪伊学会了闭嘴。通过避免冲突和压制不同意见，一种破坏性的动力产生了。如果它一直没有受到挑战，也没有改变，那么这个团体就会变得不健康。

对团体来说，最具破坏性的行为之一就是变得自恋。"自恋群体通过鼓励对外群体的仇恨或制造一个敌人来发展凝聚力……因此，退行成员能够通过关注外群体的缺陷而忽略自己的缺陷"。

伴随着避免冲突和团体自恋的发展，出现在退行团体中的还有精神麻木，成员将自己麻醉在团体矛盾中。总的来说，退行团体会表现出对团体责任的放弃和对带领者的依赖。成员不承担带领或协调团体的角色，而是成为顺从的追随者。他们不冒险，实际上，他们放弃了影响团体的权力。在这种情况下，团体就没有办法纠正自己，除非出现危机从而影响其成员做出不同的行为，否则团体将继续遭到破坏。

案例

菲利普把疗效因子摆到了团体面前

菲利普所带领的两次团体有着不同的结果。在第一次团体中，在阅读了亚隆的疗效因子后，菲利普决定为他所带领的任务团体的所有成员都复印一份因子列表。他要求每个成员都仔细研究这些因子，并告诉他们还有哪些消极因素可能影响团体。令他高兴的是，菲利普的团体进展得很好。他认为，这一定跟他分发的材料和他要求成员注意它们的方式有关。然而，当菲利普在第二次团体中尝试同样的方法时，团体进展得却不是很好。

问题

为什么菲利普的方法第一次奏效，但第二次却失败了？对于团体成员来说，了解菲利普所提供的信息有多重要？

学习团体动力

经验和认知方面的团体动力知识可以帮助团体带领者领导或融入团体。这种学习可能以多种方式进行。其中一种模式基于跨学科教育，包括以下五种活动，可以帮助参与者更加深入地了解团体的运作方式。

- **录像**。通过观察成员在团体中的个人和集体互动，参与者可能会注意到他们的言语和非言语行为，以及这些行为如何影响团体及其发展。他们还可能注意到突出的团体角色，如果有的话。

- **日志**。日志记录团体每周的内容和过程，以及个体对特定活动、交流或整个团体的反应。通过在团体结束后立即记录，参与者可以捕捉到当下与团体中事件相关的想法和感受。通过日后阅读日志，他们可以深入地了解团体中事件发生的模式。

- **户外体验**。参加户外练习可以帮助个人探索他们的合作和竞争风格，以及这些风格如何与整个团体相契合。在诸如绳类项目这样的活动中，可以更全面地将团体视为一个动态实体，在这些活动中，如果团体想要成功，每个人都必须参与并就克服障碍或完成任务进行协商。

- **团队建设模拟游戏**。课堂中基于问题的学习情境与专业人士在工作场所遇到的问题是同构的。一项任务，比如让一个团体和老师一起为班级设计一个 Logo，可以产生或突出那些在实现目标过程中对团体有益或有害的行为。通过让团体分析在这个过程中发生了什么，成员可以更清楚地看到所发生的事情涉及的动力以及他们是如何做出贡献的。

- **社会计量学和学习整合**。最后一个有助于促进团体动力学习的方法是使用社会计量学技术。这些活动可以为每个成员的学习风格和团体动力的各个方面（如领导力、边界和亚团体）提供视角。所有这些都可以通过可视化模型来描述。例如，每个学生都可能会被给予一些积木玩具来创建他们理解凝聚力发展的视觉模型。与其他活动一样，这项活动的关键组成部分是汇报、讨论、反思和培养洞察力。

个体、团体和家庭的动力

与团体工作和与个体或家庭工作既有相似之处又有所不同。个体、团体和家庭的帮助方法在历史、理论、技术和过程方面有一些相似之处。然而，由于每种方法的独特构成，这些工作方式的动力是不同的，变量和交互作用的数量不同，焦点也不同。一个熟练的、拥有个体和家庭帮助动力知识的团体工作者能够将团体中正在发生的事情和在另一个环境中可能发生的事情进行比较和对照，更重要的是，评估可能需要什么。对个体和家庭帮助动力的认识有助于团体工作者认识到对某个成员的转介是否合适。与他人合作的复杂性是一个过程，包括知道做什么、什么时候做，以及可能的结果是什么。在本节中，个体、团体和家庭工作的动力将从人员、干预和结果方面进行讨论。

人员

在研究团体、个体和家庭的存在时，有一个直接的共同点是显而易见的。所有的主体，无论是单独的还是集体的，都有明确的边界和相互关联的部分。任何层次的干预都不可能不影响到个体的其他方面。例如，即使是在个体咨询层面，一个咨询师也不能严格地从行为角度出发，而不影响来访者的认知和情感方面。然而，在与个体工作时，只有这个人是关注的焦点，他人的影响可以讨论，但不是任何直接帮助的部分。此外，单独的个体既可能在行为或情感上与他人有联系，也可能没有。因此，人们的注意力几乎总是集中在个体内部的问题上。

对于团体和家庭来说，关注的焦点不止一个人。它常常同时既是个人的也是人际的。特罗茨（Trotzer）和文森（Vinson）指出，团体与家庭有许多相似之处。例如，两者都具有层次结构（权力结构）、角色、规则和规范。此外，团体和家庭在咨询过程中都会经历多个阶段，团体带领者在任何治疗干预的最初阶段都会更加积极。在团体和家庭中，如果想要成员们很好地合作，就必须解决或管理公开和隐蔽的紧张关系。团体和家庭之间的最后一个相似之处是，它们中的每个成员都会影响他人和整体。因此，如果团体或家庭中的某个成员功能失调，那么整个团体或家庭就会以一种功能失调的方式工作。

团体与家庭的不同之处在于，团体成员最初是以陌生人的身份为了一个共同的目的而聚在一起的。他们没有一起工作的经验；相反，家庭成员之间有着共同的互动史。这段历史可能阻碍也可能促进任何试图提供帮助的行为，但由于家庭的共同背景，对家庭的干预通常发生得更快，影响也更大。与团体工作和与家庭工作的另一个不同之处是治疗的目的。在团体中，个体内心的变化可能和人际关系的变化一样重要，而在家庭中，工作的重点通常是改变家庭系统。虽然有时团体在工作方式上与家庭相似，但团体在到设定的时间之后就会解散，而家庭则会继续存在。总的来说，正如贝奇瓦日所说，团体不是一个家庭，家庭也不是一个团体。

干预

在团体工作中，干预是指帮助团体成员和团体识别、检查和反思他们的行为和团体中发生的事情，以增进理解、提取意义、整合知识，并改善他们的功能和团体结果。对团体中的活动和事件的干预有助于团体成员更好地理解他们在团体中的经验，并将这些经验与他们的个人生活联系起来。

对个体、团体和家庭的干预在一些方面是相似的。其中一个重要的相似之处是对卷入内容的核查。本质上，所有有效的干预都被认为遵循 PARS 模型 [（干预（Processing）、活动（Activity）、关系（Relationship）、自体（Self）]，即使这个模型一开始是为团体工作而创建的。遵循此模型的干预包括三个阶段：反思、理解和应用。

在反思过程中，个体追溯某一特定活动的步骤，本质上是问："我们做了什么？"来访者可能会与咨询师一起反思，团体成员可能会与其他成员和带领者一起反思，家庭成员可能会与其他成员和治疗师一起反思。反思让成员有机会通过描述团体（或个体）为完成练习而采取的行动来获得矫正性体验。

在理解阶段，焦点是成员讨论具体的互动，并就发生的事情提供解释和诠释，特别是在与他人的关系方面。在团体和家庭层面，这一阶段由于其他成员的直接卷入而更加完整。最后，

在 PARS 模型的第三阶段，重点是将在体验和互动中学到的知识应用到个人的生活中。最后一个阶段涉及洞察力和学习的迁移，没有这个阶段，干预就不完整。

除了 PARS 干预模型，一些常见的心理咨询和治疗理论也被用于指导个体、团体和家庭工作。例如，鲍温（Bowen）和阿德勒（Adlerian）的理论可被用于团体咨询中，以帮助青少年完成与家庭的分离，从而减少家庭背景下的个体焦虑。同样，人本主义理论和行为治疗理论也被应用于与个体、团体和家庭一起工作。然而，个体咨询理论可能不适用于某些团体和家庭情境，正如团体工作者和家庭治疗师所创造的某些方法也不适合个体咨询一样。

结果

除了在干预和运用理论方面有细微和明显的差异外，在个体、团体和家庭工作中，一个主要的差异是，在咨询结束后发生了什么。成功和失败有不同的结果。如果个体或团体工作不顺利，那么相关人员可能会感到失望。然而，除了少数例外，他们会将这些体验和与之相关的一切抛诸脑后。然而，家庭成员是始终生活在一起的，因此如果治疗进展不顺，那么任何帮助的尝试带来的改变都可能会在过程中和过程后加剧紧张情况。

总的来说，个体、团体和家庭的工作方法既有重叠的部分，又有各不相同的部分。在任何比较中，都必须考虑到参与者是如何参与的，以及他们与专业临床医生和治疗过程之外的其他人的关系。同样，工作过程中的重要方面还包括根据不同时期的人口学因素、发展阶段的不同来选择咨询理论以及如何使用它们。带领者的角色要根据引导改变的重点不同而变化。

反思

你认为你的原生家庭背景如何影响你与他人的关系？当你和团体工作时，你的原生家庭有哪些优势会对你有帮助或有哪些劣势给你造成了伤害？

总结和结论

本章主要讨论了团体动力。在大多数团体中，团体带领者和成员都能够意识到这些动力是很重要的，因为这些动力有助于影响团体的发展。我们讨论了团体动力的几个关键领域。例如，必须认识到团体的内容和过程是什么，以及它们贡献了什么；同时，内容和过程的平衡也很重要。此外，在促进改变的过程中，将团体视为一个各个部分相互影响的有机系统也是有帮助的。

为了影响团体动力，带领者必须预先计划并明确团体的目的。这些在团体开始之前的行动可以对团体的运作方式产生积极的影响。除了明确的目标，带领者还应该设置一个安静、有益于团体的环境。根据时间、规模、人员构成和目标来规划团体也是至关重要的。在成员配置和团体互动方面，必须考虑团体结构，尤其是言语和非言语行为。如果一个团体想要顺利进行，带领者必须明智地使用时间，并尽可能地包容所有成员。

成员的角色也是必须要考虑的。在健康的团体中，成员可能会转换角色，成为促进或支持性的角色。必须处理反团体角色，例如攻击性角色，以防止团体退行和被破坏。与此同时，必须促进积极团体变量，如明确的沟通和接纳。帮助团体的方法包括有限度地使用团体练习和运用基本的帮助技巧。那些能够促进团体深入运作的学习活动是有帮助的，突出团体动力的教学手段也是如此。在与团体工作时，如果带领者能够意识到团体动力与个体咨询和家庭咨询情境的异同，就能够恰当地理解并做出适当的干预。

总之，在解决过去的问题、完成当下的任务和规划未来的目标中，团体是一种与个体工作的独特方式。那些希望参与或专门研究团体的人明智地认识到，团体是一个与成员各自的生活不同的动态实体。那些了解团体运作方式的人知道该期待什么，并能帮助自己和他人采取积极的行动。

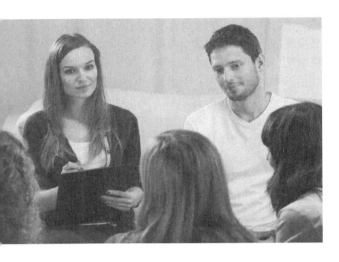

有效的团体带领

我身后是毕生的训练，

身前是无尽可能。

那些依赖我技能的人，

巧妙地围成一个圆圈，

满心期待地等待着。

我内心有些许焦虑，

外表却故作镇静；

团体过程随着轻柔的话语、紧张安静的笑声

以及浅浅的微笑开始，

所有巧妙的尝试都是为了融入他人，创造一

个相互信任的环境。

引自："In Anticipation" © 1989 by Samuel T. Gladding. Reprinted by permission from Samuel T. Gladding.

本章概要

阅读本章，可以了解如下信息：

◆ 团体带领及其对团体运行的影响；

◆ 带领一个有效的团体需要哪些技能；

◆ 团体带领能力训练和团体督导。

当你阅读时，请思考：

• 你喜欢的带领风格是怎样的；

• 如何将成功带领团体所需的个人和专业技能与你已有的技能匹配起来；

• 协同带领团体时你的感觉如何？是否舒服？

乔治·华盛顿输掉的战役比他赢过的多。然而，在1776年底，他带领军队穿越特拉华河，并俘虏了在新泽西州特伦顿黑森州的驻军，从而使美国革命得以延续。华盛顿的胜利在绘画、电影和诗歌中被理想化了。真实的情况是，由于恶劣的天气、疾病、缺乏后勤补给以及意外的延误，它一点也不美好光鲜。但是，由于他在战前的周密计划、对士兵的鼓舞以及与多个部队的协调合作，胜利本身绝非偶然。华盛顿带领他的军队为了一个特定的目标而努力，而他的成功可能也激励了当时所有希望脱离英国而独立的殖民地。

华盛顿的例子表明了带领者和团体之间是如何紧密相联的。团体的带领必然与团体活动相关。针对带领者个人与专业特征的研究多达数百项。研究结果明确指出了与团体带领者相关的一些特征，如关心、开放、力量、意识、温暖、灵活、敏感和创造性。然而，仍然存在许多未知的维度。事实上，领导力可能是地球上被观察最多但了解最少的现象之一。无论如何，带领者对于团体的整体功能而言是至关重要的。带领者在促进团体动力与团体成员的治疗效果中发挥着极其重要的作用。此外，团体也是带领者的一面镜子；团体带领者定义了一个团体；只有当带领者好，当他的技能好，当他本身好时，团体才会好。

关于团体的带领者和团体带领，有许多议题。其中有些涉及实质的内容，如技能的掌握；另一些涉及带领者的风格和个性。正如团体有不同类型一样，带领者也有不同类型。一个人是否适合于某个团体取决于许多复杂且相互关联的因素。一个带领者在一个团体中带领的方式可能完全不适合于另一个团体。例如，当团体遇到困难时，可能需要变革型带领者（一个赋予团体成员能量并与他们分享权力，努力使团体焕然一新的人）；然而，传统型带领者（一个作为专家自上而下控制和行使权力的人）可能适合管理一个多层次、成员在物理空间上不在一起的团体。

在这一章中，我们将考察领导力的多个方面，如风格、个性、核心技能和特殊技能。除了团体带领的功能、协同带领、培训和督导之外，我们还考虑了哪些行为和能力在特定情况下最有效。现在，让我们先来看看领导力的定义。

领导力：寻求定义的一个概念

"带领者"（leader）一词最早出现在14世纪早期的英语中，而"领导力"（leadership）一词出现于19世纪早期。尽管对带领者和领导力的定义有着悠久的历史，但社会和政治科学家们对于"带领者"到底是什么仍然存在许多分歧。这两个词都没有统一的定义。事实上，"带领者"和"领导力"概念的定义方式与几乎所有其他与团体结构相关的概念都不同。例如，巴斯指出：

领导力被认为是团体过程的焦点，是一种个人特质、一种使人服从的能力、一种影响力的使用，是某种特定的行为、说服的形式、权力关系、实现目标的工具、互动的效果、差异化的角色、结构的启动，以及这些定义的许多组合。

显然，在团体工作的理论和实践中，关于带领者和领导力是什么，存在着许多分歧。

尽管在定义上存在分歧，但领导力中的一些共同因素是可以区分的。例如，福赛思（Forsyth）将领导力定义为"一种特殊形式的社会互动：一种互惠、相互作用和转化的过程，这个过程允许个体影响和激励他人，以促进团体和个体目标的实现"。这一定义包含了许多最重要的领导力因素（社会性、互惠性、合理的影响、动机以及为实现共同目标而进行的合作），并将"带领"与"控制"和"权力"区分开来。福赛思的定义是本章领导力概念的基础。

他认为，带领者是在团体中具有起促进作用（如促进人们展望目标、激励人们适当和及时地实现工作同盟）的品质的人。

团体带领风格

带领者帮助组织和发展团体。因此，团体带领者表现出来的风格直接影响着团体成员的行为和团体动力。与其他带领者相比，如果某个带领者仅从一个角度出发，那他就更有可能以特定的方式影响成员的行为。例如，总是告诉团体成员该做什么的带领者可能会立即完成任务，但也会付出损害成员灵活性和创新性的代价。最有效的团体带领者能够表现出多面性，并改变其带领模式，以符合团体及其成员的目的。

选择什么样的带领风格取决于很多因素，比如带领者的个性和团体目标。勒温确定了团体带领者的三种基本风格：专制型、民主型和放任型。利伯曼（Lieberman）、亚隆和迈尔斯（Miles）描述了六种基本风格：精力充沛者、提供者、社会工程师、客观主义者、自由放任者和管理者。汉森（Hansen）、华纳（Warner）和史密斯（Smith）认为，大多数模型要么是勒温概念的改进，要么是对其的详细阐述。因此，本章的重点就是勒温所提的三种风格、每种风格的效果，以及所谓的无带领者团体。

专制型团体带领者（authoritarian group leader）将自己视为专家，常常有僵化和传统的信念。他们相信自己了解团体动力，并因此最能解释团体和个人行为。这些带领者做出解释和提供建议，指导着团体活动，就像家长控制孩子的行为一样。他们要求服从，并期望追随者顺从。专制型团体带领者往往魅力非凡，善于操纵他人。通常，他们使用轮形结构（详见第2章）构建团体，这就导致了一个独裁的以带领者为中心的团体。所有信息都通过他们的过滤，由他们决定哪些信息可以在团体中分

享（如图3-1所示）。这类带领者可能会胁迫他们的团体成员，因为他们普遍认为其成员没有雄心壮志，而且有些懒惰。这种带领风格有时被称为领袖导向（guru oriented）。麦格雷戈（McGregor）将这种类型的带领者称为"理论X带领者"（theory X leader）。阿道夫·希特勒和菲德尔·卡斯特罗都是这种带领方式的典型代表，尽管一些富有魅力的政治和企业领导人可能会以更健康的方式展示这种风格的特征。大多数以带领者为中心的团体都非常重视带领者的个性，给予这个人很大的权力和信任。在这些团体中，当公认的领袖缺席时，就会出现混乱。

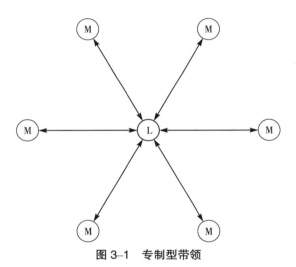

图3-1   专制型带领

来源：Hansen, James C., Richard Warner, and Elsie Smith.Group Counseling, 2e. © 1980 Wadsworth, a part of Cengage Learning, Inc. Reproduced by permission.

一些团体成员比较喜欢专制型带领风格。他们把团体带领等同于指导或控制。由于专制型团体带领者的带领风格和追随者的需要，前者在危机时期可能取得很大的成就。这类带领者很强大，而且通常不会暴露任何个人弱点。他们指导行动，同时又受团体结构和职能的保护，避免自我表露。

民主型团体带领者（democratic group leader）相比专制型带领者更以团体为中心，指令较少。从这一角度工作的带领者，如卡尔·罗杰斯（Carl Rogers），相信团体成员能够挖掘自己和其他成员的潜力。这些带领者是团体过程的促进者而不是指挥者，他们与团体合作、协同并分担责任。这类带领者更具人本主义和现象学取向（如图 3–2 所示）。麦奎格（McGregor）将以团体为中心的带领者称为理论 Y 带领者。这类带领者认为人是主动的，如果给予他们自由，他们就会努力工作。这种取向的带领者会创造条件提升成员的自我意识和自我抉择，并发展其内在自主性。莫汉达斯·甘地和马丁·路德·金等领导者就属于这种风格。

那些内心和谐并相信团体成员能够照顾好自己和他人的带领者就会采用这种方法。这种方式的好处在于共享权力和责任，成员能够开放地互动。在这种带领风格下，信任一旦建立，就会得到呵护，犹如进入风险可控的冒险中一样。

放任型团体带领者（laissez-faire group leader）只是名义上的带领者。他们没有为团体提供任何结构或方向，所以成员只好担负起带领的责任。该团体基于以团体为中心的观点工作，专注于成员和人际过程。这类带领的缺点是，整个团体在制定议程和实现目标方面可能进展缓慢。一些缺乏经验的团体带领者选择这种风格仅仅是为了不受威胁；另一些人选择这种风格是为了避免做出任何艰难的决定，从而提高他们的受欢迎程度。值得注意的是，被人喜欢或受欢迎并不是成为一个有效带领者的关键特征。还有人认为，这种带领风格的效果最好，团体成员必须从一开始就照顾好自己。不幸的是，许多放任型团体带领者和他们的团体什么都没有实现，因为没有明确的目标和宗旨。放任型团体内的相互作用如图 3–3 所示。

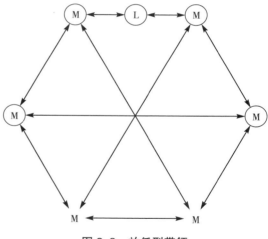

图 3-3 放任型带领

最极端的以团体为中心的方法是乌奇（Ouch）所描述的 Z 理论，它强调一个团体由参与的成员来进行自我管理。一个持 Z 理论的带领者是

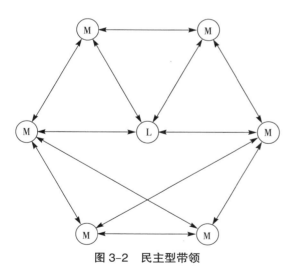

图 3-2 民主型带领

一个促进者，帮助鼓励团体成员参与团体，并相信个人和团体的目标将通过互动实现。

一个团体是以带领者为中心还是以团体为中心，取决于是谁建立了这个团体，在什么情况下建立，以及目的是什么。

在所谓的无带领者团体中，成员轮流担任带领者角色，没有指定的带领者／促进者。在这些团体中，带领者随着团体的发展而出现。还有一类无带领者团体是自助团体（例如，嗜酒者互助会、父母匿名自助团体）。一些互助团体也属于这一类型，比如一些妇女团体，它们通常有具体明确的宗旨，如达成目标、照看孩子的合作团体或基于兴趣爱好（如徒步旅行或缝纫）的团体。在许多这类团体中，同伴带领都很有效，非专业带领者会随着团体的推进而出现。通常，他们最终会发展出一种让团体成员都感觉舒适的带领风格，如对抗式或合作式。有时，他们也会通过阅读资料或参加课程来接受简短的领导力培训。虽然一些无带领者团体是有效的，但这种方法基本是通过反复试错而发展起来的。它可能既具有建设性，也具有破坏性。

案例

奥马尔的出现

当杰瑞德加入赌博者互助匿名组织时，这个组织的两个方面让他感到震惊。首先，组织中有很多和他一样的年轻成员；其次，这个组织的带领者奥马尔是一个年龄很大、满头灰发的人。一开始，杰瑞德不确定自己能否和团体中的人建立良好的关系，但在奥马尔讲述了他的一些生活经历后，杰瑞德感觉自己受到了欢迎，成了团体的一部分。几十年前，当奥马尔加入这个团体时，他大约就是杰瑞德现在的年纪。当时一位老成员，也是这个组织的带领者，帮助奥马尔了解了问题的本质以及他自己。奥马尔非常感激，并发誓如果有机会的话，他也会这么做。现在他成了带领者，正在履行他的诺言。

问题

你什么时候接受过比你年长睿智的人的指导和关注？你觉得这对你有什么帮助？

还有一种无带领者团体时而有带领者，时而没有。这样的团体可以提高成员和整个团体的创造力和参与度。然而，一些著名的团体专家警告这些团体是有危险的，特别是当其成员中有中度或重度精神紊乱的个体时。在这种情况下，如果没有固定的带领者，团体可能就会失控，可能会对成员造成相当大的伤害。其结果就是团体发生倒退，每个人都遭受痛苦。

不同团体的带领风格

在专业带领者眼中，团体的有效性是感知、理解并将观察到的团体经历转化成行动。然而，不同类型的团体需要不同的带领风格。例如，在心理教育和任务／工作团体中，带领者最好直接引导，使团体专注于当前的话题或任务。然而，心理治疗和咨询团体要求带领者提供支持、关怀，有时甚至是面质和结构。它们更关注成员的内心世界。无论如何，美国团体工作专业协会的《团体工作人员培训专业标准（2000）》规定"团体带领者每周至少要花一个小时来进行团体准备（单独或与协同带领者一起）"。根据这些标准，有效的团体带领需要不断评估带领者的技能和干预措施、团体发展和团体成员的个人进步。

卢克（Luke）指出，根据团体系统理论（group systems theory），团体带领者可以选择把注意力集中在团体系统的三个层面之一：个体内在层面、人际层面或团体整体层面。关注个体内在层面的团体带领强调团体成员作为个体的内在反应；关注人际层面的团体带领强调团体中个体之间的交流，而关注团体整体层面的团体带领则强调整个团体的发展、动力和经验。这些独特的带领风格在团体中占有一席之地，有效的团体带领者有时会同时采用不同的风格。例如，作为一个咨询团体的带领者，唐可能会要求菲利斯反思她最后一次对玛丽安的攻击。随后，唐可能会就菲利斯如何才能更积极地与玛丽安相处征求整个团体的意见。最理想的情况是，心理咨询团体的带领者最先关注团体整体层面，然后转向人际层面，最后，当成员之间更加融洽时，加入对成员内在层面的关注。其他类型的团体，如心理教育团体，可能以一种完全不同的方式进行工作。

团体带领可以集中在任务完成上，也可以集中在个人关系发展上。带领者是聚焦于完成某项任务，还是在关系层面工作，取决于他是谁、正在发生什么，以及何时（或是否）必须完成目标。例如，如果带领者带领的工作团体成员间彼此熟悉，那么他可能会专注于要完成的任务，因为成员们已经有了"我们"的感觉。然而，如果其带领的是一个心理治疗团体，那么他更有可能先建立人际层面的凝聚力，之后再试图实现个体或团体的目标。赫西（Hersey）和布兰查德（Blanchard）阐述了在团体的不同发展阶段处理关系和任务的不同带领风格。在他们的模型中，带领者根据他们的目标是建立关系还是完成任务，来选择工作重点。事实上，大多数团体带领者都会同时考虑一个团体的这两个层面。

无论强调什么，带领者都需要适应和使用团体过程和变化的核心机制。这些团体带领的核心机制是情感刺激、关怀、意义归属和执行功能。利伯曼等人首先描述了这些普遍的核心因素，并将它们与团体带领者的取向（理论方法）区分开来。

在所有类型的团体中，带领者必须促进有效的理智层面（情感刺激）的分享；感受和想法一样，都需要表达。例如，团体带领者可以不用问斯蒂芬妮对旺达的言论有何看法，而是问她对这些言论的感受。此外，通过对团体成员敞开心扉和诚实，带领者必须表现出对他们的关怀（真诚的关心）。因此，洛根需要让多米尼克知道，他真心地想知道他在想什么，他很珍视他们之间的关系，无论他们的想法是否相同。意义归属是指带领者在认知上向团体成员解释团体中发生的事情。例如，带领者可以说："你们今天似乎不愿谈论自己，似乎我们今天很难互相信任。"为了更好地发挥功能，团体带领者需要"学会如何为团体过程中发生的事件和经历赋予意义"，对他人和他们自己都是如此。最后，在执行功能上，带领者将团体作为一个社会系统进行管理，允许团体成员实现特定的目标。其作用在于，带领者定期提醒团体已经做了什么，以及在最初设定的目标下正在做什么。例如，带领者可以说："我们制订了一项计划，现在面临的挑战是实施它。"

反思

在团体带领的核心机制中，你认为自己最擅长的是哪种机制？你生活中的哪些经历使你洞察到了该机制带来的力量？

有效的团体带领者的个人品质

每一个团体带领者都会把他的个人品质带到团体中，包括对世界的感知偏好以及与自己和他人相处的经验。团体带领者必须问自己："我是谁？""和你在一起时我是谁？""我们在一起时是谁？"

提出问题的方式和得出的答案，在决定一个人的个人品质如何转化为领导力方面发挥着重要作用。比如，如果一个人没有强烈的自我意识，那么他作为带领者是否有效就值得怀疑。同样，如果一个带领者不能在欣赏他人的同时保持自己的身份认同，那么他也不可能在团体中发挥强大的影响力。高效带领者的个人品质传统上是通过他们的人格特征或学习能力来解释的。他们可能会使用其人格和知识中最强大的方面，并将其与团体带领经验相结合。

特质论

历史上有一个传统学派认为，有些人之所以能成为带领者，是由于他们的个人品质。这一观点是由亚里士多德、托马斯·卡莱尔（Thomas Carlyle）和亨利·福特（Henry Ford）等人倡导的，至今在一些圈子里仍然流行。一些团体专家列出了他们认为成为有效团体带领者必备的个人理想品质清单，也就是所谓的团体带领的特质论。这一观点的支持者认为，特定的人格特征对于成功的带领是必不可少的。

斯莱森（Slavson）和柯瑞（Corey）等人给出了两个例子。斯莱森认为，有效团体带领者的个人特质包括沉着、具有判断力、同理心、自我力量，不过度焦虑、乐于助人、耐挫折，具有想象力、直觉、洞察力和避免自我专注的能力。柯瑞等人把诸如勇气、有成为榜样的意愿、存在感、善意和关心、对团体过程的信念、开放性、不用防御方式应对攻击、个人力量、耐性、愿意寻求新的经验、自我意识、幽默和创造性等品质也包括在内。理想品质的数量似乎是无穷的，大部分团体带领者都不太可能拥有所有这些优秀特质。

领导力特质观点虽然很受欢迎，很吸引人，但在研究中却很少得到支持。没有哪种单一的

性格类型最适合成为团体带领者。更确切地说，有效的团体带领者拥有某些个人品质的结合——一种有助于他们与团体成员沟通的"人格特征"。这些特质促进了带领者和团体的成功整合，并帮助团体更有效地实现共同目标。研究表明，尽管某些人格特质与领导力相关，但其需要与在互动中发挥作用的因素进行组合（如情绪稳定性和独立性）才会产生影响。

人格和特定团体

如前所述，一些研究指出，在某些团体中能够有效工作的带领者，如那些关系取向的带领者，在其他团体中可能并不熟练，比如在以任务为导向的团体中。例如，斯托克顿（Stockton）、莫伦（Morran）、亚隆和莱斯茨（Leszcz）发现，那些带领咨询和治疗团体的人，最有效的时候是当他们（1）适度给予团体情感刺激（如挑战、面对、强调表达感受），（2）适度表达执行功能（如设定规则、限制、规范），（3）高度关怀（如提供支持、鼓励和保护），（4）高度使用意义归属技能（如澄清、解释）的时候。

研究还表明，无效的团体带领者的特征是有攻击性、专制、压力导向、不尊重成员、对抗、自我中心、不恰当的自我表露和干预的时机不当。与缺乏经验的带领者相比，经验丰富的带领者表现出了更多的相似性。

在个体咨询方面接受过良好训练的咨询师通常被假定能够将他们的人际关系技能转移到团体中。然而，事实并非如此，个体工作与团体工作的动力大不相同。仅有个体咨询经验就想成为一个好的团体带领者是不够的，团体带领者必须要有足够的团体经验。事实上，团体带领者必须既作为团体成员又作为带领者来体验团体动力，才能真正地理解它们。

因此，潜在的团体带领者需要通过经验和反思来探索他们是否拥有作为做一名团

体带领者所具备的相应的气质和技能。贝茨（Bates）等人建议，潜在的团体带领者可以通过使用基于荣格理论的工具，如迈尔斯布里格斯类型指标（MBTI）来测量他们自己的人格，以了解其人格在团体中是如何发挥作用的。其他团体专家也推荐了一些自我评估方式。

理论和有效的团体带领者

指导团体带领者工作的原则被称为理论。由于理论经常被过度使用和误解，人们对理论在团体工作中的作用褒贬不一。基本上，理论是"一种将已知的现象组织起来，从而对未知事物形成一组相互关联的、合理的、可反驳的（这一点最为重要）命题的方法"。理论可以指导实证探究，在检验假设时非常有用。它不同于哲学假设（在很大程度上是不可检验的，主要关注的是价值观）和过程模型（一种"认知地图"，为咨询师的行动提供了一个"直接和即时的指南"）。

一方面，有些人认为理论不重要，对实践影响不大。这一观点在 20 世纪 60 年代尤其盛行，当时许多新型团体在没有坚实理论基础的情况下涌现出来；相反，有些人认为要想成为一个称职的从业者，必须具备完善的理论知识。理论在工作中的地位取决于所运行的团体类型。

大部分主流的理论观点都认为团体是一种首选的治疗方式。从理论上讲，它是有一定优势的。选择一种或多种理论可能是有问题的，尤其是在团体工作中，要考虑理论是否具有可行性的优点。然而，一种好的理论能够通过提供一个概念框架来帮助团体咨询师理解和发现经验中的意义。与科学家一样，咨询师（或团体工作者）使用科学理论来组织他关于行为的知识。缺乏理论框架会导致混乱。

理论的第二个优点是，它可以作为预期行为的指南。例如，在团体心理咨询中，通常会有一个安定期（settling-down period），它发生在团体成为一个整体之前，在这段时间里，成员之间会相互检验和测试。有了理论指导，与那些没有意识到这一点的人相比，带领者们更能准备好适当地应对安定期。

理论的第三个优点是启发（研究）维度。理论是研究的基础，反过来，研究又加强了理论的质量。所有理论都希望得到研究的支持，实际上，也很难有哪个理论能够在没有任何研究的支持下成立。从理论角度认识和操作的另一个好处是，带领者和团体可能取得比其他团体更大的进步。没有任何理论支持的团体干预，可能永远都无法达到一个富有成效的阶段。

将理论应用于团体的另一个理由是，它可以帮助带领者针对他们的团体制定适合于他们自己的个性化方法。帕特森（Patterson）指出，一些团体实践者继续重复过去的错误或费力地再次发现过去几十年中已经发现的现象，只因不了解理论是如何发展的。最清楚发生了什么的带领者，最有可能是新方法的创造者，在信息和过程的整合和个性化方面的能力也更强。

最后，理论知识通常有助于团体带领者为每个团体成员制定特定的方法。作为科学家的带领者的任务是提升假想的团体成员与实际的成员表现之间的契合度。理论允许对团体成员在特定环境条件（包括选定的干预措施）下的行为进行预测和检验。

案例

曼纽尔做出了改变

曼纽尔从未接受过正式的团体训练，然而，几年前，他被要求在他工作的医院带领一个住院团体。在接下来的几年中他一直都在这样做。因此，当新员工马蒂被指派和他一起管理该团体时，他感到很惊讶。当马蒂问他在带领团体时采用了什么理论时，他感到更加吃惊。

　　在意识到自己缺乏理论技能后，曼纽尔接受了培训，成了一名现实疗法治疗师。在这个过程中，他开始感到后怕，因为他记得他曾经是如何痴迷于让他的团体成员挖掘自己的过去。他现在意识到，专注于当下更加切合实际。

问题

　　你见过团体带领者做过哪些有效的工作？他们的行为背后有什么理论吗？

　　团体带领者可能难以选择一种理论，因为一些理论往往过于具体或笼统，不足以解释人类行为复杂性所涉及的所有因素。理论也是不完整的，坚持一种理论的实践者可能很难解释他们团体中的某些行为。

　　选择一种理论的第二个问题是，理论可能变得政治化。特定方法的实践者倾向于相互强化，排斥他人。这种做法可能会丰富理论，但却滋生了一种"我们－他们"心态，持其他观点的实践者被视为"无知""幼稚"或"异端"。在这种情况下，来自其他理论的潜在贡献永远不会产生，可疑的假设也不会得到检验。

　　坚持一种理论的第三个问题是它们有许多重叠的维度。例如阿德勒和罗杰斯创立的术语，如移情、接纳和自卑情结，在本质上已经被纳入主要的带领者理论。这就导致了一个结果：这些概念的含义与它们的起源可能大不相同。这种不精确的用法可能会让新手实践者和大众感到困惑。

　　坚持一种理论的另一个问题与研究有关。一些研究支持理论取向与团体效果无关的假设。基本上，这项研究表明，经验丰富的治疗师往往比缺乏经验的治疗师更有效，而且前者之间所做的工作更为相似。如果研究继续支持这一发现，那么团体带领者，特别是那些有咨询背景的人，可能会更少地关注理论取向。

　　理论的另一个局限，也是一个潜在的危险，即使用理论的团体带领者可能只注意到他们选择注意的团体成员的细节。在这种情况下，成员和带领者都可能面临危险。例如，如

果凯西忽视了布兰登和其他团体成员愤怒的一面——因为她的理论建立在强调积极情绪的基础上——那么她可能会发现自己无法处理团体的集体愤怒。

　　与这一局限有关的是团体带领者，他们对某个理论死守得如此之紧，以至于在实践中变得僵化、不灵活和机械。这些带领者的人际关系技巧较差，因为他们关注的是理论所指导的，而不是团体成员所需要的。例如，如果一个理论指示带领者只是简单地强化，而不是面质，那么团体成员就会发现自己选择的一些行为受到了积极的影响，而其他行为和思考则受到了阻碍。

有效团体带领的知识和技能

　　团体带领的知识和技能在团体发展的不同阶段以不同的方式展示。因此，要做出恰当的带领决策，团体带领者必须接受良好的教育，知道该做什么、该怎么做。此外，带领者的处理还应该及时且恰当。带领者可以采用各种团体技术，但有效的团体带领者会利用自己、其他团体成员和团体过程来帮助促进改变。没有一个"菜单"详细说明应该何时使用特定的干预措施。责任最终仍在团体带领者的身上，他们要决定做什么、什么时候做，以及如何做。

核心的团体知识和技能

　　无论哪种类型的团体，要想成功都必须运用一些关键的知识和核心技能。美国团体工作专业协会的《团体工作人员培训专业标准

（2000）》列出了以下团体所需的知识和技能：

- 课程学习（至少一门团体课程）和经验要求（至少 10 个小时作为成员或带领者的直接观察和参与团体的经验）；
- 专业知识、理论知识和研究知识，以及诸多技能，如准备专业的自我表露声明、应用理论概念和科学的研究结果、对团体成员及其生活和工作的社会系统进行评估的能力；
- 计划和实施团体干预；
- 带领和共同带领；
- 评估；
- 符合伦理、高品质和多元胜任的服务实践。

总体而言，团体带领者需要认识到，要想建设性地带领团体，就必须了解团体成员和团体技能。例如，如果带领者帕特里夏向她的团体反馈他们的整体行为，并声称她从她不了解的团体成员那里得到的负面反馈是投射的结果，那么这个团体就不能很好地运作。原因是帕特里夏本人与团体脱节，没有掌握能够帮助她处理团体反馈的技能。

反思

回想你参加过的一个富有成效的团体，然后再看看刚才介绍的基本团体技能列表，记下你认为你所参加的团体符合哪些技能。在你看来，这些核心知识和技能的重要性是否有差别呢？

特殊团体技能

在考虑使用哪些技能时，团体带领者会意识到，一些团体技能与个体咨询技能是类似的。例如，带领者必须具有共情、关心他人和反思的能力。同时，一些特殊技能是团体带领者及其带领的团体所独有的。团体工作是一个互动系统，在这个系统中，对某个团体成员或主题的关注将对所有团体成员和团体过程产生影响。因此，带领者必须确保：

- 积极参与团体开始与结束，保持团体进步、聚焦、任务取向，并尊重每位成员；
- 所有成员都有机会表达自己的意见。

柯瑞根据诺兰（Nolan）关于团体的观点制定了一个图表，指出了团体带领者必须掌握的基本技能（详见表 3–1）。

表 3–1 团体带领能力

技能	说明	目标和预期结果
积极倾听	注意交流中的言语和非言语方面，而不去评判或评价	鼓励、信任来访者的自我表露和探索
重复	用与成员略有不同的语言重新阐释其意义	确定带领者是否正确理解了成员的表述；目的是提供支持和澄清
澄清	从情感和思维两个层面把握信息的本质；通过关注消息的核心来简化成员的陈述	帮助成员理清矛盾和混乱的情绪和想法；对交流内容实现有意义的理解
总结	将单次交流或整个会谈的重要因素集中起来	避免碎片化，为整个会谈指明方向；提供连贯性和意义感
提问	提出开放式问题，引导成员自我探索关于行为的"什么"和"怎样"的问题	引起进一步讨论；获得信息；激发思考；提高清晰度和重点；为进一步的自我探索提供条件

续前表

技能	说明	目标和预期结果
解释	为某些行为、感觉和想法提供可能的解释	鼓励更深层次的自我探索；为成员思考和理解自己的行为提供新的视角
面质	挑战成员去直面自己的言语和行为，或身体信息和言语交流之间的差异；指出相互冲突的信号或内容	鼓励诚实的自我调查；促进充分发挥各种潜力；引起自相矛盾的意识
情感反映	对情感内容理解的交流	让成员感受到带领者对他们的倾听和理解远不止在字面水平
支持	提供鼓励和强化	营造一种氛围，鼓励成员继续做出期望的行为；在成员面临困难时提供帮助；建立信任
共情	通过假定采用成员的参考框架来认同他们	培养对治疗关系的信任；沟通理解；鼓励更深层次的自我探索
催化	在团体中开放、清晰、直接地交流；帮助成员为团体的发展方向承担越来越多的责任	促进成员之间的有效沟通；帮助他们实现自己的目标
启动	采取行动促进成员参与，并在团体中引入新的方向	避免不必要的团体困难；加快团体发展过程的步伐
目标设定	为团体规划具体目标过程，帮助成员定义具体和有意义的目标	指导团体的活动；帮助成员选择并澄清自己的目标
评估	评估正在进行的团体过程及个体和整个团体的动态	促进更深入的自我意识，更好地理解团体过程和方向
提供反馈	根据对成员行为的观察，表达具体和诚实的反馈	提供某人对其他人反应的外在观点；提高成员的自我意识
建议	为新的行为提供建议、信息、方向和想法	帮助成员制定可供选择的思考和行为的课程
保护	保护成员免受团体中不必要的心理风险	提醒成员参与团体可能会遇到的风险；降低这些风险
自我表露	揭示自己对团体中"此时此地"事件的反应	促进团体中更深层次的互动；建立信任；树立如何让别人了解自己的榜样
树立榜样	通过行动演示期望的行为	提供期望行为的示例；激励成员充分发挥自己的潜能
处理沉默	抑制言语和非言语交流	允许反思和同化；加强重点；整合情感强烈的事物；帮助团体利用自己的资源
阻断	对团体中反团体的行为进行干预	保护成员；促进团体过程的流动
结束	让团体准备结束或梳理团体的发展史	让成员为吸收、整合和将团体所学应用到日常生活做准备

来源：From Corey, G. Theory and Practice of Group Counseling, 5e. © 2000 South-Western, a part of Cengage Learning, Inc. Reproduced by permission.

团体工作和个体工作之间存在显著差异的具体技能包括以下几方面。

- **催化**。在团体工作中，带领者通过催化团体成员之间的沟通而起作用（例如，"里安，你想如何回应凯尔？"）。而在个体工作中，促进涉及更多的个人关注（让个体对自己敞开心扉，例如，"玛丽莎，你感觉如何？"）。

- **保护**。保护技能在团体设置中包括两个维度。一方面，它要求带领者保护成员免受团体内其他人不必要的攻击；另一方面，保护"指的是一大类带领者的干预，旨在避免成员在团体中承担不必要的心理风险"。这种技巧通常不用于个体工作。例如，带领者艾玛努力控制自己的愤怒，以确保自己不会遭受来自其他人的敌对和非共情的回应，并且不会过早、过深入地暴露自己愤怒的原因。

- **阻断**。阻断与保护有关。在阻断过程中，带领者介入团体活动以制止起反作用的行为。这种干预可以在言语也可以在非言语水平上进行。在个体咨询中，带领者会通过对抗、干预或切断联系来阻断一个人的反作用行为，如漫无边际或讲故事。因此，如果达琳用一个似乎毫无意义的故事主导了整个团体 10 分钟，带领者可能会给她一个手势和一个口头信息，让她总结一下自己说的话。

在一些团体工作情境中，以下七项未包括在柯瑞图表中的技能也是至关重要的：联结、诊断、现实检验、修正、授权、创造和情绪调节。

- **联结**。联结是"一种干预手段，通常用来将一个团体成员所说的或所做的与一个或多个其他成员所关心的问题联系起来"。例如，在一个心理教育团体中，带领者可能会把马修和切里联系在一起。他说："我听到你们俩都关心在你们说了'你好'之后应该对别人说什么。"通过联结，可以鼓励团体成员之间的互动。联结还可促进成员之间关系的发展，而这种关系的发展被认为对于有效的团体运作至关重要。

- **诊断**。诊断是指带领者确认适合团体中某个成员和整个团体的某些行为和类别。团体中的诊断通常不包括心理工具的使用，而更多的是基于带领者的观察。例如，在一个任务/工作团体中，带领者可能注意到这个团体有一种指责的倾向，而不是就不同的做事方式形成建设性的想法。为了帮助团体成长，带领者必须是一个优秀的观察者，知道如何克服干扰或破坏性行为。

- **现实检验**。当团体成员做出重要决定，比如换工作或冒险时，就会用到这项技能。在这样的时刻，带领者会让其他团体成员给正在考虑改变的人反馈，看看他们认为这个决定有多现实。例如，成员们可能会告诉杰克，他们认为他有能力在销售和公共关系方面取得成功。通过这一过程，个体能够更全面地评估自己的决定。

- **修正**。修正是一项技术，旨在从一个团体成员那里引发潜在的富有成果的反馈。当一名成员给另一名成员负面的反馈时，后者要么不能接受，要么变得有防御性。该技术的目的是保护成员，在团体内营造建设性的气氛。例如，如果杰恩告诉迪伦："你很自私，从不与团体分享你的想法"，那带领者可能会要求她重述该想法，然后说："我认为你能为团体提供一些东西，我想从你那里听到更多。"在修正时，带领者必须使用的逻辑顺序是：首先"承认成员的情绪反应"；其次接受负面反馈，识别"潜在建设性的意图"；最后，通过使用令人信服的语气，说服负面信息发出者重新陈述反馈信息，以便其能够被正确地听到和接受。

- **授权**。授权是指带领者向团体或其中一名或多名成员分配任务。任务可以很简单，比如观察和分享团体中正在发生的事情。例如，"伊冯，当你认为团体中有很大的能量时，我希望你能告诉大家"。授权也可能很复杂，比如让一名或多名成员带领团体。授权背后的理念是与团体共同承担团体发展的责任。

- **创造**。创造是指一个人从周围环境中提取元素，并以某种新的和有用的方式来安排或重组它们。通常，领悟、意义和增益都发生在这个过程中。就其本质而言，团体工作本身就富有创造性，因此，团体带领者需要具有发散性的思维和行为方式。具有高度创造力的团体带领者可以帮助自己和团体在危机时期更有成效，并形成集体意识。当创造性被运用时，问题也会被不同地看待，生活方式和互动模式也会随之改变。

- **情绪调节**。有效的情绪调节对于团体带领至关重要。与情绪调节相关的策略包括个体影响情绪类型、时间、强度和表达的行为和认知方法。例如，通过对陈述进行认知上的改变，情绪反应也可能得到改变。因此，当露丝安说"我不喜欢我们在这个团体中所做的事情"时，团体带领者布兰登可能会改变他的想法——而不是个人化地认为是自己做了什么错事，并因此而生气。他调整了自己的想法，想知道露丝安看到了什么，又在期望什么。这样，他就可以顺理成章地请露丝安帮助他理解是什么让她感到沮丧。

总体而言，在各种类型的团体中，可供使用的带领技能超过20种。托斯（Toth）和斯托克顿1996年的研究初步表明，一般的团体技能，如"此时此地"的干预（即时性）以及特殊技能（如阻断），可以使用艾维最先设计的系统化的、微技能模式来教授。这项研究的实施还有待完成，但带领技能的识别和掌握一直是很重要的。通过熟悉技能及其使用方式，团体带领者可以在团体过程的适当时候扩大可选的行动范围。

团体带领者的角色和功能

除了要使用各种技术来带领团体之外，团体带领者还需要在团体过程的不同阶段扮演特定的角色。团体带领者必须多才多艺，在不同的时间用不同的方法聚焦大家的精力。经验，再加上培训，使带领者能够以这种方式工作。带领者必须在团体的整个周期中履行六个基本角色和功能：（1）团体成员的选择；（2）团体实施前的准备；（3）积极的带领者–成员关系；（4）带领者对结构的使用；（5）团体凝聚力；（6）带领者沟通和反馈。这些角色的细节将在后面的章节中进行讨论。然而，关键是要记住，每个不同的角色和功能都有相关的技能和行为。例如，带领者更可能在团体开始阶段以积极和直接的方式发挥作用，而不是在团体成员紧锣密鼓地进行活动的中间阶段这样做。

同样重要的是，团体带领者要认识到，无论是咨询、治疗、心理教育团体还是任务/工作团体，都有其不同的运作方式。带领者必须知道哪些策略有效，以及在何时使用效果最好。贝茨等人描述了团体带领者在不同阶段需要扮演的四种主要角色及相应的功能：交通指挥官、恰当行为塑造者、互动催化剂和沟通促进者。

每个角色都需要特定的技能。例如扮演交通指挥官的带领者要帮助成员意识到那些打开沟通渠道和那些抑制交流的行为。在预防某些行为（如阻断"为什么"问题、关注过去、八卦闲聊）和促进他人（如积极倾听、以非评判的方式做出反应）方面，该角色既是主动的，又是被动的。类似地，恰当行为塑造者是指带领者必须有意识地选择他们认为团体成员需要通过被动和主动的示范来学习的行为。塑造这些行为的方式包括有意地使用自我表露、角色扮演、演讲模式和创造性行为。例如，当团体带领者使用表示快乐或悲伤的语调时，他们就是在直接或间接地帮助团体成员学习如何表达他们的感受。

互动催化剂角色要求带领者在不引起他人注意的情况下促进团体成员之间的互动。要做到这一点的一个方法是，关注每个成员，等待恰当的时刻对他们进行回应。扮演互动催化剂角色是一个贯穿整个团体的功能过程，并且可以采取多种形式，例如，询问两个或两个以上的团体成员是否有什么话要对对方说，然后保持沉默，看看会发生什么。

案例

朝诺兰点头

诺兰把自己描述为一个"害羞的家伙"，"任何事情都愿意尝试一次"。所以当他加入一个单身团体时，他认为自己将有很多机会去尝试许多事情。然而，这个团体被少数几个人主导着，诺兰很难插进去话，直到有一天，团体带领者在沉默中环顾四周，朝他点头，好像在说："请发言，请分享你的观点。"诺兰照做了，而且几乎就在那之后，他开始更多地参与其中。

问题

你是否曾在一个团体中被某人用言语或非言语的方式激发出来？当时发生了什么？你是否建议其他人使用此类方法，为什么？

最后，在沟通促进者角色中，团体带领者对成员表达的内容和感受进行反映，并教会他们如何也这样做。例如，带领者可能会注意到，当有人表达其抑郁的情绪时，他不会微笑，也无法以轻快的语气说话。因此，这个过程既注重表出的语言，也注重交流背后的情感，此外，还强调说话一致的重要性——使用"我"来陈述某人想要或思考的东西。

带领者和团体冲突

除了上述四项任务外，带领者还有一个主要功能是建设性地处理冲突。团体中出现冲突是正常的，特别是在特定的团体阶段，如动荡期。团体中的冲突和挑战如果处理得当，能够为团体迈向成熟提供机会。然而，团体带领最困难的事情之一就是带领者应对团体中冲突或挑战事件的能力。

辛普森（Simpson）提出、科尔曼斯基（Kormanski）详细阐述了处理团体冲突的五种具体技术：撤出冲突、压制冲突、整合冲突观念形成新的解决办法、达成妥协以及使用权力解决冲突。

- **撤出冲突**。这一策略包括带领者与冲突保持距离，延迟干预。其优势在于，带领者能够收集更多的数据，有更长的时间去观察，避免过度介入。如果问题没有得到解决，它还允许带领者进行协商和使用问题解决策略。这种做法的缺点是可能导致冲突升级，在处理危机时，这种策略是完全无效的。

- **压制冲突**。作为一项策略，压制包括淡化冲突，通常在问题较小时使用。它可以控制情绪，帮助团体带领者营造一种支持的氛围。当冲突问题无关紧要，或者关注关系比关注问题更重要时，压制最有效。压制的缺点是不能解决冲突，让情感发泄出来，这就可能导致日后的情感爆发。此外，当带领者使用这种策略时，他们可能会被视为软弱或不敏感。

- **整合冲突观念形成新的解决办法**。共识是整合背后的理念。在使用这一策略时，团体带领者设法促使各方重新审视局势，并达成一致的观点。其目标是发展新的替代方案，学习如何更好地开辟沟通渠道，建立团结和承诺。整合的一个例子是调解——让第三方听取关于某一情况的辩论，然后做出决定。这一方法的缺点包括需要花费大量的时间来实施，而且有些成员不愿放弃自己的目标来成全团体的和谐。

- **达成妥协**。在这种方法中，各方都后退一步并获得一些他们想要的东西来避免冲突。其结果通常是一个鼓励合作和协同努力的双赢局面。当资源有限和团体成员较灵活时，这种方法是有效的。例如，在一个没有过多资金可用于研究和发薪水的工作团体中，妥协是避免产生输赢的一个好策略。谈判是妥协的一个很好的例子。妥协的缺点是，一些人可能会夸大他们的需要，导致最终采取的行动可能是无效或不可取的。

- **使用权力解决冲突**。权力策略涉及"将某人的意志强加于他人"。权力可以来自一个人的地位，也可以来自他的人格。职位权力最常见于个体之间关系不够成熟的情况。它来源于人们的头衔地位，如"团体带领者"或"团体促进者"。个人权力在成熟的关系中更常用。在这种情况下，权力的来源是个人及其说服别人采取某种行动的能力。

通过使用权力，带领者能够迅速解决危机。然而，权力的使用创造了一种输–赢的氛围，失败者可能怀有怨恨或无能为力的情绪，并可能向胜利者"复仇"。仲裁是使用权力的一个典型例子。

反思

你更喜欢哪种处理冲突的带领策略？你在什么时候使用过该策略？

总体而言，成为一名有效的带领者的前提条件是了解在冲突的情况下采用何种策略，以及在何时采用这种策略。克劳斯（Kraus）等人鼓励带领者首先关注和重视这种情况。带领者必须在进行有效的干预之前，通过询问自己一些类似督导问的问题，在一定程度上处理这些问题。克劳斯等人提出一个由六个非详尽和非排他性问题组成的"菜单"，涵盖了诸如成员选择、系统论、团体动力和发展阶段、个体成员的团体问题、正浮现的主题和带领者的反思等主题。如果带领者仔细考虑哪种观点——哪种烹饪方式——可能提供最好的机会来利用此时团体中存在的积极能量，那么合适的处理方法就会随之而来。其他一些方法，如观察团体或协同带领团体也可以启发学习如何处理冲突，而不是在挑战出现时被动防御。

团体中的协同带领

协同带领是指一位专业人士或受训中的专业人士，通过共同决策的方式与另一位带领者分享领导责任，以促进咨询、治疗或团体成员之间的互动。在团体中经常会出现协同带领者，尤其是在成员数量大于等于12人的团体中。使用协同带领者的效果取决于许多因素，包括费用考虑、对团体的好处、应对问题风格的一致性以及带领者的个人容纳度。通常认为，当协同带领者对其所参与的团体的认知一致，但在团体中表现出的技术和行为不同时，协同带领被认为是最有效的。然而，实际过程远比这复杂得多。"协同带领者对自身胜任力的担心……是影响协同带领者之间关系确立和发展的最重要因素之一"。为了促进协同带领关系，霍夫曼（Huffman）和费尔南多（Fernando）2012年建议，在团体过程的每个阶段检测协同带领者之间关系的亲密度，督导通过邀请协同带领者围绕彼此之间的关系以及与团体最相关的问题进行自我表露和相互回应来提升他们之间的亲密度。

优势

根据卡罗尔（Carroll）、贝茨、约翰逊、柯瑞、雅各布斯、诗密尔、马森和哈威尔等人的观点，协同带领团体的优势包括以下几方面。

- **在困难情境下易于处理团体**。当有两位带领者在场时，他们可能会互相帮助，促进团体的前进。例如，如果一位带领者陷入困境，另一位带领者可以转移话题或团体的重点。在团体会面之前和之后，协同带领者可以一同计划策略，对他们之间、成员或整个团体正在经历的问题进行讨论。
- **做榜样**。在协同带领的情况下，团体成员可以接触到两种人际互动模式。他们能够看到个人如何以积极的方式与对方建立关系，以及他们如何在不同意对方意见的情况下仍然保持合作。当协同带领者之间的性别不同时，成员可以通过更充分地认识和重温早先的家庭动力，并处理任何由此而引出的未解决的问题而成长。
- **反馈**。在协同带领中，无论成员讨论什么议题，他们通常都会收到双份来自带领者的反馈。这种反馈信息帮助成员更充分地认识到其他人如何看待他们，并给予他们一个不同的视角。例如，一个协同带领者可能会评论团体成员行为的个人方面，而另一个则关注关系方面。在这种情况下，带领者之间也可能互相激励，采取纠正措施来避免耗竭、倦怠（身体和情感上精疲力竭）。与参与团体的成员一样，带领者也可能比他们单独带领团体时获得更多的成长。

局限

协同带领一个团体的局限性也值得重视。其局限所带来的后果可能极具破坏性。除非合作的伙伴可以成为一个互补的团体，否则很多团体时间都会被浪费在权力游戏、争吵和相互破坏上。协同带领的潜在局限包括以下几方面。

- **缺乏合作的努力**。一个团体的发展程度取决于其带领者的合作程度。当带领者不开会讨论在团体中发生的事情，或不就他们想要带领团体的方向达成一致意见时，团体内部就可能发生破坏性冲突，团体的结果就可能会不理想。在这种情况下，带领者可能有意无意地"对着干"。
- **焦点集中在两个人身上**。"人多误事"这句老话可能适用于有两个带领者的团体。如果过多的注意力都集中在带领者身上，尤其是当两位都个性强势且以带领者角色为中心时，有两位带领者将不利于团体成员的利益。一位带领者也可能会支配另一位，并让成员关注带领者，而不是他们的目标。在这种情况下，两位带领者的影响最终都会被削弱。
- **竞争**。团体带领者之间的竞争往往是缺乏反思性实践的结果，在这种情况下，带领者不会单独或共同反思他们帮助他人的经历。这种洞察力和意识的缺乏可能表现在几个方面，例如，通过试图获得团体的注意或通过使用对立的理论来表现。最关键的是，团体带领者之间的竞争将消耗团体的部分效率和生产力。在这样的氛围中，带领者可能会失去对彼此的尊重。
- **共谋**。在共谋过程中，一位协同带领者与一位团体成员结成非正式联盟，以对付另一位协同带领者不受欢迎的特征。其结果是，这位没有"盟友"的带领者出现了意想不到的情绪爆发，并将团体分裂成不同"派系"。

总的来说，当带领者们决定共同带领一个团体时，他们必须作为一个团队开展工作。这种做法需要大量的准备工作。这个过程随着时间的推移而发展，并会经历不同的阶段。例如，在一个团体的最初形成阶段，协同带领者不确定团体和彼此的期待。同样，随着时间的推移，协同带领者之间的关系也在发展，他们会以与团体成员相同的方式经历动荡期、规范化期、执行期和分离期。奥凯奇（Okech）和克莱恩（Kline）2005年发现，协同带领者认为他们作为协同带领者的有效性取决于他们之间关系的质量。因此，协同带领是一把双刃剑，既能缓解压力，又能增加压力，这取决于带领者之间的关系如何。加兹达指出："支持性的反馈、相互信任和尊重以及对彼此的喜爱，是协同带领者之间良好合作，并保证团体获益的最低要求"。

除了发展牢固的关系之外，协同带领还要求双方一开始就有能力，并且能够以适当的方式表达各种各样的促进技能（如自我表露、把握时机）。协同带领也必须是一致和非竞争性的。协同带领团体的三种主要方式是：（1）轮流带领（一个带领者负责某一特定时期或某一次会面，另一个带领者提供支持）；（2）共同带领（每位带领者在他认为合适的时候暂时接管团体）；（3）学徒式带领（一个更有经验的带领者负责团体，向一个新手展示如何与团体工作）。

总之，对团体成员和团体带领者来说，协同带领既可能是一个加分项，也可能具有破坏性。当协同带领者在他们的团体方法中发展出积极的关系时，他们比单一的带领者有更大的能力帮助个人和团体。

案例

凯西的罢工

凯西想要获得更丰富的带领团体的经验，所以她请她最好的朋友珍妮和她共同带领一个哀伤团体。珍妮的团体工作经验比凯西多四年，凯西确信她们会相处得很好，因为她们从大学起就是朋友。然而，从第一次团体会面开始，两位带领者之间就发生了摩擦——尽管还不足以让团体失去平衡，但足以让两位协同带领者注意到这一点。团体任务结束后，凯西让珍妮坐下来谈论发生了什么，以及原因是什么。两位女士都诚实地谈了自己的看法，后来凯西明白了——珍妮是一个存在主义者，而自己是一个现实治疗师（理论选择不同）。她们是根据两种不同的理论观点来运作团体的。

问题

你认为凯西应如何避免她作为团体协同带领者所经历的困难？珍妮能怎么帮助她呢？你认为协同带领者之间有必要持相同的哲学观点吗？为什么？

团体带领能力训练

团体咨询训练通常包括四个基本组成部分：学术、观察、体验和督导。然而，几十年来，团体工作运动最薄弱的领域之一是缺乏对团体带领者培训的重视。时至今日，关于培训团体带领者的文献仍然很少。事实上，在团体工作初期（20世纪五六十年代），在培训标准建立之前，几乎任何人都可以宣称自己是团体带领者，组建了一个团体。许多这样的人是善意的，但他们在团体中主要使用的还是个体咨询技术。结果不仅不理想，反而往往是有害的。主流团体专业协会不再承认或认可这种自称团体带领者的做法。这种方法不能确保干预的质量或统一性。

大多数人并不是天生的团体带领者。完善团体带领技能需要时间和培训。亚隆大力主张，潜在的团体心理治疗带领者应该将团体体验作为其培训的一部分，这是一种培训的团体过程模型。亚隆指出，美国团体心理治疗协会的认证委员会建议，接受培训的学员要想成为带领者，至少要参加 60 个小时的团体活动。亚隆还认为，带领者培训应该为初学者提供在更有经验的临床工作者那里作为学徒进行工作的机会。雅各布斯等人也指出了团体中微调（fine-tune）技能的重要性。当这种方法被用作培训团体带领者的范式时，其理念是，人们必须先作为参与者体验到团体的力量，然后才能成为带领者。事实上，许多自助团体的带领者就是通过这种方式磨炼自己的技能的。然而，仅仅有团体体验并不足以成为一个团体带领者。同样，那些仅强调简单的说教或团体观察的方法对于培训带领者来说也是不够的。

除了基础体验之外，团体带领者还必须具有团体工作理论、动力学、人际关系、伦理、研究和阶段构成方面的专业知识。带领者的技能需要多方面的投入和培养。有效的团体带领者必须能够认识到团体中正在发生的事情，并选择适当的干预措施，冒险实施他们选择的干预措施。只有训练有素的专业人员才能在团体中一致地进行干预。

培养团体带领者的方法包括：（1）基于团体的培训；（2）团体通用模型；（3）教育和发展程序；（4）系统的团体带领者培训；（5）关键事件模型和立体干预概念；（6）基于技能的训练模型。

获得团体工作所必需的专门培训的第一种方法是基于团体的培训。在这种方法中，第一步，培训师要识别并定义在团体中使用的特定技能，并提供可能使用每种技能的例子，强调运用各种技能的灵活性。第二步，培训师使用视频或角色扮演向学员演示如何使用某一特定技能。第三步是结构化练习，每位学员展示如何使用培训师演示过的技能，然后培训师对其展示过程进行评论。最后一步，学员被要求在学习完所有的团体技能后，在 20 分钟的非结构化练习课程中展示他们学到的团体促进技能。整个过程是在培训师的观察下进行的，培训师会就他们在这段时间内采用或未采用的技能进行反馈。

培训团体带领者的第二种方法是团体通用模型。该模型包括安德森所概述的三个步骤。第一步，将大团体分为一些亚团体，每个亚团体都有一位带领者带领大家讨论，为这个亚团体做行为示范。第二步，团体成员在讨论带领者行为后，对自己在整个过程的行为进行讨论。最后一步，整个团体分享他们从经验中获得的观察和见解。

第三种培训团体带领者的模式是教育和发展程序。它由以下四个部分组成：（1）内容；（2）决策；（3）最终领导风格；（4）双重过程。所有这些部分均与督导者联系一起，督导者的职责是及时决定如何以及何时将每一模块应用到培训中。内容的重点是发生的客观事实；决策包括根据对团体动力和自我认识的理解，来选择做什么和如何做；最终领导风格处理的是新手带领者所面临的一系列复杂期望和任务；最后，双重过程是指受训的团体带领者同时成为两个团体的成员——一个是由受训者组成的团体，另一个是由同辈团体带领者组成的团体。每个团体的经验都可以用在另一个团体中。

系统的团体带领者培训是向新手带领者传授基本技能的第四种方法。它包含六步，包括学员在接触对所学技能的介绍之前所录制的带领团体的视频（步骤 1 和步骤 2）；然后学员阅读相关资料，并观看新技能的演示（步骤 3 和步骤 4）；最后，学员们对他们先前录制的视频进行评论，并录制新的带领视频，展示他们刚学到的技能（步骤 5 和步骤 6）。正如最初提出的那样，系统的团体带领者培训侧重于以下六种团体带领技能。

- **中断**。这种技术被用来阻止团体成员继续以一种不成熟的方式发言，并帮助他们把精力集中在某一点上。例如，带领者可能会说："莎朗，你似乎在不停地重复你自己的话。看看你能否用一句话表达你的观点。然后，让我们听听其他人的意见。"

- **引出**。当带领者直接邀请团体中多位成员进行评论或参与时，就会出现引出。它通常被用来鼓励那些难以与他人分享，或只是表面上分享却回避更深层次参与的成员。例如，作为带领者，鲁迪可能会询问弗雷德和奥玛是否有什么心事，因为他们在大家讨论期间一直很安静。

- **保持聚焦**。这项技能能够帮助成员在设定的时间内专注于特定的话题或人物。例如，如果团体一直在谈论冒险，而旺达突然转移了话题，那么带领者可能会简单地说："旺达，我们先谈论关于冒险

的事情，然后再处理其他事情。"

- **转移焦点**。有时，带领者需要转移成员的话题。例如，带领者可能会对整个团体说："我们似乎已经穷尽了关于如何冒险的想法，现在我希望我们来讨论一下冒险的缺点和好处。"

- **使用目光**。扫视团体并注意成员的非言语反应，这对团体带领者来说是一项很有帮助的技能。例如，带领者可能会注意到凯瑟琳一直盯着地板，而不是她正在交谈的对象。

- **绑定**。当带领者把诸多事情联系到一起时，他们会根据成员之间的相似性将他们"绑定"起来。因此，当带领者意识到伊内兹和巴勃罗两人都对计算机和软件很有热情时，他将他们联系到了一起，并在团体中指出了这种共同点。

研究表明，这些技能中的四项——中断、引出、保持聚焦和转移焦点——能够通过系统的团体带领者培训得到显著提升。

反思

你认为是什么原因导致在经过系统的团体带领培训后，有些技能（比如"使用目光"和"绑定"）并未提高？你认为缺乏对某些技能的支持性研究，是否意味着它们的价值不如那些有经验支持的技能（如中断、引出、保持聚焦和转移焦点）？

关键事件模型和立体干预概念构成了培训带领者的第五种方式。这种方法最早由柯亨（Cohen）和史密斯在1976年提出，后来由多尼根（Donigian）和胡斯 - 基拉基（Hulse-Killacky）在1999年加以扩展，重点关注团体生活中的一些关键事件。学员在研究了团体动力后，会观看他的指导者在团体中处理各种情况的视频。然后，他们在指导者的督导下共同带领一个团体，并在此期间对特定团体的特殊事件进行有策略的干预。学员主要学习自我管理技巧和处理特定团体情况的方法。他们从个人和专业两个层面进行学习。这种类型的培训与米勒（Miller）提出的非完美主义思维模式相结

合，可以帮助新手带领者不过于僵化、对团体中的事情更敏感、更关心和帮助他人。

针对团体工作者的以技能为基础的培训模式也变得越来越普遍和流行，并且已经有一些工具被开发出来用于评估团体带领技能。一个特别强大的模型——基于技能的团体咨询训练模型已经被研究证明其有效性。它特别有助于团体带领初学者学习并将团体咨询技术迁移到实际的团体咨询会谈中。该模型可以通过使用《技能团体咨询量表》（*Skilled Group Counseling Scale*）进行评估，一共包括18项技能，分为三个阶段：探索、理解和行动。衡量技能的一个同样重要的工具是《团体带领者自我效能感量表》（*group leader self-*

efficacy lnstrument ,GLSI），该量表共有 36 个条目。根据班杜拉（Bandura）的观点，自我效能感是指一个人对他组织和执行某一特定类型的任务所需行动过程的能力的判断。GLSI 似乎有足够的信效度来衡量个体学习执行带领技能的自我效能感，因此，可以用来确保新手带领者在他们所声称的能力方面是胜任的。

总之，大多数培训方法中使用的概念和方法，包括有效带领者的基本先决条件，都与特罗泽（Trotzer）阐述的一致。它们还在很大程度上吸纳了斯托克顿和托斯 1996 年总结的关于新手团体带领者培训需求的文献。其中指出，团体带领者需要以理论为基础，有机会观察和亲自参与团体活动，并在细致的督导下实践带领工作。

亚隆赞同这种整体的、以研究为基础的、平衡的和多维的培训观点。他强调，团体带领能力培训不应限于技能，而应更重视帮助学员以批判性的方式评估自己的工作，并保持足够的灵活性。根据亚隆的观点，成为一名成熟的临床工作者需要不断进步。每个团体都是一次学习的经历。对于有效的、成熟的团体带领者来说，开放的学习态度尤其重要，无论他们在团体工作中的专业领域是什么。

团体督导

有督导的体验式培训是团体带领者指导的关键组成部分。督导提高了受督导者的独立性和自信心。它有助于受督导者将他们的理解从个人议题扩展到人际和团体议题。因此，团体督导是使学员成为有胜任力的团体带领者的一项必要的补充性活动。它可以与团体带领其他三个部分的训练同时进行。

在正式培训结束之后，对团体工作者的督导也是必不可少的。如果没有持续的督导和评估，带领者的错误可能会因简单的重复而得到加强。例如，伊莎贝尔可能会继续掩盖团体成员的情感，除非她同时直面自己在做什么以及为什么要这样做。此外，督导使带领者能够反复处理他们可能存在的问题性想法和议题，比如那些与进食障碍有关的想法和议题（如完美、独立），从而使它们不会成为麻烦和侵扰。没有督导的团体工作者会陷入功能失调的行为模式，且不知道如何摆脱。

减少团体督导中的问题和过程的一个方式是使其具有发展性、全面性和多样性。在任何特定时刻，督导都必须考虑受督导者的认知复杂性水平、团体的发展水平、团体成员的培训水平以及这些变量之间的交互作用。团体带领者的焦虑也必须在督导中进行评估和处理，因为"焦虑可能影响认知发展"和带领者在团体中的功能。

美国团体心理治疗协会建议对受训中的团体带领者进行至少 180 个小时的督导。根据特罗泽的观点，一个接受督导的好方法是让两个受训带领者在一个更有经验的带领者的督导下共同带领一个团体。相较于与经验丰富的带领者共同带领团体，这种督导方式对新手带领者的威胁更小，同时占用督导者的时间也较少，并允许其更加客观地评价新手带领者。这项技术还可能包括录像和单面镜后的团体观察，这反过来又可以使与观察组一起工作的督导者进行督导。

案例

跳过督导的莎莉

莎莉是名出色的个体咨询师，她正在学习如何成为一名真正的团体咨询师。作为训练的一部分，她带领了一个精神分析团体，团体成员是因精神障碍而住院的女性。由于莎莉是一个敏感和训练有素的个体临床工作者，她在团体中也做得很好。成员们似乎都很喜欢她，她对自己的能力也感觉良好，她的临床督导者也有同样的感受。然而，有一天，在劳累了一周后，萨利决定取消督导，并对朋友说："我相信我和我的督导者都能在这周找到更好的事情去做。"

问题

莎莉的行为有什么问题吗？其正确之处在哪里？你认为在这种情况下，莎莉怎么做才是最好的？

同辈团体督导是另一种为带领者提供督导的方式。"对同辈团体督导的支持基于这样一种信念，即它能够在一个支持性的团体环境中提供替代学习的机会。有人认为，这种环境一旦建立将有助于减少受督导者的焦虑，提高其自我效能感和信心，并增加学习的机会"。这种类型的督导可以减少个体督导中存在的层级和依赖性需求。此外，它可以充分地利用督导时间和相关专业知识，尽管一开始需要在团体设置上投入精力。克里斯滕森（Christensen）和克莱恩 2001 年通过对过程敏感的同辈团体的研究发现，同辈团体督导能够有效地帮助受督导者学习必要的技术，使他们能够在团体督导环境中相互督导。如图 3-4 所示，同辈团体督导基本上包括五个方面。

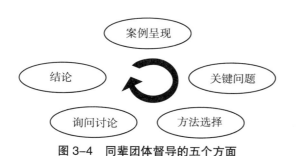

图 3-4　同辈团体督导的五个方面

一种不那么有效的督导方式是通过听团体过程的录音。在这种类型的督导中，语音语调和成员的表达很容易被捕捉，但其他非言语层面的动态却被忽视了。进行团体督导最没有效果的方式是口头或书面的督导报告。这种自我报告通常是选择性的，会遗漏一些微妙的细节。

还有一种督导方式是将带领者组成一个受督导的团体。这类团体督导能够节省时间和资源。它通常用于正在学习通用咨询技巧的新手咨询师，也可以用于参与正式教育课程或继续教育的带领者。在这一过程中，团体带领者会带来视频或角色扮演中出现的问题情境，并从督导者或同辈带领者那里接受督导。在学术和实践环境中，这类团体可能主要以任务团体的方式发挥作用，并且高度任务导向的行为可能在其发展的所有阶段都占主导地位。

最后一种督导方式是奥凯奇和鲁贝尔 2007 年提出的团体工作督导模型（supervision of group work，SGW）。SGW 模型改编自督导识别模型（discrimination model）。该模型强调概念化、个性化和干预技术，它们与多样性能力所必需的意识、知识和技术平行。此外，该模型还关注团体的互动水平（个体、人际/亚团体和作为系统的团体）。总的来说，它阐释了在每个层次上对督导者和被督导者多样性能力以及与团体工作相关的意识、知识和技能的需求。

反思

哪种团体督导方式最吸引你？为什么你更喜欢这种方式？你对自己有什么看法？

如果督导是成功的，那么团体带领受训者将在四个方面获得成长。首先，他们的过程技术（process skill）将获得提高，即在团体工作中可观察到的行为，如总结、即时性和面质。德卢西亚-瓦克（DeLucia-Waack）建议在过程技术中使用团体过程工作表。该工作表由两部分组成：一是团体过程注释，用于记录"团体中的事件，作为团体和 / 或个别来访者的档案"；二是团体每次会面的过程，帮助团体带领者分析团体内发生的治疗因素、重大事件、有效干预和反移情。通过改进过程技术，团体带领者在与团体成员和整个团体的互动中将变得更加多面。

通过督导，团体带领者将变得更好的第二个方面是运用概念化技术（conceptual skill），也就是说，能够描述主要议题和来访者的关注点，同时选择一种有针对性回应的思考能力。概念化技术处理的是团体内部正在发生的事情的全景，对团体发展至关重要。概念化是通过填写团体过程表来体现的，这也是我们要谈的第三个方面——个性化技术（personalization skill）。这些技术与一个人在团体中充分利用自己的个人特质，比如开放性或幽默有关。最后，督导有助于被督导者改进他们的专业技术（professional skill），比如恰当地处理危机、坚持保密性、及时提交与团体有关的报告。总的来说，督导有助于团体带领者在培训中获得一般和特殊的学习经验。

总结和结论

本章重点讨论了团体带领的复杂性。领导力的概念经常被误解，但它的一些共同因素包括多重关系，其中有互惠互助、合理的影响、动机、合作以实现有益的目标。有效的带领者必须表现出一定的多面性，并意识到在某些情况下，不同风格适用于不同的情境。过于僵化和使用单一风格（如专制、民主、放任）的带领者可能不如灵活和开明的带领者有效。

带领者的个人品质也很重要。虽然没有哪种特质对带领者来说是必需的，但是，某些个人品质（如支持、热情）在一定程度上的展现将促进团体的运作和成员的成长。哪些品质及其数量至关重要取决于特定团体的动力。理论和理论技术的运用方式也与团体性质有关。一些理论对带领者和成员是有益和有利的，而另一些则不然。

有些技能是某些团体特有的，而另一些技能则对所有人类关系领域普遍适用。随着团体工作的发展，对于团体带领者来说，掌握适合运行任何类型团体的核心技能以及针对特定团体的特殊技能变得越来越重要。一般的核心团体技能是第一位的，通过这些技能，团体带领者可以磨炼和完善他们在专业领域中的工作能力。没有哪种技能对于团体带领者来说是不可或缺的，但是，知道该做什么和什么时候做是至关重要的。团体技能是能够通过不断地体验、课程学习和督导过程来提高的。这些技能如果运用得当，可以帮助成员和团体实现个人和整体目标。是否知道何时以及如何使用这些技能可以区分成功和不成功的团体带领者。

团体带领者发挥作用的方式有很多种，如作为交通指挥官、互动催化剂和冲突管理者。因此，团体带领者必须对自己和团体构成要素都保持敏感。有时，与一位协同带领者一起工作可以更好地学习如何整合个人和专业技能，尤其是在有督导的情况下。对于那些希望在个体咨询的基础上进行团体工作的人来说，接受团体技能培训是必需的。这种培训通常由三个要素组成：讲、做、展示。带领者在亲自带领一个团体之前，直观地进行团体体验是很重要的。团体技能的更新过程是持续不断的，督导技能也是如此。近年来，关于团体技能学习和督导的模型层出不穷，并且在不断改进。

总之，团体是解决个人问题或完成任务的独特工作方式。团体带领者不仅要了解团体运作的知识，还要有帮助团体成员和整个团体朝着有效方向前进的综合经验。

团体形成

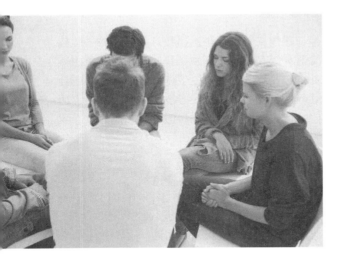

    我们知道大多数团体建立之初的情形都很尴尬，

    我们焦急地等待有人能够说些话或做些什么来打破团体内的沉默，让团体能够开展。

    我们对于彼此而言都是陌生人，

    有时甚至对我们自己而言也是陌生人。

    慢慢地，我们开始意识到自己和他人的独特性。

引自："Beginnings" © 1993 by Samuel T.Gladding. Reprinted by permission from Samuel T. Gladding.

本章概要

阅读本章，可以了解如下信息：

- ◆ 团体形成的步骤；
- ◆ 团体开始阶段的任务和问题；
- ◆ 团体开始阶段的有效程序。

当你阅读时，请思考：

- • 当你开始接触新事物的时候，你通常有什么感觉？
- • 你对在团体环境中遵守规则的感觉如何？你对那些不遵守规则的人的反应如何？
- • 其他人的哪些行为让你感到愉快，哪些行为让你感到不快？

作为一名舞蹈编导，特维拉·萨普（Twyla Tharp）以采访了比她的任何作品所需更多的舞者而闻名。而且，她获得的奖项包括麦克阿瑟奖学金、托尼奖（美国的舞台剧成就奖）和诸多荣誉学位，远远超过了她的同龄人。她有毅力和能力选出那些能在个人表现和团体表现中发挥极高水平的人，这让她的作品最令人印象深刻。萨普认为，如果一个舞蹈团体想要在最高水平上运作，那么花在组建团体上的努力是至关重要的。

萨普关于"谨慎组建舞蹈团体"的观点适用于任何团体的开始和结束。这是因为，如果团体不能以健康的方式发展，就会以混乱告终。了解如何开始和发展一个团体可以大大提高团体及其成员实现目标和避免混乱的概率。

几乎所有的功能性团体都会经历各种发展阶段。目前有 100 多种关于团体发展的模型学说，关于团体的阶段数，普遍被认同的是四阶段和五阶段。塔克曼（Tuckman）和詹森（Jensen）1977 年提出的五阶段模型——形成期、动荡期、规范化期、执行期和分离期——是最为广泛认可的。与塔克曼和詹森的模型相似的是科尔曼斯基和莫赞特（Mozenter）1987年提出的模型，他们指出团体是在不知不觉中发展起来的，然后转向冲突、合作、生产，最后是分离。特罗泽 2007 年认为团体会经历安全、接纳、责任、工作和结束几个阶段。沃德（Ward）将团体阶段描述为四个部分，分别是权力、凝聚力、工作和终止，而加兹达将团体工作阶段总结为探索、过渡、行动和终止阶段。我也描述了一个四阶段的过程——形成 / 定位、过渡（动荡期和规范化期）、执行 / 工作、哀伤 / 结束。与此相关的是亚隆的三阶段论和柯瑞的六阶段论，前者包括定位、冲突和凝聚阶段，后者包括形成、定位、过渡、工作、巩固和后续 / 评估阶段。

并不是所有的学者都认同团体确实或必须经历不同的阶段，至少当下的时兴观点是如此。然而，发展阶段已经在学习团体、治疗团体和训练团体中得到确认。最近，尹（Yoon）和约翰逊指出了虚拟学习团体的七个阶段：定位、计划、探索、工作和决策、进度检查和评估、改进和规范，以及终止。

无论团体发展有几个阶段，开始阶段都很重要，而且通常涉及多个方面。一个团体最明显的开始是团体成员和带领者聚集在一起，参加第一次团体活动。然而，在初次会面之前，许多过程已经完成——例如，形成对团体的想法、筛选成员，以及选择初步的个人和团体目标。即使是在初次会面之后，团体仍在继续发展，并且可以被理解为一直在发展，有些问题会不时再次涌现，有待团体成员进行更深入的探索，即所谓的循环治疗过程。团体在发展过程中一直在与各种各样的问题做斗争——焦虑、权力、规范、包容、身份、人际关系和个人成长。

本章的重点是团体的形成或定位阶段，这是一个最初的与任何新经验相关的谨慎时期。人际关系的特点是依赖，团体成员试图通过让事情保持简单和没有争议来寻求接纳和安全感，以避免被他人、团体带领者甚至他们自己拒绝。团体的这一特点在心理咨询或治疗等团体中尤为突出，在这些团体中，人们彼此不太了解。这一特点也是任务 / 工作团体甚至成员有共同经历背景的心理教育团体的一部分。无论如何，在团体的形成阶段，讨论通常都停留在浅层次，因为其一般围绕着对团体或成员没有直接影响的历史或未来事件。

反思

在与人初次打交道时，你一般会如何表现？当你和朋友在一个团体里或你独自一人时，你的表现会有所不同吗？你想改变你与人初次打交道时的表现吗？如果想，你想如何改变？如果不想，为什么？

团体形成的步骤

形成团体的过程包括以下几个步骤。虽然其中一些步骤可以同时完成，但如果团体想要顺利形成并发展良好，那就不能跳过任何一个步骤。如果团体工作者希望团体成功，并在适当的伦理规范和专业标准下工作，最好查阅如美国团体工作专业协会（ASGW）的《最佳实践指南》（*Best Practice Guidelines*）等文献。

第一步：明确建立团体的依据

从概念上讲，团体开始于各种想法。每个成功团体的背后都有其存在的原理。对建立团体的依据考虑得越仔细，就越有可能得到积极的回应和结果。因此，在规划团体时，清晰的依据和焦点极其重要。如果团体带领者不清楚自己的目的，最终就会变得无效，甚至可能有害。

例如，学校咨询师可能希望所有六年级的学生都能学会如何与异性正常交往。因此，一名咨询师决定对六年级学生开展一系列心理教育团体活动。他的依据是，学生需要先掌握相关知识，然后才能采取正确的行动。这位咨询师计划了一系列的互动演示。同一所学校的另一名咨询师则没有思考整个过程，就冲动地决定对六年级学生建立咨询团体来处理同一问题。这样的团体建立时没有依据，不适合没有关注过这个话题的孩子，而且需要花费相当长的时间来引导他们。由于这两个团体在规划阶段的最初思考过程不同，它们的结果也会有很大的区别。

第二步：决定团体的理论基础

除了明确团体的原理、决定带领团体的类型外，团体工作者还必须考虑带领团体的理论依据。一些团体带领者假装不从理论基础出发，声称让团体自行决定如何发展。然而，即使是这种所谓的非理论的立场，实际上也是关于团体带领者如何思考和带领团体的理论。

沃德指出，每种团体工作的主要理论都有其优势与局限性。在团体开始之前，作为最了解相关领域的人，团体带领者可以为团体选择合适的发展形式，即使是一种折中形式（各种理论方法的组合）。所有团体都要处理个人、人际和团体问题，因此，理论形式应该在个人、人际和团体之外的问题上发挥作用，但其发挥作用的程度可能会有所不同。团体的理论基础应当与成员和整个团体的需求相匹配。

瓦尔多（1985）将团体的不同功能水平描述为"我/我们/它"。他的思想与赫尔斯-基拉基（Hulse-Killacky）关于团体过程和内容的思想类似。"我"是个体对自身信念、态度和感觉的关注；"我们"是人际维度或团体成员之间的关系；"它"是对议题、任务或团体关注点等个人之外问题的强调。那些希望促进成员人际关系（"我们"）发展的团体带领者，可能会选择一种促进这一过程的理论模式，建立起如以人为中心的团体；而强调个人（"我"）发展的团体带领者可能会计划建立起一支积极的心理教育团体。无论选择哪种方法，团体规划都必须考虑到团体包含的诸多变量，如人员、过程和内容。由于团体具有复杂性，因此团体工作也具有挑战性和复杂性。

案例

琼和寂静之声

琼认为她所在的学校需要解决霸凌问题。她想建立一个以人为中心的人际团体，并把重点放在预防和发展方面。琼认为最好先从年龄较小的孩子开始组建团体。她招募了一些一年级学生，从中筛选出那些最消极、被霸凌后最不可能抱怨的人。然而，在第一次团体会面中，她就感觉很沮丧，因为没有人谈论自身的感受。尽管琼的初衷是好的，但她却忽略了一个事实，即害羞孩子的同质团体不太可能很活跃，尤其是在以人为中心的团体中。

问题

你建议她怎么做？何时及如何这样做？为什么？

第三步：权衡现实考虑

在确定了清晰且有说服力的团体成立依据和理论基础后，团体方案应强调明确、具体、实际的目标和程序。如果团体想要取得成功，那么活动时间、地点和频率等因素是不可忽视的。团体带领者也必须对政治和现实情况保持敏感。如果同事们害怕、误解或不赞成团体带领者的计划，那么一些好的团体想法可能永远也无法实现。例如，一个聚焦于理解人类免疫缺陷病毒/获得性免疫缺陷综合征（艾滋病毒/艾滋病）的高中生指导团体，如果其主要议题被校长理解为"性"的话，那么就可能被禁止或取缔。在这种情况下，为了防止产生负面效应，团体带领者应该先向校长和青少年的父母详细介绍团体的主要议题。

案例

谨慎的坎迪斯

在新学年开始时，坎迪斯向十年级学生发放了一份需求调查。她发现他们中的大多数人都希望了解更多有关非处方药对健康影响的信息。坎迪斯没有因此立刻成立一个"药品101"团体，而是和校长谈论了调查结果，并给学生和他们的父母发了一封电子邮件。接下来，她得到了学校的许可，成立了一个关于非处方药的心理教育团体，并向家长委员会表达了她的想法。在招募团体成员之前，她又给十年级的学生和他们的父母发了一封电子邮件，告诉他们她打算做什么、如何做，并邀请他们提出问题和发表意见。当她招募成员并带领团体时，似乎没有人感到不安，团体活动也进展得很顺利。

问题

坎迪斯做了什么来确保她的团体不会引起争议？你认为坎迪斯还能够或者应该做哪些事情？

总的来说，带领者工作的环境将影响团体方案的制定。例如，一名员工帮助咨询师可能会在社区中心提议为最近的退休人员设立一个适应性团体，而一名大学咨询师可能会专注于在大学中心提供一系列关于职业指导的展示。私人执业的咨询师和治疗师通常比那些在公共领域工作的人有更多的灵活性和更少的行政程序。然而，由于他们并不受机构的保护，因此，他们必须像其他团体执业者一样小心谨慎。在任何情况下，细致的准备都是成功的部分秘诀。表4-1所示的团体方案包含了广泛的信息，是一个反映带领者充分准备的范本。这个范本可以进行调整，以满足团体带领者服务于不同人群的需求。

表 4-1   团体方案范本

团体方案

1. 团体类型

这将是一个（任务／工作、心理教育、心理咨询、心理治疗）团体，适合年龄在（___ 至 ___）之间或对以下领域有兴趣或意向的人：（　　　　　）。该团体将特别聚焦于 _____。该团体不会关注_____。团体将在（有限的、无限制的）时间内见面，会面开始于 _____（填写具体的日期、时间和地点）

在初始阶段，团体带领者将向参与者提出具体建议，以便他们充分利用团体经验。团体的费用（如果有的话）为 _____

2. 团体依据和目标

建立这种类型团体的依据如下：

（1）

（2）

（3）

建立团体的目标如下：

（1）

（2）

（3）

3. 团体成员的权利和期望

团体成员有权利也有义务。我们希望团体成员能积极参与。然而，成员将决定自身参与的程度、暴露多少关于自己的信息，以及希望什么时候分享信息。要遵守 _____ 的伦理准则

4. 团体带领者

团体带领者的姓名、学位、专业、个人背景与经验、带领团体的资质及其他相关信息

5. 基本规则

为了最大限度地从团体中获益，希望团体成员对团体的开展提出建议，但是必须遵循以下基本规则：

（1）

（2）

（3）

6. 团体议题

某些议题会特别强调，但团体成员将有机会讨论那些对他们最有意义的议题。以下是一些可供团体探讨的议题示例。团体成员关心的其他议题也可以纳入考虑范围：

（1）

（2）

（3）

第四步：对团体进行宣传

柯瑞等人注意到，一个团体的宣传方式会潜移默化地影响成员的接受方式和加入的成员的类型。宣传团体的最好方式是口头向专业同事转达、与潜在成员进行个人接触，以及向目标受众发布书面公告。这些宣传方式各有利弊。例如，口头向专业同事宣传团体可能会使信息个性化，但无法联系到大量希望参与的人。同样，如果一个团体的带领者仅仅联系那些他认

为可能会从团体中受益的人，也会带来同样的问题。向特定的受众发布书面通知可能会触及很多人，但这样的宣传可能不够清晰，无法明确说明什么样的人可以成为团体成员。因此，可能会有一些不适合该团体的人提出申请或者可能提出申请的人太多，这就需要团体带领者花费大量的时间进行筛选。

美国团体工作专业协会发布的《最佳实践指南》是一份明确而全面的文件，为团体带领者做出恰当行为（包括准备程序）提供了指导。专业团体工作人员应把重点放在应处理的具体事项上。在这些事项清单中最好的是托勒鲁德（Tollerud）、霍林（Holling）和达斯汀（Dustin）提供的清单。另一份关于具体事项的检查表见表4-1。

第五步：筛选和入组前培训

团体成员的成熟程度、准备程度和构成在团体成功中起着重要作用。因此，应对潜在的团体成员进行筛选（在第一次团体会面之前单独或集体就他们是否适合加入团体进行会谈），并尽可能仔细地挑选。在一些心理教育和任务/工作团体中，可能会发生成员选择的例外情况。在团体前筛选过程中，团体带领者必须弄清楚潜在团体成员加入团体的准备程度及其目标。

团体领域的大多数专家赞同以单独或集体的形式进行团体前筛选程序。这两种形式本质上都是初始访谈——决定谁应该加入某个特定的团体，谁不应该加入。在团体前筛选阶段，团体带领者和潜在成员可以就团体发展过程的不同方面以及他们自己进行面谈。在筛选过程中，团体带领者可能会向潜在的团体成员提出一些问题，那些开放式的、能引发个人反应、有关人际关系风格的问题似乎效果最好。例如，一个潜在成员可能会被问到："你过去参加过哪些团体？""是什么让你想加入这个团体的？""你能为这个团体做些什么？"以及"你

如何表达你的情绪，尤其是消极情绪？"

在团体前筛选过程中，团体带领者必须确定潜在团体成员的人际行为及其与他人相处的融洽程度。这种决定对于那些主要关注团体互动和团体过程的团体而言至关重要。筛选成员的目标是确定特定团体是否适合特定的人在特定时间加入。通过筛选成员，避免了成员提前退出团体，同时明确了与团体相关的目标和流程，并鼓励成员积极参与团体活动。

根据库奇（Couch）的观点，进行有效的团体前筛选访谈需要许多相互关联的步骤。

- **确定需求、期望和承诺**。在这些因素中，承诺被认为是最关键的。因此，团体带领者可能会问："既然有这么多团体可供选择，为什么你特别想加入这个团体？你想从中得到什么？"
- **挑战迷思和误解**。至关重要的是，潜在成员要掌握准确的信息，而不是像电视或电影中有时给出的错误信息。对于团体，尤其是心理咨询和治疗团体的一些常见误解包括"团体是为病人服务的""团体是人为的"及"团体使人们失去个性"。团体带领者可能会问潜在成员："你如何看待这个团体的发展？你对成为其中的一员有什么顾虑？"
- **传递信息**。保密和保密例外对沟通特别有帮助，但是团体发展阶段、成员角色以及平衡内容和过程的重要性也很有帮助，需要对它们进行解释。为了解决这个问题，团体带领者可以简单地谈论团体会面的时长、可能发生的事情以及成员应注意的非言语和言语交流的重要性。

由于学校环境的独特性，带领团体的咨询师进行团体前筛选的过程可能会有所不同。这些团体工作者在面试潜在成员时可能会专注于发展问题。他们也可能根据项目目标和学生标准组成团体。18岁以下的未成年人参加团体还需要得到父母的书面同意。

除了筛选之外，确保成员准备好进入团体的一种方法是通过预培训（在团体正式开始之前，对团体将会是怎样的进行介绍）。这样的努力会使团体运作得更好，提高其工作效率，减少脱落率，并增加积极效果。预培训与团体的凝聚力、成员满意度和舒适度存在正相关。预培训可以单独进行，也可以集体进行。当单独进行时，团体带领者可能经常不小心遗漏一些关于团体的重要细节。然而，这种方式的优点是会增进成员和团体带领者之间的关系。相比之下，集体预培训是一种不那么个性化，但更统一的方式。这种方式聚焦于团体中可能会探讨的议题，使成员有机会评估他们是否愿意融入这个特定的团体。这也给了团体带领者一个机会去了解潜在成员是如何在团体环境中互动的。团体预培训不一定是必要的；然而，潜在成员和团体带领者准备得越充分，团体成员中途退出团体的可能性就越小。沟通越清晰，整个团体的凝聚力也就越强。

让我们举一个关于预培训的例子来说明它的本质。在一个自愿的治疗团体中，带领者应该告知潜在成员团体会使用哪些技术和程序、团体带领者的资质、费用（如果有的话）、记录保存的类型、成员责任、涉及的个人风险以及实际能提供的服务类型。可以向团体成员展示选定的团体视频片段，如欧文·亚隆、雷克斯·斯托克顿、杰拉·柯瑞或佩格·卡罗尔的视频片段。团体带领者也应积极回应团体成员提出的疑问。

当团体带领者不确定需要具体到什么程度时，最好采取谨慎的态度，向团体成员详细解释团体情况和团体发展步骤。在任何情况下，团体带领者都不应该做出承诺或保证。有关团体创建和团体发展步骤的信息最好以书面形式记录下来。

第六步：选择团体成员

团体成员的选择通常是双向的，但在一些心理教育团体也会有例外。例如，在学校或军队中，成员通常是被安排参加的；在一些任务/工作团体，比如在企业里，通常是同一办公室的同事被分到一个团体。当带领者和潜在的团体成员都被纳入选择流程时，他们都能够影响"谁能进入团体，谁被拒绝"的决定。

被邀请加入团体的人应该是有可能从团体中受益的人。本质上，他们应该是那些有明确目标、对团体中将发生的事情不那么恐惧、对自己的角色感到舒适并对周围环境敏感的人。

那些似乎不太可能为团体的成长做出贡献或不成熟的人是被主要排除在外的候选人。这些人包括极端敌对、以自我为中心、缺乏动力、有危机或精神失衡的人，以及那些不能或不愿自我表露、表达感情或容忍焦虑的人。其他可能被拒绝的是那些与其他潜在团体成员完全不同或太相似的人。这其中的许多人或许可以从一对一的咨询服务中获益。

极端异质团体的成员之间的关系可能不会太好，并且可能会产生大量的人际冲突；相比而言，极端同质团体的成员可能相处得太好，以至于在个人或团体任务上不努力，并且停留在表面上。长期来看，异质团体可能对于过程富有张力，目的强调人格改变的团体最有效果，而同质团体可能最适合于需要支持或问题更聚焦的个人，比如解决与工作相关的两难问题。显然，异质团体和同质团体都有其固有的优势和劣势。

不应该强迫任何潜在的团体成员加入团体。同样，如果潜在的团体成员和团体带领者认为团体工作"没有显示出能够有帮助的迹象"，那么带领者应该与其成员一起寻找其他帮助来源。

案例

凶悍的苏

亨利在他的机构里成立了一个中年人咨询团体，现在团体中有一个成员空缺。这个团体是异质的，亨利认为苏——一个40多岁的白人女性，很适合这个团体。当亨利向苏提到这个团体时，苏拒绝了。亨利毫不气馁，坚持不懈，告诉苏如果她不加入，团体就会失败，因为其他团体成员真的需要她的加入，最后苏终于同意加入。

结果这个团体对每个参与者来说都是一次糟糕的经历。苏有一半时间都缺席，而且即使她来了，也是一副被动攻击的姿态。亨利在团体快结束时很生气，对苏的行为大加指责。对此她的回答是："嗯，我一开始就告诉过你，我不想成为这个团体的一员。"

问题

如果你是亨利，你现在会怎么做？下一次组建团体时，你会怎么做？

第七步：选择团体带领者

一个有效的团体带领者需要具备某些特质。其中一些特质前面已讨论过，这里不再重复。潜在团体成员对团体带领者的选择之所以很重要，是因为选择时既要看带领者的专业素质，又要看其个人素质。对专业素质的考量会容易一些，因为在团体前的筛选程序中，潜在的团体成员可以也应该询问团体带领者的资质。团体带领者可以主动提供关于自己的教育经历和团体带领经验的信息。这些专业能力方面的展示在团体形成阶段是必需的。

关于团体带领者风格的个人信息也很重要。团体带领者的风格可能包含幽默、自我表露、面质或其他帮助方式。团体带领者的风格和个性是团体潜在成员需要考虑的重要方面。如果成员不认为团体带领者是一个可以轻松相处的人，那他最好换一个团体加入。

初创团体的任务

团体带领者和成员在第一次团体会面中就有多个任务需要完成，包括：（1）应对团体成员的疑虑；（2）回顾成员的目标和协议；（3）更明确地规定或重申团体规则；（4）设定限制事项；（5）促进成员之间的积极交流，以便他们愿意在这个团体继续待下去。完不成这些任务可能会导致团体无法正常工作。团体带领者应该对以上每项任务进行检查确认。

应对团体成员的疑虑

疑虑是焦虑的同义词。焦虑过多或过少都会抑制团体及其成员的表现。因此，当团体开始时，成员和带领者的适度焦虑是正常的。这有助于他们了解自己正在经历什么和想做什么。心理治疗和心理教育团体对于焦虑的关注不同，前者以个人为中心，后者以团体为中心。例如，在一个治疗团体中，艾伦可能会担心别人质疑她是否有胜任力；而在一个任务团体中，她可能会担心这个团体能否完成任务。

团体带领者在每一次团体会面结束后，对任何因焦虑而产生的误解进行处理不仅是有益的，而且有时是必要的。例如，如果詹姆斯在咨询团体中自责，因为在被问及种族态度时自己表现出了防御的态度，那团体带领者就可以说："詹姆斯，我听到当简问你关于种族的问题时，你有两方面的担忧，一方面是你表达的字面意思，另一方面是你担心无法达到自己的预期。我想知道你在回答简的问题时有什么样的感受。"这样的观察和邀请给了詹姆斯一个处理情绪的机会，尤其是说出了他对于自己能否说出正确的话和保持完美的担心。通过澄清所发生的事情，詹姆斯和整个团体能够继续前进。

回顾成员的目标和协议

目标是指个人或团体希望达成的具体事项。团体目标应在制定团体方案时确定，并在入团访谈时再次明确。在整个团体过程中，团体成员应该牢记这些目标。同样，个人目标是在入团筛选阶段制定的，并且与团体的总体目标相一致。在心理咨询、心理教育和任务/工作团体中，这些目标可能具有普遍性，例如，理解生涯。在心理治疗团体中，特别是那些与处在严重困境中的个人工作的团体，不同成员的目标和协议可能会有很大的差异。比如，这样的团体可能既包含试图应对悲伤的成员，又包含希望战胜抑郁的成员。

深入明确团体和个人目标的方法是让团体带领者在第一次团体会面中重申建立团体的目的，并让每个成员详细阐述自己的目标。在某些情况下，根据某些理论（如格式塔理论、沟通分析理论），成员应制定一份协议（关于将做什么和何时做）。书面协议有助于成员明确他们将在哪方面、如何、何时以及何地进行与目标相关的改变（如表4–2所示）。

表 4-2	团体成员订立目标的协议示例		
作为这个团体的一员，我，约翰·史密斯，为实现以下目标，特订立本协议：			
做什么（比如：目标）	如何做	何时做	何地做
（1）分享我的看法	言语 言语 言语	每次团体会面 每天 每节课	在团体内 在家 在学校
（2）健康饮食	选择	每顿饭	随地
（3）锻炼	原则	每天	在家
（4）控制愤怒	选择 选择	每次 每次	在家 在团体内
	约翰·史密斯 签名	2007年1月31日 日期	

然而，尽管制定和表述目标很重要，但仅仅要求成员写下关于他们的团体情况或在团体活动开始之前写下具体的目标，并不足以显著影响团体发展过程、成员对参与团体的看法或给出反馈的能力。正是在口头表达和反馈互动中，目标才趋于清晰和明确。

反思

你是否有过没有告诉别人的目标？那个目标后来怎么样了？明确了吗？你做到了吗？你认为把目标写下来并放在能看到的地方重要吗？

更明确地规定或重申团体规则

规则是团体运作的准则。它们是在团体建立之前和发展过程中形成的。在团体前筛选访谈中，团体带领者要主动制定规则。例如，大多数团体都有带领者制定的规则，比如不使用暴力、不使用毒品、每次活动都要参加。规则应该用积极而不是消极的方式来表述，因此，"不使用暴力"更好的表达方式是："成员在任何时候都要尊重他人的身体和心理空间。"

在团体的第一次会面期间和之后，团体成员可以对制定规则做出贡献，例如，"允许在团体活动室外吸烟，但在团体活动期间不允许。"重要的是，团体规则背后要有理论基础，而不是以一种任意的和"你不应该"的方式来设定规则，这种方式会招致违反和博弈。

一个通常大家都会同意但很难执行的规则是保密——明确同意将在团体中说的话留在团体中。这里应该指出，保密是团体咨询和心理治疗的伦理基石。它也是许多任务/工作团体和心理教育团体的重要组成部分，因为它是发展团体信任、凝聚力和有成效工作的先决条件。然而，保密原则有时会被有意或无意地违反。在团体开始阶段，成员和带领者应该回顾是否有可能违反保密原则，包括透露团体成员的身份信息或在团体之外谈论团体中发生的事情。

团体带领者需要确定自己在保密方面的责任，例如，保护团体成员的档案或电脑记录。在这些记录用于评论团体进展后，团体带领者应删除或销毁音频和视频记录。团体带领者有责任通过回顾团体伦理准则和法律判例来进行保密。他们通常在团体之外这样做。然而，在团体中，带领者也可以邀请成员就带领者应在多大程度上进行保密这一问题，展开富有成效的讨论，特别是当成员提出与之相关的问题时。

违反保密规定会扰乱团体的运作，并滋生成员之间的不信任。因此，制定团体规则或程序以应对这种可能性是至关重要的。在最初的团体活动中，能够就规则的性质以及违反规则的后果达成一致的团体，会比绕过这一程序的团体表现得好。

设定限制

限制是团体的外部界限，用于明确哪些行为在团体中是可接受的。在团体中，限制分为显性的和隐性的。显性限制主要是关于可接受的行为及时间相关程序的规则。当团体成员违反显性限制时，团体应纠正他们。例如，如果凯西私下告诉康妮，露易丝在团体活动中所说的话，那么凯西可能会被要求退出团体并向露易丝道歉，或者被成员指责她所做事情的严重性。

隐性限制更加微妙，包括团体带领者对特定成员的关注或对某些主题的口头强化或阻止。例如，团体带领者可以对那些漫谈自己家庭的团体成员说："请简要地阐述你对过去家庭问题的看法，这样团体才能帮助你。"团体带领者也可以用眼神交流来鼓励或抑制对话。有经验的团体带领者会直接或间接地使用他们的权力明确和设置限制。

促进成员之间的积极交流

促进团体成员之间的积极交流最初是团体带领者的任务。如果团体成员之间的积极交流能够得到促进，那么他们将开始公开分享，团体氛围将更加活跃。

团体带领者可以通过以下方式来营造积极氛围：（1）热情；（2）吸引成员；（3）关注感兴趣的话题；（4）当话题与几个成员无关或没人感兴趣时，转移关注点；（5）中断任何敌对或消极的互动。团体带领者也可以通过强调成员之间的相似性来营造积极氛围，以便每个人都感到自己是团体的一部分。如果没有营造出这种有建设性的氛围，那么团体成员可能会退出团体、自我封闭或互相攻击。

促进团体内部积极交流的另一种方法是进行互动式日志写作。在这个过程中，成员记录他们在团体中的想法、感觉、印象和行为，并进行全方位交流——成员对团体带领者、成员对成员、团体带领者对成员。当团体进行到成员为此做好了充分准备时，这种活动可以促进团体凝聚力、信任、利他、宣泄、期望和自我理解。它可以用于团体发展的所有阶段。

解决团体形成阶段中的潜在问题

在团体形成的过程中及之后，会出现许多问题。其中一些困难涉及人，还有一些与团体发展过程有关。处理潜在团体问题的最好方法之一是预防这些问题产生。预防也包括按照本章之前提到的步骤构建团体。当无法预防时，团体带领者和团体应该努力解决问题。本节将先讨论特别棘手的成员互动模式，然后再讨论团体最初的流程。

团体成员问题

尽管经过了仔细筛选，一些成员还是会在团体初期表现出困难行为。那些表现出垄断、退缩、恐吓、口无遮拦、针对他人、引诱或不容忍态度的个体最令人担忧，尤其是在咨询团体中。亚团体（私下聚集在一起的成员）也可能会很麻烦。有时，团体带领者会过多地参与到团体所表达的内容中，而没有注意到互动模式。然而，通过关注不同团体成员的风格，团体带领者能够更好地计划和带领未来的团体活动。这里将讨论第一次团体活动中经常呈现的七个常见成员角色，以及亚团体问题。在处理成员问题时，建议团体带领者避免给个人贴标签。贴标签容易对个体产生刻板印象，并导致团体带领者认为情况属于特定的行为范围。

操纵者

操纵者的特点是他们或微妙或不那么微妙地利用感觉和行为来获得他们想要的东西。他们通常心怀怨恨，极具控制欲，把生活中未解决的问题带入团体中。例如，操纵者约瑟可能会对团体成员说："如果你们不给我我想要的，那我就离开这个团体。"

以一种积极的方式重新构建（reframing）、概念化潜在的破坏性行为，可能对控制欲强的人有帮助。例如，在莱昂纳多强烈地污蔑、指责团体违反保密规定后，团体带领者可以对他说："听起来你想从团体中得到的具体帮助是学习如何信任团体。"团体带领者或成员也可以通过阻断操纵行为来进行干预，比如威胁或恳求。在一个团体初创之时，操纵者通常会与团体带领者争夺控制权。团体带领者不应该允许带领职能被篡夺，否则团体将会失败。

反抗者

反抗者通常会感到愤怒或沮丧，并将这些感受带到团体中。他们不参与团体活动或任务，并成为团体发展的障碍。例如，布兰迪可能会对团体成员说："我觉得告诉你们我的感受没有任何意义，那不会真正帮到我。"

团体带领者可以通过邀请，而不是强迫有抵触情绪的成员参与团体，来帮助他们在团体中建立信任。这是一种肯定的方式，让反抗者和团体带领者之后可以有机会探索这种行为。与这类人合作的第二种方式是以反思的方式面质和解释在他们身上发生的事情。例如，在前面的例子中，团体带领者可以对布兰迪说："我听到你说对之前参加的团体感到很失望。它们对你来说不是很有效。"通常，在团体的工作阶段处理反抗者的情绪最有效。

垄断者

垄断者主导团体中的对话，不允许其他成员有言语参与的机会。由于垄断者把注意力集中在自己而非其他人身上，起初会让团体成员感到放松。这些人处理着自己潜在的焦虑，但却经常成为其他团体成员愤怒的来源。这种"独角戏"不完全是由某个垄断者造成的，因此不应该过早地将焦虑的成员视为喜欢出风头的人。与此同时，那些从一开始就表现出这种模式的成员需要团体带领者和其他成员帮助他们认识到自身行为是如何破坏他们的人际关系的，以及他们可以采取哪些其他行动来改善他们的人际关系。垄断者的那些没有建设性的言谈越早得到解决，团体就越有成效。本章后面强调的中断技术是应对垄断者的一种极好方法。

沉默者

沉默者可能会，也可能不会融入团体。有时，沉默被用来掩饰敌意，有时则不是。沉默的成员通常不主动、沉思、害羞，或者仅仅是在评估他们的想法和感受时反应迟钝。确定成员沉默含义的最好方法是，给他机会来回答问题，或问他是否注意到发生了什么。一个简单的问题，比如"你认为其他团体成员说了些什么"通常足以引出一个沉默的成员。

团体带领者对成员沉默的接纳并为其创造更多参与的机会，通常会消除与这些人或这种

行为相关的所有负面影响。如果成员在团体中始终保持沉默，那么他从这个过程中得到的可能不会像更活跃的成员那么多。

嘲讽者

那些通过讽刺来表达自己的人，与那些将愤怒表现出来的人是不同的。嘲讽者通过使用带有尖刻、幽默意味的巧妙语言来掩盖他们的感受。例如，嘲讽者可能会说："哦，乔伊，现在我可以告诉你我的感受了。这难道不令人激动吗？"

团体带领者可以通过让嘲讽者意识到生活中正在发生的事情，并让其探索这种行为对自己现在及过去分别意味着什么，来帮助他们直接表达愤怒。团体带领者也可以邀请其他成员就自己回应讽刺的方式给嘲讽者反馈。

案例

令人讨厌的艾丽卡

由于对自己的生活不满，艾丽卡加入了一个心理治疗团体。她认为这样做可以轻松地改变她生活中的不顺心，但四周后她开始变得挑剔起来。

她通过贬低别人来表达自己的感受。例如，她会说："哦，天哪，科拉临阵退缩了吗？"或者"奥斯卡，你今天不是很有信心吗？我只看到你的信心掉得满地都是。"

当艾丽卡一直这样说时，团体成员会跳出来和她对峙。比如，布兰奇告诉艾丽卡："我不认为你的评论对你、你的团体或你要面对的任何人有帮助。你纯粹就是在挖苦别人。"

虽然艾丽卡没有很快改变，但她的语气确实变软了。

问题

你会说些什么来帮助艾丽卡？除了语言，还有什么可能会对她有所帮助呢？

诊断分析者

那些对心理学或精神疾病有所了解的成员可能会试图借用临床术语来诊断或解释其他团体成员的问题。这些人坚持认为团体中的每个人都有根深蒂固的问题，而这些问题可以且应该用《精神疾病诊断与统计手册》（DSM）来解释。他们认为，一旦他们解释了团体成员的行为，他们的行为就会有所不同。因此，诊断分

析者能够快速地为他人提供治疗方法以及丰富的答案和解释。他们专注于解决别人的问题。

团体带领者可以通过指出每个人都有困难，只有那些有极端问题的人才适合用DSM标准诊断，来应对这种趋势并帮助诊断分析者。更重要的是，团体带领者可以让诊断分析者关注自身想从团体中获得什么来帮助他。关注于个人收获可以让这类人意识到，自己可以从团体中

得到比关注其他人更多的东西。

关注他人者

最后一类人是关注他人者，即那些询问他人、提供建议、表现得好像他们没有任何问题的人，他们往往自我标榜为所谓的团体"助理带领者"。这些人通常会受到团体成员的挑战，如果有人告诉他们，自我表露对大多数人来说比这种缺乏个人参与的方式更有帮助，就可以帮助他们克服这种以他人为中心的行为。在团体的这一阶段，可以允许他们为自己许愿。例如，团体带领者可以问："拉托娅，如果你能拥有一些新的特质的话，它们会是什么？"事实上，我们必须帮助专注于他人的团体成员认识到参与团体对其个人的价值。

总的来说，重要的是给予团体成员时间来表达自己，而不是在团体初创之时就为他们定型或贴上各种各样的标签。团体带领者必须相信自己对困难团体成员的感受和反应，在某些情况下，可能不得不将一些困难的成员从团体中移除，但这种措施是万不得已的最后手段。这样的过程会让其他成员担心他们是否也会被移除。在迈出这一步之前，团体带领者需要通过思考和感受某些行为来帮助团体成员自助。允许团体成员给出和接受反馈能够使他们获得洞察力，并改变问题和破坏性行为。简而言之，"问题成员"的存在是一个黄金机会，可以促进团体发展，让团体迈向更高的亲密和功能水平。

亚团体

团体带领者可以通过关注每个成员的独特性及其与整个团体的联结来帮助防止亚团体的形成。团体带领者也可以通过在筛选面谈、入组前培训和首次团体活动时请成员明确他们对团体的期望来阻止亚团体的形成。然而，当亚团体确实发展起来时，必须直接处理，否则可能对团体成员的互动产生有害影响。特罗泽描述了以下三种处理亚团体（除了预防以外）的

方法。

- 让团体注意到正在发生的所有聚集、共谋和亚团体行为。例如，指出约翰、吉姆和玛丽似乎组成了小组在单独行动，而没有与团体中的其他成员互动。
- 建立指导方针和期望，让团体成员了解到成员间的亚团体活动。在这种情况下，团体规则之一可以是，在会面开始前，团体成员在团体常规日程之外的亚团体会面都要向大团体报告。
- 作为团体带领者，不要掩饰你对亚团体的看法和 / 或了解，否则就是在不公开或秘密地与亚团体共谋。如果团体带领者在意识到一个亚团体已经形成时仍然保持沉默，那他就是在伤害整个团体。直言不讳可能会有暂时疏远亚团体成员的风险，但如果不这样做，恐怕失去的就是整个团体。

团体程序问题

在最初的团体活动开始时，团体带领者和成员经常会感到焦虑、尴尬和充满期待。因为每个团体都不一样，即使是有团体经历的老手也会感到有些忧虑。大多数团体成员都会尽力表现出他们最好的一面，友好积极，但也可能会在某些时候出现潜在问题。处理这些问题的最好方法是阻止它们发展，然而，有时可能也需要带领者采取纠正措施。

团体的开场

开始第一次团体会面通常是一次困难的经历，尤其是对于新手团体带领者来说。正如多尼吉安和赫尔斯－基拉基所描述的，这是团体过程中的一个关键事件（一个可以对团体产生积极或消极影响的事件）。如何处理它会对团体的后续发展产生重大影响。一些实践者，比如库尔森（Coulson）选择沉默地建立一个团体，但是大多数团体带领者都会选择更有结构的方

式。团体初创之时，完善的结构有助于减少成员的焦虑，使他们不至于在团体发展的过程中手足无措。团体带领者通常会有一些开场白或指导语，如"让我们开始吧"或"该开始了"。这些话语代表着团体开始的信号，使大家的注意力能够集中在即将发生的事情上。

除了这些一般的引导之外，还有其他几个选项可用于开启第一次团体会面。雅各布斯等人提出了以下八种不同的方法。具体使用哪种取决于团体带领者的风格和团体的目的。

- 以团体开场白开始，然后进行一个介绍练习。这种方法通常用于心理教育或任务/工作团体，尽管也可以用于治疗团体。这需要团体带领者花大约五分钟来描述团体的形式和目的，并进行自我介绍，然后是一个简短的练习，如成员进行自我介绍。

- 从长篇开场白开始，然后直接进入团体内容。这种方式通常用于教育和任务团体中，团体带领者首先向成员解释团体的内容或目的。然后，带领者会很快让团体成员加入到团体中，而不会互相介绍，原因可能是团体太大，也可能是成员已经互相认识了。

- 首先是关于该团体及其目标的长篇开场白，然后进行一个介绍练习。当团体的重点是教育或任务时，可以使用此程序。在长篇开场白中，团体带领者提醒团体成员他们的目的，然后通过描述团体将要做什么来帮助团体开始工作。当团体带领者提供的信息有趣且丰富时，该选项最有效。一个可能犯的禁忌是团体带领者发言时间太长——比如超过15分钟。

- 首先简单介绍一下这个团体，然后进入正题。这种开场白是任务/工作团体的理想选择。在这些团体中，成员相互了解，团体的目的明确。在这种开场中，首次参加团体活动的成员们可以自由交流想法和建议。

- 首先简单介绍一下这个团体，然后让成员分成两组。这种类型的开场白通常用于成员加入团体的目的明确，且有一些共同之处的团体。分成两组有助于团体成员更加关注团体的内容或目的。

- 首先简单介绍一下这个团体，然后让成员完成一份简短的填空表。填空表有助于成员聚焦于团体目的。当不需要介绍时，这种方法可以用于任务/工作、心理教育和治疗/心理咨询团体。

- 从介绍练习开始。当团体成员对团体目标有很明确的想法时，可以采用这种类型的介绍。这个过程有助于成员进行自我介绍，并立即关注团体的内容。可以使用许多有创造性的练习。例如，莱辛纳（Lessner）建议团体带领者使用非歧视性的诗歌来开始一个新团体，如劳伦斯·费林盖蒂（Lawrence Ferlinghetti）或A.R.阿蒙斯（A.R. Ammons）所写的诗。可以让团体成员大声朗读这类诗歌，并描述他们如何像诗中的一个形象，如一片叶子、一块石头，或者一棵树，然后，引导他们向其他成员介绍自己，不仅要说出自己的名字，还要说出自己认同的形象。诸如雅各布斯的《创造性咨询技术》（Creative Counseling Techniques）等文献是带领者可以选择或修改用来开始团体的绝佳资源。例如，雅各布斯指出，杯子和椅子等意象常常可以向团体成员说明单靠话语无法传达的东西。

- 以一个不寻常的方式开始，例如抓住成员的注意力。这种开始方式背后的想法是，用一些出其不意的方式吸引团体成员的注意力。例如，一位带领者可以与协同带领者就有效沟通的方式展开口头讨论，然后要求成员就其所看到的内容进行反馈，接下来会展开关于沟通和有效沟通方式的讨论。

总的来说，没有哪种类型的介绍会对每个团体或每个团体带领者都持续有效。介绍的风格在很大程度上取决于团体带领者的人际交往技巧和团体的性质。

团体中还有其他一些事项是如果不处理就会出现问题的，如结构、参与度、凝聚力、希望、冒险以及团体结束。因此，这里我们要对这些过程进行更深入的研究。

结构

团体带领者必须在团体开始阶段就团体的结构做出决定（根据事先制订的计划或议程管理团体）。那些任务/工作及心理教育团体的带领者，会比心理咨询和心理治疗团体的带领者更直接。结构化团体的优势在于它能够促进团体合作，减轻成员焦虑，突出其个人表现，并促进所有成员融入团体。结构化也可以给团体带领者信心，帮助他们专注于团体目标。结构化的缺点是它可能阻碍个人责任并限制言论自由。无结构的团体尽管在最初会引发更多的焦虑和不满，但最终会产生更高的团体凝聚力和士气。

不管是谁促成团体成员的融入，都避免不了团体的结构问题。正如柯瑞等人2014年提醒团体成员的那样，问题不在于团体带领者是否应该提供结构，而在于应该提供什么程度的结构。带领者的理论立场将是衡量团体结构程度的主要指南。成员们或公开或秘密地向团体带领者寻求结构和答案，以及认可和接纳。重要的是，团体带领者在开始阶段不要过多或过少地结构化团体经验。

戴斯（Dies）提供了在团体发展的初始阶段，如何正确地结构化的一些指导方针。其中包括，团体带领者要意识到，在早期阶段直接结构化团体有助于团体的发展，并可能促进信任的建立和目标的实现。然而，团体结构化的程度取决于团体类型。团体类型既可以包括团体带领者对行为的间接干预，也可以包括其对行为的面质性直接干预。一旦团体开始良好运作，使用大量结构化的团体带领者就会在这个过程中放松下来。

卷入

团体成员积极投入到团体中是第一次团体会面取得最佳效果的必要条件。正如约翰逊等人提出的，结构化练习可以很出色地让人们以一种创造性的、愉快的方式凝聚在一起。然而，团体成员们并不能一开始就马上亲密相处并积极参与到团体中。

在第一次团体会面期间，团体带领者必须促进成员间的互动。使用结构化活动是实现这一目标的方式之一。通过讨论与练习相关的具体问题，团体成员能够不再仅仅把焦点放在团体接纳问题上，而是开始关注个人目标。因此，在某些团体中，这些活动能够在有限的基础上占有一席之地。在考虑如何让成员融入团体时，团体带领者应该首先关注团体的主要目标，之后再思考达到这一目标的具体策略。在那些最有成效的团体中，成员往往能够现实地应对自己、他人及各种议题。

团体凝聚力

任何团体想要有效发展都需要成员拥有共同的团体形象。不幸的是，在团体的初始阶段，成员是带着个人形象进入团体的。他们不仅缺乏共同的身份认同，而且经常对自己的身份不确定，拒绝接受团体带领者的任何指示，或者表现出不愿意融入他人的"谨慎行事"。

打破这一困境并建立团体凝聚力——即"我们感"的一个方法是，允许个人自由且充分地表达他们的关切。通过这种参与方式，团体成员在团体中获得一种归属感，因为他们切实投入到团体中了。增强团体凝聚力的另一种方法是通过艺术（如绘画、摄影、文学等）来实现的。艺术可以帮助团体成员更清晰地表达他们的感受和想法。团体中的艺术方法通常来说很有趣，不会造成威胁，并且涉及自我表露。这个参与过程可以促进整个团体及其成员的开放、信任和安全感。这些认知可以促进团体成员的积极互动，如任务上的合作、分歧的解决

和团体目标上的共识。

虽然团体凝聚力通常直到团体的规范（或认同）阶段才会充分显现，但其发展的种子却很早就播下了。团体凝聚力植根于依恋，形成于成员学习相互信任和建立联结的过程。

案例

科琳的团体凝聚力体验

科琳对加入女性团体持怀疑态度。她之所以被这个团体吸引是因为自己的社交孤立，但同时她又对它持有疑虑，认为这个团体太"肉麻矫情"，她想自己最多只能从中获得一些情感宣泄。当她在第一次会面中表达对该团体的怀疑时，她惊讶地听到其他女性也表达了同样的担忧。这让她觉得和这些陌生人更亲近了。

当团体带领者邀请成员们用马克笔画一条线来表示他们开始这段经历的感受时，科琳更加被这个团体吸引了。她选择了一支明橙色马克笔。她的线条在纸上上下交错。在这个过程中，她不确定自己的这个举动代表的是愤怒、沮丧还是紧张。她边笑边这么告诉大家，其他人也善意地笑了起来。

问题

在这两次体验之后，你认为科琳对这个团体有什么看法？如果你是团体带领者，你还会做些什么来帮助科琳在团体中找到自己的位置？

希望和冒险

灌注希望是亚隆描述的基本疗效因子之一。如果成员们对自身境况将会改变、变得更好这件事充满希望，那他们更可能会在团体中努力工作。团体带领者可以通过一些方式在团体的初始阶段灌输希望。例如，可以向成员介绍团体流程、确认成员之间的共同点，并强调积极的一面。他们也可以用幽默的方式告诉成员其他团体通常是如何传递希望的。

如果成员能够在团体中体验到一种共性（即与其他人的共通之处），那么团体将更有凝聚力。然后，成员将更有可能冒险，一旦成功，他们的成就感就会增加，对团体的兴趣也会增加。在这一点上，风险的程度不应过高，或者对其他成员的威胁不应太大。因此，团体带领者必须努力在促进自我表露方面保持平衡。团体带领者在团体的早期阶段促进成员表露有限且无威胁的信息是比较合适且有利于团体成功的。

团体会面的结束（终止）

一次团体会面的结束会让团体成员们"百感交集"——焦虑、宽慰、悲伤和快乐。恰当地结束团体会面和恰当地开始团体会面同等重要。通常，人们都不重视会面的结束，团体带领者可能只是简单地告知："时间到了。"柯瑞等人建议在团体会面结束前至少留出10分钟的时间进行反思和总结，否则，团体成员可能会变得沮丧，无法深入了解自己和他人。他们还建议，在常规会面结束时，可以请成员思考一些未回答的问题，谈谈对参与团体的反思、关于学习内容的自我报告、希望在下一次会面中探索的内容以及他人提供的关于自己行为积极

变化的反馈。

要建立这种模式，初始阶段的几次团体活动至关重要。即使一个团体没有在多次会面中持续使用这种模式，许多团体成员也可能会体验到"一定程度的放松"。因为他们能够释放压抑的感情（情绪宣泄），认为自己与他人有共同之处（普同性），发现自己关心他人（利他），并体验到对未来人生的希望。

团体开始阶段有用的程序

没有哪种方法或技术适用于团体开始阶段的所有方面。原因很简单：每个团体都是独一无二的。然而，有些通用的团体程序似乎在大多数团体中都很有用，尤其是在团体开始阶段。以下是其中的一些程序。

融入

融入是成员之间在心理和生理上相互联系的过程。融入团体要求团体带领者和成员努力认识和了解彼此。融入团体有几种方式。最常见的一种方式可能是成员做自我介绍，介绍自己的名字和一些简短的个人背景信息。一种更令人兴奋的融入方式是破冰活动，这是一种旨在促进两个或更多人之间交流的活动。这种活动可以采取多种形式，其目的都是使团体活跃起来、减少团体焦虑、提供结构、促进成员之间相互介绍，并通过分享彼此的个人信息来促进成员之间的普同性。一个破冰活动的例子是成员们简单地轮流说出自己的名字和喜欢的食物或活动。一种更能活跃气氛但要求更高的破冰活动是每个人必须介绍一下坐在自己旁边的

反思

试想有人帮助你意识到你和另一个人有着共同的兴趣或爱好。你在意识到这一点后感觉如何？你想要做些什么呢？

人。无论是简单的还是复杂的破冰活动，都适合大多数任务 / 工作和心理教育团体。

然而，在心理咨询和治疗团体中，破冰活动用在当成员更深入地了解自己并解释为什么会加入团体时，效果更好。破冰活动不仅可以用直接的口头表达方式，也可以加入一些活动使其更有创造性，如"制作袋子"——在袋子外面装饰代表他们生活的符号（比如图片），里面装进更有象征意义的符号代表他们所关心的问题，并在他们准备好的时候披露这些信息。

联结

联结是指通过指出成员之间的共同之处来将他们联系起来的过程。它加强了成员和整个团体之间的联系。例如，团体带领者可以指出两个成员是如何处理涉及丧失或变迁的问题的。团体带领者也可以通过建立联结的话语帮助成员认识到团体的任务之一就是建立信任。在这种情况下，团体带领者可以说："我今天观察到一些成员正在就一个共同议题而努力。亨利、爱丽丝、艾丽西娅和欧尼，你们都谈到不确定自己能否说出在团体中的真实感受。信任问题似乎很重要，也是一个我们要共同面对的问题。"

联结贯穿团体过程的始终，但联结的力量在初始阶段尤其强大。团体凝聚力通过联结得到发展。一些团体工作者认为联结是一个发展的过程。因为随着团体的发展，更多的主题、人际关系和议题将团体联系在一起，并促进成员感受到彼此之间的关联。如果从团体开始就使用这个技术，那么更有可能发展出高质量的联结。

中断

中断有两种定义。首先，中断确保新信息的引入不会太晚，以至于团体无法充分处理它。例如，如果团体成员贾尼斯说她想和团体分享一个重要的秘密，而会面时间只剩下五分钟了，那么团体带领者可能会打断她。中断很可能会集中在会面剩余的有限时间里。在这样的过程中，成员会被邀请在下次会面中分享这个秘密，而团体可以用它来开始会面。

团体带领者可能会做这样一个中断的陈述："贾尼斯，我想其他成员很愿意听你说，但是由于时间关系，没有办法听你说了。很遗憾你希望分享的内容出现得这么晚。请把这些内容留到下次团体会面，这样我们才能妥善处理，并给予你和这个信息应有的重视。"

中断也能够防止团体成员的漫谈。例如，当团体带领者要求马克做简单的自我介绍，而马克开始将他的生活史与团体联系起来时，团体带领者就可以打断他，例如说："马克，随着团体的推进，我们会更深入地审视过去。现在我们需要让下一个成员开始了，这样才能确保每个人都有机会介绍自己。"通过打断马克的漫谈，团体带领者让团体继续工作，并向马克和其他成员示范了正确的行为。

引出

与中断相反的是引出。通过引出，团体带领者有目的地邀请更多沉默的成员就任意一件事情，对团体中的任意一位成员或整个团体发表看法。例如，团体带领者可以说："安迪，关于这个问题我们还没有听到你的想法。"通过引出技术，团体带领者帮助成员感到彼此之间的联系更加紧密。引出可以帮助成员在团体中投入更多，也可以明确他们的想法。与此同时，其他团体成员会收到被鼓励表达的人提供的有价值的信息。这种方法特别适合于那些内向或爱反思的团体成员。

阐明目标

有时，成员无意中引出的话题不适合团体开始或团体目标。在这种情况下，带领者应该明确团体目标，包括个人的和整个团体的目标、团体目前所处的阶段，或者哪些互动行为是合适的。例如，团体带领者可能会说："弗兰克，你的评论很有意思，但我不知道你怎么看待我们一直在讨论的话题。请记住，在这个团体中，我们专注于提高我们的人际沟通技巧。"

总结和结论

启动团体是一项充满复杂事项的艰巨任务。没有做好充分准备的团体带领者可能无法面对与这一任务相关的各种需求。因此，要想团体取得成功，精心计划和对团体成员进行筛选是必不可少的。这些过程需要投入时间和精力，但团体带领者可能会在以下方面获得回报，如得到同事的认同、获得合适的团体成员、明确团体和个人目标、最大限度地确保保密性和程序适当等。一个启动良好的团体最终更有可能运作良好。

团体带领者需要为团体成员发生心理状况和意外事件（如有的成员会扮演特定角色，并对团体和个人成长产生积极或消极的影响）的可能性做好准备。组织好团体并在问题出现时面对它们，这对最终的成功非常重要。我们没有办法知道什么时候会发生什么意外状况，但是如果团体带领者能够了解如何开始和结束第一次团体会面，以及如何帮助团体成员获得他们所需要的东西，那他们对团体而言便是极其宝贵的资源。

5

过渡阶段：
动荡期和规范化期

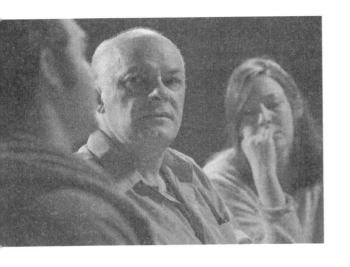

伴随着挣扎、停滞和压力，

我们像朝圣者一样在旅途中聚集，

探索我们思想的领地，

以及将我们与他人分隔开来的空间。

当我们冒险探索未知时，

气氛因焦虑而紧张。

就像昨天的定居者一样，

我们努力接受所遇到的一切。

被一种新的意识所激活，

我们开始考虑改变。

引自："*A Restless Presence: Group Process as a Pilgrimage,*" in School Counselor, 27, pp. 126–127, © 1979 by Samuel T. Gladding. Reprinted by permission from Samuel T. Gladding.

本章概要

阅读本章，可以了解如下信息：

◆ 团体动荡期及其工作方法；

◆ 团体规范化期及其促进方式；

◆ 克服阻抗和解决冲突的技巧。

当你阅读时，请思考：

• 你何时感受到了与团体中某个成员的竞争，你因此做了什么；

• 你何时感受到了对团体的认同，你因此是如何表现的；

• 在团体中，你曾做过什么，让他人觉得自己是团体的一部分？

16 20年，一群清教徒抵达现在的马萨诸塞州的普利茅斯。在那里，他们寻求宗教自由，在美国荒野上披荆斩棘，以开启新的起点。他们的这种开拓精神帮助他们渡过了许多难关。然而，他们所经历的磨难，特别是疾病和一半殖民人口的死亡，使他们从一个最初的理想社会转变为一个最实际的社会，逐渐在一个新的、充满敌意的环境中生存和成长。在这些转变的过程中，这些殖民者拓宽了世界观，并适应了环境。这种转变有时会涉及分歧或动荡，但最终，那些留下的原住民和新加入的定居者共同建立了一种生活和合作方式。这种方式一直持续到1691年，普利茅斯结束它作为独立殖民地的历史。

团体及其成员总是在变化。例如，在首次团体会面中普遍存在的热情，经常会在第二次或第三次会面时消退，成员可能会感到失望。这种行为模式是可以预期的。另一个可预期的是，成员从谈论过去转向专注于此时此地。如果没有带领者的引导，专注于此时此地的转变可能不会发生。在大多数团体中，这种转变都发生在两个层面——个体层面和团体层面。在这种转变中，成员愿意承担更多的风险，并不再停留在表面，这标志着形成阶段的结束和过渡阶段的开始。

团体过渡阶段是指在团体形成过程之后和团体工作阶段之前的时间。在一个持续12~15次的团体中，这一阶段始于第二或第三次会面，通常会持续1~3次会面。也就是说，一个团体的过渡时间平均会占用会面次数的5%~20%。这一阶段由两部分组成，其特点是成员的一些情感表达和互动。

团体的过渡始于动荡期。在这个阶段，成员开始与他人竞争，以找到自己在团体中的位置。团体令人不安的部分包括权力和控制的斗争，这既可能是公开的，也可能是隐蔽的。在这一阶段，焦虑、抗拒、防御、冲突、对抗和移情等情绪会频繁出现。如果团体成功地渡过了动荡期，就会进入规范化期。在这个阶段，团体中会出现解决方案，形成凝聚力，并有机会在成长中前进。团体的目标和带领者的技能影响着这些过程的发展，但成员的个性和需求以及他们对团体的信任、兴趣和承诺的程度也起着重要作用。由于每个团体都独一无二，带领者和成员必须特别注意团体的动态和个人的感受，才能最大限度地从这两个阶段中获益。在这一章中，我们会重点关注在动荡和规范化期所表现出来的特征是如何影响一个团体的。不同团体之间的经历是不同的，但是团体的发展涉及任务目标和人际关系的相互依存。与团体过渡相关的特征遵循一些通用的模式，无论是阶段（发展）还是主题（问题）都是如此。如果团体要在这个阶段有效地进行协商并最终取得成果，就必须考虑到整体模式。在团体过渡的过程中，两个可预测的过程——动荡期和规范化期——各自具有其特征。

动荡期

动荡期是一个充满冲突和焦虑的时期，指的是团体从初级紧张（陌生情景中的尴尬）向次级紧张（团体内部的冲突）过渡的时期。在这一阶段，如果团体运作良好，就会计算出"紧张阈值"，并在紧张过少和过多之间达到平衡。团体成员和带领者在与结构、方向、控制、宣泄和人际关系相关的问题上苦苦挣扎。尽管在这一阶段，挫折和吵闹会增加，但是回避形式的安静动荡也有可能发生。如果一个团体想要富有成效，那么团体及其成员表达和探索成员之间的差异是很重要的。成员需要改变过去无效的联结方式来发展新的技能，并确立自己在团体中的位置。

案例

遭遇动荡期的奥利维亚

奥利维亚是一个新手团体带领者。她从来没有读过有关团体带领的书，也没有受过督导。然而，她认为在她的服务俱乐部里组建一个团体会很有趣。在最初的几次团体会面上，一切都很顺利，成员们就像在每周例会上那样四处开玩笑。然后，当他们探讨如何改善俱乐部时，讨论开始变得严肃，紧张的气氛出现了。简单地说，团体中有三个相互竞争的想法，而且竞争非常激烈，都想占上风。团体中现在有三个亚团体和一些独立的思考者。成员的情绪开始有点失控，奥利维亚担心有人会受到心理或身体上的伤害。

问题

你会建议奥利维亚做些什么？什么时候做？怎么做？

每个团体经历的动荡期都会有所不同。有些团体可能遇到了与这个阶段有关的各种问题，而有些团体可能没遇到什么困难。在这个阶段，团体的发展可能会由于沉溺于冲突或忽视冲突而停滞不前，如果是这样的话，那这个团体可能永远都无法进入工作阶段。当这种情况发生时，冲突就会变得具有破坏性，分歧就会螺旋式上升，其特征是权力、操纵、胁迫、威胁和欺骗。因此，带领者必须帮助成员认识到并处理他们的冲突以及与之相关的焦虑和防御。他们可以通过解决冲突或管理冲突来做到这一点。

冲突解决是基于这样一种基本概念，即冲突本质上是消极的和具有破坏性的。因此，重点是结束一场特定的冲突。例如，带领者可能会要求凯文和奥珀尔停止互相辱骂或者对对方做出绝对的、笼统的评论。冲突管理的前提是"冲突可以是积极的"，因此，重点是将冲突导向建设性的对话。例如，如果彼得和希瑟互相指责对方不敏感，那么团体带领者可以要求他们告诉对方他们希望对方怎么做。

当团体带领者采用冲突解决或冲突管理的方法时，团体中的冲突会暗含着大量潜在的好处。例如，冲突可以通过突出成员间的人际界限来开启团体中的人际关系发展。冲突还可以帮助整个团体克服从接收信息到做出改变的阻力。冲突的其他积极作用来自冲突解决或冲突管理，包括释放紧张、加强关系、重新评估和明确目标。较好地处理冲突将会使成员之间及整个团体内部的依赖和独立程度变得更适中和容易接受。

动荡期有一些核心特征，决定着冲突的处理方式以及团体的发展方式，它们是：同伴关系、阻抗和任务处理。

动荡期的同伴关系

在动荡期，团体成员在刚开始交流的时候更容易焦虑，因为他们害怕失去控制、被误解、显得愚蠢或被拒绝。有些人会为了避免冒险而在这个时候保持沉默；另一些人则希望在团体中站稳脚跟，用更加开放和自信的态度来处理自己的焦虑。例如，谢丽尔可能在动荡期保持沉默，只是观察团体成员之间的互动。然而，托尼可能会在言语上更加主动，表达他对团体成员提出的想法的看法。

在动荡期，对权力的关注也很普遍。权力是"给他人的行为带来某种预期后果的能力"。权力斗争在团体成员适应团体形成阶段后不久就会发生。

由于团体成员处理问题的方式会影响到团体的冲突或合作程度，因此对权力的态度就变得很重要。

团体中的权力可以有多种形式。信息性权力的前提是了解越多越能控制局面，包括那些涉及人的局面；影响性权力建立在通过劝说他人相信某一做法是正确的来说服和操纵他人的

理念之上；权威性权力建立在一个组织的社会地位或责任之上。权威的手段，如"摆架子"，可以用来试图影响包括不平等人群的团体，如任务／工作团体中的成员。

反思

你何时见过上述三种权力？你何时使用过任何形式的权力，尤其是在团体中？你觉得行使权力的感觉如何？当权力施加在你身上时，你感觉如何？

无论展现出来的是什么类型的权力，处理权力的原则都是相似的。首先，成员会尝试用类似于他们在团体外使用的方式来解决权力问题，如战斗或逃跑。如果这些策略有效，那成员就会继续使用。如果它们没用，那成员将采用新的方法来处理潜在的冲突情况。例如，当特蕾西发现对其他成员大吼大叫既不能影响他们也不能得到尊重时，她可能会尝试进行一对一的谈话，或者通过讲述她过去的经历来使团体成员尊重她。

成员对团体及其带领者的信任也是在动荡期中会出现的一个问题。在动荡期，很多人都会不信任他人，一部分原因是他们缺乏与团体打交道的经验，另一部分原因是在团体从肤浅

走向统一的过程中，要解决焦虑和权力问题。过多的不信任会阻碍团体成员之间的团结。同时，在经验不足的情况下盲目信任（例如，在没有完全了解团体成员时告诉他们私密的想法）也是不合适的。

与同伴间的焦虑、权力和信任问题相关的是言语互动的质量问题。在动荡期团体权力层级建立的过程中，成员们处理控制、冲突和支配等问题时，经常会使用负面评价、评判和批评。例如，成员可能会关注信息的内容。在这种情况下，他们的回答很可能是："我不明白你为什么要让这种事发生在你身上""我认为你让那件事发生是很不明智的"或"如果我是你的话，我会……"

案例

刻薄的卡尔

卡尔发誓说他只是在说实话，但每当有团体成员提到自己被误解的情况时，卡尔就会像狮子攻击羚羊一样猛扑过去。他对任何人或事都无情地批评和判断。成员们要么和他争执，要么干脆不再理他。最后，几名团体成员向卡尔指出了他的所作所为。他虽提出抗议，但无济于事。在僵持了相当长的时间后，卡尔最终意识到了自己的问题，并改变了自己的行为。

问题

你认为卡尔为什么不愿意改变他的批判态度？除了言语对抗之外，还有哪些策略可以帮助过度批判者改变行为？

如果团体在动荡期一切顺利，那么团体成员就会更好地了解自己和彼此，并开始产生共鸣。然而，要想取得进展，团体必须共同努力来消除改变的阻抗。

动荡期的阻抗

关于阻抗，最佳定义是任何能使团体远离不适、冲突或潜在成长的行为。它似乎在动荡期的早期有所增加。阻抗的形式是多种多样的，

有针对讨论事件的（例如，"我不想谈论那件事"）；有针对带领者的（例如，"你是带领者，你告诉我如何改变"）；有针对其他成员的（例如，"我认为吉姆不喜欢我，我要离开"）；有针对控制的（例如，"我在这里感觉不安全，除非我愿意，否则我什么也不会说"）；还有针对整个团体的（例如，"你们是一群失败者""我与你们毫无共同之处"）。

当这种行为发生时，那些毫无准备的团体带领者可能会变得具有防御性。在这种情况下，团体就会陷入混乱，带领者可能会感受到人身攻击或侮辱。当这种行为发生时，成员和带领者的反应通常是愤怒且无效的。例如，海伦可能会说："琼，如果你不喜欢这个团体以及这里讨论的内容，那你可以退出去找另一个团体。"而琼则可能会大喊："你又不是带领者，你根本没有权力告诉我该做什么！"

有些阻抗的形式更为微妙。例如，有些团体成员的行为表面上看起来是在接受，但实际上是在抗拒。最常见的微妙的间接阻抗形式将在下面的小节中描述。

理智化

理智化是一种强调抽象概念，尽量不投入情感或只投入最少情感的行为。个体使用理性和精细的言语来避免处理个人情感。这样的过程可以帮助成员游离于团体之外。例如，一个心理治疗团体的成员可能会对团体说："许多人认为当别人不同意他们的观点时，他们会受到威胁。"除非这些评论包含具体的个人感受，例如"当有成员不同意我的观点时，我觉得这个团体在拒绝我"，否则其他人很难做出有意义的回应。

反思

你什么时候得到过他人的建议？作为建议的接受者，你感觉如何？在他人为某个决定而纠结的时候，向他提供建议是否有危险？这样做的坏处是什么？好处又是什么？

质疑

在人际关系中，质疑常常是陈述的伪装。如果成员们不断地互相质疑，那么他们就不会暴露真实的自我。质疑使团体专注于为什么过去会发生这样那样的事情，从而使成员无法专注于此时此地正在发生的事情。在一个充满阻抗的心理咨询团体中，成员们可能会问这样的问题："我们真的必须谈论我们的感受吗？"或者"为什么约翰不像苏珊那样多地谈论他过去的团体经历呢？"

为了应对质疑，团体带领者需要采取纠正措施。最好的策略之一是带领者要求成员在开始一句话之前使用"我"字，比如"我感到紧张"。另一个策略是带领者简单地说："因为大多数问题实际上都是真实想法的表露，我希望你们每个人都重新表述一下你们的问题。"在刚才给出的例子中，陈述可以是"我不想谈论我的感受"和"我希望约翰和苏珊一样多地谈论他过去的团体经历"。通过这些方法，带领者邀请成员和整个团体以富有成效的方式审视各自的想法和感受。

提供建议

提供建议包括指导某人在特定情况下应该做什么。在大多数团体中，建议都是不太合适也不太被需要的。它会阻止成员们与自己的感情做斗争，并使建议提供者不必去承认他生活中的缺点。对于存在阻抗心理的团体成员来说，不管是笼统的建议还是具体的建议，通常都是无用的。例如，扬可能会对旺达说："我认为你需要做的就是多锻炼。除非你对自己的身体感觉好一些，否则你永远不会对自己感到满意。"这个建议或许有一定的道理，但由于成员们目前还不太了解彼此，这可能会被视为批评，让扬和旺达的关系更加疏远。

创可贴

这个被巧妙地命名为"创可贴"的概念与对支持的滥用有关。这是一个通过阻止他人充分表达情感痛苦（宣泄）来舒缓其情绪的过程。看起来，创可贴可以抚平伤口、缓解情绪，而实际情况恰恰相反。例如，在一个心理治疗团体中，当杰森大声抱怨父母对待他的方式时，拉德可能会试图让杰森在生理和心理上平静下来。如果拉德成功了，那么他就阻止了杰森释放并处理这些情绪。但杰森可能会继续生气，有时甚至把自己的情绪投射到别人身上。这就可能导致团体的动荡期延长。

案例

被贴创可贴的鲍勃

鲍勃在一段破裂的亲密关系中受到了严重的伤害，他的伤痛至今尚未痊愈。他原以为自己加入的是一个哀伤支持团体，但很快就发现自己成了被大家拒绝的对象。成员们根本不想听到关于痛苦的话题，因此，鲍勃变得越来越沮丧。他想表达自己的情感，但事与愿违，总是有人阻止他继续前行。

问题

除了变得沮丧和生气之外，鲍勃还可以通过哪些方式来处理这种情况？你是否见过有成员或团体有贴创可贴的行为？结果如何？

依赖

那些表现出依赖行为的团体成员会激励建议提供者和贴创可贴者。他们表现得无助、无能，但又拒绝听取反馈。他们是"拒绝帮助的抱怨者"。例如，乔伊斯可能会对汤姆说："如果你是我，你会怎么做？你比我更有经验。我需要你的帮助。"如果汤姆的回应是由他来负责乔伊斯的生活，那么他和乔伊斯都不会得到帮助，因为乔伊斯会更加依赖汤姆，两人开始形成一种不平等的关系。

接下来要讨论的其他阻抗形式更直接，潜在的破坏性也可能更大。

垄断

当团体中的一人或多人经常通过与团体任务无关的过多交谈或活动来支配团体的时间时，垄断就发生了。还有一些时候，他们的观点很中肯，但充斥着太多无关紧要的细节或动作，以致团体成员无法处理所听到的内容。无论是哪种情况，这种形式的阻抗都会使团体无法处理个人或团体议题。

团体可以通过以下方式来帮助垄断者：（1）提供面质；（2）教会他们应对焦虑的新技巧（如渐进式放松）；（3）向他们提供反馈，说明他们的新旧行为分别如何影响他们的人际交往。在某些情况下，团体带领者可以通过手势提醒垄断者改变其行为方式。

攻击团体带领者

对团体带领者的攻击可能是导致团体出现困难的最直接的阻抗形式。这种攻击在非自愿团体中更为常见，因为这些团体的成员都是被迫或被指派参加团体的。许多理论认为对团体带领者的攻击是塑造新规范和促进团体发展的机会。无论如何，团体带领者都不能忽视任何攻击。有时，攻击也是合理的，尤其是当团体带领者对成员的需求不敏感时。然而，情况并非总是如此。

在成员自愿参与团体的情况下，几乎所有团体中攻击带领者的行为，都是由亚团体、对亲密关系的恐惧或团体外社交问题所致。例如，如果团体中形成亚团体，成员随之就可能出现被孤立的想法和观念，最终发展为对团体带领者能力的质疑。这种消极的想法很快就会浮出水面并被表达出来。如果对成员进行仔细地筛选和团体前培训，并在团体开始时明确定义团体规则，就可以避免这些困难和攻击。例如，在一个心理治疗团体中，带领者可以要求无法独立思考问题的扎克等待参加下一个团体。当团体带领者怀疑某人没有准备好加入团体时，最好还是谨慎行事，拒绝此人参加特定的团体活动。

然而，当带领者受到攻击时，他必须立即进行解决和处理。否则，这个团体将会因任何冒险行为而变得不安全，并会出现一系列攻击行为，从而导致成员感受到威胁并放弃团体。换言之，团体会一直处在动荡期。团体带领者应对攻击的最佳策略之一是直面他们，并尝试确定导致攻击的潜在原因，如未处理的情感。团体带领者最好以非攻击性和公开的方式来做这件事。例如，如果带领者本因为没有创造一个安全和信任的氛围而受到攻击，那么他可以说："听了你的话，我感到你希望我能有更多的作为。我想知道你有什么具体想法，也想知道你希望团体中的其他人怎么做，才能使你感到更安全、更放心。"

动荡期的任务处理

任务处理（实现特定目标的方式方法）在团体动荡期似乎"退居二线"了。成员或团体带领者不再像团体开始时那样直接关注目标；相反，他们非常关注个人问题，如团体安全、团体带领者的胜任力、信任和相处方式。团体中的这种"暂停"大有裨益，因为它使每个人都有机会重新评估目标和方向。更重要的是，它为所有团体参与者提供了一个机会，让他们可以在"迈"向变革之前先"看"清楚。

暂停完成任务的一个潜在问题是，团体中的某个人可能会因团体缺乏成就而受到指责或成为替罪羊。替罪羊现象是指将团体的问题推到一个人身上，而不是由团体来承担制造和解决困难的责任。如果发生了这样的事情，那么团体将会花费额外的时间和精力来处理人际问题。只有这些问题得到解决，整个团体才能重新开始工作。在团体发展历程中的这一时刻，成员和带领者必须对自己的行为负责。例如，当马克因为当前的问题而被团体成员指责时，琼可能会说："我认为我们目前的处境并不是由某一个人的行为造成的。我们都以自己独特的方式对此造成了影响。如果我们要互相帮助，那就需要探索到目前为止我们所做的事情，并尝试做一些不同的事情。"

如果成员可以在带领者和其他人的帮助下表达自己对个人或团体目标的感受，替罪羊现象就不太可能出现，成员也会发展出更多的觉察。这一过程有助于最终完成所选择的任务，并有助于团体及其成员健康成长。

渡过动荡期

前文已经提到了在团体动荡期解决特定形式的个人和人际问题的几种方法，然而，在这一时期，也有通用的方法来帮助团体凝聚。帮助团体成员在动荡期处理情绪的一种方法是安排一名过程观察者（一个中立的第三方专业人员，由其观察团体并就团体中的人际关系和相处过程给予反馈）。正如特罗泽所言，"有效解决问题和解决冲突的基础是有效的团体过程……当团体过程有缺陷或被忽视时，僵局和两极分化就会随之产生"。

通过向团体反馈所看到的情况，过程观察者可以帮助团体更加开放地承认和建设性地应对团体成员关系中可能出现的紧张和焦虑。例如，过程观察者可能会对团体说："我注意到里克和达拉似乎在争辩团体目前应当关注的问题，而团体的其他成员则保持沉默。这种模式已经持续了大约 10 分钟。我想知道这个团体发生了什么？"以这样一种描述事实的方式来构建一个观察框架，可以让团体的所有成员都听到它，并让里克和达拉之外的成员能够处理看起来似乎是隐秘的冲突。通过及早观察团体成员之间的情况，成员和整个团体就可以尝试改变行为或相处方式。

渡过动荡期的第二种方法是使用平等化过程，鼓励成员自由、均等地参与团体。在平等化过程中，带领者关注那些参与度低的团体成员，并通过团体反馈帮助过度活跃的成员理解其行为的影响。例如，如果托尼娅总是在其他团体成员表达担忧或发言后发表评论，那么带领者就可以说："托尼娅，你是否意识到自己积极参与团体活动会影响其他成员的发言权？"如果托尼娅认为自己没有意识到，那么带领者可以要求团体帮助托尼娅更加敏锐地感知其行为如何阻碍了其他人参与团体。对于阿尔来说，稍有不同的策略可能会更有效，因为他在团体中没有发言。带领者可以公开邀请："阿尔，今天没见你说话。你在想什么？"如果平等化效果很好，那么团体中的言语行为就会得到改变，成员们就可以均等地参与。当团体中的每个人都参与互动时，那些有可能引发冲突的问题就会浮出水面，并很快得到解决。

渡过动荡期的第三种方法是让团体成员独立于过程观察者来确认团体中正在发生哪些事情。如果团体带领者或成员否认该团体处于动荡甚至冲突之中，那么就会引起混乱。此外，成员还会不相信自己，不敢冒险并且不相信带领者。在大多数团体中，比起否认和欺骗，诚实会让情况更好处理。他们可能会同意沃尔特的观点，沃尔特对米歇尔和梅甘说："我希望你们能解决你们的个人分歧，以便我们能继续朝着我们的目标迈进。"通过直面动荡期正在发生的事情，成员和带领者知道他们面对的是什

么，因此可以让自己不那么沮丧，对正在发生的事情表现出更大的宽容。这种确认还能帮助成员们制订计划，并对情况更加敏感，以便做出改进。

第四种应对动荡期的通用方式是，请成员就他们的表现以及需要做什么进行反馈。反馈要么鼓励改变，要么支持现状。反馈过程可以以正式也可以以非正式方式进行。通过使用非正式反馈，带领者可以要求成员在其希望的任何时候以非结构化的方式给出他们对团体会面的反馈。这种邀请可以增加自发性和敏感性。例如，贝蒂可以说："哦，我刚刚意识到自己在做什么。帕特里夏每次说话的时候，我都不理她，因为她让我想起了我与母亲之间的不愉快。但是，帕特里夏，我刚才听到了你对自己痛苦的评论，我突然意识到你就是你自己。"

正式反馈是结构化的。例如，可以通过使用所谓的轮次（让团体中的每个人都发表意见）来设置。在轮次中，每个人都有同等的时间（通常是 1~2 分钟）来说出他们想说的任何话。通过使用这种轮次（特别是有时间限制的轮次），每个人都有平等的"发言时间"来提供意见和建议。在正式的反馈轮次中，可以听取整个团体的意见。正式反馈还可以包括写日志或日记（成员在团体后发表的书面意见）。理想情况下，日志是由团体带领者在两次团体会面之间书写的，他会对团体成员甚至整个团体做出一般的或有针对性的评论反馈。收集的日志可以作为整个团体经历的很好的心路历程，记录团体的起落、进展或不足，有时还可以作为展示成员成长历程的地图。

应对动荡期的最后一种方式是使用动机式访谈（motivational interviewing，MI），这是一种以来访者为中心的指导性方法，用于解决阻碍变革的矛盾心理。MI 的精神建立在以来访者为中心的自主性原则（即团体成员有权力和能力做出选择）、协作原则（不同于对抗）和激励

原则（不同于教育）之上。通过使用开放式提问、有意识地运用反思、识别准备状态和指导

反思

你会对一个处于动荡期的团体采用哪种策略？不会采用哪种策略？为什么？

渡过动荡期的结果

当团体渡过了动荡期时（特别是在阻抗方面），团体将呈现出一个新的维度，其特征是成员们为彼此创造情感空间并乐于助人。其他变化包括谈话更坦率、冒险更公开、议程更公开、关系更亲密、更相互欣赏、情感更强烈以及更强调当下。成员们可能会决定修改自己的目标或改变其人际关系风格，这是渡过动荡期的结果。

改变人际关系风格对团体的未来发展尤为重要。通常，刚进入团体的成员反应范围是很有限的。例如，在冲突管理领域，成员可能只知道或更善于使用五种主要的冲突管理方法中的一种或两种：竞争、顺从、回避、合作或妥协。这些冲突管理风格的特点如下。

- **竞争**。个体以牺牲他人为代价追求自己的利益。例如，希瑟坚持要家长在下午五点去学校接她，即使这意味着其他人不得不重新安排他们的时间表。
- **顺从**。个体忽略自己的需求来满足他人的需求。例如，安娜每天早上早起一个小时，以便为室友准备早餐。
- **合作**。个体与他人合作来寻找充分满足双方需求的解决方案。例如，布朗一家一直在搜索，直到找到每个人都想看的电影为止。
- **回避**。个体不立即追求自己或他人想要的。例如，萨姆暂时搁置自己想当飞行员的愿望，而是观察其他人对其初步选择的反应。
- **妥协**。个体试图找到一个双方都能接受的权宜之计，来部分满足双方的要求。例如，在和平谈判中，各国代表可能不

成员设定个人目标等 MI 技术，带领者可以帮助团体成员和团体本身继续前进。

得不放弃他们想要的某些东西，以便达成最终协议。

尽管每种反应都有其优势（例如，在有时间限制的情况下，竞争可能最有效），但那些反应能力有限的团体成员可能会在与其他成员建立关系时出现困难。如果肯尼思不断用"要么行动，要么闭嘴"来挑战团体中的成员，这种情况就会发生。通过改变他们的冲突管理方式，成员们的灵活性得以提高，同时也增加了冲突产生积极而非消极结果的可能性（例如，提供生动的反馈，激励个人寻找创造性的替代方案）。

不同类型的团体经历的动荡期的长度和深度，以及冲突的数量会有所不同。对于心理治疗团体来说，动荡期对团体本身的影响将比对心理教育团体的大，持续时间也更长。事实上，心理教育团体的人际冲突通常很少，即使发生冲突，持续时间也相对较短。相比之下，心理治疗团体通常很紧张，动荡期可能相当长。无论时间和强度如何，动荡期都为团体成员提供了一个时间，让他们能够现实而积极地审视自己的目标，并与他人在相处中建立关系。对大多数团体而言，直到团体内部的敌对情绪浮出水面，并得到承认和解决之后，团体成员之间的相互依存关系和整个团体的稳定性才能加强。因此，在动荡期所做的工作是大多数团体建立的基础。

规范和规范化期

规范的概念与团体的规范化经历既有区别又有联系。规范（norm）是对团体成员应该或不应该发生的行为的期望。团体的规范约束了

团体作为一个有组织的单位的表现。通常与规范相关的词语有"应该、应当、必须或最好"。在某些团体（尤其是开放性团体）中，团体规范可能不明确、混乱、模糊、随意且具有限制性。然而，在大多数团体中，规范都很明确，既来自成员对其团体的期望，也基于带领者和更有影响力的成员的显性和隐性的引导。因此，大多数规范都是基于参与团体的每个人的意见，以确保团体的可预测性和成功率。

在一个团体开始之际，规范可能不像后来那样清晰或者定义得那么好。随着团体的发展，团体成员和带领者越来越意识到自己为了实现目标而需要遵循的言语和非言语规则。他们彼此也变得更加熟悉。

团体规范化（group norming）是个人觉得自己属于一个比自己更大的组织时产生的"我们感"、认同感、集体感或凝聚感。团体规范化的过程通常被认为是团体的主要议题之一。规范化期与动荡期一样，都是团体过程的关键部分，因为它为下一阶段（工作阶段）的表现设定了模式。在规范化期，成员会表现出热情与合作。在许多方面，它都与强调积极情绪的形成阶段相似。然而，由于团体成员有了更多的经验和对彼此的了解，因此他们可以更好地将精力集中在自己和团体中的其他成员身上。尽管有些团体将规范化期视为其发展的一个独特阶段，但另一些团体发现这一过程是不断演变

的。规范化期的两个主要议题是同伴关系和任务处理。

规范化过程中的同伴关系

在规范化期，同伴关系会发生几个重要的变化，其中包括观点和态度的变化。团体成员通常对团体中的其他成员和规范化过程中的体验本身持积极态度。他们感受到了一种新的归属感和"团体"感。这种积极的心态很可能会带来学习、领悟以及支持和接纳的感觉。成员们愿意奉献自己，并承诺采取必要的行动。他们期望成功。同伴间的互动通过认同、此时此地的体验、希望、合作、协作和凝聚力表现出来。

认同

认同（identification）是一个正常的发展过程。在此过程中，个体认为自己和他人是相似的。例如，在一个咨询团体中，艾利森和林恩可能会意识到他们在食物、衣服及阅读爱好方面有许多相似之处。认同解释了为什么团体成员经常对他们的带领者产生情感依恋，并赋予他们权力，也解释了为什么团体会产生一些牢固的友谊。在观察各种规模的团体行为时，必须考虑到认同。那些更认同带领者或其他成员的团体将比不认同带领者或其他成员的团体更有凝聚力，对改变的阻抗也更小。在规范化过程中，对他人的认同会增强。

案例

比福德变得灵活、敏捷但充满敌意

比福德20岁时，在美国陆军中接受了基础训练。训练把他塑造成了一个把自己视为更大整体的一部分的人。尽管他个人"行动灵活、敏捷、充满进取心"（一个像爬行动物一样匍匐前进的人），但他也将自己视为一个更大团体中的一员。他的身份认同不仅仅是自己的标识牌。他是武装部队的一员，并意识到当收到指示去"爬山""远足"或"休息五分钟"时，他需要为了团体的利益按照指示去做。

问题

比福德的经历和你作为俱乐部、艺术团体或运动队成员的经历可能很相似。你过去曾认同过哪些标语、口号、标志和吉祥物，为什么？思考你与这些你认同的实体之间的关系有多紧密。按照你所属团体的指示去做对你来说有多重要？为什么？

此时此地的体验

尽管团体的成长可以通过一次又一次的会面实现，但是帮助个人和团体取得进展的最好方法是处理即时的感受和互动（存在主义的变量）。冲突、退缩、支持、主导和改变都需要在发生时就予以确认。从狂喜到抑郁的感觉必须在它们出现时就加以解决。团体带领者和成员可以把当下和过去的趋势联系起来，但是至关重要的是，当行为和情绪出现时，必须加以识别和处理。一些个人和团体的议题将集中在亚隆和莱斯茨所描述的关于个人生与死的问题上。还有一些人将着眼于实现特定的目标，比如学会接纳不同的人，或者找到新的、恰当的与异性相处的方式。

希望

在团体中，希望的体验发生在认知和情感两个层面上。从认知上说，希望相信所期望的事情可能会发生，情况也会好转。从情感上说，希望是一种自己的愿望会实现的感觉。希望的重要性在于它能激励团体成员和团体整体。此外，希望有助于团体设想有意义但尚未实现的可能性。

在规范化过程中，团体及其成员需要灌注希望并且通常会这样做。例如，心理治疗团体的成员可能希望他们有勇气克服过去的悲剧，而咨询团体的成员可能希望他们能有目的地规划一个全新的未来。任务／工作团体的成员可能会希望将他们的才能结合起来，以便能够将新产品推向市场。心理教育团体的成员可能希望他们能学会将新的生活技能融入日常生活。

合作

当团体成员为了共同的目标或利益而一起工作时，合作就发生了。在规范化过程中，团体参与者会变得放松，并且更好地一起工作。在动荡期普遍存在的地位争夺会逐渐减少。在某些任务／工作团体中，合作会增加，因为大家对团体目标的认识增强了，成员会更充分地意识到每个人可以为对方做些什么。在心理治疗团体中，合作通常是动荡期较好的理解和沟通的结果。在这种情况下，它是基于对改变的希望。

协作

协作与合作密切相关。那些认为自己能够以和谐、合作的方式工作的成员很可能会与团体分享关于自己和其他事项的事实和感受。也就是说，他们在协作。此外，他们倾向于与其他团体成员共同努力，分享愿景，并实现目标。

协作可能在围绕有形产品工作的任务／工作团体中最为明显。在咨询团体中，当成员们帮助某位成员实现个人目标时，即使他们自己没有得到明显的回报，这也是一种协作的表现。

反思

你曾经见过哪个团体为了某位成员的利益而努力工作吗？尽管看上去只有那一位成员受益，但实际上还可能会发生什么？

凝聚力

规范化人际交往过程的最后一个因素——凝聚力——得到了人们极大的关注。它被公认为团体成功的关键，尽管它本身不足以使团体起效，但却十分必要。事实上，凝聚力经常被认为是决定团体效果的最重要因素，因为没有凝聚力，团体就不会团结在一起。凝聚力可以被认为是一种"集体感"或"我们感"。建立并维持这种精神的团体能够作为一个整体和谐地运行。士气、信任、出勤、承诺和团结都会有所提高，涉及自我表露的行为也是如此，而提前终止团体的行为则会减少。在这段时间里，团体最关心的是亲密和亲近。在一个有凝聚力的氛围中，成员开始接受并重视情感上的亲密。

团体整体的凝聚力和成员间的凝聚力（或者更严格地说，个体对团体的吸引力）是有区别的。然而，这两者之间往往存在正相关，那些被某一特定团体吸引的团体成员会对其做出贡献。团体和成员间的凝聚力可以通过行为来测量，比如出勤、守时、冒险、自我表露和流失率。有凝聚力的团体在它们的交流模式上更有效，成员之间的交流也更为频繁。凝聚力强的团体似乎在一起的乐趣也更多，也会更以成就为导向，尤其是在困难的任务上。他们能够公开表达他们的敌对和冲突，并达成一些解决方案。那些运转良好的运动队都是有凝聚力的。

团体凝聚力的优势和局限性十分明显。从积极的一面看，人们普遍认为，凝聚力强的团体的成员（1）更有成效；（2）更容易受到其他成员的影响；（3）体验到更多的安全感；（4）更能表达敌意，更紧密地遵守团体规范；（5）更频繁地试图影响他人；（6）延长自己作为团体成员的身份。团体凝聚力甚至还有余晖效应，因为在治疗结束后，相对于低凝聚力团体的成员，高凝聚力团体的成员可以更好地继续提升。那些在团体中感到被重视和被接纳的成员，实际上会增强自尊和自我接纳。

然而，凝聚力也会带来问题。凝聚力带来的潜在困难之一是，团体参与者可能会认为，他们非常喜欢积极的氛围，从而导致他们不愿意谈论任何可能令人心烦的事情。在这样的团体中，和谐压倒一切，一种伪接纳占了上风。尽管这种气氛可以防止焦虑，但也会阻碍团体进步。最终能够进入表现或工作阶段的团体是那些既能够讨论积极内容，也能够讨论消极内容的团体。

案例

焦虑的艾伦

艾伦在一个艰苦的环境中长大，他必须艰难地生存才能获得所需的东西，更不用说那些他想要的东西了。因此，他发誓，只要有可能，他一定会让别人过得更轻松，包括他带领的团体中的人。他第一份工作的机构安排他来带领这个团体。艾伦的主管在他为期三个月的考核中指出，团体对艾伦的反馈一直都不好。人们认为他是一个消极的带领者，坚持让每个人都要乐观。有一份反馈声明甚至认为艾伦肩负着让每个人"都互相喜欢"以及"最后手拉手唱着'到这里来吧'"的使命。艾伦告诉自己的上司，他只是不想做一个消极的人。他想确保自己的团体中尽量没有紧张气氛，所以每当他看到团体中出现紧张气氛时，他都会有意识地用巧妙圆滑的方式把事情摆平。

问题

如果你是艾伦的主管，你会先做什么？其次呢？最后呢？如果你是艾伦，你会如何接受这个反馈？你认为从现在开始，艾伦应该做什么？

规范化过程中的任务处理

规范化期的一个主要任务目标是让成员就建立规范、规则或标准达成一致意见，以此来运行该团体。一些规范是在非言语（大部分是无意识）层面上进行的，但更多的是在言语层面上进行的。团体成员通过规范化学会调节、评估和协调自己的行为。团体通常既接受那些描述应该执行的行为类型的规定性规范，也接受那些描述应该避免的行为类型的禁止性规范。

规范承载着价值，并给了团体一定程度的可预测性，否则这个团体就不会存在。通常，它们发展得如此缓慢，以至于从未被质疑，直到被违反。基本上，规范让团体可以开始工作，尽管并不是所有的规范都是生产性的。

规范化期的另一个与任务相关的主要目标是承诺。承诺是对整个团体及其规则，以及个人目标的承诺。当承诺成为团体的核心部分时，团体及其成员开始在更高的层次上工作。最终，参与者开始根据团体目标的完成情况来评估自己和他人的表现。这种责任感会一直持续下去，并与团体的工作交织在一起。正因如此，团体及其成员才可以开始看到自己的梦想和努力所带来的切实成果。那些成员彼此之间投入最多的团体更有可能完成任务，也更有可能对团体经历感到满意。

检查规范化的各个方面

规范化通常以团体成员相互表达的行为和感情为特征。虽然很难衡量情绪对团体的影响，但是在这一阶段，有一些既具体又科学的方法可以用来测量行为。一种方式涉及同伴关系。这种方法使用了一种基于研究的人格和团体动力学理论——多层次团体观察系统（system for the multiple level observation of groups，SYMLOG）。

SYMLOG 模型生成了一个现场图，描绘了如何在以下三个维度上对一个团体的成员进行评价：支配与顺从、友好与不友好、工具表达与情感表达。此外，它在团体中总共生成了 26个角色。使用该工具的一种方法是对每个团体

成员在该工具的 26 个角色上的倾向性进行打分，然后对这三个维度的得分进行汇总。例如，像亨利·福特（Henry Ford）这样的实业家可能会被归类为 UF（自信且有效率），而像吉米·法伦（Jimmy Fallon）这样的脱口秀主持人可能是 UPB（有趣、善于交际、亲和且热情）。通过使用 SYMLOG，可以更好地理解团体的互动动态和个性，因为团体的同质性或异质性将更加清晰。

促进规范化过程

规范化过程可以通过带领者或团体成员的行动来加以促进。在这个过程中可以使用一些人际关系技能和特定的团体技能。这些技能中最主要的是支持、共情、促进和自我表露。

支持

支持是指鼓励和加强他人的行为。其目的是向人们传达他们被认为是合适的、有能力和值得信赖的。通过这些支持行为，团体成员能够感到被肯定，并且能够冒险采取新的行为，因为他们感受到了来自团体的支持，这是一个牢固的基础。支持的结果往往是团体成员产生了创造性的、令人惊讶的行为，这些行为新颖而积极，因为他们的自我防御减少，而自信心增强了。一个咨询团体中的支持例子是，当特里普（代表团体）对伯吉斯说："我和我们所有人，真的认为你可以更自信地让你的另一半知道你想要什么。"结果是，伯吉斯在接下来的一周里，在团体中上演了一部名为《如何变得自信》的单人剧。在剧中，她幽默而又敏感地展示了她如何利用团体的支持向丈夫要求她想要的东西。

共情

共情是指在保持客观的同时，在主观感知和情感方面把自己放到他人的位置上。它要求

停止判断，并做出传达敏感和理解的回应。同样，在规范化期，表达共情具有特殊的意义。成员需要关注团体中其他人的言语和非言语信息，并做出反应。例如，在一个心理治疗团体中，南希可能会对弗雷德说："你看起来很难过。你的声音很低沉，眼睛总盯着地板。"这种信息反映了对他人声音和身体信号的理解，并开启了潜在的对话和解决问题的途径。

促进

促进行为涉及在个体之间使用清晰和直接的沟通渠道。尽管团体成员有时可能会参与这一过程，但这项活动通常是由团体带领者承担的。促进的一部分是确保消息被准确地传达和接收。带领者可能会说："塔米，当马克说他很高兴看到你解决了问题时，你看起来有点困惑。我想知道你在想什么？"在这种情况下，塔米

反思

你何时因为自我表露而感觉和某人更亲近了？你何时因为某人没有自我表露而觉得和他更疏远了？你何时觉得某人自我表露得太多了？这些经历告诉了你关于团体中自我表露的什么？

规范化过程的结果

如果规范化过程进展顺利，那么该团体将为其发展过程的下一步——工作阶段——做好准备。成员们会感到与团体有紧密的联系，能够集中精力提高工作效率，而不是保护自己。正如马斯洛的个人需求层次结构是从基础开始建立的一样，团体需求也是如此。当成员感到安全并与其他人联结在一起时，他们就可以开始自由地合作和协调努力，以实现特定的目标。

规范化期为团体成员提供了操作指南，使他们能够衡量自己和团体的表现。如果团体成员出现明显的不适，那么他们可能会意识到他们或整个团体在倒退而不是进步。正是从规范化期的基线开始，该团体才得以被测量或参考。

总的来说，规范化期有助于团体成员对自己和整个团体感觉良好。在成功解决动荡期的

可能会否认她经历了一些困扰，或者她可能会承认，她觉得不寻常的是，她没有与马克不和。在这两种情况下，马克、塔米和整个团体都能从确保这两名团体成员之间的联结中获益，这样潜在的问题就不会在以后出现，从而对整个团体造成损害。

自我表露

团体中最强烈的信任信号之一是自我表露（向团体成员透露他们以前不知道的关于自己的信息）。当成员感到安全时，自我表露就会增加。通过自我表露，阻碍人际沟通的障碍被打破了，一种集体感和友情油然而生。带领者可以对表露行为进行示范，以展示应该表露哪些信息以及如何表露。最好先表露与个人和团体经历相关的信息。通过这样一个过程，成员之间的联结变得更加紧密。

困难之后，规范化期就像是在呼吸新鲜空气。规范化期允许成员理清思路，从现实的角度重新评估自己的目标，对自己和团体的进步感到满意，并为团体的工作阶段制订新的计划。这样的过程有助于团体成员和团体整体重新努力实现目标。

总结和结论

团体的过渡阶段是多面且复杂的。如果过渡成功，那么这一时期将成为团体工作的起点。在理想情况下，过渡过程可分为两个部分。首先是团体成员在过渡阶段的动荡期解决冲突，其次是他们能够建立和遵循规则（规范），并形成彼此之间的凝聚力（规范化期）。在这种情况下，团体结束过渡阶段，准备开始进行集体和个体工作，并取得成效。

在实践中，由于成员、带领者、氛围和目标的不同，团体的发展方式是独特的。在此期间，可以制定一些程序来促进团体及其成员的发展。一些活动非常简单，比如识别正在发生的事情（提升觉察）；另一些则比较复杂，要求带领者学习适当的技能或争取成员的帮助和参与（如共情、支持）。

在本章中，我们讨论了团体工作过渡阶段的共性和问题，特别是在个人和任务的后果方面。在动荡和规范化的过程中，团体带领者和成员必须时刻意识到并在情感上协调彼此的内在模式和人际互动模式。要想使团体的整体结果富有成效，个体和团体整体都必须从较表面的形成阶段过渡到要求更高的工作阶段。要做到这一点，他们必须学会相互联结，并制定目标和计划。

团体的工作阶段：执行

在平静的思考中，

我们探寻生命的深度和相聚的目的。

令我惊讶的是，

通过分享并走出沉默，

一个全新的团体诞生了。

在团体工作阶段，

通过我们所处的位置和将要去往的方向，

我们对自己产生了深深的认同。

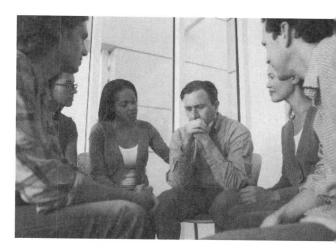

引自："In Reflection" © 1993 by Samuel T.Gladding. Reprinted by permission from Samuel T. Gladding.

本章概要

阅读本章，可以了解如下信息：

◆ 团体工作阶段的同伴关系、任务流程和团队建设；

◆ 团体工作阶段可能出现的问题；

◆ 使处于工作阶段的团体取得积极效果的策略。

当你阅读时，请思考：

• 你在团体中扮演的角色；

• 作为团体成员，你在团体中可能遇到的困难；

• 你帮助团体中的其他人或团体本身达成目标的方式。

亨利·福特因将汽车从昂贵奢侈的想象变成了一种经济实用的现实而备受赞誉。他之所以能有如此作为，是因为他充分利用了专业团体。他将汽车的制造方式从一次制造一辆改变为装配线制造，即工人在一条流动的装配线上工作，在每个站点为汽车添加一个关键部件。自1908年起的20年间，超过1500万辆T型车被成功售出。福特已经证明，小型技术工人团体可以通过合作一步一步地制造出成品。福特所实施的调整和创新取得了成效，这种成效在如今融合友谊和专业知识的全面质量团体中也可见到。

尽管全面质量团体比福特所建立的团体更广泛、更复杂，但各行各业中成功、持续的团体成员在开始工作之前通常会经历一系列的适应和变化。然而，当一个团体完成了从团体形成到解决冲突和建立规范的过渡之后，工作阶段就开始了。这一阶段的重点是实现个人和团体的目标，并使团体自身形成一个更加统一和富有成效的系统。

工作阶段也叫作团体的执行阶段或行动阶段。这是一个解决问题的阶段，其持续时间通常比团体其他阶段要长。在所有类型的团体中，工作阶段都会占到整个团体时间的40%~60%。由于团体的目的和工作方式不同，任务/工作团体的工作阶段所占用的时间通常比咨询、心理治疗或心理教育团体要多。工作阶段往往是团体发展中最富有成效的阶段，其特点是建设性和成果的取得。

与其他阶段相比，在工作阶段，团体带领者和成员在尝试新的行为和策略时会感到更自由和舒适，因为团体已经稳定，诸如权力和控制等问题已经得到充分的解决，成员间可以相互信任。在团体发展的这一阶段，疗愈力（例如对自我、他人和新思想的开放）被很好地建立起来。一个健康的团体，无论其目的如何，都会表现出大量的亲密、自我表露、反馈、团队合作、面质和幽默。这些积极的行为在成员关系（同伴关系）中表现出来。在此阶段，团体的其他行为主要集中在与任务相关的努力上，例如实现特定的目标。本章内容囊括团体工作阶段中的同伴和任务相关维度，以及通用的核心技能。

同伴关系

在大多数团体的工作阶段，成员在较深层次的个人层面上都会对彼此表现出真诚的关注。在控制问题得到解决后，成员会变得更加亲密。共情、慈悲和关心的感觉充满了团体，团体在情感上愈加紧密。由于团体成员可以更好地互动并相互理解，这种人际间的联结，或者说凝聚力，通常都会增加，即使是在任务/工作团体中。这一过程对成员满意度以及成员对自己和整个团体的感受产生了积极的影响。

如果团体成员能够彼此认同，并且合作化解冲突，那么他们的亲密感极有可能增强。成员对文化差异的理解对这一过程很有帮助。相对于团体前几个阶段担心团体成员"心不在焉"（成为团体成员而非局外人）和"从上到下"（在团体结构中占据一席之地），工作阶段侧重于"远近"。团体成员确认自己与他人理想的身心距离，并据此做出相应的行为。

随着对团体的积极感受和成员的建设性行为，团体成员自我表露（向团体透露有关自己的信息）的意愿也会增强。社会通常是不鼓励人们进行自我表露的，并且在一些团体中，如任务/工作团体或心理教育团体，成员过于开放是不合适的。例如，如果成员在心理教育团体中大谈特谈自己的家庭隐私，就可能会超出适宜的界限。尽管如此，自我表露在大多数团体中都占有一席之地。

自我表露并不仅仅是谈论自己，还涉及很多维度，比如在发言的同时还要倾听和接受反馈。它还与许多其他因素有关，如个体所处的团体类型、其他团体成员的表露水平，以及团体规范和团体时间安排等。

案例

莎莉的自我表露

过去五周，莎莉一直在参加一个由受虐女性组成的咨询团体。莎莉几乎没有什么可说的，尽管她在心理上非常投入。然而在一次团体活动中，在塔米卡分享之后，莎莉开口了。她不仅向团体表露了过去遭受的虐待，还说了她之前未曾开口的原因。说出这些对她来说很困难，但让她感到很舒畅。在莎莉自我表露的最后，她承认她很害怕向大家说出自己的情况。她说，正是由于其他人的表露和她对她们的表露感到舒服，她才会说出自己的情况。

问题

你认为莎莉的行为有哪些好的地方？有哪些潜在的危险或问题？

乔哈里意识模型（Johari Awareness Model，有时也称为乔哈里窗口）很好地解释了团体处于工作阶段时在自我表露领域发生的事情。该模型还说明了在团体的不同阶段自我表露的适当程度（如图 6-1 所示）。

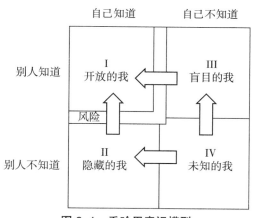

图 6-1 乔哈里意识模型

第一象限（开放象限）包含自己知道且其他人也知道的信息。例如，弗洛清楚团体知道她喜欢咬指甲。在工作阶段，这个象限扩大了。成员们互相了解彼此的名字、故事、喜好和厌恶的事情。随着知识的扩展，成员能够更加充分和自由地与他人互动。思想和感情的交流进入更深入、更个人化的层面。以前对其他人甚至自己隐藏的部分开始被公开地展现和处理。

第二象限（隐藏象限）包含只有自己知道

而他人不知道的信息。通过工作阶段的自我表露，该象限的范围逐渐缩小。例如，团体成员知道了其他人的经历，如拉里四处旅行或杰克森曾在国外学习。除非成员愿意透露，否则这些信息不会自动出现。由于了解了更多关于彼此的信息，成员们在一起感到越来越舒服。正如前面莎莉的例子中所展示的那样，这种舒适使他们敢于冒险向整个团体透露自己的秘密。当这个过程发生时，那些内心已经开放的成员和整个团体可以更自由地探索其他个人和人际维度，而这些维度以前只有他们自己知道。

第三象限（盲目象限）指的是原本不为自己所知，但在团体开始时为其他人所知的信息。例如，汤姆在团体中每次发言之前，脸都会轻微抽搐，他自己可能没有意识到，但其他人都看到了。在工作阶段，个人未知的领域将减少。反馈是这一过程的关键因素，因为成员会彼此分享他们的印象。但是并非所有评论都是积极的，所以给予和接受这种性质的反馈存在一定的风险。因此，团体带领者需要监督并在必要时进行干预，以确保此时整个团体中产生的反馈是有效的。通过在多个层次上进行分享，成员开始了解他们是如何被看待的，并且能够在团体中进行更深入、更真实的互动。

第四象限（未知象限）充满了潜能。它包含了还没有机会让自己和他人了解的信息。随着团体的进展，这个象限的范围逐渐缩小。它也可能会因团体中的危机或机遇而得到发展。除非遇到可以表达它们的机会，否则个人拥有的可能性和潜力基本上会一直处于休眠状态。在团体的工作阶段，有些未被发现的才能会出人意料地展现出来。例如，布兰达本来是一个害羞的团体成员，在团体处于两难境地时，她突然发挥领导作用，寻找积极的方式来对抗竞争对手。这种突发行为虽然出乎大家的意料，但通常会受到团体中所有人的欢迎，因为它代表了成长。

总体而言，在团体的工作阶段，成员们越来越了解每个参与者及其内心世界。随着成员们对过去和现在的经验和观念分享得越来越多，其所冒的风险也在增加。团体和成员们得到了成长和自由。这些新的发现也使团体及成员对其他见解和行动保持开放。长此以往，那些封闭的团体成员特别容易展现出这些行为。

反思

在团体中，你是否见过某人的行为令自己或他人感到惊讶？你认为是什么触发了这种新的行为？它与乔哈里意识模型的第四象限中描述的过程有何相似或不同？

工作阶段的任务流程

工作阶段的主要重点是效率，无论成果是有形的还是无形的。团体成员专注于提升自己或实现特定的个人和团体目标。提高效率的方法之一是通过轮流发言来确保每位成员享有同样的表现时间。这个程序之前已经详细阐述过，作为团体工作阶段的一个过程，其重要性不容小觑。那些能够有机会在团体中讨论他们所关心问题的成员，会更深入地投入每次团体会面，做有益于自己和整个团体的事。例如，在一个咨询团体中，如果蒂莫西意识到团体能帮助他找到克服自己面对女性时的羞怯的新方法，那他就会很忠实地参加每次团体会面和活动。使用轮流技术的唯一难题就是，很难有足够的时间让所有成员以他们所希望的程度表达和处理议题。

在工作阶段实现目标的第二种方式是角色扮演。在角色扮演中，成员有机会体验一种与他们现在的行为截然不同的角色。角色扮演是一种使人们聚焦于行为模式及其后果的工具，"通过让参与者具身体验某种情境……对他们的行为产生领悟，并对建设性地应对该情景所需要的技能进行练习"。这种心理剧式的技术可以有效地帮助团体成员在没有实际经历的情况下，就能感受到这些行为会带来什么样的体验。

信任和关怀在角色扮演过程中至关重要，明确团体成员的具体目标也大有裨益。在角色扮演中，参与者创设了一个假想的生活图景，并邀请团体中的其他成员来扮演特定的角色，同时他们以一种特定的方式做出回应，比如保持冷静。在扮演完成后，成员和团体一起讨论在该情境下，这种行为的益处和后果，以及还可以采取的其他应对方式。

案例

被取笑的南内特

南内特是一个肥胖、蓬头垢面、无精打采的六年级学生。她在学校里经常被人取笑。她所在的咨询团体正在帮她控制自己的脾气。在角色扮演中，她被邀请扮演一个当遭受别人的取笑时可以保持冷静的角色。她把这些取笑她的话当作滴落在打了蜡的汽车上的雨滴，很快就被弹走了。而她坐在驾驶座上，可以选择保持冷静，而不是加速向前。南内特找到了全新的角色，她惊讶于自己竟然能够控制住自己的脾气。

你认为关于汽车的比喻是如何帮助南内特的？南内特还可以扮演其他哪些角色来帮助自己？她如何将角色扮演中的行为扩展到现实生活中？

即使团体成员在角色扮演的过程中遇到挫折，他们也仍能从中获益。例如，在心理教育团体中，海伦邀请团体成员一起来进行角色扮演。在角色扮演中，她要直面"老板"对她的粗鲁和贬低。尽管团体成员都尽力帮助海伦扮演角色，但在角色扮演结束后，她仍不确定自己是否找到了应对老板的办法。尽管如此，当海伦继续分享时，她开始意识到，虽然她没有得到所有她想要的，但是对于这种情境，她确实感受到了一些宽慰和信心，并且可以在此基础上继续前进。

另一个在工作阶段普遍存在的任务过程是家庭作业，也就是团体之外的工作。团体成员经常发现他们需要把在团体内练习的行为带到团体外的情境中。尽管团体或其带领者没有给成员布置特定的任务，他们通常还是会尝试新的技能，并将他们的经验带回团体中进行处理。通过这种方式，成员可以获得双倍好处：他们不仅可以在现实生活中练习技能，还可以在团体中就相关经验进行交流。

家庭作业的一个例子是，一名团体成员练习当公司的同事们对他提出要求时，他可以保持冷静。回到团体后，他不仅可以了解他的家庭作业做得如何，还可以获得其他团体成员对其未来家庭作业的支持和建议。家庭作业的强度和重要性通常各不相同。有时，简单且不太引人注意的行为，例如给朋友打电话、参加会议，或邀请某人小聚等，都是至关重要的家庭作业。

在学校之外，你什么时候有过家庭作业，或者给自己布置过作业？这些作业对你来说是否有用？你是否看到过其他人从家庭作业中受益？

在团体的工作阶段必须考虑的最后一个方面是整合（个体对团体在个人和集体层面所取得的成就的觉察和欣赏）。当一个团体的工作阶段结束时，成员应该对所取得的成就及取得的方式有一定的感觉和认识。通过整合，成员认识到团体在他们生活中的价值，并铭记团体中关于他们或其他成员说话和做事的重要时刻。整合使成员们做好进入团体结束阶段的准备。例如，在思考团体的进展时，艾琳能够意识到她在团体中冒险地表露了她以前从未透露过的信息。这次经历不仅没有给她带来毁灭性打击，反而给了她一种解脱感和方向感。她对自己的所作所为感到满意，并开始意识到自己在团体之外也可以实现目标。她对团体的感激之情以及她在团体中的所学都有所增加。

工作阶段的团队合作和团队建设

团队合作和团队建设在团体的工作阶段至关重要。团队指的是"许多人在工作或活动中联结在一起"。团队努力的结果在运动或艺术竞赛中表现得最为明显，团队成员团结协作，从而实现目标，如篮球赛或舞蹈比赛中的高分。

不管有没有计划，团体有时都会像团队一样起作用。然而，选择具有较高情商的团体成员将在团队环境中发挥最佳作用，因为他们将增加团队的表达能力并确保最佳结果。选择团体成员的两种方式是使用《团体表现问卷》（Team Player Inventory, TPI）或《团体情商个人管理问卷》（Group Emotional Intelligence Individual Regulation, GEI-IR）。TPI是一个有10个项目的评估工具，表示个体倾向组织团队工作环境的程度。它用于测查一个团体成员是否认为团队工作环境主要是负面的，以及识别在团队环境中有积极倾向的人。GEI-IR 包含了三个分量表：团体效能感量表、团体信任量表和团体凝聚力量表。它可以在团体过程中和团体结束时使用。

选择好团体成员后，团队建设的下一个重要步骤就是促进团队精神。随着团队精神不断增强，团队建设性合作的可能性也越来越大。这个过程是通过团队建设鼓励团队合作（团队的所有成员合作）来完成的。团队建设的过程需要时间，并且会随着时间的推移呈现出不同的模式。例如，一些团队的组建是通过一起完成任务，而另一些团队则是通过扩展的团队讨论来完成。那些努力达成共识、促进人际关系，并且尽可能减少冲突的团体表现最佳。

在心理教育团体中，往往是通过强调如何实现个人无法独自完成的任务来促进团队的合作和学习。例如，如果在某门课中，老师布置了一项个人无法在规定时间内独立完成的冗长的阅读作业，那么学习小组就可以团结协作，共同完成阅读任务。这样，当小组重新聚集起来讨论的时候，每个人都可以成为自己所阅读部分的专家，并在团体中分享自己的心得。

团队合作对于许多组织来说都至关重要，从小学到大学，教师们经常在学期开始时将学生分成小组，以帮助他们掌握知识并学习如何与他人合作。团队不仅是一种社交活动，也是一种富有成效的体验。现实疗法的创始人威廉·格拉瑟（William Glasser）认为，团队之所以是他理论的重要组成部分，主要是因为它涉及对自我和他人的控制。团队合作和团队建设也可以应用于咨询和心理治疗团体，用来强调人际维度在个体自身成长和发展中的重要性。

团队（团队建设）的有效发展也可以采取其他形式。梅普尔斯（Maples）提出了一个将团体发展成团队的模型。该模型的前提是，团体成员彼此信任，并且有动力去取得成功。该模型的基本组成部分涉及选择和所有权。那些做出积极选择以取得成功的团体往往基于开放、诚实、共情、热情、正直和承诺沟通的立场。在这种情况下，团体的所有权是通过耐心、客观、个人责任和对团体的投入来实现的。促使团体实现团队团结感的其他因素包括专注于当下、真诚和适时地内省或幽默。梅普尔斯建议团体也需要破冰练习——将人们联系在一起的介绍性活动。这些练习会增加团体成员对彼此的认识，或提醒成员们他们在之前的团体会面中所做的事情。

案例

推动者巴内

巴内认为，最好是尽快开始谈正事。因此，当他和团体成员进入房间时，他会给大家一份议程，并告诉他们将要做什么。然后，他就对着讲义逐项地开始会面。巴内的团体似乎表现得动力不足，落后于同一公司其他有类似任务的团体。

问题

你认为巴内的团体中发生了什么？你认为巴内会有什么感觉和想法？你认为团体成员有什么感受和想法？

沃德列出了另外六个可能会促进或阻碍团体发展的因素。

- "带领风格"。由于合作是团体的重点，因此民主型带领风格在团体建设方面的效果最佳。

- "成员成熟度和动机"。越多越好。

- "团体任务或目标特征"。有些任务比其他任务更适合合作。
- "成员稳定性和团体规模"。不规律的出勤会分散大家的注意力，成员太多或太少都会阻碍团队合作的发展。
- "有效时间"。把团体的有效时间用在团体目标上是至关重要的。
- "组织、制度、文化和社会期望"。团体所处的环境和成员的背景将影响团队合作是否受到重视。

工作阶段存在的问题

尽管出发点都是好的，但由于各种原因，一些团体确实会比另一些更富有成效，包括团体前的准备、团体成员的组成、团体的焦点以及团体带领者与成员的互动等。在工作阶段出现的具体问题包括恐惧与抵制、对带领者的挑战，以及缺乏对实现个人和团体目标的关注。这些问题会以多种方式表达出来，例如成员的强烈情绪、成员的投射或替罪羊现象，以及缺乏对团体的建设性参与等。关注团体之外的问题，如性别或种族，或者转向内部做一个起保护作用的团体（共谋）也是有问题的，在此都将被考虑在内。

种族与性别问题

与种族和性别有关的问题在某些团体中比在其他团体表现得更明显，但是在大多数团体中，它们都以微妙和公然的方式出现。围绕着人物描述的想法和感受反映了社会的一般态度。在种族方面，罗克奇（Rokeach）、史密斯和埃文斯（Evans）提出，种族偏见是基于对某一种族的人们的信仰和态度的假设。由于成员之间的种族偏见，一些团体可能会经历激烈的冲突。还有一些团体通过否认来处理种族问题。那些持有刻板观点并采取相应行动的个体在文化上被束缚了（culturally encapsulated），并且表现得僵化和刻板。在团体情境中，与来自不同文化的其他人交流通常可以帮助成员更加意识到自己的种族感受。这可以产生"健康的效果"，使他们意识到自己的种族中心主义假设和局限的信念，从而拥有更广泛的人性观。

同样的功能失调性/功能性和非建设性/建设性的偏见和刻板印象也可能发生在性别方面。在这种情况下，"男性"和"女性"这两个词被凸显，而"人"这个概念则被忽略了。其结果是，男性和女性必须在团体中学习扮演新角色，这给了他们更多的自由来变得更灵活和更能干。有时，其他人会阻碍这种新的学习，但如果这种新的学习在团体发展的初期就已经开始，那就很有可能会取得成功。带领者必须与团体合作，通过提高敏感度和减少冲突升级来预防或减少成员之间的负面结果。总之，性别问题是非常明显的，并且作为工作阶段诸多问题中的一部分，由团体带领者和团体成员建设性地处理。

团体共谋

团体共谋（group collusion）指的是有意识或无意识地与他人合作，以强化盛行的态度、价值观、行为或规范。这种行为的目的是自我保护，其效果是维持团体的现状。例如，在工作团体中，当下属赞同他们的老板以防止被解雇时，他们就在进行共谋。在心理教育团体中，当学生为了获得好成绩而赞同他们的教授时，情况也是如此。

大多数团体都经历过某种程度的共谋，但在极端情况下，团体共谋会妨碍公开讨论、批判性思考和问题解决。这种封闭性以及由此促成的一致性可能会导致一个本质上倒退的破坏性过程。贾尼斯（Janis）将这种现象称为团体思维（groupthink）。在团体思维情境下，存在着一种"由内群体压力导致的心理效率、现实检验能力和道德判断能力降低"的现象。各种形式的团体思维可能会具有破坏性，甚至是致命的。关于团体思维的致命性证据可以在肯尼迪政府的猪湾事件中找到；在吉姆·琼斯（Jim

Jones）牧师的领导下，在圭亚那的琼斯敦发生的大规模自杀事件中找到；在得克萨斯州韦科的大卫教派（Branch Davidian）的悲剧中找到。在不那么严重的情况下，团体思维会抑制成长，并抑制个体和团体的发展。例如，在某些工作团体中，对新产品或现有产品的批评可能会由于团体思维而被抑制。忽视团体思维的态度和表达批评可能会导致有才能的人失去工作和在公司的影响力。漫画《呆伯特》（Dilbert）经常举例说明团体思维。

为了防止大范围的团体共谋，团体成员应该多样化。此外，应促进公开讨论，并不断澄清目标和宗旨。作为预防措施，应积极实施某种类型的"魔鬼代言人"程序。该程序要求在团体得出结论之前，团体中的一个或多个成员以坚定的怀疑态度对团体的决定提出质疑。当决策方案涉及高度不确定性（可预测性很小），但有大量可用信息时，这种方法特别有用。人际关系技巧也应该加强。对于那些希望结构化自己以避免做出错误决策的团体，我们建议它们拥有公正的领导和有条不紊的程序，以避免高估团体、封闭思想和从众压力。

案例

"魔鬼代言人"丹妮尔

丹妮尔在她的工作团体中并不是很受欢迎。她总是质疑别人。她想知道每项行动的预期结果是什么，如果得不到明确的答案，她就不会与团体合作。团体中的每个人都厌倦了她的态度，现在他们正在签署请愿书，希望把她调走。

问题

你认为团体的行为是好还是坏？为什么？除此之外，他们还能做些什么？丹妮尔还可以做些什么来帮助团体提高效率？

团体的工作阶段和工作的团体

正如团体发展的工作阶段的动力存在差异一样，工作团体和非工作团体之间也存在差异。例如，工作团体成员之间具有凝聚力和信任感。他们在当下工作，并愿意承担自我表露或分享想法的风险。当团体中存在分歧时，成员们会承认并以开放的方式处理它。沟通是明确和直接的，成员将彼此当作资源。此外，工作团体了解团体的进展和过程。他们会根据自己的目标或团体目标，承担起在团体中完成自己职责的责任。他们互相给予真诚的反馈，而不会担心遭到报复。他们在团体中感到充满希望和安全感，因此能够最大限度地发挥他们的思维、感觉和行为能力。柯瑞等人确定了大约20个区分工作团体和非工作团体的特征，包括信任、明确的目标、有效的领导、凝聚力、接受度、反馈、清晰的沟通、多样性和合作等。

柯瑞等人认为，团体带领者和成员在团体的成功或失败中都发挥着重要的互动作用。研究证实了这一观点。那些事先使自己与成员都充分准备好的带领者更有可能获得成功。然而，尽管做好了准备，但事故还是可能会发生在团体的工作阶段，并导致一些问题。例如，亲人的死亡可能会导致团体成员在团体中更加关注自己的内心，而不是团体的任务。同样，团体成员之间尚未解决的冲突也可能会破坏团体的和谐和建设性。

团体工作阶段的有效策略

当团体在工作阶段表现不佳时，可以采用以下几种方法来纠正这种情况：

- 带领者示范；
- 练习；
- 小组观察团体；
- 头脑风暴；
- 名义团体技术（nominal-group technique, NGT）；
- 集思法；
- 投射故事；
- 团体过程；
- 技能教授。

带领者示范

示范法是指通过复制或模仿，在较短的时间内教会团体成员复杂的行为。示范取决于时间安排、强化、收到的积极反馈的数量、团体带领者的观点、信任的程度以及模仿动机的强度。博格斯（Borgers）和科尼格（Koenig）强调，团体成员从带领者和其他成员那里获取他们需要的资源，从而更好地发挥作用并成为他们自己。带领者可以通过表现出与该阶段一致的行为，如自我暴露，或者通过团体的核心成员表现出其他成员可以很容易地识别出的行为，来促进团体中的工作。这种同伴互助的策略特别有效，尤其是当做出模仿行为的成员与被模仿的成员在年龄、性别和背景方面相似的时候。

练习

练习涉及较少的直接展示，更多的是体验式整合。团体带领者们使用的"练习"一词是指团体为了特定目的而开展的活动"。关于是否应该在团体中使用以及何时使用预先计划的练习，不同的学者有不同的观点。在这个连续体的一端，以罗杰斯为代表的观点主张避免"任何预先设定的程序"。在另一端，是一类只是简单地从团体练习手册中选择一系列团体练习并进行练习的带领者。一种更折中的方法是在特定时间因特定原因进行团体练习。正如雅各布斯等人所指出的，带领者可能因为以下七种原因而进行团体练习：

- 提高舒适度；
- 向带领者提供有用的信息；
- 引发讨论并聚焦于团体；
- 转移团体焦点；
- 深化团体重点；
- 提供体验式学习的机会；
- 提供乐趣和放松。

所有这些原因使得团体带领者有时会在团体工作期间进行预先安排的练习。在大多数团体的工作阶段，预先计划的练习不应被随意或频繁使用。然而，诸如此类的干预措施在经过精心计划并针对特定情况进行调整后，可以提高成员对自我和他人的觉察和响应能力。是否在团体工作中使用练习取决于对它们的需求、团体及其带领者的舒适度，以及使用练习的潜在收益和负担。

如前所述，在团体成立之初，破冰可能是一种有效的措施，在团体发展的关键时刻进行及时的干预也是如此。例如，如果一个咨询团体看起来对其中一个成员米歇尔感到焦虑和过度担心，并且都在谈论她而不是支持她，那么带领者可能会简单地要求该团体手挽手围成一圈。然后，米歇尔被邀请尝试突破这个圈子，在这个练习中，虽然即使她成功突围，仍会感到沮丧和沉重，但是通过这个简短的练习，带领者可以帮助团体成员关注团体的动态和过程，避免他们与她讨论他们对她的焦虑。

无论使用哪种练习，正是这些活动的处理过程，将团体成员在团体中发生的事情转化为人际和个人内部的学习。通过进行体验性练习，团体成员可以制订一种行动计划，将团体内的所学……应用到团体外的生活。这样做的好处非常大，因为它为团体成员提供了积极影响其生活过程的新可能性。

尽管有好处，但团体练习也有缺点。如果使用得太频繁，团体成员可能会过度依赖带领者。练习也有可能会让一些团体成员感到愤怒或不满，因为他们可能会觉得对接下来将要发生的事情缺乏控制。最后，如果使用得太频繁，

练习会破坏一个团体的自然发展。因此，在团体中使用练习要谨慎。

反思

你何时参加过有练习的团体？在练习中，你的体验如何？在跟随带领者的指导语方面，你有什么不足或怀疑？如果你正在带领一个团体，那你会在什么时候使用练习？为什么？

小组观察团体

小组观察团体要求团体按照带领者的指示分成两个较小的小组，每个小组都要作为观察者观察其他成员。该过程有时也被称为鱼缸程序（如图6-2所示）。

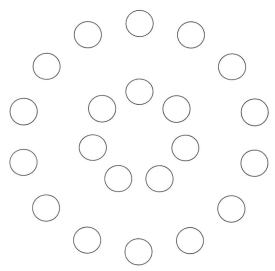

图6-2　小组观察团体

在小组观察完成后，团体会重新聚在一起，成员之间互相给出意见，然后整个团体将对观察到的情况进行反馈。这项活动的目的是帮助成员专注于共同关切的问题，解决分歧并开始在共同议程上更加努力地工作。

例如，卡洛琳可能会注意到，她正在观察的小组正在努力解决一个问题，即确保每个人都能得到倾听。这种觉察使她意识到，自己的小组在追求对所有成员公平并确保他们有发言

权方面并不是唯一的。她还意识到自己可以在小组中做一些不同的事情，例如去鼓励那些善于反思、不太可能公开参与的人。

鱼缸程序的一种变形是双向鱼缸，即2-FB模型。该模型主要是一种可用于学术课程的团体培训方法。参与者通过扮演并整合四种不同的角色——班级参与者、团体成员、观察组成员和团体带领者来学习团体理论、过程和领导力。每个角色都为学生提供了一个不同的视角，通过这些不同的角色，学生可以观察和反思工作团体的进展情况。

头脑风暴

头脑风暴是一种激发发散思维的方法，它要求以一种非评判的方式说出最初的想法。

这种方法的前提是，对思想和行动的批判性评价通常会阻碍创造力和成员的参与。因此，在此过程中，首先要记录每个人的想法，然后再发表评论。这个过程强调数量——想法越多越好。只有在写下大量想法之后，成员们才会回头去评估这些想法的可行性。这会增加团体的活动和责任，并强调现实。但是，当思路随时间自然流动时，人们会发现，在头脑风暴中会出现许多本来不会表达的想法。

名义团体技术

另一个能够促进团体工作的程序是名义团体技术。此过程包括六个步骤。第一步，团体带领者简要介绍问题，然后要求成员安静地独自想出许多与陈述问题有关的想法或解决方案。

成员们有 10~15 分钟的时间来完成这个练习，并将想法记录在纸上。第二步涉及成员之间分享自己的想法。每个人轮流陈述一个想法，然后由团体带领者在下一个成员发言之前，在黑板或活动挂图上写下这个想法和识别码。

第三步需要对观点进行讨论以澄清问题，可以采用如"你说的是什么意思"的对话。第四步是让成员们在索引卡上写下他们最喜欢的五个想法或解决方案。然后，带领者收集卡片，统计表决结果，并将信息反馈给整个团体。紧接着第五步，对投票进行简短的讨论。此时，成员可以再次提出观点，寻求澄清或征求意见。最后一步是可能进行的重新投票，如果对最初投票的讨论产生了新的信息，成员们希望对之前的决定进行考虑，则通常会重新投票。

NGT 不像头脑风暴那样要求成员公开展示。然而，它对于让团体成员思考和处理问题情境非常有用，尤其是在任务/工作团体中。总体而言，NGT 在团体决策过程中比其他任何方法都更具客观性。

集思法

集思法是一种帮助团体在工作阶段变得更有效的新方法。集思法的英语单词"synectics"来自希腊语，意为不同且显然无关的元素的结合。集思法理论适用于将不同的个体整合为"一个提出问题、解决问题的团体"。集思法遵循团体讨论的一般模式——问题提出、讨论、生成解决方案和决策。然而，有几个重要的区别。

首先，在整个讨论中，团体带领者要求成员采用频谱策略（spectrum policy）来分析问题的所有方面。该策略认为很少有完全好或完全坏的想法。接下来，团体带领者鼓励成员在整个过程中表达自己的希望和愿望。尽管成员们可能得不到他们想要的东西，但是通过这个过程，他们可以更清楚地知道他们内心的所求，

并减轻一些被压抑的挫败感。

团体活动中一个非常令人耳目一新的部分称为幻游（excursions）。在该活动中，成员们暂时中断解决问题，投入涉及幻想、隐喻和类比的练习中去。例如，成员们可能会思考可以通过多少条职业道路来竞选国家总统。这样做的原因是，这些过程中产生的信息可以稍后重新整合到团体中，特别是那些对于个人和团体而言重要的信息。

投射故事

投射故事是在工作阶段帮助团体的另一种方法。成员们被要求观察他们自己或他们的团体将来是否能够成功，并描述这种体验。团体成员不仅可以对其幻想进行加工，也可以对现实进行加工。反映这种投射精神的一个例子是治疗性童话。成员们应在 6~10 分钟内写出他们以"很久很久以前"开头的故事，故事中包括：（1）问题或困境；（2）解决方案，即使它看起来很奇怪；（3）令人愉快的积极结局。时间限制有助于成员专注于任务并防止阻抗。

一个治疗团体的成员曾经写下这样一个童话：

从前，有一个老妇人像"住在鞋子里的女人"一样设法抚养了许多孩子。唯一的问题是，孩子们现在知道自己想做什么，而老妇人却不知道。起初，她感到很沮丧，并认为如果她足够悲伤，孩子们就会回来找她。孩子们确实这样做了，但是他们也很生气，并把她送进了精神病院。她试图让自己更惨一些，但她的策略似乎并没有起作用。孩子们抛弃了她。

老妇人从睡梦中醒来，对自己说："今天，我会穿紫色的衣服——一种很'治愈系'的颜色，我将从病房里出去，并向我遇到的每个人问好。"她做到了，并且令她惊讶的是，她遇到的大多数人都以积极的方式回应了她。她感觉好多了，大家也感觉好多了，结果，她意识到

全世界现在都可以成为她的孩子。因此，她带着美好的感觉和宏伟的计划离开了医院，从此以后与她的孩子和邻居幸福地生活在一起。

团体过程

帮助团体在工作阶段最大化其资源的另一种策略是通过团体过程。"过程"可以被定义为利用团体在此时此刻的互动中的重大事件来帮助成员反思其经历的意义，以更好地了解自己的想法、感受和行为，并把学到的东西推广到他们团体之外的生活。团体过程是指团体中自然发生的动态，或者，如亚隆和莱斯茨 2005 年所描述的那样，是"相互作用的个体之间关系的本质"。为了提高团体带领者和团体成员的过程能力，建议采取记笔记的策略。这样的程序可以防止记忆衰退（成员更频繁的生活事件掩盖了以前的团体经历）。此外，记过程笔记可以激励团体带领者和成员详细回忆每次会面以提供有意义的领悟，进而为团体成员提供了自我反思和成长的机会。

反思

你何时记下过生活中的事件，以日志、手账或日记的方式？当你重新阅读这些材料并回想起自己已经忘了的事件时，你会感到惊讶吗？你认为在团体中做笔记对团体会有帮助吗？可能会有哪些缺点？

如前所述，充分发挥团体过程作用的另一种方法是在团体中引入过程观察者。该观察者是专业的服务工作者（例如咨询师、心理学家和社会工作者），在团体过程和个性方面保持中立，并通过观察和反馈成员之间及团体中发生了什么，来帮助团体了解其周围的动态。过程观察员的工作不是评判而是要客观地告知团体内正在发生的事情。例如，在一个任务团体中，观察员可能会说："我注意到，在这段时间里，贝弗莉试图确保团体意识到向基金会投资的后果。她通过向团体提供大量事实来做到这一点。布雷，你是最支持并鼓励她的；查克，你也表示了支持，但随着贝弗莉的演讲继续，你似乎变得不耐烦了；还有，迈克尔，我观察到你想结束讨论，并一直询问团体是否还有其他议程中的项目需要讨论，我不清楚到底是怎么回事。"

在听到这些反馈后，团体成员可以自由地讨论和处理观察者的陈述。他们可以通过相互交谈来表达自己的感受或要求观察者提供更详细、更清楚的信息。无论如何，通过过程观察，团体的工作得以提升，因为成员开始看到自己和他人的模式，并着手去解决他们所关注的与内容有关的问题和彼此之间的关系问题。对于大多数团体来说，无论重点是什么，都应该谨慎地在休息前后或当他们似乎陷入困境时让过程观察者"报告"。过程观察能为团体提供有用的信息，并使团体充满活力。

技能教授

提高团体工作阶段表现的最后一个策略是技能教授。有时，团体成员之所以不成功，是因为他们不知道如何与他人建立良好的关系，比如如何给予和接受人际反馈。新手团体成员可能特别缺乏反馈技能。

通过教授成员技能，团体功能会得到改善。原因是成员对自己的能力会更有信心，并确实提高了他们的能力。成员可以以一种系统而有趣的方式来学习团体中的基本咨询反应方式。

工作阶段的成果

团体工作阶段的最终成果通常是切实可见的。目标已经完成并实现了。其中一些目标是以个人目标的形式呈现的。例如，在咨询和心理治疗团体中，成员通常参与改善生活中的特定领域。在集体愿景和共同努力之下，其他目标也在不断发展。如果团体成员在每次会面之前都将团体会面的目标记录在纸上，他们就会更清楚地了解自己在工作阶段所取得的成就。

团体在工作阶段最富有成效的方面之一是成员之间的学习与对想法和信息的分享。这丰富了整个团体的成员。一些团体能够自发产生新的想法。如果团体确实在工作，就不会存在"团体停滞"。

了解任何团体的一个重要方面是其任务和社会／情感向量之间的周期性。某些角色是以任务为导向的，例如在心理教育团体中呈现材料。在营造社会／情感氛围方面，其他人则可能是积极的，也可能是消极的，例如欢迎人们加入团体或无视他们。带领者和成员必须对角色有绝对的了解，因为只有这样，他们才能最好地促进策略和决议。

团体工作阶段中使用的其他技术与先前阶段中描述的技术相重叠。例如，在心理咨询和治疗团体中，当成员发现真实自我时，他们通常会有一种"宣泄"的感觉——一种对压抑的情感的释放。在这种情况下，他们可能会哭泣、大笑、生气或进入让他们感到释放的其他情绪状态。例如，在一个心理治疗团体中，艾琳发现自己仍对一个发小感到生气，因为后者总喜欢在一些她无法控制的事情上取笑她，比如她住在哪里、她的父母以什么为生。她的觉察和释放都具有治疗作用，后来她与团体成员进行的讨论也是如此。但是，宣泄本身并不会产生持久的改变。正如亚隆所说："没有人能从空衣橱的通风中获得持久的好处。"

因此，团体成员需要在工作阶段所经历的情绪基础之上加入行动。这样的过程可以使团体成员获得领悟，从而更深刻地了解自己和自己的选择。在经历这样的历程之后，成员们就会在认知上重建他们的生活（他们开始以不同的方式看待和感知自己）。他们看到，尽管改变

很困难，但他们并非无助，情况也未必无望。在没有认知重建的情况下表达负面情绪只会增强这种感觉，最终无济于事。

但是，随着成员们觉察的增强，他们之间的交流也越来越多，并且给予和接受的真诚、直接和有用的信息也越来越多。在工作阶段，团体成员似乎真正关心其他人如何看待自己的行为。他们的行为在促进或抑制关系的影响方面变得十分重要。团体的重点是"此时此刻"，其中可能包括面质。面质背后的想法是让成员们互相挑战，以检验其言行之间的差异。例如，在一个咨询团体中，保罗可能对艾莉森说："我听说你十分想自己做出决定，但是我看到你一直在向母亲寻求建议。请帮助我理解这两种行为之间的关系。"面质通常不仅不会导致冲突或退缩，反而还会促使成员对自己的行为及原因进行思考。

反馈（即所谓的"即时化"）、"此时此刻的干预"以及"影响性暴露"是团体工作中的泛理论干预（pantheoretical intervention）。它指的是一个人对另一个人的言语和行为进行反应。这种干预方式用于团体的工作阶段甚至整个团体过程。反馈通常涉及与他人共享相关信息，比如他们是如何被看待或如何行事的，以便他们决定是否做出改变。团体应以清晰、具体、简洁和适当的方式提供信息。反馈通常不是单维的（关于一件事），而是常常同时包含各种有意识和无意识的信息。反馈时机和反馈类型是影响其效果的重要变量。积极反馈通常比消极反馈更容易为人们所接受，并且影响更大。但是，研究表明，反馈的积极－消极排序能够提高人们对消极反馈的接受度。同样，团体成员认为对行为的具体反馈比一般或非具体反馈更有效。

在给予反馈时，"仔细评估"一个人是否准备好接受纠正信息是很重要的。留出足够的时间来处理反馈消息也很重要。如果没有足够

的时间，团体成员就可能会合理化或忘记他们接收到的消息。总体而言，在团体的后期阶段，反馈的质量更高，并且可能更容易被接受，尤其是那些由其他团体成员提供的反馈。这可能是由多种因素造成的，包括较少的投射或移情。无论如何，在整个团体过程中，在团体内提供反馈都很重要。团体带领者可以做很多事情来促进团体内的反馈交流。可能会用到的活动包括：

- 结构化的反馈交流练习（带领者建立成员相互交流的方式，比如以书面形式）；
- 树立榜样（带领者经常以直接和关怀的方式向成员提供反馈）；
- 建立联结（带领者帮助团体成员将反馈与目标或行为联系起来）；
- 协商一致的确认（带领者使用其他成员对特定成员的反馈来做出反应）；
- 反馈释义（带领者让接收反馈者用自己的话重复他或她听到的内容）。

使用多种反馈方式可能对传达信息最有帮助。

案例

奥尔加之所以参加心理治疗团体，是因为她觉得自己有一种使别人远离她的魔力。果然，她做到了。当奎克说他正在考虑参加社交技能课程时，奥尔加说："这太愚蠢了！做个男子汉吧！"带领者扎克和其他成员在笔记本上写下了对她行为的担忧，但奥尔加并没有放缓公开批评别人的脚步。她认为朱莉跟男人调情是"放荡"的表现，还把这话告诉了朱莉。

此时，扎克问团体中是否有人可以示范用其他方式表达对朱莉所作所为的不认同。凯蒂使用温和的语言表达了，其他人紧随其后。不过，奥尔加仍直言不讳，在回应他人时通常会伤害他人。奥尔加接下来的语言暴力指向了扎克，扎克的回应是："奥尔加，听起来你好像很讨厌我。"

奥尔加终于"醒悟"了。"哦，"她说道，"我不知道我的话这么有杀伤力。"

在那之后，奥尔加开始注意自己的言辞，并邀请别人帮助她以温和的风格来表达自己的想法。

问题

你如何看待奥尔加接受反馈的方式？还有更有效的提供反馈的方式吗？比如?

矫正性情绪体验是团体工作阶段的另一个好处。亚隆和莱斯茨 2005 年将这种经历描述为治疗团体工作阶段的标志。在此之前，必须建立起一个足够支持冒险的团体。如果团体具有足够的支持性，那么矫正性情绪体验就会包含以下几个组成部分。首先，团体成员必须冒险去表达强烈的情感，这是人际交往的必经风险；其次，现实检验也很有必要，它允许团体成员在其他成员的一致认可的帮助下检验事件；再次，团体成员必须认识到人际交往时的某些感受和行为是不适当的，或某些避免人际交往的行为是不适当的；最后，团体及其带领者必须以各种可能的方式帮助经历矫正性情绪体验的成员与他人进行更多真诚、深入的互动。

除了增加亲密感、开放性和反馈能力外，在工作阶段有用、重要且可能会有帮助的另一种品质是幽默——以一种治疗和非防御性的方式微笑面对或嘲笑自己或处境的能力。那些更频繁和更多时间使用幽默的团体维持的时间也更久。在成功的工作阶段中，当成员们对自己、对他人以及团体内外部的动态有了更好的领悟时，严肃的气氛会变得充满笑声。幽默可能会通过缓解紧张情绪、减轻敌对情绪、促进积极的沟通和培养创造力而给一个团体带来潜在的好处。

幽默在团体中扮演的确切角色并不总是容

易确定的。当然，它可能会使成员从工作中分心，或被用来奚落他人。因此，对于团体来说，要想确定幽默的影响，注意何时以及如何使用幽默是很重要的。在团体内，总是有机会通过利用团体内部的悖论、差异、不可预测的事、无法预料的事、普遍的真理、荒谬的事物和熟悉的事物来培养幽默。例如，在一个团体中，团体带领者要求成员回忆一段让他们更加意识到自己人性的有趣经历。萨姆说，由于他的文化背景，他不了解"Danish"一词既指一种面包又指丹麦语。因此，当他的团体邀请他"去买Danish"时，他惊讶地看着他们，问他们为什么要这样做。直到他们带他去一家面包店时，他才完全理解他们在说什么，并与他们一起因这个误解而大笑。

那些进行得不错的心理咨询、心理治疗、任务／工作和心理教育团体经常利用幽默。分享个人经历中的轻松时光或者搞笑的场景，可以帮助人们更好地记住重点并享受笑声，而无须付出任何代价。幽默还可以通过"润滑"团体互动、增强集体认同、区分团体和他人，并确保采取适当的行为来帮助个体和团体成员团结成一个整体，并获得领悟。幽默能够对成员间的合作产生积极的影响。实际上，一些大公司，如西南航空、通用电气、IBM 和 AT & T 等公司已经发现，成功运用幽默可以对各种团体过程和结果产生积极的影响。幽默对团体过程的积极影响（如，有效的沟通、制定团体目标和情绪管理）和对团体结果的积极影响（如，团体生产力、团体生存能力和团体成员的发展等）提高了整个团体的效率。

反思

在你加入的团体中，你见过哪种类型的幽默？你什么时候见过幽默在团体中有治疗性作用？你什么时候见过幽默对一个团体有害？如果要在团体环境中使用幽默，那你会使用哪种类型的幽默，例如悖论、笑话、夸张？

总结和结论

工作阶段是团体在解决个人、任务或教育问题上最有效的时期。如果由于某些原因，团体的这一阶段进展得不顺利，那团体成员就可能会沮丧地离开团体。此外，一些想要终止团体的尝试也会受阻。那些在团体工作阶段有较差体验的成员可能不会再参与需要集体努力的活动；相反，如果团体在工作阶段运作良好，就会对成员产生积极的影响。

团体带领者和成员必须了解并执行一些因素以帮助团体自助。帮助团体提高效力的重要因素有示范、结构化练习、小组观察团体、头脑风暴、名义团体技术、集思法、投射故事、团体过程和技能教授。当团体在工作阶段取得成功时，他们会实现各个目标并朝着最终目标迈进。团体成员通过反馈、面质、矫正性情绪体验和幽默等基本治疗性技术来提升他们的领悟。在成功的团体中，工作阶段是一个成员们怀念和引以为豪的阶段。

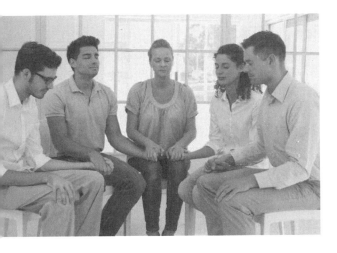

团体结束

在这个瞬息万变的世界里，

作为一个独特的人，

我回到了我的起源之地，

就像约瑟在埃及待了一段时间。

在夜晚的尽头，

我将开始通过探索黎明的光明和希望，

回顾刚刚过去的日子，感受永恒友谊的

温暖。

在那丰富而又鲜活的记忆中，

我将踏上一条通往未知和不断进化的过渡

之路，

因为我经历了通往终结和永久成长的充实

时光。

引 自：*"Transitions" by Samuel T. Gladding,© 1994, Samuel T. Gladding. Reprinted by permission from Samuel T. Gladding.*

本章概要

阅读本章，可以了解如下信息：

◆ 如何准备和结束团体；

◆ 结束团体对个体的影响；

◆ 结束团体的具体方式、程序中的问题以
及团体结束之后跟进团体的重要性。

当你阅读时，请思考：

● 你对结束一个事件或一段经历的通常
反应；

● 当团体结束时，你对于为其他成员提供
反馈的想法和感受；

● 你认为有效的或者曾经使用过的帮助你
结束一段经历、开始另一段经历的策略。

几年前，我为一所小型文理学院举办了一场静修活动。在静修的最后一天，我留意到一位年轻女子唱的小夜曲，歌词是这样的："我想要再逗留一会儿，多一点与你的缠绵。时间不停站，带着你给我记忆走远，要怎么才能化解对你的思念。今天我和你大声说再见，我相信再见不会是永远。"

那是一种美妙的感觉。然而，遗憾的是，静修活动结束了，同学们带着复杂的感受回到了校园和课堂。当然，他们的心里也装了一首歌。那些运行良好并富有成效的团体都对结束有着清晰的界定。恰当地结束团体对成员的健康和福祉至关重要。

20 世纪 70 年代以前，很少有专业团体著作重视团体结束，无论是单次团体还是连续团体。例如，直到 1977 年，塔克曼和詹森才将分离阶段纳入塔克曼 1965 年设计的团体发展模型中。团体工作中忽略结束的部分原因是，人们想当然地认为在任何层面上结束团体都是一种自然现象。因此，大多数团体带领者和参与者都知道该怎么做。

然而，结束一个团体从来都不是一件简单的事情。团体带领者、成员和整个团体可能会笨拙或不恰当地处理它，由此导致的结果将会是有害的。有时，不管是出于有意还是疏忽，团体在结束过程中没有做恰当的准备。结束过程充满了各种想法和感受，而这些想法和感受常常在团体结束之后很久还会影响个体。柯瑞认为，团体的结束与开始同样重要。在团体的形成阶段，成员们会互相深入了解。而在团体的结束阶段，成员开始在更深层次上了解他们自己。如果恰当地理解和处理结束，那它将成为一种推动个体改变的重要力量。团体的成功结束将对成员的自尊、成就感以及自信产生很大的影响。

团体成员在结束阶段的主要活动是：（1）反思他们过去的经验；（2）回顾过程；（3）评估所学；（4）承认矛盾的感觉；（5）进行认知决策。这些活动能够帮助成员整合从团体经验中收集的信息，并将其应用到团体外环境中。他们能够将学习从一种情境迁移到另一种情境中。例如，如果玛瑞亚意识到，在团体中，她有能力面质他人而不需要安抚他们，那么在工作中，当人们不断地向她提出要求时，她就可以运用这项技能。

总之，团体结束是一个过渡事件，它结束一段经历，并开启另一段体验。它被认为是团体过程的最后阶段。而事实上，它也标志着一个新的开始。团体结束为团体成员提供了一个机会来阐明他们的经历的意义、巩固已经取得的收获、表达喜悦和遗憾、衡量自身的成长、决定他们想要从团体中带走的新经验并将其应用到生活中。带领者的行动和方向将以积极或消极的方式影响这一过程。封闭式团体和开放式团体的结束有所不同。封闭式团体的成员会共同准备和体验结束，而开放式团体的成员会单独准备和体验结束。

团体结束会面临很多议题和过程。其中一个是情感矛盾性。通常会有失落、悲伤、痛苦和分离的情绪。这些感觉常常与希望、喜悦、期待以及成就感交织在一起。几乎总是会有涉及"未完成的工作"、移情和反移情的问题。如何巩固并将团体内完成的学习转化为外部经验是结束团体的另一方面。因此，正确处理团体的结束对团体中每个人的健康和福祉都至关重要。如果作为团体结束的一部分的改变、丧失和哀伤没有得到承认和公开处理，那么成员在团体内所取得的进展将大打折扣。

在本章中，我将讨论结束团体的几个不同方面。第一，检查有没有进行充分的结束团体的准备；第二，探讨结束对个体的影响；第三，讨论处理过早结束的方法，特别是在非自愿结束的情况下；第四，讨论结束每次团体会面和整个团体的恰当方法；第五，讨论结束团体的经验以及团体成员后续跟进中的问题。以上每种情况都强调带领者和成员的责任。

结束团体的准备

适当地结束团体的准备从计划阶段就开始了。带领者不仅要考虑他们想带领什么样的团体，还要考虑这个团体将持续多久以及结束的方式。他们所做的决定受到理论和实际考虑的影响，例如哪种方法对某些人和问题有积极的效果，哪些设施可以利用及何时使用。

为了确保团体从开始到结束都有恰当的程序，带领者必须建立适当的边界。边界是团体物理和心理方面的设置，例如开始和结束的时间，或者坐在特定布局的位置上（比如一个圆圈）。如果带领者不把这些基本的维度放在心里，那就相当于放弃了他们的责任，并强化了团体成员（或许之前就有）的认知，即人们常常言不由衷，不可信。因此，结束的计划应与其他基于理论的团体程序密切相关、相互协调。结束过程对个人及整个团体的成长的影响既直接又微妙。

案例

厄尼试图结束团体

厄尼认为他最不需要"说明书"的一件事就是如何结束团体。他之前也参加过团体活动，因此他觉得自己知道所带领的心理咨询团体应何时以及如何结束。问题在于，他实际上根本不知道该怎么结束、什么时候结束。因此，成员就这么一周接一周地参加团体，而厄尼也假装就应该如此。

六个月之后，成员开始不定期参加，而且那些参加的人也都无精打采的，大家都指望厄尼能让情况好转。

最后，厄尼向仍来参加会面的七名成员（一开始有12名）宣布，在这次团体活动之后，该团体将不再继续。很多团体成员为此感到很失落或崩溃，他们向厄尼表达了自己的愤怒，然后就离开了。厄尼感到很震惊，他没有想到会这样。

问题

厄尼本可以做些什么来平稳过渡呢？你认为团体成员生他的气合理吗？如果你是其中的一员，你会有什么感觉？

在团体中，有两个水平的结束：每次会面的结束和整个团体的结束。这两种水平的结束都有可预测的步骤过程。在考虑结束时，团体带领者应做出相应的计划。制订结束计划的最佳指南之一是基于结束家庭治疗的模型。该模型的主要观点是，无论采用什么理论，结束治疗都需要四个步骤：（1）定位；（2）总结；（3）讨论目标；（4）追踪。

在定位阶段，带领者会提出结束的主题。在此过程中，带领者会不时提醒团体成员当次会面或者整个团体何时结束。在总结阶段，主要任务是对已有材料以及团体中发生的过程进行回顾。理想情况下，团体带领者和团体成员都要参与这个总结。在讨论目标阶段，团体聚焦于成员在每次会面或整个团体结束后将会做什么。在最后一个步骤，也就是追踪阶段，团体成员相互告知他们在实现目标方面所取得的进展。通过提醒自己这些步骤和程序，团体带领者帮助自己、团体成员以及团体整体成功结束。

在开放式治疗团体中，比如针对精神病患者的治疗团体，结束是高度个性化的，但是即使是这种情况也有一定的可预测性。例如，亚隆等人指出，门诊团体中的大多数精神病患需要大约 12~24 个月的时间来经历实质性和持久的变化。在这类团体中处理议题需要时间，因此，试图在成员准备好结束之前就结束团体是不明智的，甚至可能是有害的。

在结束每次团体会面时，带领者应在团体结束前 5~30 分钟通知成员团体即将结束。这样的告知（定位）不必详细说明。相反，带领者可以在停顿或短暂的中断时简单地说："我看我们还有 15 分钟，我们团体或者个人需要做些什么来准时结束？"在治疗团体中，结束所需要的时间几乎总是多于任务／工作团体或心理教育团体。不管怎样，这种对结束的定位都能够使成员总结、制定目标，并计划后续行动，如果他们愿意的话。

在结束整个团体时，对结束的定位意味着需要有计划地安排几次专门讨论结束议题的团体会面。在封闭的心理咨询与治疗团体中，至少要有两到四次会面集中在结束议题上。任务／工作团体可能会更快地结束，但成员也需要时间来适应"我们不再是一个团体"的想法。这需要时间，因为在某些任务／工作团体中，团体是成员身份认同的一部分。理想情况下，团体成员回顾已完成的工作、根据目标评估成效、衡量团体是否能够通过那些使用或观察团体产出的人员的评估，并为最终处理产出做准备。在心理教育团体中，成员通常事先知道团体的时间是有限的。然而，我们还是建议团体带领者应提醒结束，从而使团体保持在执行任务的轨道上，并从心理上准备好最终结束。在结束过程的其他步骤进行之后，一个直接的结束定位可以帮助成员完成他们的团体目标，并澄清他们对自己或他人的任何困惑。要想使成员从团体经验中获益更多，就要让他们提前知道他们在一起时会发生什么，以及对他们的期待是什么。

反思

你最认同生活中的哪些团体？离开这些团体让你感觉如何？在团体结束时，你最棒的经历是什么？最糟糕的经历是什么？你从这些经历中学到了哪些关于结束团体的知识？

结束团体对个体的影响

结束团体会对个体产生影响。影响的程度取决于很多因素，包括团体是开放式的还是封闭式的，成员是否真正提前准备好迎接结束，以及每次会面的强度和进展的速度是否达到合适的水平，以便成员能够恰当地确定和解决其所关注的问题。如果处理不当，结束团体可能会对成员产生负面影响并阻碍他们的成长。如果处理得当，结束过程本身就可以在帮助个体发展新行为方面发挥重要作用。通常，无论是生理还是心理上的关系的消亡，都会让个体对自己曾经和别人在一起时是谁以及现在是谁有一个新的认识。然而，要想获得这些好处，团体成员必须像经历死亡和悲伤的人那样面对自己的情感。

团体成员在团体结束时的行为表明了他们的想法和感受以及他们所经历的事情。在团体结束期间，那些感到焦虑的成员可能会觉得，如果没有团体的支持，他们将无法正常发挥自己的功能；那些悲伤的成员可能会害怕再也见不到其他成员了；那些愤怒的成员可能会认为他们没有完成本该完成的事情。例如，如果简说她对团体的结束感到"不安"，并希望团体继续下去，那么她可能是在间接地表示她希望团体成员肯定她有能力独自处理问题。

通常，不同团体成员的感受可能会有很大差别。在某些情况下，团体成员只强调团体中所发生之事的积极方面，而不是他们所学到的东西。这被称为聚会告别综合征，个体往往倾向于回避结束的痛苦。然而，在团体结束时，最有可能压倒一切的情绪是那种可以形容为混合或苦乐参半的情绪。

对个人来说，结束团体最好的方法是反思自己的经历，并为团体之外的新生活开路。然而，实现这一理想并不总是一帆风顺。因此，团体带领者可能需要在分离的议题上特别关注一些人。例如，由于詹森不稳定的心理状态，带领者可能要在团体治疗或者咨询结束时花更多的时间和他在一起。相比之下，带领者可能会花较少的时间与雅各布在一起，因为他过去的情绪安全感很强。对于詹森来说，他害怕在其他环境中找不到支持性的关系，但当带领者帮助他记住在这个团体中他所冒的险以及他是如何个性化和出色地实现团体目标的，他就能够克服这种恐惧。

不管带领者在结束阶段有多么细心和周到，偶尔还是会有一些团体成员需要更多的帮助。对这些人来说，可以有以下三种选择。

- **个体咨询**。在其中，特殊的议题可以得到更多的关注。
- **转介至另一团体或组织**。该团体或组织可提供更具体或专门的帮助。
- **再次参加团体**。在这个过程中，个体可以再次体验类似的团体经历，并吸取第一次错过的教训。

在所有这些情况下，重点都是帮助团体成员最大限度地提升能力和实现目标。通过这些过程，团体成员能够更加了解他们自己，尝试更加理解他人，并采取措施去创建他们想要的社区或组织。

过早结束团体

有时，带领者的行为会导致成员突然离开团体或团体突然结束。这两种情况都属于过早结束团体，可能会给成员带来困难。不同的理论观点和实践者对这些情况的处理是不同的。例如，以人为中心疗法的团体和带领者可能会相信团体成员的判断，即在团体计划结束前离开是最好的选择，而一个现实疗法的团体和带领者则可能会尽力劝说成员不要离开。

无论行动原因或带领者的理论取向如何，我们都有应对团体过早结束的指南。这些指南大多适用于心理教育、心理咨询和心理治疗团体，因为过早结束对这些团体的影响最大。当然，任务/工作团体的成员和带领者也可以使用这些指南。

一般来说，必须处理三种类型的过早结束：团体整体的过早结束、团体中成员的成功过早结束和失败过早结束。

团体整体的过早结束

团体带领者或团体成员的某些行为可能会导致整个团体过早结束。如果团体带领者生病、搬家或者有其他任务，那就可能会适当地提前结束团体。在这些情况下，团体成员可能会感到不完整，并试图与带领者重新建立联系。

为了恰当地处理这些过早结束的情况，带领者至少需要安排一次会面来向整个团体说再见，或者直接联系团体成员。这些工作的后续安排有时会非常困难。然而，不当的过早结束可能会带来更大的压力。由于带领者个人不适、没有认识到问题并将其概念化，或者对成员的问题不知所措而过早地结束团体，只会伤害他们自己和团体，也会给团体和成员留下未解决的问题。

成员的过早结束

对于成员而言，可能会因适当或不适当的原因而过早离开团体。这种经历可能是成功的，也可能是不成功的。亚隆列出了一些个体过早离开心理治疗与咨询团体的常见原因：（1）外在因素（例如，日程冲突、外部压力）；（2）群体偏差（与其他成员格格不入）；（3）亲密关系的问题；（4）害怕情绪传染（在听到其他成员的问题后会产生消极的个人反应）；（5）无法分享带领者（希望得到带领者的独有关注）；（6）同时进行个体治疗和团体治疗带来的问题；（7）"早期煽动者"（公然、强烈地攻击团体）；（8）缺乏治疗方向；（9）分组引起的问题。在这些原因中，那些涉及外在因素、不适应以及同时进行个体治疗和团体治疗所带来的问题最有可能是造成个体提前结束团体体验的因素。然而，值得注意的是，团体成员可能会为过早结束找一个合理的理由。

除了缺乏治疗方向以外，亚隆给出的成员过早结束团体的其他原因，通常与他们的不成熟有关。不成熟的人通常在团体过程中是不成功的，他们通过离开团体来回避处理失败。他们否认自己需要进行自我探索和理解。他们经常在做出一些行为改变后就离开团体，以此来避免经历深刻的个人成长。在另一些时候，如果这些团体成员不自己离开，而是不断地搞破坏，那么带领者可能不得不要求他们离开。他们与成功过早结束的团体成员形成鲜明的对比。成功过早结束的成员是因为正当原因而过早结束团体的，并会在离开前花时间向团体中的其他人道别。

案例

伊迪丝的退出

伊迪丝越来越觉得自己在咨询团体中不舒服。她认为其他人比她说得多，获得的见解更深刻，也变得比她更健康。这让她很烦恼。她考虑过离开团体，但觉得父母不会同意。因此，她一直很纠结。后来有一天，她早早地到了会面地点，然后在带领者的椅子上留了张字条就回家了。

当天晚上，带领者给她打来了电话，但她没有接；相反，她狂吃冰激凌，还把电视的音量调大。

问题

你认为伊迪丝本可以做些什么来使得情况更有建设性和成效呢？她可以怎么做？什么时候做？

防止过早结束

团体可以采取一些措施来避免过早结束，如：

- 团体准时开始和结束；
- 成员应承诺来参加团体；
- 带领者应以人性化和专业化的方式对待成员；
- 在谈论个人和团体议题时，应清晰和简洁；
- 如果两次会面之间的间隔较长，应提醒成员。

其他一些措施也可以用来减缓过早结束及其潜在的负面影响。团体带领者或成员要做的最重要的一步是尽可能提早告知团体要离开的可能性。个体需要时间来准备过渡和处理丧失。时间越长越好，尤其是在意外离开的情况下。例如，如果带领者由于自己或配偶要搬家而必须离开，可以打电话告知成员，让他们在下次团体会面之前做好心理准备，尤其是在离开无法预见或突然的情况下。

当有成员想要提前离开时，团体带领者可以采取的第二个步骤是，在安全、被保护的团体氛围中与该成员及整个团体详细讨论这样做的后果。如果成员有机会把事情说出来并更彻底地探索自身感受，那他们就可能不会过早地离开团体。例如，皮特可能认为他被轻视了，但是当他有机会在团体中直面这个问题时，他可能会有不同的感觉。通过这种方式，他可能会意识到当他感到不舒服时，就会倾向于逃跑，并承认如果他留在团体里，就需要改变自己的生活方式。

在过早结束工作的情况下，最后要做的是应该帮助成员认识到他们从团体中得到了什么，以及他们今后可以采取哪些积极步骤来巩固这些成就。给成员反馈是帮助他们适应突然结束的一个有用方法。

案例

佩妮的计划

佩妮参加了一个任务团体来提高自己决策和执行的技能。在与团体工作了几次之后，她决定独自完成这个计划，而不再需要团体的参与。由于佩妮只参加了大约一半的团体会面，她不确定该如何离开。她不想表现得消极抗拒，只是不想再来了。因此，在第七次团体会面中，她谈到了她的计划。

令她惊喜的是，成员们都理解她。在带领者的引导下，每位成员都告诉佩妮，她对他们以及整个团体意味着什么。比如迪克说："佩妮，我真的从你在这个团体中产生的能量中受益匪浅。"然后，罗宾也说道："佩妮，我觉得你想做的事情让人耳目一新，很鼓舞人心。"反馈结束后，佩妮对自己的经历感觉很好，其他人也一样。她带着积极的态度离开了，并能够巩固在团体中的收获。

问题

你是否见过有人提前离开团体或项目，并得到了积极的反馈？作为团体成员或带领者，你如何将这个例子应用到你现在或未来的生活中？

成员偶尔会在没有任何提示和道别的情况下退出团体。在这种情况下，带领者应该跟进并询问缺席的成员提前离开团体的原因。带领者应邀请成员回到团体，讨论他或她的想法和感受，并在适当的时候说再见和结束。《最佳实践指南》和伦理准则指出，不应该通过施加不适当的压力来迫使一个人留在或返回团体。然而，留在团体的好处和责任可以而且应该被公开地探索。

反思

你是否有过这样的经历：和你有关系的人突然从你们一起做的事情中失联？你对于这种失联感觉如何？那时，你希望发生什么？将这种情绪及你那时希望从朋友或熟人那里看到的积极行为与成员提前离开团体的行为联系起来，谈谈你的感受。

结束每次团体会面

团体有很多种结束形式。对于每次团体会面来说，适当的结束形式取决于团体的类型、该次团体会面的目标和会话内容。带领者应该在任何可能的情况下让团体的结束形式多样化，以避免成员对同样的程序感到厌烦。最有效的结束会面的方式有成员总结、带领者总结、轮流总结、两两总结、评分以及书面记录反应（如写日记或日志等）。此外，评估表和家庭作业也可以用来结束单次会面。

成员总结

在这种方式中，团体中的一个或多个成员会总结在团体中发生了什么，描述他们个人经历了什么，以及他们是如何从当次团体会面中获益的。如果团体定期做总结，那每周的总结会促使成员思考他们在团体中得到和给予了什么。至少应花10分钟的时间来进行这项练习，但重要的是不要让团体成员感到无聊。因此，每个成员的发言必须言简意赅。例如，在团体结束时，成员的总结可能如下所示：

丹尼尔：通过今天的聆听，我学到了很多。我发现，我和拉塞尔对于冒险有很多相同的感受。

玛丽·格蕾丝：我很惊讶，今天团体谈论的焦点是冒险。我原以为我们会谈论过去的事情，而不是现在的挑战。这次会面让我思考了我将如何应对我的工作情况。

拉塞尔：对我来说，说出自己对于冒险（比如搬到一个新城市）的感受本身就是一种冒险。虽然我对于将来要做什么仍然有很复杂的情绪，但我很高兴我说出了自己的想法。

姬：拉塞尔，我很高兴你让我们开始关注冒险。我生活中有一些情况也涉及冒险，我想下次再说。

带领者总结

当由带领者做总结时，他们会对团体中发生的事情做出他们的个人反应。带领者可以评论团体的凝聚力、成员孕育出工作主题的自由程度、成员冒险和谈论不安全话题的意愿、成员彼此互动的程度，以及讨论负面想法或感受的意愿。

案例

萨曼莎的总结

萨曼莎意识到在她带领的咨询团体的这次会面中发生了很多事情。在团体快结束时，她决定抓住最重要的互动，因此她做了以下总结：

今天的团体快结束了，我想说说我对团体的观察。当你们离开团体时，你们可以思考下周在团体里要做什么，这也许会对你们有帮助。我注意到朱莉在团体进行期间就愤怒的话题质问了乔。我不确定你俩有没有解决如何控制愤怒的问题，但至少你们开始了对话。我也很高兴看到雪莉坚持了自己的主张。雪莉，我一直对你的沉默感到有些困惑，所以很高兴看到你发言。马库斯，我对你关于在一个不同的环境中尝试新行为的评论也印象深刻。我很想知道你这周会在这方面做些什么。汤姆，我觉得你今天似乎在回避和戴安娜的冲突。对于你和戴安娜来说，下次会面再讨论这部分可能会有帮助。好的，就这些。我们下周见！

问题

你对萨曼莎的总结有什么想法吗？换作是你，你会说的更多还是更少？为什么？你的风格与萨曼莎有何不同？

带领者总结的优势在于，他们可以强调某些观点和评论；缺点是，他们可能会忽视一些重要的进展，或者漏掉一两个成员的贡献。此外，带领者也可能会误解一些行为或交流。

轮流总结

轮流总结是成员总结的一种变体。在这种程序中，每个团体成员都会简短地（通常用一两句话）总结一下这次团体会面的要点。轮流总结是一种完成发散思考、以积极的基调结束，并确保每个成员都感到融入了团体的方式。每个团体成员都有同等的发言时间，并带着参与感离开团体。

罗宾做轮流总结

在团体结束时，罗宾想要确保心理教育团体的每个成员都能对团体的进展说点什么。虽然这挺不寻常，但他决定让在场的每个成员都就他们在团体中学到的东西讲上一两句。令她惊讶的是，整个过程进行得很顺利，正如一位成员在轮流总结快结束时所说，"每个人都提醒了我一些我不想忘记的要点。"

问题

你什么时候得到过别人的提醒？有多少次是发生在团体里的？在一段学习或人际交往经历结束时，这种情况发生的频率如何？在团体结束后，你会如何将这些经验运用到你的工作中去呢？

两两总结

在团体结束时，团体带领者可以将成员分成两人组，以确保所有成员都参与了团体的结束并且整个团体充满活力。通常情况下，团体带领者会在会面结束时决定让有类似问题的成员结成两人组。例如，如果汤姆和珍妮都在努力成为更好的倾听者和更有同情心的人，那么他们可能会被安排到一起讨论和练习与他们关心的问题有关的技巧。如果没有明显能结对的成员，那么成员们可以自由选择搭档或与分配给他们的成员一起工作。

评分

评分是一种快速、高效地发现团体成员满意度的方法。可以通过两种方式来评分。第一种方式是，在每次团体会面或整个团体结束时，带领者可以要求成员用1~10分（10分是最高分）来为自己团体体验的满意度打分。在打分之后，成员们既可以讨论他们的评分，也可以以书面形式对其进行详细说明。如果成员选择写下来，那么所收集到的信息对团体带领者会更加有形和有用。例如，戴安娜给团体打了6分，她可能会写："我喜欢这个团体，但我觉得如果你（带领者）能稍微控制一下那些爱发言的成员，多引导一下那些较内向的成员发言，我们就会有更多的想法和更好的讨论。"

书面记录反应

团体结束时经常会使用书面总结。它有助于促进反思，因为团体成员必须花时间来组织语言和内容。此外，写作还可以揭开团体过程的神秘面纱，鼓励成员更深层次地参与，确认成员对团体经历的感受，并增强团体成员之间的凝聚力。

在团体结束时，除了详细说明评分之外，还有几种形式的书面反应可以使用。其中一项练习是，要求成员在会面结束时花几分钟时间写下他们对所发生的事情的反应。这种方式用得不多，成员们可以分享也可以不分享他们所写的内容，这取决于团体所剩的时间以及带领者的指示。

这种方式的第二种形式是，团体成员定时在每次团体会面结束时写日记或日志。在这种方式中，团体成员需要写出他们对每次团体中所发生之事的反应。比起仅仅谈论这些反应，这个过程能让他们更快地发现他们反应的前后不一致。事实上，团体成员和带领者可以建立一个书面记录，以便在以后描述团体特点时进行参考。的确，这些收集到的日志可以成为整个团体经历的一个很好的记录，记录团体的起起落落、进展或停滞，有时还可以作为一幅展现成员成长的地图。关于在会面结束后应该在什么时间写日志，并没有明确的规定。在团体结束后立即写的日志往往能更准确地反映在团体中体验到的情绪，而那些在一段时间后写下的日志则会以一种与自我概念相适应的方式呈现出经过消化和组织的观察结果。无论采用哪种方式，都会有一些信息和见解浮出水面。

结束团体的第三种方式是写信和交换信件。在这种方式中，团体成员和带领者写下他们的体验，并将他们的信（通常是一到两页）交给对方（团体成员写给带领者，带领者写给成员）。以学生学习团体为例，这种交换方式可以帮助他们纠正一些误解、冒险进行自我表露和挑战其他成员、巩固成员在团体中使用的有帮助的带领者行为，并回答成员提出的问题。

第四种写作形式是将文字与音乐或绘画结合起来。例如，在总结每次团体会面或整个团体时，成员可以被邀请绘制象征他们生活的标志，或者用歌词或旋律象征性地表达他们自己。以伊莱恩为例，她画了一棵绿色的茂密的大树（如图7–1所示）作为她的标志，树下写着：

我已经成了我自己，这是我希望在团体中成为的样子。现在我要继续向前了。

首先，带领者可以让团体成员通过涂鸦来创作标志；其次，邀请他们寻找涂鸦的一部分来扩展他们的标志。此外，带领者还可以鼓励

他们在润色图画时思考脑海中出现的单词和短语，并把它们记下来以对所画的画进行描述。最后，团体带领者可以在每次团体结束时为成员做书面笔记，这些笔记可以分享给整个团体或个人，也可以不分享。当带领者选择写关于成员的笔记时，其通常采用私人的临床记录的形式；当带领者在团体成员的日志上做笔记时，他们的回应旨在促进个体的洞察力以及与个体的沟通。在一些团体练习中，团体带领者或其他成员会给整个团体做书面回应。

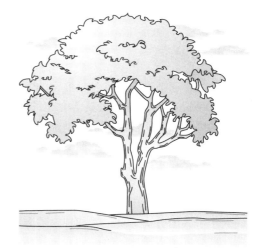

我已经成了我自己，这是我希望在团体中成为的样子。现在我要继续向前了。

图7–1 伊莱恩的标志

反思

你是否收到过你珍视的信或书面声明？把你对一个人的反应或建议写下来，而不是口头上告诉他的好处是什么？写的时候需要注意什么？请举例。

评估表

另一种结束团体并获得成员对当次团体会面的准确评估的方法是，给每个成员发一份评估表，让他们在离开前填写完并上交。成员可以在多个维度上对自己、其他成员和带领者进行评估，包括参与度、冒险、目标、情感投入、反馈和生产力。他们可以就对团体的满意度以

及他们认为可以如何改进提出自己的意见。为了简单有效，单次会面的评估表应该简短一些，有时可以用不完整的句子来表达，如：

1. 在今天的团体会面中，我最喜欢的一件事是＿＿＿＿＿＿＿＿＿＿

2. 在今天的团体会面中，我最有效的时间段是＿＿＿＿＿＿＿＿＿＿

3. 在今天的团体会面中，令我印象最深刻的一件事是_____

4. 我认为今天的团体会面中还可以改进的地方是_____

5. 让这个团体变得更好的建议是_____

家庭作业

团体会面的结束常常伴随着作业的布置（在团体结束后完成）。这种"真实世界"的非团体体验可以包括思考、感觉或行动体验。家庭作业在任务/工作团体中可能特别重要。在这些团体中，成员需要完成任务，这样团体才能完成任务。家庭作业在心理咨询和心理治疗团体中也很重要，因为它能帮助成员找到将团体中所学迁移到日常生活中的方法。此外，在会面结束时布置家庭作业，还可以帮助团体成员确定更加具体的团体目标。

反思

你是什么时候发现家庭作业对你有帮助的？是什么让它们起作用的？

团体的最终结束

团体的最终结束充满了各种混合的情绪和任务。这是成员的行为发生显著变化的时候。在成功的团体中，积极的反馈会增加，并且随着成员们对于变化的预期，他们会产生一定程度的距离感。在不成功的团体中，当成员意识到他们无法实现个人或团体目标时，愤怒和沮丧可能会随着分离而出现。在团体结束的过程中嵌入了个人的分离、自主性和独立性方面的议题。那些成功完成这一阶段的团体带领者和成员具有并运用了一定的人际关系技能和过程处理技能。这些技能在团体中的集中体现，为成员提供了可模仿的示范。

团体进入最后结束阶段的任务完完全全落在了带领者的肩上。尽管所有团体成员都意识到团体将会结束，但带领者所提供的这方面的指导能够使这个过程变得积极而富有成效。正如前面提到的，带领者做到这一点的一种方法是为团体设定一个时间限制（预先告知团体会面次数）。他们帮助团体结束的第二种方式是通过限制技术，即缓慢淡出情绪互动，进入认知反思。经验丰富的团体带领者意识到，如果成员在离开团体时情绪过于激动，那么他们可能记不住自己在团体中学到的很多东西。因此，带领者在结束团体的过程中应有意识地尝试促进更多认知方面的人际互动和个人内部探索。

带领者结束团体的第三种方式是使用适当的戴帽技术（结束技巧），促使团体聚焦于结束需要做的事情上。例如，为了适当地处理团体的最终结束，带领者可能会要求成员反思自己的团体经历：什么是最有帮助的？从团体中学到了什么？从团体中得到了哪些会对其他事情有帮助的东西？比反思更具体的可能是，要求成员明确团体中最有用的方面以及他们最关心的方面。在这个过程中，团体带领者以实事求是和反思的方式进入团体，帮助成员关注记忆和想法。

许多戴帽技术都能够用来使团体恰当地结束。在与整个团体的互动中，带领者必须最大限度地运用这些技能。由于之前已经讨论了时间和示范过程，因此这里将重点讨论封顶技能，尤其是与团体有效性相关的技能。

戴帽技术

有些团体的结束需要的时间相对少一些。例如，任务和心理教育团体通常在完成任务后就会结束。在结束时，团体成员可能会进行总结，并反思回顾团体中的重大事件或学习经验，有时也会使用其他一些程序。相反，心理治疗和心理咨询团体可能会在结束阶段遇到多个问题，因为所涉及的议题更加个人化和强烈。实际上，所有类型的团体都可以从结束阶段的封顶技能中获益。如果这些技能运用得当，团体成员将获得一种完整感，即团体已经结束，生活的新时期已经开始。以下是一些最重要的戴帽技术，供团体在结束时使用：

- 回顾和总结团体经验；
- 评估成员的成长、改变（或者成就）；
- 完成任务；
- 将改变运用到日常生活中（执行决定）；
- 提供反馈；
- 处理分离；
- 为持续的问题解决制订计划。

回顾和总结团体经验是要求成员完成团体任务的第一种方式。这个过程包括让成员回忆并分享他们在团体中所记住的特殊时刻。其中一种方法是邀请成员回忆他们在每次团体会面中印象最深刻的事情。请成员填写单次团体会面的反馈表可能会增强这种体验，但并不是绝对必要的。在回顾和总结的时候，团体带领者或其他成员可以引导大家通过这个过程，找出他们希望记住或对团体有贡献的要点。

例如，在对团体的回顾中，卡洛琳说她无法准确地回忆自己第一次为团体做出重大贡献的时刻。

卡洛琳：大概是在第五次团体会面中，我注意到我们大家有一个共同的担忧，就是我们都不认可我们所做的工作，我向整个团体指出了这一点。我很高兴我这样做了，我想你们作为团体的一员也会很高兴。我只是想不起来自己是在什么时候这么做的。

团体带领者：卡洛琳，你说你不记得具体是哪次团体会面了，那你希望我们作为团体成员记得什么呢？

卡洛琳：有两点。第一，我做出了贡献；第二，我帮助我们所有人更清楚地认识到了一个共同的担忧，即对不被认可的担忧。我认为第二点对于整个团体后来的发展是很重要的。

评估是一种类似于回顾的技术，但在评估成员的成长和变化时，重点在于让他们回忆在团体开始和结束时自己的状态。这种结束练习的目的是让成员看到并分享他们自己和其他成员的重要收获。如果使用了团体日志，那么成员可以在彼此分享前查阅它们。这项练习的重点是让成员认识到自己的成长。例如：

玛姬：当我来到这里的时候，我很害怕。我觉得我是唯一一个对外表感到不自在的人。通过这次团体，我渐渐明白，每个人，包括你，贝特西，这样很有魅力的人都在担心如何表现自己。我比刚开始参加团体时在克服情绪方面更加自信了。通过和你的交谈，我也学到了一些方法来改善我的外表。

在团体结束时，任务的完成是一件至关重要的事情。未完成的工作基本上包括"有人伤害了别人或者被别人伤害了，但是他们之间的问题并没有解决"。未完成的工作可能会在团体中发酵，因为它们发展的速度很快，而且时间所剩不多，无法处理所有的信息。

未解决的、未完成的工作就像未治疗的伤口一样会溃烂，并妨碍个体的正常功能。这种伤害可能会分散一个人对其需要做的事情的注意力，并对团体本身产生负面影响。在任何情况下，清晰的沟通与协调、在事件中与重要人物的直接面质都是解决问题和开始疗愈过程所必需的。在结束阶段，团体成员被鼓励完成这个过程、感受安慰，并修复"伤口"和成长。很多理论取向都会有做法的具体指导，但有时成员需要学习一种新的行为。在完成这项任务的过程中，至关重要的一点是不要开始新的工作。

例如，如果塔玛拉认为温迪在团体中贬低了她，那她需要在结束阶段表达她的介意，如果她之前没有表达过的话。如果她害羞，那她可能需要坚持自己的观点，要求得到她想要或认为需要的东西，比如道歉或解释。从这里开始，就是在进行澄清和谈判；如果成功的话，还需要解决问题。当这个过程结束时，塔玛拉和温迪应该能够恢复她们的正常生活，和彼此以及团体继续相处。

将改变应用到日常生活的过程包括预演、角色扮演和家庭作业。预演可以在团体中进行，成员向其他人展示他们计划在特定情况下如何行动。当团体中的其他人在这样的环境中扮演重要人物的角色时，这种类型的演示将变得更加具体和有意义。成员在预演和角色扮演时经常犯的一些错误包括：关注他人而并不是自己的改变、对他人的改变缓慢不耐烦以及过于依赖团体术语。通常，预演和角色扮演会在团体的工作阶段进行，在团体结束阶段只会进行复习。

分享家庭作业是一种过渡性的练习，通常在预演和角色扮演之后进行。在这一过程中，团体成员实际上是在公开场合练习他们在团体中经历过的事情。家庭作业通常是具体的，它使团体成员能够向团体报告他们的结果，以更清楚地决定自己希望改变什么，并从团体规范向个人规范过渡。家庭作业之前已经讲过了，但需要记住的重要一点是，它是一种可以在许多不同类型的团体中使用的连续的技巧。

提供反馈对于团体的结束是至关重要的，它也是一种整合体验。它为带领者和成员提供了一个机会，以巩固彼此取得的进步，并处理他们对做出有意义改变的想法和感受。反馈应该是诚实的、具体的、真诚的，并尽可能积极，尽管带领者和成员偶尔可以用它来面质那些仍然否认问题或没有为自己的行为负责的成员。它有助于成员写下具体的反馈，否则，他们往往会忘记说了什么。在团体结束后，成员可以使用书面反馈记录来了解他们是否处在进展中。

表达告别可以让团体圆满结束，至少在有效/认知层面上是这样的。通过表达告别，成员们被鼓励在这个时候表达自己的感受和想法，特别是关于团体中的其他人对他们的意义。成员们可能会在这个时候回忆起团体中的重要事件，提醒彼此他们曾经的样子，并就他们得到了多大的帮助发表个人感言。如果有分离情绪的话，团体带领者也会进行处理。

有时，我们会抗拒说再见，因为说完就意味着团体真的结束了。在这种情况下，团体带领者可以通过分享他们对团体所做工作的满意度，并邀请成员在告别时表达自己的感受，来为结束时刻定下基调。此时，一些成员可能会有触摸、握手或拥抱的需要。根据团体的类型，这些道别方式可能会使用不止一种。但是，如果有人对告别有疑虑，那带领者和团体成员最好谨慎行事。这意味着使用言语方法。在告别中，最重要的事就是用一种建设性的方式来表达思想和感情。

反思

你对丧失有怎样的感受？结束团体会与这些感受有联系吗？如何使用戴帽技术来缓解结束体验的部分感觉呢？你能看到自己在认知上结束了一个团体吗？你会怎么做？

通常，特别是在封闭的团体中，可以在告别过程中使用结构化的练习。这些练习有助于使团体的结束更有仪式感、达到高潮并获得一个明确的结果。其中一项结构化的练习是为成员颁发参加团体的证书。另一个练习叫作"背上的鼓励"，成员在一张白纸上画出他们的手的轮廓，然后把这张白纸粘在背上。然后，其他团体成员在这只手的轮廓内或纸上其他空白处写下对这个人的积极和建设性的寄语（如图7-2所示）。

结束团体的最后一步是制订成员在团体结束后继续成长的具体计划。这种持续解决问题的计划可以在个体道别之前或之后完成。它应该包括何时以及如何开展些活动，但其他方面的期望不应成为计划的一部分。这个活动本质上是柯瑞所描述的预测未来的一种变体。在这个过程中，带领者邀请团体成员想象他们想在短期和长期内做出的改变。然而，这个计划过程会更加具体，可能需要团体成员和团体之间签订书面合同，以现实的方式阐明成员将如何执行计划。这样的步骤在任务／工作团体和治疗团体中都是非常有效的。例如，鲍勃可能会向团体和他自己声明，他将在接下来的三个月内完成他的调查，以了解客户对他们所提供服务的喜好程度。然后，他将向团体成员发放他收集到的数据。

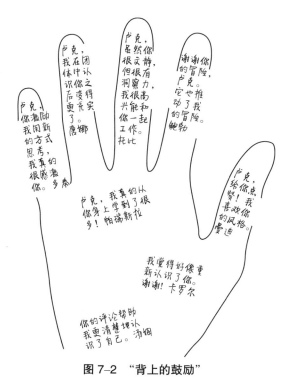

图 7–2 "背上的鼓励"

结束团体时所面临的问题

有时，团体成员（偶尔也有带领者）会对结束团体感到困难。在这种情况下，他们会试图否认团体已经接近尾声，并且不积极参与结束和过渡。也有时候，他们会在与带领者或其他成员的移情问题上遇到困难。另一种情况可能是带领者对一名或多名成员的反移情。最后，有关结束和过渡的问题有可能得到正确处理，也可能得不到正确处理。这里将讨论这四种可能遇到的问题。

否认

否认是表现出一种经历（比如一个团体）好像永远不会结束一样。这种表现既可能会存在于人数有限的团体中，也可能会出现在大规模的团体中。通常，否认结束是某个人的事情，不过有些团体有时也会表现得好像团体将无限期地继续下去。如果遇到否认的情况，带领者必须提醒参与者（特别是在封闭团体中）最后一次团体会面的时间，并鼓励他们做好相应的准备。在团体或个人拒绝处理结束议题的情况下，带领者需要特别关注这些领域。关注的方式可以包括咨询其他专业人士、与有这种表现的成员进行个人会谈，或与整个团体进行一两次特别会谈。

例如，约翰带领了一个为期六次的家庭修复心理教育团体，团体成员在第四次会面后告诉他，他们不会让他结束团体。总的来说，他们一致认为想要更多，不会停止学习。值得赞扬的是，约翰感谢了团体对他的信任和肯定，但在第五次会面开始时，他坚定且实事求是地表示，再有一次会面团体就结束了。他向团体成员提供了他们可能感兴趣的其他课程的信息，并让他们向社区学院的继续教育主管进一步咨询。

移情

移情是指影响从一个人到另一个人的转移。它有很多来源，但基本上都是在无意识层面上运作的。移情最直接的表现是个人试图以不合时宜的方式与他人交往。

在一个团体中，可能会出现各种各样的移情过程。例如，移情可能发生在团体成员之间、成员和带领者之间，以及成员和整个团体之间。心理咨询和心理治疗团体的带领者和成员往往是多重移情（即扭曲的认知）的对象。

然而，移情也可能发生在任务 / 工作团体和心理教育团体中。例如，在团体的不同时期，带领者和某些成员可能会被其他人视为专家、权威人士、超级英雄、朋友或恋人。许多团体参与者，尤其是酗酒者的成年子女，会有一种倾向——他们在团体中的互动会不自觉地跟在家庭中的行为模式一样。

处理移情的一种方法就是意识到它们，并根据它们最初在团体中的表现重新认识它们。

然后，带领者可以鼓励成员在整个团体过程中就移情问题相互给予积极和消极的反馈。保持平衡是一个棘手的过程，在这种情况下，团体带领者寻求咨询或督导是比较明智的。亚隆等人认为，团体内多重移情特征的疗效因子是原生家庭的矫正性再现。它代表了处理移情的第二种方式。解决这一难题的第三种方法是团体故事编织技术（group stories fabric technique, GSFT）。在这种方法中，团体成员讲述自己的故事，并从其他团体成员那里得到反馈。成员所讲述的故事中的故事，也就是元故事，反映了个体的移情问题。实现 GSFT 很复杂，也需要时间。它需要团体带领者将团体成员的故事编织成一个反映所有团体成员的议题和关切的单一、完整的故事。

无论使用哪种方法，如果移情在团体结束时仍然存在，那么团体可以被更多地作为一个整体来帮助个体处理他们尚未解决的问题，包括表达情感和进行现实层面的探索。在团体结束后，对有移情问题的人进行个别咨询可能是合适的。

案例

没完没了的团体

谢尔比竭尽所能地告诉他所带领的咨询团体，团体将要结束。然而，他还是同意再增加四次会面。但当四次结束后，成员们坚持再次延长团体。谢尔比认为，这样做并不明智，并试图在最后一次会面中结束团体。

然而，即使没有带领者，团体依然在继续，成员不断打电话给谢尔比要他回来。由于担心团体成员最终会厌倦彼此，并且团体可能会恶化，谢尔比参加了他的"没完没了团体"的第三次会面。在那次会面中，他再次解释了时间限制对团体的好处，以及在一段经历结束后，成员可以转而参加一个新的团体，并学到更多东西。他的话最终起了作用，团体成员在反复讨论之后，决定结束团体。

问题

如果你是谢尔比，你会怎么做？为什么？

反移情

反移情通常被认为是带领者对成员的情感反应，是带领者自身需求的结果，或者是与重要他人之间尚未解决的问题的结果。然而，除了带领者与成员之间，地位不平等的成员之间也会发生反移情。"在团体治疗中，可能诱发的反移情包括对权威、冲突和愤怒的反应，自恋需求，文化价值观，对控制的过度需求，家庭问题，分离－个体化问题……反移情触发事件是指引发治疗师未解决冲突的治疗事件和／或来访者特征"。由于反移情的复杂性和互动性，团体带领者也可能触发团体成员之间尚未解决的冲突。

处理反移情的第一步是认识到它是如何表现的。沃特金斯指出，当带领者对团体成员过于恳求、疏远、反对或保护时，或者当他们对团体成员面质不够、竞争性较强、过度认同时，抑或当他们对成员产生爱慕之情或友情时，就会表现出反移情。有很多种方法可以管理反移情，包括否认和压抑。然而，对抗这些感觉和行为的最好方法是接受直接督导和个体治疗。解决反移情问题对于结束一个团体至关重要。

正确处理团体结束

正如关于团体结束的文献所证明的，正确地处理这一过程没有特定的方法。然而，却有一些特定的迹象表明团体结束得不正确。例如，如果一个团体突然结束，并且没有处理关于结束的议题，那么这种结束就是不恰当的。通常情况下，当团体是短期的、周末相见的类型，且没有后续的过程时，或者当来自外地的团体带领者带领联合培训治疗工作坊时，就可观察到这种情况。

另一个表明团体不恰当地结束的迹象是，成员们留下了一些尚未解决的问题。在开放式团体中，这个问题可以通过增加会面次数来解决。在封闭和有时间限制的团体中，团体带领者必须在团体剩下的时间里尽可能多地解决这些问题，并为在团体结束时仍有困难的人提供适当的转介服务或个体咨询。

总的来说，团体结束是一个渐进的过程，

那些处理得当的团体带领者会让它随时间的推移而进行，并在结束的过程中嵌入与个人的分离、自主性和独立性相关的议题。与团体分离的痛苦和焦虑（如果有的话）最好在这个时候用戴帽技术来处理。如前所述，戴帽技术指的是对当下情境中发生的事件进行认知分享。例如回顾过去的经历、记住有意义的团体事件、回忆一个人进入团体的方式，以及谈论现在和未来的计划。可以在最后一次会面前或在最后几次会面中，通过简短的带领者－成员离开面谈，一对一地分享这些信息。

跟进会谈

跟进（follow-up）是指带领者在成员用足够的时间来处理他们在团体中的经历并为他们的目标而努力之后，与成员重新联系的过程。这对成员和带领者来说都是有益的，他们可以评价自己在团体中所获得的经验，并反思所学到的东西。通常，带领者会在团体结束后的几周到六个月内进行跟进，可以是跟进整个团体（重新把成员聚集起来），也可以是一对一跟进成员。在团体结束后，有以下几种方法可以追踪团体成员。首先是安排与每个成员的私人访谈。这些访谈着重于团体成员个人目标的实现。它们为带领者和成员提供了一种方式来评估自团体结束以来在成员身上所发生的事。通过这种方式，可以审视团体对成员的影响，并讨论任何未解决的问题。在这样的谈话中，带领者也有机会为成员提供其他资源或机会。

对团体成员进行跟进的第二种方式是组织全体成员的聚会。这些会谈可以采取聚会的形式，也可以以商务方式进行。无论如何，重要的是让带领者和成员有机会彼此重新联系，并分享他们独特的经历。计划团聚的最好方法是在团体正式结束前就告知成员。通过这种方式，团体成员会更有动力在团体中做出改变。

另一种跟进的方法是使用评估问卷。这种

方法的目的是帮助团体成员具体评估他们所参加的团体。问卷可以采取多种形式，但最好保持简短。评估问卷至少应涉及团体带领者、团体设施，以及团体实现其目标的有效性。

针对团体带领者，可以通过问一些问题来进行评估，比如带领者（或协同带领者）在个人和专业方面是否负责，以及他们在帮助团体及其成员方面是否有效。关于团体是否按时开始和结束的问题也很合适。

与设施相关的问询应集中在会面的地点、场地的舒适度和实用性上。如果房间太吵或太冷，或者甚至房间的形状不对，也会影响整个团体。

评估问卷的最后一个维度应涉及团体的有效性。如果参与者个人和共同的需求都通过团体得到了满足，那么团体就是成功的。准确地做出这样的评估可能需要几个月的时间。

最后一种常用的团体评价方法是写日记。日记或日志可能是一种很有价值的文档，可以用于之后回顾实际发生了什么及其是什么时候发生的。记日记的人可以通过阅读他们的文章来发现自己是如何在团体中进步的。作为一种督导和反馈的方式，带领者与其他专业人士分享他们的日志可能会特别受益。在这个过程中，他们可以了解自己在处理特定团体阶段、困难成员和团体行为形式方面的优势和劣势。例如，泰罗可能会在他的日记中提到他最初对艾丽西亚的看法。之后，通过回头查看自己的日记，他可能会发现她是如何成长、退步或原地踏步的。通过写日记，他的这些觉察变得更加清晰。

写日记的好处之一是它的即时性和对团体成员或带领者的可用性。作为一种书面记录，日记可以保存在某个特定的地方，以便随时查阅。通过记日记，团体成员可以释放他们的情绪，并审视他们周围的现实。通过识别自己日记中的主题，个体可以检查自己对人或情境做出反应的主要方式。如果这种反应是不合理或

不负责任的，那么他们可以在团体当中或团体结束之后努力练习，以便更熟练地做出另一种反应。最后，日记能够帮助团体成员阐明自己的想法。例如，通过写日记，吉尔可能会发现她生气是因为自己没有冒险，而不是艾米发言太多。

总结和结论

无论是对于单次会面还是整个团体进程，结束都是一个重要的阶段。结束对团体参与者和整个团体的影响既可能是积极的，也可能是消极的。因此，在团体开始之前，团体带领者和成员就应该知道团体什么时候结束以及结束的重要性。

直到 20 世纪 70 年代末，人们才开始关注团体结束，之前人们认为团体带领者知道如何结束团体。然而，从那时起，结束团体越来越被认为是团体工作中的一个独特过程，并成为许多研究的主题。在个体层面上，团体成员要么抗拒，要么逐渐走向结束。一些没有经过适当筛选或不成熟的成员可能会提前离开团体。带领者和成员必须处理这些情况，以及由于带领者或成员无法控制的情况而不可避免的提前退出。处理这些情况的方法各不相同，但有通用的指导原则。其中一个指导原则是认识到，不同理论取向对过早结束团体的处理方式是不同的。另一个指导原则是要意识到团体结束是一个渐进的过程。

对于结束单次会面和整个团体也存在着适当的方式。团体带领者必须采取预防措施和必要的步骤来确保团体按时运行，并让成员认识到按时参与团体会面的重要性。鼓励成员这样做的方法包括提供结构化的练习，如轮流发言，以及设置规范和焦点。带领者有责任确保团体在结束时保持在正轨上，并帮助那些在结束时有未完成问题或其他问题的成员。跟进是一种帮助成员专注于他们在团体中所取得的成就以

及希望完成的目标的方法。在结束过程中所使用的结构化的练习（如写日记或填写评估问卷），将有助于带领者和团体成员积极有效地结束团体。

本书第4~7章所涵盖的团体五个阶段的主要特征见表7-1。

表7-1   团体五阶段特征

形成	调整	规范	执行\工作	休止\终止
特征：面对新体验时最初的谨慎；尽量避免被别人拒绝	特征：冲突和焦虑的时刻；团体从初级紧张状态转向次级紧张状态；试着平衡过多和过少的紧张	特征：当个体感到自己属于团体时，就会产生一种"我们"的感觉；通常在这个阶段热情和合作	特征：注重实现个人和团体的目标，并使团体进入一个更加统一和富有成效的系统	特征：参与者在更深层次上认识自己；结束阶段的主要活动-反思过去的经历，整理回忆，评估收获，承认矛盾的感觉，参与认知决策
同伴关系：成员关系往往肤浅，谈话的焦点围绕过去或未来的那些对团体没有直接影响的事件	同伴关系：团体成员对人际互动更加焦虑；对权力的担忧很普遍	同伴关系：认同团体中的其他人；希望、合作、协作、凝聚	同伴关系：成员之间在个人层面上对彼此的深切关怀；成员更愿意自我表露；对成员和个体内在更多的觉察	同伴关系：充满同理心、同情心和关怀的感觉；成员间的情感链接深入，有时会情绪化；温暖和悲伤的感觉常常同时发生
任务进程：处理焦虑，回顾成员的目标和约定；更清楚地说明或重申团体规则；设置限制；促进成员之间的积极交流，使他们愿意继续下去	任务进程：对直接目标的注意力减少；产生了一个健康的停顿；寻找替罪羊可能会发生	任务进程：成员们必须就建立一套规范达成一致意见，以便根据这些规范来管理团体；团体接受规范性规范和禁止性规范；在这期间强调承诺的重要性	任务进程：产出成果的效率，无论成果是否有形可见	任务进程：聚焦于促进成功地结束团体和团体内的关系；巩固收获，在团体中寻找意义，为新的行为方式做出决策；在团体结束后准备一个新的开始
有用的步骤：融入、联结、中断、引出、阐明目标	有用的步骤：平衡、反馈、非正式和正式反馈	有用的步骤：支持、同情、促进、自我表露	有用的步骤：带领者示范、练习、小组观察团体、头脑风暴、名义团体技术、集思法、投射故事、团体过程、技能教授	有用的步骤：总结、轮流总结、两两总结、书面反馈、评估、家庭作业、限制时间、戴帽技术和示范

第二部分

团体的多样性、社会公正、创造力和伦理 / 法律议题

GROUPS:

A

COUNSELING SPECIALTY

(7TH EDITION)

团体工作中的多样性与社会公正

随着岁月的积淀，

她学会了谅解，

那些因肤色而伤害她的人。

每周六她都会烹制面包，

带到当地的布道团，

她留在那里切面包，

充满爱心地献上主食。

她的慈悲逾越了经年的仇恨，

愤怒的话语与悲伤的时光，

她的光芒散发出点点温暖，

每个人都称呼她为"彩虹"。

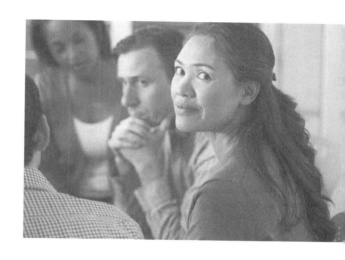

引自："Rainbow" © 1997 by Samuel T.Gladding. Reprinted by permission from Samuel T. Gladding.

本章概览

阅读本章，你将了解如下信息：

- 多元文化团体的历史、面临的挑战、相关的错误认识与目标，这些团体的带领者以及与之有关的社会公正问题。

当你阅读时，请思考：

- 在带领与你不同的成员组成的团体时，你所拥有的错误认识、面临的挑战和目标，以及与团体相关的社会公正问题。
- 你对多元文化团体的了解程度，以及你的文化背景会对团体工作产生怎样的影响？

在谈及多样性时，我们经常提到博物学家查尔斯·达尔文。他通过一件简单的事情提出了物种进化理论。他记录了自己的发现，所观察到的证据强有力地支持他的代表性观点。尽管直到最近，多样性还不是咨询过程或团体工作的主要概念，然而，个人的背景、外表和环境非常重要，会影响他们在团体中的行为。社会是否公正也会对其运转方式产生影响。

多样性与社会公正以多种方式单独或同时存在。多样性与种族、民族、语言、文化、性别、社会经济阶层、性取向、宗教、伤残以及残障歧视等有关。多样性是一个在复杂多元的社会中生活的现实情况，如北美、欧洲国家的人们的生活方式和世界观形态各异，沟通方式、信息表达和行为的不同都会对团体的建立和运行产生影响。虽然社会公正是一个相对较新的术语，但在研究人与人之间的差异时，它就像多样性一样，无论人们的背景如何，都在努力争取公平、公正地分配社会中的权力、资源和义务。在团体工作中，社会公正强调赋权、自我决定、倡导和变革，以对抗社会中的偏见和不公正。

早期的团体工作者，如简·亚当斯（Jane Addams）、约瑟夫·普拉特（Joseph Pratt）、杰西·戴维斯（Jesse Davis）等，为今天的团体工作与社会公正的整合奠定了基础。每个人都致力于这项事业——支持那些在历史上处于边缘地位的个人和社群。他们都认为团体作为一种强有力的干预措施，有助于增强通常处于社会被遗忘边缘的个体的能力并治愈他们的创伤。

总的来说，多样性、多元文化主义和社会公正是相互紧密交织的概念和活动。一方面，团体带领者可以在不受社会公正原则的影响下，组织满足多样性的团体练习，但是他们的工作能够通过启发团体成员对权力、特权、压迫制度的认识而更加丰富。另一方面，那些试图带领社会公正团体的带领者如果没有相应的多样

性能力，就会由于缺乏对团体成员及其社区文化在感知、需求和经验上的认识，而将他们置于受到伤害的危险之中。

本章将分别对多样性和社会公正进行考察，并认识到它们在许多方面密切相关。如果团体工作者为了社会公正而努力，那他们必须对多样性有着充分的了解和领会。本章首先讨论社会公正的主要方面，然后重点讨论文化多样性。通过与不同于自己的人合作，团体成员能够实现共同目标，并且在这一过程中还可以（1）弥合分歧；（2）在解决问题方面更具创造性；（3）在认知和道德推理方面获得成长；（4）学会从新的角度去看待问题。

团体工作中的多样性以及社会公正的简要历史回顾

在团体工作中强调文化多样性和社会公正是一个崭新的前沿话题。直到最近，团体专业工作者或相关协会才对这两个概念进行了深入的探讨。例如，直到1996年，美国团体工作专业协会（ASGW）才成立了一个工作团队将多元文化下的胜任能力纳入ASGW标准。1997年，ASGW制定了多元文化咨询与发展协会的多元文化咨询胜任力及标准。1999年，ASGW采用自己的多样性胜任力团体工作准则。然而，直到2012年，ASGW才通过了其自身的《团体工作者的多元文化和社会公正胜任力准则》（*Multicultural and Social Justice Competence Principles for Group Workers*），为进行文化多样性团体工作提供了一个更大的框架。

团体多样性和社会公正方面的措施之所以出现较晚，主要有以下三方面原因。第一，尽管在20世纪40年代末，库尔特·勒温和他的同事们早期致力于训练社区负责人更有效地减少不同种族团体之间的紧张关系并促进其种族/民族态度的改变，然而在1947年勒温去世后不久，这个强调团体运动的观点就被人们遗

忘和抛弃了。第二，在 20 世纪 60 年代和 70 年代团体运动的发展阶段，人们认为在所关心的事情和问题方面，具有文化多样性的团体成员与其他大多数团体成员没有显著的区别。第三，与其他团体成员相比，那些在传统文化上占少数的成员对团体动力的影响并不大。

然而，最近的认识又回归到了勒温强调的团体应用上，以促进种族和民族和谐，并帮助不同背景的人更好地理解自己和他人。在过去的 25 年间（1982—2007 年），美国少数民族团体治疗发现，团体工作可以减少非裔美国妇女的抑郁，促进其积极的心理社会健康，降低处于缓刑期的拉丁裔和非裔美国青少年再次犯罪的比率，并提高怀孕及为人父母的拉丁裔青少年的问题解决能力和社交问题解决技巧。

此外，来自与老年人合作的团体带领者的报告指出，团体成员的文化背景往往会对成员间的人际关系和团体所做的工作产生巨大的影响。在这样的团体中，文化成了团体过程的前景而不是背景。因此，一个有效的团体工作者必须考虑到所有类型的团体成员的文化背景和影响。文化敏感性实践在团体咨询服务以及日常的团体工作中起着至关重要的作用。

案例

迪德拉关于多样性的分歧

在工作中创建广告任务团体时，迪德拉决定建立一个由她的同龄人组成的团体。她单身、年轻、迷人、机敏、受过良好的教育。她认为一个与她有类似特征的团体会很有趣和富有成效。起初，一切都与迪德拉设想的一样。这个团体提出了大量关于推销公司产品的新点子。

但是后来，这群人开始动摇了。他们非常擅长"搞定"与他们类似的人，但是正如一名成员劳伦斯所说："我们真的不知道作为一个西班牙裔或一个残疾人是什么感觉。"因此，尽管这个团体绞尽了脑汁，但在一个令人兴奋的开始之后，还是灰溜溜地解散了。

问题

如果迪德拉创建的是一个异质团体，你觉得会怎么样？为什么？

社会公正的发展阶段

在 21 世纪，由于多样性和多元文化运动的兴起及其对心理咨询的影响，社会公正不再仅仅是一个术语，而且成了一项朝气蓬勃的运动。美国咨询协会甚至增设了一个名为"社会公正咨询师"的部门。拉茨（Ratts）、安东尼（Anthony）、桑托斯（Santos）2010 年将社会公正的概念细化为既是过程也是目标。他们将社会公正划分为五个阶段，从基于内在心理和种族中心主义的观点开始，以"团体成员和带领者……走出传统团体设置，以倡导和代表某项事业或议题"的支持性立场结束。

第一阶段是天真幼稚阶段，这一阶段缺乏对多样性问题如何影响团体内部和人际互动的认识。在这些类型的团体中，团体带领者假定所有的互动都是普遍存在和平等的。多元文化变量没有被检验或者提出来，就好像不存在一样。因此，一些团体成员会感到被误解、被低估甚至是被压迫。

第二阶段是多元文化融合阶段。在这一阶段，团体带领者脱离民族中心主义的思维视角，充分认识到每个团体成员文化元素的丰富性。尽管文化认同融入了团体工作的流程之中，提升了团体的影响力，但是讨论的深度还不够，对文化和多样性的认识还停留在表面水平上。

第三阶段被称为解放批判意识阶段。在这个阶段，每个团体成员对自我和帮助形成自身信念的环境有了更广泛的理解。他们还会向他人学习，因此可能会将他们自身和其他人的知识体系置于更大的背景下。

第四阶段是赋权阶段。拉茨等人注意到，在这一阶段，随着团体内部氛围促使团体成员进行自我表达，团体成员找到了可以发声的机会。社会公正问题开始广泛纳入团体工作的应用过程之中。团体成员利用多样性和多元文化的知识，来进一步了解他们希望如何解决种族主义和压迫等问题；他们通过角色扮演等方式采取行动并获得一定的反馈。

最后一个阶段被描述为社会公正倡导阶段。团体成员向更大的社区乃至整个社会进行宣传推广。不是每个团体都能达到第五阶段，而且第五阶段会带来一些焦虑，因为此时团体成员可能会与其他专业人士发生冲突。确切地说，第五阶段是在践行社会公正。

与拉茨等人相比，伯恩斯（Burnes）和罗斯（Ross）更进一步地提出了帮助团体讨论诸如边缘化、特权和压迫等社会公正问题的策略。例如，他们建议"致力于团体成员的多样性，避免成为边缘化社区的代表或者象征性成员""使用结构化活动探讨有关特权和压迫的问题""通过处理当前的压迫问题来促进培养和提高团体成员的社会公正意识"。他们指出，这种策略适用于所有类型的团体工作，包括短期团体、心理教育团体、心理治疗和心理咨询团体。

尽管关于社会公正和团体工作仍然有许多探讨和争论，但是毋庸置疑的是，与之相伴随的概念和实践应用将会继续下去。现在和未来围绕社会公正和团体工作的主题包括意识提升、团体赋权、团体组织、社会公正定义、归因理论和社会政治认同发展。

多元文化团体面临的挑战

正如已经间接地暗示和明确地陈述的那样，团体以多种方式发生着变化。当然，对于多元文化团体来说，这是既存事实。多元文化团体在许多情境中都可以被发现，然而，它们最有可能存在于：

- 大学校园——种族文化敏感性团体越来越多地出现在大学校园里；
- 酒精和其他药物滥用康复项目；
- 惩教机构；
- 职业发展和职业培训项目。

为了在团体环境中与不同的成员进行有效的合作，团体带领者必须了解团体成员的主客观经验。为了做到这一点，他们必须对传统的团体工作方式进行三项修改。

首先，他们必须了解什么是文化。关于文化的定义有很多，但是斯滕伯格（Sternberg）2009年提供了一个最好的定义，他认为文化是"一群人所共享的态度、价值观、信仰和行为的集合，通过语言或其他一些交流方式代代相传"。由于在美国、加拿大、英国和其他多元文化国家生活着许多不同文化背景的群体，因此大多数团体工作本质上都是多元文化的。事实上，"多元文化"一词强调人与人之间的多样性，在专业的助人领域的文献和整个社会中已变得相当普遍。

其次，团体理论和技术必须针对不同的文化进行调整和应用，以便与这种文化下的信仰和行为相一致。这样的行为模式苗头乍现。一个引人注意的例子就是认知评价理论在心理教育多元文化团体中的应用。在这个模型中，基于罗斯曼（Roseman）、安东尼奥（Antonion）和乔斯（Jose）1996年的研究工作，团体成员被教导去识别事件、他们对事件的评价及情绪之间的联系。例如，他们了解到每个人都会对事件和他人做出消极的、积极的和意外的等多种解释。一个四阶段的模型在展示这些信息时非常有用，这四个阶段是：引入、更深入的洞察以及最终的整合与评估灵活性。在这个过程中，参与者可能会了解到，通过将原因归咎于他们自己，而不是他人来改变他们对某一事件的评价，会导致他们产生不同的情绪，从而可能更深入地理解自己之外的其他文化。

反思

当你在一个团体中，或者仅仅是和另一个人在一起时，你是否发现你对某件事的解释是不同的？你认为这种认知差异背后的原因是什么？你感觉如何？从那时起，你是如何看待类似事件的？

最后，为了使团体工作更具多元文化和多样性，必须发展"承认、探索和利用团体成员的差异来促进改变和成长"的团体理论和技术。最后一种改变强调利用差异来提高团体的有效性，但这方面的研究进展缓慢。格林利（Greeley）、加西亚（Garcia）、克塞勒（Kessler）和吉尔克里斯特（Gilchrest）、约翰逊等人是这一特定领域的早期研究者。最近，麦钱特（Merchant）率先帮助团体工作者意识到，与多样性相关的团体有以下三种类型：

- 特定文化团体，其成员具有相同或相似的文化背景；
- 人际学习团体，旨在促进对跨文化团体的深入理解，这种团体包含了不同文化背景的团体成员；
- 聚焦其他内容的团体，主要关注其他话题，如药物滥用等，但同时也把团体成员的多样性视为一个重要议题。

萨拉萨尔（Salazar）编著了一本关于团体带领专家最喜欢的多元文化活动的著作，以指导新手和经验丰富的团体工作人员选择、规划、实施和处理多样性方面的工作。尽管如此，几乎所有正式的团体工作方法，特别是在西方国家，都是基于欧美模式。

人们对多元文化主义的多种定义使得组织多元文化团体的问题变得更加复杂。多元文化主义作为一种运动，传统上被定义为文化、民族和种族方面的差异。这个有点狭隘的定义特别强调了一个特定人群的集体历史以及成员之间的个体差异。然而，文化还可以被广泛地定义，可以包括年龄、性别、居住地等人口统计学变量，社交、教育、经济等社会地位变量，以及正式或非正式的隶属关系。因此，过于狭隘和过于宽泛定义文化之间的地带特别狭小。

更广泛的关于文化的定义可能会更受欢迎，因为它具有包容性而不是排他性。这样的定义涵盖了 1990 年《美国残疾人法》（*Americans with Disabilities Act*）中所定义的近 20% 的美国残疾人。不同性取向的人也被包含在内。毫无疑问，在这个词最广泛的意义上，大多数团体都是多元文化的，因为它们是异质的，融合了许多不同的人。在这里，"多元文化"一词得以广泛使用。

关于多元文化团体的迷思

关于多元文化团体存在着许多迷思，有些是由善意的专业人士流传下来的。然而，事实是，这些迷思只是部分正确。因此，要想使来自不同文化的人更好地合作，就必须解决这个问题。德卢西亚－瓦克、洛克和基塞利卡（Kiselica）等人都明确了一些迷思。要想使多元文化团体取得显著的效果，就必须消除这些误解。以下列举了四个方面的迷思。

- **迷思 1**：关于种族或文化差异的讨论对团体成员来说是无礼的，最好不要提及。一些团体工作人员从不涉及文化问题，原因是他们担心讨论这些问题会冒犯团体成员或使他们感到不舒服。然而，正如德卢西亚－瓦克指出的那样，"事实上，承认文化差异可以增强团体凝聚力"。原因是，一旦承认文化差异，这个领域就不再是禁忌，那么原本对于每个人来说是秘密的东西现在就被公开了。如果以一种敏感的方式来处理这些知识，可能会特别有用。因此，在一个团体中，带领者可能会对莉莉说："你是一个非裔美国家庭主妇，简是一个欧裔美国家庭主妇，简所倡导的什么会与你产生共鸣？"在这种情况下，简和莉莉可能会发现她们基于文化和地位而产生的思考既有相似之处，也有不同之处。通过公开讨论文化差异，她们不会因为沉默或猜疑而产生误会或者误解，相反还可以讨论社会公正问题。

- 迷思 2：团体可以是同质的，所以没有必要关注多样性。同质的团体是不存在的，即使它们看起来是同质的。人在很多方面都是独一无二的，如性别、年龄、婚姻状况、家庭出身、职业、信仰/价值观等。因此，相似性更多的是表面上的。一旦团体工作者打破同质性的误区，就能够在强调人与人之间的差异和相似性方面取得真正的进展。然后，这个团体就可以自由地使用自身独特的和普遍存在的潜质。因此，在团体带领者承认尽管拉斐尔和赫尔是亲兄弟，但他们的思想和目标不同后，这两名成员和整个团体将在实现个人目标方面取得进展。

- 迷思 3：团体成员之间的差异并不重要，而且很少能影响到任务和心理教育团体的过程和成效。这个错误认识的基础是，任务团体和心理教育团体不像心理咨询和心理治疗团体那样受其内在过程的影响。这些团体被认为主要是以内容为导

向的。然而，在涉及内容时，任务团体和心理教育团体的成员也会受其信仰、经验和文化互动的影响，而这些都是他们背景的一部分。因此，文化在任务团体和心理教育团体成员的互动方式和互动时机中起着重要的作用。例如，德卢西亚－瓦克讲述了一个故事，她试图为八名刚到美国的意大利男学生组织一个压力管理工作坊。她发现，虽然这些男学生用心良苦，准备充分，但他们并不认为他们应该被一个女人教育，而且他们的文化规范不允许他们向其他男性透露自己的弱点，更不用说女人了！

- 迷思 4：团体工作理论在任何时候都适用于所有来访者。如前所述，至少在北美大部分地区，关于团体及其工作方式的理论"基于以欧洲为中心的心理健康和功能关系的概念"。这些健康原则包括关注个人、将口头表达作为主要沟通手段、团体成员之间进行非结构化互动、强调冒险以及团体带领者或促进者的重要性。事实上，这些重点并非放之四海而皆准。团体成员是独一无二的，对一个人来说是标准，可能对另一个人来说就不是。因此，如果要开展团体工作，团体成员必须讨论规范，并制定一个对所有人都有帮助的准则框架。

如果团体带领者和成员在团体开始之前，例如在筛选阶段，就注意到并消除这些误解，那么就最有可能产生更深入的理解和更好的收获。除了关注误解之外，团体工作人员还必须帮助团体制定和实现适当的目标，其中可能包括宣传、理解和赞赏。事实上，多元文化团体工作代表了一种在人类多样性背景下助人和治疗的强大工具。

案例

迈拉的迷思和思维定式

迈拉一辈子都被告知，所有白人都一个样。她的家人告诉她不要相信他们，因为他们会随时想

要利用她。因此，当一个白人妇女在她的咨询团体中与迈拉交朋友时，迈拉产生了怀疑。她认为那个女人一定有所图，而且她将会为友谊付出代价。因此，迈拉避开了那个女人，很少和她说话。

后来，当团体成员重聚时，迈拉惊讶地发现，她回避的那个女人和她的许多朋友都是好朋友。她很震惊，简直不敢相信。不仅如此，这个女人也遇到过与迈拉类似的情形。由于避开她的白人团体成员，迈拉错过了寻求友谊、支持和内在洞察力的机会。

问题

你认为应如何克服迷思和思维定式？你能举出哪些历史上的例子来说明一个或多个人的想法发生了改变？你能从这些例子中获得什么启示？

多样化和多元文化团体的目标

与所有成功的团体工作形式一样，多样化和多元文化团体也是以目标为导向的。尽管不同团体的目标不同，但这些目标可以按照类别主要分为补救性、预防性或者任务导向性的。这些目标关注个人内在及人际互动过程，针对相应团体成员所关注的一般和具体的主题。因此，开展多样化和多元文化团体的主要挑战涉及团体成员表现出的不同观点、价值观和人际交往方式，以及如何高效地管理和强调它们。如果团体开展顺利，那么互不相同的成员将开始相互信任和帮助，学习新的、不同的、富有成效的行为方式和相互联结的方式。通过这样的过程，个体、亚团体和整个团体都将受益。例如，如果玛丽亚帮助乔恩描述他对学校制度的不满，那么这两名成员可能会在情感上更接近彼此，并与其他成员更密切地合作，提出新的和更好的学校制度，使之成为促进公平、平等和社会公正议程的一部分。

根据德卢西亚 - 瓦克的观点，无论多样化和多元文化团体强调什么，都有三个共同的目标：（1）从文化的角度去理解把人带到团体中的情形；（2）从功能角度处理团体中的所有事件和行为；（3）帮助成员理解文化背景下的新行为、信念和技能。这些目标适用于不同的团体类型，包括任务 / 工作团体、心理教育团体、心理咨询和心理治疗团体。如果参与者不理解为什么他们要加入这个团体、可以从这个团体中学到什么，以及新的行为、信念或技能会在他们生活的环境中产生什么影响，那么这份团体经验对他们来说就没有什么用处。

反思

你是否加入过那种一个或多个成员明显不想加入的团体？他们的行为对团体的影响如何？你认为如何消除、修正或澄清他们的行为，才能使团体开展得更好？

评估团体的文化多样性

在尝试与来访者合作之前，团体工作者有必要了解其文化背景，从而拥有一个广泛的、以文化为中心的视角。如前所述，由不同文化背景的人组成的团体将具有不同的价值观和世界观。通过认识到这些差异及其产生的文化背景，团体带领者可以设计适当的干预措施。然而，多样性的程度取决于许多因素，包括时间、文化适应过程、人们的社会经济环境，甚至来自特定背景的团体成员的数量等（顺便说一下，在一个较大型的团体中，只包含一名来自某个特定群体的成员通常是没有特别效果的。该成员可能很难把自己与团体中的其他人看作"同类"，并且可能会被团体刻板化）。

因此，团体工作者需要评估有利于或阻碍团体发展的多个因素。这种评估是复杂的。例如，有些人可能会深受其群体历史的影响，而另一些人所受的影响可能会微乎其微。在进行评估时，要从入组前的筛选阶段开始。在筛选过程中，团体带领者可能会记住某些文化团体在某些类型的团体氛围中会表现得更好。例如，许多亚裔美国人对传统的团体心理治疗过程反应不佳。因为他们的文化教导他们不要在公共场合分享个人问题或与他人面质。相比之下，其他文化团体，如非裔美国人、西班牙裔和拉丁裔美国人通常在各种团体氛围中都表现得非常出色。

对于大多数多元文化团体来说，核心的团体技能和原则在一定程度上都是有用的。然而，对于其他团体，根据具体的人员构成，有必要制定特定的文化特色方案。因此，在规划和带领一个多元文化团体时，带领者必须根据常识，特别是根据团体成员的实际情况，进行一定的概念化工作，并从更广泛的角度开展团体工作。团体的效果"部分取决于团体带领者和成员间种族意识阶段的匹配程度"。因此，在欧裔美国人德怀特决定带领一个多元文化咨询团体之前，他必须问自己是否了解自身和团体中其他人的文化传统，以及这些差异将如何影响团体最终的结果等问题。

带领多元文化团体的艺术

如前所述，在开始一个团体之前，带领者必须审视自己对那些在文化或其他方面与自己不同的人的想法和感受。对于那些将要带领团体的人来说，有关跨文化互动的自我意识是"必需的"。这样的审视能够让带领者建设性地处理他们生活中的偏见、偏差和种族主义——要么是从上一代传承下来的，要么是从某孤立事件中习得的，并得到了泛化。例如，一个在富裕但与世隔绝的社区长大的亚裔美国人，如果他之前从未遇到过墨西哥裔美国人，并且听到过贬低他们的言论，那么他或她很可能会对与这类人一起工作产生负面情绪。关键是，在团体开始之前，人们对不同文化团体的思想和情感没有得到处理，这些思想和情感可能会对团体产生不利的影响。例如，上面提到的团体带领者可能会对墨西哥裔美国人抱有偏见，如觉得他们都是非法移民，没有受过良好的教育。这种刻板印象可能会在心理上妨碍团体带领者准确地倾听该团体中的墨西哥裔美国人并与之沟通交流的能力。

在带领由不同文化成员组成的团体时，带领者必须不断地提高自己对文化变量和个人差异的敏感度，进一步意识到影响自身和团体成员背景的文化问题。安德森提出了一个"人类显著差异的多样性之轮"（如图8-1所示），它包含了每个团体带领者都需要意识到的五个因素：文化、世界观、身份、地位和人口统计学变量。一个具有文化响应性的团体带领者能够意识到他或她自己的文化价值观、假设和偏见，以及这些文化价值观、假设和偏见对团体过程的影响。他或她也是"自主的"——也就是说，团体带领者对自己的身份很满意，并能够理解不同文化背景的团体成员的感受。

在多样化和多元文化方面技能熟练的团体带领者意识到，在团体成员之间，多元文化差异往往发生在团体工作的早期阶段，而与多元文化问题相关的不适往往在团体结束时出现。这个检验过程和"生成"的过程不可避免地一直存在。然而，随着团体带领者对多元文化团体的带领越来越熟练，其中一部分是分阶段实现的。这类团体让参与者的生命变得更加丰富并充满了各种可能性，因为团体成员之间的差异成了团体发展中的资产，而不是负累。此外，成员们还能了解到价值观和信仰是如何被社会环境塑造和影响的。

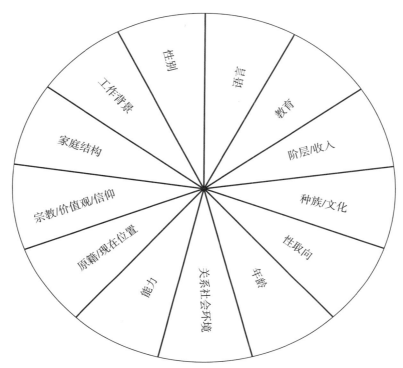

图 8-1　人类显著差异的多样性之轮

多元文化团体的带领者可以通过多种方式增强意识和能力。最常用的策略有以下几种：

- 咨询少数族裔咨询师，以了解其正在带领的团体的工作情况；
- 深入了解各种丰富的文化和传统习惯，如观察、体验重要的节假日；
- 积极关注少数民族的需求和议题；
- 参加语言课程和发音培训，以便在特定文化环境中说话时感到自在和正确。

第五个策略是团体带领者将成员的家庭视为了解他们的文化和人际关系的场所。构建成员的家谱图并对其家庭成员进行访谈，了解他们的文化经历和期望通常可以了解其特定的信仰和观点的来源。

最后一个策略是同时采用说教和体验式教育。在说教方面，存在大量的关于人类文化遗产的研究。通过阅读书籍和文章可以获得全球不同民族生活的特定传统和习俗方面的知识。在体验式教育方面，可以通过设计团体练习来提高团体工作者对自己及与自己不同的团体成员的敏感度。如何将这种文化知识整合到真实的团体工作中是一个挑战。

受训中的团体带领者可能需要克服他们在处理不同层次的多元文化问题时所经历的强烈的情绪反应和麻痹感。处理这种过程中产生的如内疚或羞耻等强烈情绪的一种方法是采用小型的、支持的和接纳型的团体。这种类型的团体在本质上是非评判性的，可能有助于新手团体工作者分享他们在其他情况下不会分享的想法、感受和行动。这一过程可以增强多元文化团体咨询的效能。

总而言之，要想成为一名具备多元文化团体技能和胜任力的带领者，个体必须：

- 了解不同的文化世界观及其对团体工作

干预的后续影响；
- 具有自我意识，尤其是在种族身份、个人和文化世界观方面；

- 关注"文化相关团体工作干预技能的发展"。

案例

爱德华带领的多元文化团体

爱德华出生在非洲，父母都是移民。他会说两种语言。四岁之前他一直生活在肯尼亚，后来移民到了加拿大。作为一名心理健康工作者，他决定为近期从非洲移民来的人成立一个团体。他知道自己的文化传统和价值观，但他对新移民的生活并不熟悉。

由于爱德华已经结婚，并且孩子还很年幼（需要照顾），因此他没有时间去体验学习许多新的文化。然而，他最近参加了一个关于非洲移民生活的课程，并获得了一些新知识。他还对一些新移民进行了个人采访。因此，在团体开始时，他相信他已经准备好应对影响他的成员的各种情况了。

问题

爱德华还能做些什么来提高自己的能力呢？你认为自己在解决多样性和多元文化问题方面的最大优势是什么？

与团体中不同文化人群工作

2014年，美国人口普查数据显示，美国人口的多样性在不断增加。以下百分比显示了在3.18亿被调查人口中，有多少人报告自己属于某一特定种族：非裔美国人，12%；美国原住民，1%；亚裔美国人，5.6%；拉丁裔美国人，14%；欧裔美国人（非拉美裔白人），65%；两种或以上种族，2%。

伴随着日益增长的多样性而来的是在团体中尤其是多元文化团体中，对专业和个人敏感度增长的需求。多元文化团体工作的意义在于，在团体成员中以及彼此之间培养接纳、尊重和对差异的容纳性。因此，来自美国所有文化的团体工作者都需要扩大他们对文化变量的了解。来自不同文化背景的人的想法和行为都不一样，他们参加团体的原因也各不相同。关于团体的多样性，团体工作者需要了解的最重要的知识之一是关于现存团体的团体过程的信息，如非裔美国教会、拉丁美洲俱乐部、美洲土著印第安部落委员会和亚裔美国家庭团体。在许多情况下，这些由亲属关系形成的团体以及它们形成的过程往往早于我们所知的团体工作。

多元文化团体咨询中的一个动力是防御机制的使用，特别是分裂和投射认同，这些机制在团体中被用于保护信心不足和脆弱感，这是种族和文化偏见的基础。过度分裂和投射认同会导致产生替罪羊现象，进而导致团体分裂和无法在团体中建立归属感。

在获取过程知识的同时，团体工作者也应该使自己与团体成员的非言语行为协调一致。非言语行为在不同的文化中具有不同的含义。例如，在目光交流方面就存在着文化差异。欧裔美国人通常重视倾听而非讲话时的目光交流，而非裔美国人则恰恰相反。同样，当谈论一些严肃的事情时，一些美洲原住民团体可能会完全避免直接的目光交流。距离是另一个应理解的非言语行为。对于许多北美洲人来说，一臂长度的对话距离是舒适的，但是许多西班牙裔和拉丁裔美国人更喜欢这个距离的一半。关键是，在进行任何团体活动时，文化传统都会影响舒适程度和互动模式的好坏，这取决于团体带领者和其他成员对于文化传统的认知。

尽管大量文献证明了人们对多元文化工作的极大兴趣，但我们对针对美国特定少数民族的团体咨询效果却知之甚少。应当指出的是，尽管影响特定少数民族和大多数文化团体的一些特质大体上具有一定的适用性，但它们值得被持续地审视，因为它们更多地来源于道听途说而不是系统的研究，而且通常没有考虑到团体内部的差异（例如，社会经济地位、文化程度）和团体之间的差异（例如，日裔美国人和越南裔美国人之间的差异）。一个团体中的个体，甚至一个国家的不同地区的团体，其风俗和传统都会有所不同。因此，团体工作者决不能假定来自特定背景的人会有固定的行为方式。事实上，做出这样的假设是刻板的、有偏见的。

总结和结论

本章从多元文化与社会公正的视角对团体工作进行了考察。正如霍恩（Horne）在回顾关于团体工作的文献时所说，"我们现在服务的人口有着更大的多样性"。团体是由具有各种文化背景的个体组成的，忽视成员之间的文化差异、一视同仁是对团体成员内在丰富性的否定和对偏见的助长。然而，从理论和实践上讲，多样性和多元文化的团体工作，特别是侧重于来自不同文化的成员组成的团体通常发展得很缓慢。更令人沮丧的是，关于在有差异的团体中积极工作的文献研究和实践都十分缺乏。

多元文化团体工作缺乏进展的原因可以归结为错误的认识和恐惧，以及发展一个适用的多元文化团体工作理论具有一定的复杂性。然而，与特定的少数和多数团体工作的目标、评估方式以及社会公正相关的研究越来越多。现在关注的焦点是团体带领者对文化差异的认识及其需要针对这些差异采取的适当行动。团体之间的相似之处也得到了关注。佩德森（Pedersen）认为，以文化为中心的视角可以促进理解、自由、健康和正义。

随着关于不同文化团体的信息越来越多地发表在专业期刊上，这一领域的实践、理论以及公正方面的工作有望增加。通过阅读这些文献研究中一般和具体的信息，以及从实践中学习，团体带领者意识到，除了必须充分理解他们所带领的团体外，还必须直接接触其他文化的成员，切身体验所处文化之外的文化。最后，团体带领者必须深入了解自身的文化传统，并意识到他们所持价值观的积极和消极方面。通过终身致力于学习不同的文化和促进社会公正，团体工作者能够有效地带领和参与文化异质的团体。

特定团体和团体创造力

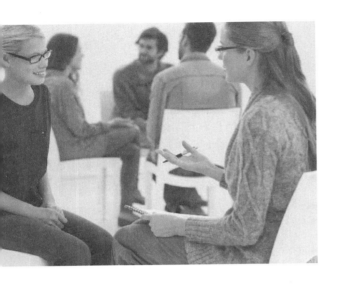

如此地小心和生动。

你画的这个世界像一个万花筒，

不断变化，不断更新，

循环着，又很脆弱。

你像一个孩子一样穿过时间，走过阴霾，

在你所知道的团体中寻找希望。

我想说："我在这里，请相信团体的过程。"

但是这幅艺术作品属于你，

所以我只在一旁看你创作，

时而为你提供色彩或想象。

我为你所说的话而惊异——

在一个几乎全是机器的世界里，

感谢人类的历史和奥秘。

我倾听着你的痛苦，

看着你画的画，

引自："Journey"，*Journal of Humanistic Education and Development, 28, p. 142* © 1990 by Samuel T. Gladding. Reprinted by permission from Samuel T. Gladding.

本章概览

阅读本章，你将了解如下信息：

- 什么是特定团体以及这些团体的不同形式；
- 什么是团体设置中的创造性以及如何实现爱德华·德博诺（Edward deBono）的六帽法、罗伯特·埃伯利（Robert Eberle）的 SCAMPER 模型，以及基思·索耶的八步齐扎法如何帮助团体工作者更有创造性；
- 在不同的团体阶段应当用什么样的创造性练习。

当你阅读时，请思考：

- 迄今为止，你参加过哪种类型的特定团体？它们是如何影响你的？
- 落实德博诺、埃伯利或索耶的思想有多么容易，或者多么困难？
- 你还知道哪些创造性的练习可以用在不同的团体阶段？

当我还是一个团体初学者的时候，我被要求带领一个婚恋团体。唯一的问题是，我单身。但我最终完成了这项任务，并且我确定它一定会被载入认知婚恋团体的史册。多年后，我和妻子一起带领了一个婚恋团体。虽然只有一个晚上，但其带来的改变却是激动人心的。我们讲了很多故事来阐述问题，还说了一些很幽默的奇闻轶事。特定团体是这样的——团体带领者在进入团体之前就应该对聚焦的话题有所了解，从而能具有一定的创造性，而不是在讨论时仅仅照搬书上的内容。

特定团体是针对特殊群体或者问题的团体，如退伍军人、新手妈妈或成瘾问题。这样的团体需要团体带领者提供大量的知识和专业意见。它们的形式多种多样，有些是开放式的心理教育性质的，也有一些是封闭式的心理治疗性质的。就像苹果公司最初为其 iPhone 手机做广告时使用的标语："任何问题都有一个解决它的应用程序（App），"团体的标语可以是"任何特殊情境或群体都有一个适合它的团体"。

在建立团体、指导团体，尤其是在让团体顺利经历每一个阶段的过程中，常常需要创造力。试图机械化或数字化地带领团体会导致灾难性的结果，因为团体成员和团体的每一瞬间都是不可预测的，充满了惊喜。仅仅了解一些概念并不足以推动团体向前发展或者关照到每个成员的关切。因此，本章不仅包含多种类型的特定团体，还介绍了三种帮助团体在做什么和如何做方面更具创造性的方法：德博诺的六帽法、埃伯利的 SCAMPER 模型和索耶的八步齐扎法模型。团体工作者在指导任何类型的团体时都可以使用这些富有创造性的方法，以帮助他们自己和他们的成员突破阻碍或战胜惰性。这些团体工作的方式无论专业化与否，都可以促进成员的成长、发展和成功。

特定团体

特定团体是多种多样的。它们是为有明确和独特关注点的人群所设计的。从治疗性团体到预防性团体，这样的团体多达数百个。这些团体真正实现了"整体大于部分之和"，有潜力成为团体成员的互助支持系统。这些团体的成员相互帮助、相互成为彼此的资源，并将带领者也变成其资源。本节给出了 14 个特定团体的案例，代表人们自愿加入或需要参加的团体类型。实际上，有多少种特殊情境，就有多少种特定团体。因此，对团体的描述更像是装有各种巧克力的巧克力盒子，而不是巧克力工厂或可可种植园。对于团体工作者来说，了解可转介的团体的范围是非常重要的。特定团体总是被有特殊问题或者处于特殊情境中的人所需要和欣赏。在未来，这些团体也会持续地被需要。

卫生保健提供者和卫生保健消费者团体

从服务提供者到消费者，卫生保健是几乎每个人都关心的问题。随着健康日益受到重视，团体干预有越来越多的机会应用到医学环境和生物心理社会福利模式中。在卫生保健领域，三种团体形式最为相关：心理教育团体、心理治疗团体和主题团体。心理教育干预充当了获得其他资源的桥梁，并且推动了更好的自我护理实践。它们可以用来告知消费者诸如中风等疾病的症状和治疗方法。对于那些因人际关系困难而产生压力继而加重病情的个体来说，心理治疗团体可能是最好的选择。因此，对于那些对自己的身体状况感到不安的人来说，将心中的愤怒告诉别人要好过闷在心里或者对他人发脾气。最后，主题团体是以上两种团体的混合，相对短期且目标导向，非常适用于需要支持但很难改变的个体。例如，被诊断患有糖尿病的个体就可以利用这种有时限的团体来收集信息，并从其他糖尿病患者那里获得支持。

除了用于现有卫生保健专业人员和患者，

团体还可以用于训练有抱负的实习人员。例如，贝恩报告，团体在提升三年级医学生的同理心方面大有可为。

军人及军属团体

应征入伍的人面临着很多起初并不起眼的挑战。除了要过一种受管制和纪律严格的集体生活外，军人还必须在很长一段时间内应对身心压力、孤独、安全问题和部署调度。《美国狙击手》（American Sniper）、《拯救大兵瑞恩》（Saving Private Ryan）、《兄弟连》（Band of Brothers）、《太平洋》（The Pacific）、《坚不可摧》（Unbroken graphically）等一系列电影和电视剧生动阐释了军人在不同时代所面临的一些挑战。

无论是否见过或参加过实战，军人都是最有可能遭受创伤和压力（如患急性或创伤后应激障碍）的群体之一。为了帮助军人减轻从现役状态回到平民生活的压力，美国游戏软件公司在一所大学（而不是医院）设立了一个名叫"退伍军人过渡项目（VTP）"的居民团体基础项目。作为一种生活过渡课程，该项目旨在协助军人通过个人和职业重新调整而过渡回到社会。

这个项目通过向退伍军人及其家属提供"必要的知识、技能和社会支持，以促进提高其整体的应对能力，从而促进他们成功地重返平民生活"来减轻创伤暴露的影响。由于对精神和医疗卫生专业人员缺乏信任，这个过程会涉及很多他们的战友。大多数参与者都描述了一种"放下"情感包袱、减少抑郁和增加自尊的团体结果。他们也报告了在与战友互动中的获益。

由于分离给家庭造成的压力，因此，一些针对留守的军人家属的团体也很重要。军属团体既是预防性的也是补救性的，其最好设置在军人配偶、子女（包括儿童和青少年）经常聚集的地方，比如社区中心和学校。拉什（Rush）和阿克斯（Akos）2007年描述了一个混合的心理教育－咨询团体，旨在增加学生的知识（如情绪发展周期）、培养学生的能力（如应对技巧、对发展性任务的掌握），并促进形成一个与同龄人表达情绪的安全环境。通过提供这样一个团体，那些对在海外战区服役的家庭成员怀有复杂感情（如荣耀感和失落感）的儿童和青少年可以自由地表达他们的情感，并获得支持和新的能力。

反思

你身边有谁曾在军队服役过吗？关于他们的服役和随之而来的挑战，他们有没有向你表达过什么想法和感受？你认为团体可以如何帮助他们和／或他们的家庭？

新手妈妈团体

成为母亲是很多女性一生中最美好的时光，会带给她们很多快乐和满足。母婴依恋也是双方日后心理健康的保护因子。但是，并不是每一次分娩经历都是愉快的。产后抑郁和母婴依恋问题特别值得关注，因为她们会给新手妈妈、婴儿、家庭和新手妈妈所在的社区带来伤害。

对产后抑郁和依恋障碍的传统治疗方法通常是个体干预，但由于这类服务的需求远超过服务提供者的能力，因此并不是很成功。

在这种情况下，团体尤其有价值。尼科尔斯（Niccols）用父母团体干预替代个体工作来增强婴儿的依恋安全性。76位母亲参加了一个八期的名为"正确起步"（RFTS）的依恋团体，研究者将这一团体与此类服务的家访团体进行了对照。结果分析表明，RFTS团体与家访团体之间并没有显著差异，两个团体在婴儿的依恋安全性和母亲的敏感性方面都有微小改善，但RFTS团体的"性价比"要显著优于家访团体。此外，两者在参与率、客户满意度和后续服务申请方面并无显著差异。尼科尔斯得出结论：RFTS团体与家访团体在提升婴儿依恋安全性和母亲敏感性方面同样有效。

在另一项团体咨询研究中，克拉克（Clark）、图卢兹克（Tluczek）和布朗（Brown）使用了自我报告和观察措施，对产后有中度到重度抑郁症状的妇女进行了研究。他们发现，那些产后出现这些症状的女性在接受治疗（团体干预）后，抑郁症状明显减少，对婴儿的感受也比等待清单中的对照组的女性更强烈。团体根据标准手册进行了 12 周，每次会面都有特定的主题。在随后的干预中，产后抑郁团体中的妈妈相对于等待列表中的对照组妈妈，在与婴儿的互动中表现出更积极有效的参与和更多的交流。

非自愿和强制性团体

有时，个体会因一些不当行为而被强制参加团体。他们通常非常不情愿，而且总是没有改变的动力。此外，许多人是有怒气的，他们想方设法地不参与，甚至会破坏团体、妨碍带领者的工作。因此，带领这些团体的人面临着艰巨的任务，需要根据他们的情况调整自己的工作。柯瑞指出，非自愿团体的带领者需要精力充沛、有活力、有耐心、有魅力，也要"厚脸皮"——他们不应该把团体成员的评论当成针对他们个人的。

诗密尔和雅各布斯 2011 年建议带领非自愿团体的人"用创造性的以及多感官干预的方式确保成员积极主动参与团体过程"。他们提议使用一些出乎意料但又吸引人且与团体目标密切相关的策略，比如，以一部生动的电影或电视场景来引入团体活动。他们还建议使用创造性的小道具作为视觉教具来说明要点，比如用一根金属丝来代表愤怒的"保险丝"，让团体成员来确认他们的愤怒保险丝有多长以及可以如何延长它。运动、写作以及两者相结合的活动是推动团体前进的其他方式。他们总结道："带领非自愿成员开展一个有意义的团体的关键是不

让负能量消耗团体"。

愤怒和攻击管理团体

由亚当·桑德勒（Adam Sandler）和杰克·尼科尔森（Jack Nicholson）主演的电影《以怒攻怒》（Anger Management）很有趣，在 2003 年上映时就非常受欢迎。但是失控的愤怒和攻击在美国社会中并不幽默，且属于问题行为。当它们升级为涉及无辜的人的悲剧和暴力谋杀行为时，就会引起公众的注意，比如桑迪胡克小学的孩子、科伦拜中学的青少年，以及科罗拉多州奥罗拉市的电影观众。目前，较低级别的攻击行为，如身体和情绪上的欺凌，则更为普遍，是教育机构内的许多孩子日常关注的问题。

减少攻击行为的方法主要有两种——预防和遏制。在这些策略中，预防是最困难的，但也是最重要的，如果做不到这点就需要补救。研究表明，在小学时期有较高攻击性的孩子在青少年时期和成年期也更有可能做出身体攻击行为。一种帮助孩子与他人建立更紧密的社会关系，减少攻击倾向的方法是阅读疗法。阅读疗法提供了一种重要的、革新性的和灵活的干预方式——既可以作为一种独立的干预，也可以作为一个预防性的步骤与其他干预方式相结合。

在阅读疗法的实施中，团体带领者会为团体中的孩子朗读专门准备的故事或诗歌，然后孩子们会对所发生的事情做出反应，并讨论角色在这种环境中的攻击性。这样做的目的是在团体内部产生可替代的行为方式，或者提醒团体成员故事中的行为是不恰当的。团体过程中既有敏感化元素，又有信息元素，这样一来，新的思考和行为方式就会产生。

成年后，许多男性会否认他们的感受，因此在管理负性情绪时比其他人群更容易遇到困难，特别是在亲密关系中。那些有此类问题的

男性可以在团体中得到帮助。例如，心理动力团体治疗可以为他们提供识别、理解和改变与导致攻击行为的情绪表达相关的潜在问题，从而帮助他们改善人际关系。同样，文化少数人群的团体（如亚裔美国人团体）可以让成员在表达愤怒和激情中探索和互相支持，而不会感到自己行为不当和自卑。

案例

安迪和愤怒管理团体

安迪并不想带领愤怒管理团体，但是他的督导认为他需要这样的经验，因此他勉强接受了。他带领的团体非常小，只有四个人，但是大家都直言不讳。安迪可以看出他们每周都有很多压抑的情绪。每次会面结束时，安迪都会对他们的诚实表示赞赏。

后来有一天，一个团体成员告诉安迪，如果安迪"再用这种矫情恭维的方式"结束团体，他就把安迪打到精神错乱。于是，在团体结束的时候，安迪没有再赞赏他们，而是告诉所有成员他所受到的威胁，然后就直接离开了。

问题

你怎么看待安迪的行为？你认为他应该怎么做？换作是你，你会怎么做？

癌症支持团体

癌症是一类普遍存在且可怕的疾病。它总是出乎意料地袭来，并伴有不良的预后。团体能够帮助癌症患者产生希望，并为他们提供重要的信息和支持。前列腺癌患者团体就是一个癌症支持团体。在这样的团体中，成员可以讨论他们的感受和恐惧，并了解这种疾病以及对抗它的方法。在一项针对21个此类团体的综述中，钱伯斯（Chambers）等人发现认知行为和心理教育干预措施，如对患者及其伴侣提供应对技能训练，似乎有助于这些男性及其伴侣更好地进行心理调节并提高其生活质量。

同样，研究表明，对患有乳腺癌的女性进行团体心理治疗在"减少抑郁、痛苦、悲伤和绝望，改善情绪、提升自尊、增加社会支持"方面是有效的。这些团体中的女性往往有多种精神和心理需求。为了满足这些需求，可以使用一种心理 – 精神综合疗法（psycho-spiritual integrative therapy, PSIT），这种方法将精神体验定义为一种对神圣的主观体验，无论个人如何理解它。将心理 – 精神综合疗法用于女性乳腺癌团体的初步研究是令人鼓舞的。

电话团体

无论是通过固定电话还是手机，电话团体作为一种收集信息、提供支持和就多种问题进行合作的方式都越来越受欢迎，尤其是在农村地区。弗雷泽（Frazier）和同事们2010年进行过一项有关电话焦点团体应用的案例研究，该研究使用了四个电话焦点团体和五个面对面的焦点团体，由同一名团体带领者使用相同的开放式问题和促进讨论的技术。这只是一个比较大的研究中的一部分，主要用于更好地了解妇科恶性肿瘤癌症患者使用团体的经验。提供电话选项也是为了招募到更多农村地区和偏远地区的女性。在这两类焦点团体中，参与者之间都发生了互动。

内容分析显示，在癌症诊断后的干预中，电话参与者和面对面的参与者描述了相似的团体经历。但是，只有电话焦点团体的参与者透露了某些情绪敏感的体验。因此，电话焦点团体提供了有效的数据并且减少了参与研究的后勤阻碍。研究者推断，视觉上的隐匿可能会帮助部分参与者在讨论一些个人议题时感觉更自在。

电话支持团体对于需求日渐增加的家庭照料者和脆弱的老人来说是一种非常重要的形式。研究表明，这些团体可以为照料者提供信息、支持和应对技巧。此外，有严重疾病的人也可以使用电话团体。例如，匿名社交焦虑协会/匿名社交恐惧协会每周都会提供免费的电话会议支持团体。世界各地的来电者会被安排不同的时间来参与这个协助解决社交焦虑问题的12步方法。同样，被简称为"电询"（telecounseling）的电话支持团体和电话咨询对成人来说是一种有效的适应身体残疾的方式。

线上团体

线上团体是指那些使用网络和其他技术来帮助个体间相互交流的团体，通常有以下两种形式。有时是不同步的，例如，使用电子邮件，无论接收者是否在线，都可以发送文本消息；有时是同步的，例如，团体成员必须在特定时间登录团体网页。两者各有优缺点。由于技术限制和调度问题，同步讨论更具挑战性。目前，越来越多的人开始利用互联网支持团体来解决健康和心理健康问题，这类团体已经成为慢性疼痛、脑损伤、酒精滥用、抑郁症患者群体以及一些得不到充分服务的严重病患群体的重要资源。

举例来说，哈伯斯特罗（Haberstroh）和莫耶（Moyer）2012年开发了一个面向自伤人群的私密的、开放进入的、不同步的线上支持团体。尽管他们发现一些团体成员更喜欢聊天室，但他们也发现，在寻找帮助时，线上信息的隐蔽性及交互式团体也很有吸引力。根据扎根理论，研究者在团体中发现了六个主题。在应用过程中，他们发现，亚隆的普同性因素在这个被污

名化的团体中是一个很重要的因素。当人们能够真正地与那些有同样遭遇的人建立联结时，他们将会感受到较少的羞耻感或孤独感。

在一项针对同步线上团体的研究中，戈尔卡拉莫奈（Golkaramnay）、博埃（Bauer）、豪格（Haug）、沃尔夫（Wolf）和科迪（Kordy）发现，作为一种后续干预方式，通过聊天室进行的团体治疗对于出院的病人来说是有效的。团体研究包含114位精神障碍出院病人，他们被分到多个团体中，每个团体8~10人。他们将会在聊天室中与一位团体治疗师会谈，每次90分钟，持续12~15周，并且与未接受过治疗的对照组相匹配。12个月之后，与对照组（38.5%）相比，会面组出现负面结果的风险要低得多（24.7%）。此外，低脱落率和高出勤率也体现了这种新颖的服务符合患者的需求，从而为优化精神障碍患者的护理开辟了一条新途径。

由于有了新的软件程序，如宫殿（The Palace），视觉、听觉、空间都可以被模拟，团体虚拟房间及体验变得更加个性化。Paltalk聊天软件也有可能成为一种更方便的线上讨论的形式。通过使用接入高速网络的宝利通（Polycoms）[①]，前沿技术可以使同步视频团体成为可能。

而且，在培训团体带领者学习某个内容领域方面，在线学习也在不断发展。例如，克里格（Krieger）和斯托克顿描述了一门关于发展理论和面向年轻人群的结构式治疗团体课程是如何在线上开设的。这门为期五周的课程帮助学校的各类人员获得实用的信息，同时也使他们有机会体验一种适合他们的时间安排的不同类型的学习环境。同样地，Facebook团体作为一个流行的用于增强与乳腺癌相关的意识、筹集资金和获取支持的工具，已经吸引了超过一百万用户。

① 宝利通是基于标准的统一通信（UC）解决方案的全球领导者，致力于远程呈现、视频和语音等领域。——译者注

案例

高级专家汤姆

汤姆一直都很喜欢电脑，他在一家工程公司工作，在那里他经常在网上创作或修改产品的设计。他的主管刚刚通知他，他现在将成为一个国际集团的成员，该集团将负责开发公司希望推出的下一代产品。因此，汤姆每周将会有三天，每天至少有两小时在聊天室中与其他工程师沟通。

汤姆是一个内向的人，平时跟同事面对面沟通都很困难。他想知道，在那样的环境中，他应该怎么办。

问题

你认为汤姆应该如何为即将到来的经历做准备？你认为在这项任务中，汤姆的劣势是什么？优势是什么？

创伤应激团体

创伤是一种公认的疾病，如果不进行治疗，会对人的一生产生负面影响。团体在这方面是有价值的。例如，一组研究人员使用半结构化焦点团体调查了波斯尼亚和黑塞哥维那一个以学校为基础、以创伤／哀伤为重点的针对受战争影响的青年的团体治疗方案的有效性和影响。在他们的调查研究中，他们分别从参加团体的学生以及学校咨询团体带领者处收集相关的数据。总体来说，来自学生和带领者的评价都是积极的。被学生和团体带领者感知到的结果和影响主题主要包括应对技巧和态度的获得、愿意支持同伴、改善人际关系、消极影响、一般的积极影响、对学校的影响、团体和项目流程中的影响，以及更广泛的对于社区中心理健康意识的影响。这个项目广泛的积极影响表明，针对受到创伤的青年的创伤／哀伤焦点团体治疗干预方案可能在多个层面上对受战争影响的青年及其社区有效。

在另一种通过团体帮助创伤受害者的方法中，阿金苏尔 - 史密斯（Akinsulure-Smith）对有过避难创伤、战争和人权侵害史的纽约高中生实施了一项心理教育团体治疗方案。"9·11"事件给这些学生带来了相当大的创伤。这个每

次 60 分钟的封闭式团体在学校中进行了七周。每一次会面都采用相似的形式提供应对技巧，并强调心理韧性和社会支持。虽然这组研究的结果没有被正式衡量，但阿金苏尔 - 史密斯指出，其他研究已经发现团体治疗是对难民和寻求庇护者的有效干预。

在她早期的创伤团体的后续跟进中，阿金苏尔 - 史密斯 2012 年开设了一个针对被美国接纳的非洲男性难民和寻求庇护者的团体。她发现，一个每周 90 分钟、采用非洲文化传统的治疗技术的开放式团体，能够在六个月后显著减轻创伤症状和抑郁症状。

在处理创伤和灾难时，波马克（Bemak）和钟（Chung）建议咨询师可以以团体形式与自然灾害和人为灾害的幸存者一起工作。他们将自己的方法归类为灾难跨文化咨询（the disaster cross-cultural counseling，DCCC）模式。它包括五个步骤：（1）营造一个舒适安全的环境；（2）发展应对灾后现实的新技能；（3）将新的发展技能和先前的应对技能结合起来；（4）通过接受新环境来构建心理稳定性与增加希望；（5）在灾后团体咨询干预中强调和融入社会公正原则。最后一步是确保文化上的少数族裔能够在灾后平等地获得资源和服务的使用权。

反思

美国的墨西哥湾沿岸地区近年来遭受了两次较大的灾害——卡特里娜飓风和英国石油公司漏油事故。你知道那个地区的人是如何应对的吗？你知道哪种发展中的团体适合墨西哥湾沿岸的人们？为什么？

残疾人团体

美国的残疾人是一个既庞大又多样的团体。美国疾病控制和预防中心（The Centers for Disease Control and Prevention，CDC） 指出，21.8% 的美国成年人（大约有 4750 万人）有某种残疾。"残疾"这一术语是不容易定义的。它通常指至少影响一个人的日常活动的心理、行为或生理上的缺陷。但是，根据定义者的不同，它可以有更广泛的含义。然而，一些研究显示，与没有残疾的人相比，残疾人对生活的满意度较低，不幸的是，他们也更有可能无法获得必要的健康或心理卫生保健。

残疾可以通过多种方式进行分类，包括身体残疾、认知残疾和有形残疾（相对于无形残疾）。对残疾人来说，造成痛苦的常见根源是那些与教育、社会和个人内在有关的议题。因此，团体带领者应该意识到这些普遍存在的困难，以及特定的残疾是如何影响特定的团体成员的。此外，团体带领者还应该将残疾作为一个文化维度，并意识到即使是有着同样残疾的人也可能会在发展上有不同之处。总的来说，研究似乎表明，各种各样的团体对残疾人都有直接或间接的帮助。

冒险团体

冒险团体是一种相对短期的体验式心理治疗方式，它在自然环境中运用冒险活动促进团体成员的治疗性改变。这一想法源于拓展训练的传统，能够让个体离开安全港，进入一段未知的旅程。与其他团体一样，冒险团体也是不断发展的——也就是说，它们会经历一个从形成到解散的过程。它们可以应用于各种来访者，还可以在综合考虑下应用到临床和医院环境中。

研究发现，以冒险为基础的团体可以减少精神病院住院治疗的成年人的绝望、内疚和羞愧感，并增加其共情反应。它们的效力部分来自成员必须学习新的技能和人际交往模式。

弗莱彻和欣克尔 2002 年报告说，将冒险成分融入团体咨询中，可以增强成员的自信、自我概念和幸福感。格拉斯（Glass）和本肖夫（Benshoff）2002 年表明，使用冒险团体的另一个好处是增加团体凝聚力。冒险咨询团体也使用非言语治疗模式，以促进那些临床中难以用语言交流的患者之间的沟通。

预防团体

预防团体是专门为避免潜在问题而设立的。它们植根于公共卫生领域，可以采取多种模式，如防止虐待儿童、预防进食障碍、糖尿病前期护理和预防青少年暴力。预防团体旨在降低未来伤害的发生率、促进健康发展并减少风险行为。之所以需要它们，是因为：（1）没有足够的心理健康专家提供治疗服务；（2）精神障碍患者被污名化，导致一些人因回避寻求帮助而情况恶化；（3）通过仔细规划，可以避免各种心理问题。此外，政府甚至一些保险公司也支持健康和健康促进。大量的预防团体都取得了积极的效果，因为它们帮助成员发展了技能并获得了应对潜在有害情境的能力。心理教育团体据称更适用于预防目的。格里蒂（Gerrity）和德卢西亚 - 瓦克 2007 年对 1985—1996 年间性侵犯预防项目进行了元分析，这些项目主要是在大型心理教育团体中针对年龄较小的儿童开展的。他们通过对行为观察、问卷调查和访谈的结果分析发现，这些干预"对学龄前儿童的效果是对小学生的两倍，是对 8~12 岁儿童的三倍"。

由于以色列社会暴力事件的增加，2009 年，格斯（Guez）和吉尔－列弗（Gill-Lev）选择了八名 14~15 岁的女孩参加了一个探索平等关系的心理教育团体，目的是降低成员进入暴力关系的可能性。该团体是为高危女孩制定的预防性干预项目的一部分。参与者进行了 12 次会面，从理论和实践两个方面讨论了与平等关系和暴力相关的一系列不同的议题。在完成项目之后，参与者普遍表示很满意。大多数人回应说，参与这个团体提升了他们对平等、非暴力关系，以及暴力行为影响的个人意识。

同样，通过实验研究设计，81 个拉丁裔家庭被随机分配到两种形式的 "Entre Dos Mundos/Between Two Worlds"（EDM）项目中，这是一种专门为拉丁裔青少年设计的预防团体项目。预防团体使用完全相同的会面主题：56 个家庭参与行动导向的技能训练，25 个家庭参与非结构式的支持团体。当 EDM 在行为导向家庭团体中使用心理剧技术时，该项目与拉丁裔青少年的对抗性挑衅行为、焦虑性抑郁、亲子矛盾以及总体问题的发生率降低有关。项目结束后一年的追踪研究显示，与支持团体相比，行为导向团体保持了更显著的效果。

抑郁团体

抑郁症是一种潜伏的、普遍存在的疾病。无论是什么社会地位的人，都有可能因为各种因素而患上抑郁症，包括那些情境性因素，如失恋、失业或者失去一个机会等。然而，抑郁症也可能会受到更多的生理因素的影响，比如抑郁症患者的生理构造。通常，抑郁症是基因、生物、环境和心理因素综合影响的结果。重度抑郁主要表现为对大多数活动感到无意义、兴趣和愉悦感降低，每年会影响大约 6%~7% 的美国成年人。

团体能够帮助抑郁症患者。大多数理论方法，如认知行为疗法、自我管理疗法和基于正念的认知疗法，都可以广泛应用于抑郁症患者团体。

成就团体

团体可以通过多种方式促进青少年的学业成就。例如，短期心理教育团体可用于教育非裔美国男性维护自己权利的技能，以最终提高他们的自我概念和学业动机。也可以对来自各种文化和种族背景的高中生进行特殊的团体干预。正如贝利（Bailey）和布雷德伯里－贝利（Bradbury-Bailey）2007 年所描述的，这些团体致力于发展和培养学术和社会优秀人才。在此类团体中一种提高成绩的干预措施是"锁定考试"（ELI），该考试设在春季学期和秋季学期期末考试前的周末，从星期五下午到星期日下午。在这种设置下，这些被称为"授权青年计划"的成就团体的成员被锁定在一所参与的高中，在那里他们参加个人和小团体学习研讨。他们由对基于文化的学习方式敏感的老师和研究生监督，这些老师和研究生同时会推动和培养他们。周末小团体的一个焦点是培养参与其中的年轻人的优势。参与该项目的小团体的带领者会花时间与团体成员建立良好的关系，这种承诺会产生信任和尊重的关系，也会带来更高的分数。

案例

波琳和预防团体冒险

波琳是一名新手团体咨询师，她相信一分预防胜过十分治疗。她不想做矫正性的工作。然而，她被自己所在的精神健康机构分配到了她所在城市最贫困的区域之一。波琳学习过其他国家的文化，她认为课外学习团体应该可以帮助附近的孩子，避免他们的成绩太差，并提高他们作为成功者的自我形象。因此，波琳在当地的社区中心甚至电线杆上都张贴了标语。她的努力奏效了，有六个13岁以下的孩子在约定的日期和时间来参加了团体。一开始的出勤率很好，但是波琳像一个严格的监工，不允许孩子在办公室吃饭、喝水或者玩闹。到了第三周，就没有人来了。

问题

波琳在团体之初做的哪些事情是正确的？她哪里做错了？她能够做些什么来重振这个团体并继续下去？

虽然无法在简短的概述中强调所有关于特定团体的研究，但这里所报告的内容对于表明它们对各种人和环境的影响力和重要性具有重要意义。因此，如果运作得当，团体对于那些被监禁的人、做善后工作的人、从人为和自然灾害中恢复的人、寻求丰富生活的人、重大疾病和障碍的幸存者、经历悲痛的人以及参与社区行动计划的人来说都是至关重要的。

在讲述特定团体的时候，可能广度很重要，但强调团体的深度同样重要。这是创造性的来源。

团体中的创造性

无论是预防性团体还是治疗性团体，发展的关键都是创造力，它本质上是在一个合适的社会环境中产生新的、有用的想法、行为和感受的能力。换句话说，健康的团体工作不是一个机械的过程，没有公式或者配方。如果有的话，所有的团体都会运行得很好，就像巧克力蛋糕在176℃高温下烘焙30分钟，每个人都会对结果感到满意一样。相反，运行良好的团体取决于合作。团体的创新性来源于团体成员和带领者的共同投入。

本章的这一节通过三个模型——爱德华·德博诺的六帽法、罗伯特·埃伯利的SCAMPER模型和基思·索耶的八步齐扎法——来考察团体创造性的本质，然后使用每一个模型来验证团体过程的不同阶段。

德博诺的创造力六帽法

爱德华·德博诺是著名的创造力六帽法的创始人。在考虑一个问题、困难、挑战或担忧时，德博诺提倡用他所谓的六帽法（六种思维方式）来分解这种情况。每顶帽子都用颜色编码，并且要在做决定之前使用。六顶帽子如下。

- 戴白色帽子的时候，人们提出的问题仅仅是根据哪些信息是可用的。其目的是尽可能彻底地梳理出事实真相。这种思维方式是中立且客观的。
- 红色帽子关注情绪。其目标是获得对正在讨论的问题的本能的直觉反应或情绪感受的描述。不需要为感受找任何理由。
- 戴黑色帽子的时候，人们会寻找正在面对的问题的坏处。判断和逻辑是用来识别行动过程中的缺陷或障碍的思维方式。
- 黄色帽子代表突出想法的优点、确定想法的好处，并寻找和谐融洽之处。黄帽子的观点可以被认为是乐观和积极的，询问如果采纳正在考虑的想法，最好的结果是什么。
- 绿色帽子代表成长，关注于一个想法最终的走向。
- 最后，蓝色帽子与思考有关。它是一顶有组织的帽子，也是一顶必需的帽子，这样思想才能被合乎逻辑地、有序地考虑。

如前所说，每顶帽子都是一种思维方式的隐喻。戴上某顶特定颜色的帽子象征着转换到那种思维方式。帽子的隐喻允许人的思维方式比其他情况下更完整和详细地分离。这些思维帽能够帮助团体成员更加深入和彻底地思考，尤其是当所有人都戴同一颜色的帽子时。

反思

对你来说，德博诺的帽子有多激进？你认为这种方式可以用于你所在的团体吗？为什么可以？或者为什么不可以？

德博诺 1973 年指出，在普通的非结构化思维中，这个过程是不够聚焦的。人们从批判性思维跳跃到中立，再跳跃到乐观状态是没有什么结构和策略的。六帽思维法试图引入平行思维，这是一个以特定方向为重点的思维过程。当在团体中进行时，它有效避免了对抗性方法的后果，后者的目的是证明或反驳他人提出的观点。在平行思维中，团体成员们在他们关注的类别中提出尽可能多的陈述，比如感受或者乐观主义。这将导致对某个主题的探索，在这个主题中，所有参与者都可以同时贡献知识、事实和警示等。

与平行思维相反的是意大利面条式思维，即团体所有成员都在特定的时间戴着特定的帽子，即一个人思考一个想法的优点，另一个人思考现实。这一根根"意大利面"可能涉及同一个主题，但是它们之间没有联系。六帽法避免了这种意大利面条式思维，使每个人都能同时思考问题，或是优点，或是现实，减少了干扰且促进了思维的交叉传递。这种方法使每个人都在同一时间以同样的方式思考。唯一例外的是团体带领者，他始终带着蓝色的帽子，以确保团体的顺利进行。团体的最后一个阶段是评估思考的结果和他们下一步应该做什么。

埃伯利的 SCAMPER 创造力模型

另一种更有创造力的方式是罗伯特·埃伯利提出的 SCAMPER 模型。这个名称的每一个字母都代表一种不同的创造方式。

SCAMPER 模型中的"S"代表可以被替换（substitute）或取代的东西，或者把已经存在的东西放回它原来的地方。在烹饪、运动和艺术领域，替代是很常见的。比如，苹果酱可以替代黄油。在日常生活中，尤其是在助人行业中，短语"是的，而且……"可以替代"是的，但是……"。就像苹果酱比黄油对人更健康一样，"是的，而且……"也一样：它可以开启对话，尤其是在团体这样的人际交往环境中。

SCAMPER 模型中的"C"表示可以组合（combine）的东西。如花生酱和巧克力可以搭配在一起做成美味的点心——里斯花生酱杯。在一个团体中，当想法结合在一起时，结果也往往会更丰富、更好。有句俗话说："三个臭皮匠，顶个诸葛亮。"

SCAMPER 模型中的"A"指的是调整（adapting）或接纳（adopting）。在赛车运动中，汽车适合在椭圆形轨道上高速行驶，而在浪漫关系中，夫妻通常会选择一首他们认为属于自己的歌曲，或者领养一个孩子或宠物来丰富他们的生活。在咨询中，特别是在一个团体中，成员可以适应彼此的沟通方式或环境的氛围。同样地，他们也可以对他人采取开放和接受的态度。

SCAMPER 模型中的"M"表示修改（modifying），使某些事物变大或变小。因此，团体成员可以通过使他们的声音变大或变小来获取关注。同样地，团体带领者也可以通过延长会面时间或增加会面次数，或让成员学习更坦率地或更有技巧性地发言来修改团体设置。

SCAMPER 模型"P"代表用于其他用途（put to other uses）。就像最初用于饮用和洗澡的水，也可以用于发电等其他用途一样，环境中的其他元素也可以以新的方式使用。例如，一些对个人有启发意义的词汇可以在一个团体中分享，从而成为口号，比如匿名戒酒互助社中的一句话："活好当下"。而口号也可以被团体成员以不同于最初预期的方式使用。例如，当面对重要的比赛时，舞蹈队或运动员可能会用"认真每一天"来激励自己：时光流逝，必须每天练习才能成为万众瞩目的焦点。

SCAMPER 模型中的"E"提醒使用者消除（eliminate）无效的行为。例如，过分的话或过度的行为可以在产生任何后果前就被消除。消灭害虫的一种方式就是把自己想象成灭虫者。

每个人都有令人讨厌的行为——例如，一个观点重复好几遍，以至于团体成员都听腻了。

最后，SCAMPER 模型中的"R"代表可以逆转（reverse）或重新安排（rearrange）。逆转可能来自重新审视早期做出的决定，并与团体讨论后悔的事情，或者为自己所做的决定感到高兴。重新安排很像制作花束，意识到如果一朵花被移动了，排列的重点就会改变。然而，新的安排（例如，个人或职业习惯）可能会带来健康的回报。

案例

莎莉用 SCAMPER 替代她的团体模式

莎莉是一个非常喜欢指挥的团体带领者。她很敏感，但她会毫不犹豫地把自己脑海中的想法告诉大家。尽管这种方法在她的成瘾人群团体中效果很好，但她还是决定尝试一下 SCAMPER 模型。

在接下来的团体讨论中，琳达抱怨人们不听她说话。在她看来，她的存在并不重要。她谈到了自己吸毒是为了减轻空虚的痛苦和摆脱自卑。莎莉向团体介绍了 SCAMPER 模型，并聚焦于琳达可以如何用跑步或阅读来替代吸毒，以及这样做会有多健康。

问题

你觉得莎莉的建议怎么样？她是在发号施令吗？她的策略是否过于简单，是否富有创意？莎莉还能做些什么来帮琳达？

索耶的创造力八步齐扎法

基思·索耶认为创造过程是一组非线性的行为，并且是可以习得的。作为一名研究人员，他阅读了关于创造力的实证研究，并提出了一个八步的过程。

第一步：问。索耶认为，创造力总是始于一个从未有人想到过的深刻而新颖的问题。这些问题并非无法回答，例如，"有多少天使能在一根针上跳舞？"相反，它们是基于现实的（有时会被拉伸到极限），比如托马斯·爱迪生的问题："我想知道碳丝是否会产生比铂丝更长、更强的光？"

第二步：学。要想拥有创造性的生活，一个人必须不断地学习、练习、掌握知识和技能，并成为一名专家（这通常需要 10 年左右的时间）。学习的过程是终生的，需要从各种途径获得知识。一旦一个人精通了某个领域，他就能有新的发现。例如，乔纳斯·索尔克（Jonas Salk）在发现消灭小儿麻痹症的疫苗之前，已经从事医学研究多年。

第三步：看。积极地观察或正念、有意识地意识到周围的环境是这一步创作的奥秘。人们看待世界的方式决定了他们所看到的东西，以及他们有多少创造力。一本书从外表看可能很无聊，但一旦被人打开就会成为一本引人入胜的读物。

第四步：玩。为了解放思想，玩耍是必不

可少的。身体活动、想象、假扮、太极拳、白日梦、冥想，或是让你的思想游荡，这些都是在无忧无虑和放松的方式中获得乐趣的方式。它们能够将无意识的想法结合起来，而这些想法通常是不会一起出现的。毕竟，阿基米德通过洗澡——也就是玩水，确定了不规则形状物体的体积，从而发现了水中置换法。

第五步：想。成功的创造力是一个数字游戏，所以通过思考产生大量的想法，并意识到大多数想法都不会成功是至关重要的。毕竟，如果你不知道自己要去哪里（没有想清楚），那你就可能会在某个地方结束。

第六步：融。创造力是各种想法的结合。它绝不仅仅是一个想法。例如，一个汉堡可能代表一个单一的想法，但与另一个汉堡和调味品相结合，就形成了一个"巨无霸"，或者如麦当劳1968年所说："两个全牛肉饼、特制酱料、生菜、奶酪、泡菜、洋葱——放在一个芝麻小圆面包上。"

第七步：选。有句关于婚姻的谚语说道："男人问，女人选择。"这句话是否正确并不重要，重要的是要意识到，如果人们想要拥有创造力，那么对想法进行批判性的检查并选出最好的是至关重要的。

第八步：做。好的想法在创造的过程中成为现实。例如，玛雅·安吉罗（Maya Angelou）将她的文字塑造成诗歌、故事和歌曲，并且不断地修改和完善这些文字。同样，手机也在通过不断的更新换代而发展。

六帽法、SCAMPER 模型和八步齐扎法作为一个整体在团体中工作

为了了解六帽法、SCAMPER 模型和八步齐扎法是如何工作的，我将着重介绍它们在团体工作的五个阶段——形成、动荡、规范化、工作和分离中的应用场景。我还将讨论团体带领者和团体成员在各个阶段使用这些模型的方法。

形成阶段场景

吉尔参加了一个运动团体，因为她认为这对她的身心都有帮助。这个团体每周会面两次，每次几个小时。第一个小时是进行各种器械锻炼、举重以及慢跑。接下来的部分是"冷却下来"，团体成员通过在这里谈论他们已经做了什么，以及正在做什么来改善自己身体和精神状态。吉尔在这个团体中很兴奋，第一周的时候，她就与安娜和唐娜很投缘，她们与她的年龄相仿。吉尔对拉尔夫和艾达没那么感兴趣，因为他们的年龄是她的两倍，而且身材不好。

SCAMPER 模型

使用 SCAMPER 模型的挑战在于组合和消除。吉尔需要看到拉尔夫和艾达实际上跟她很像，因为她们都渴望在身体和心理上变得更好。因此，作为一个团体成员或带领者，你的任务是帮助吉尔与这些人建立联系，而不是忽视她们。你可以这样开头："那么，吉尔，这群人跟你有什么相似之处呢？他们也想要变得更好吗？"一旦吉尔承认每个人都是出于同样的原因来参加活动的，就要帮助她把注意力集中在整个团体（结合）以及每个人能提供什么帮助上［消除只有最喜欢她的人（安娜和唐娜）才能提供帮助的想法］。

六帽法

如前所述，这种方法以蓝帽（思考和组织）开始和结束。对于吉尔来说，把她最初的想法围绕着红帽（感觉）和她对拉尔夫和艾达的消极反应组织起来是合乎逻辑的。重点可能是："那种感觉从何而来？"然后，对话可以继续到白帽（中立和客观的信息），比如拉尔夫和艾达年龄更大、体重更重的事实。对话可以聚焦在黄帽和黑帽上，即她通过与拉尔夫和艾达

以及安娜和唐娜交往可能会获得什么（如，有关将来不会做什么），她会因这样的举动而失去什么（如，因看到身材变形的她们而沮丧）。最后，再次回到逻辑思维的顺序（蓝帽），吉尔可能会思考和表达如何创造性地与这些人交往（比如通过指导她们来帮助她们实现目标），并仍然与她最认同的年轻女性成为更好的朋友。

八步齐扎法

八部齐扎法不是线性的。这八个步骤中的任何一个都可以在创造力的任何阶段发挥作用。每一步都能够带动其他七步。但是，在形成阶段，我可能会以团体带领者的身份问一个"如何"的问题，比如，"我如何才能让吉尔更融入团体，帮助她看到团体中的每个人都能带给她一些东西，而不仅仅是那些和她最相似的人？"同样地，我可能会让吉尔考虑一下，如果她的年龄和体型与拉尔夫和艾达一样，在这种情况下，她能做些什么来培养一种更像团体中其他人的身份认同。

动荡期场景

你受够了！梅格一直在用无尽的闲谈控制着团体。只要有片刻的沉默，她就会说话，真不知道哪来的那么多话！她经常谈论她的过去，以及她每天的好恶。真烦人，令人心烦意乱！但这个团体似乎对梅格的喋喋不休并没有不满。你真想知道自己是否被安排在一群娇生惯养、一无是处的懦夫中间！下次梅格再张嘴，你真想把一只袜子塞进那个张开的洞里，然后叫她闭嘴。你意识到这种行为是不合适的，所以你在想该怎么做。

反思

从你刚刚读到的两种情况来看，你对所讨论的三种创造力模型的最初印象是什么？哪种模型在处理这些情况时给你留下的印象最深刻？

SCAMPER 模型

消除梅格毫无意义的喋喋不休显然是你的首要任务，但同样重要的是改变团体的零反应。因此，字母 E 和 M 在你的思维中占主导地位。消除无谓的闲聊的一种方法是让团体成员集中在一个主题上，并指定梅格阅读与该主题相关的读物。另一种帮助她和团体的方法是给每个人的发言设定一个时间限制，比如三分钟。你也可以通过鼓励团体中一些更有想法的成员多发言来最大限度地增加他们的参与，从而帮助团体修正行为。

六帽法

从蓝帽（组织）开始，你要帮助团体思考他们在谈论话题和感受时如何变得流畅而不是生硬。你可以用红帽来衡量你的感受，一旦发现有一种高能量的感觉围绕着提高效率，你就可以帮助成员们专注于绿帽——"这如何才能发生？"以及"用不同的方式做事有什么优点（黄帽）和缺点（黑帽）？"这将带领你回到蓝帽——建立一个结构来改变团体动态。

八步齐扎法

首先，你观察并意识到，梅格用毫无意义的喋喋不休主导整个团体并不是你的想象。当这一事实被确认之后，你选择了一种思考策略。你头脑中很快就出现了很多可以让梅格少说话的方法，比如禁止、训诫和教导。但是，你不想让梅格难堪，也不想在团体中制造消极气氛。因此，你决定问问自己："我能做些什么来帮助改变梅格的行为，并把她纳入团体？"你想出的答案是，使用轮次确保每个人的发言权，改变梅格的"麦霸"地位。这应该能够让梅格在度过这一阶段时不会成为团体的替罪羊。

规范化期场景

每个人似乎都认同自己是团体的一员。他们每次见面都热情地击掌打招呼。他们似乎真的很喜欢对方。然而，你已经注意到，这个团体似乎陷入了一种例行公事的状态，成员们会互相谈论琐碎的事情，比如在周末做了什么。这种行为会使团体直到会面结束前的最后几分钟都无法处理他们生活中重要的事情。其结果就是，这个成长团体的成长几乎为零。每当你去面质他们的行为，他们基本上都会攻击你，并告诉你他们不需要"工头"。你集中精力考虑该怎么做，尤其是关于唐——那个叫你"工头"的人。

SCAMPER 模型

迫在眉睫的是要消除辱骂现象，用有效的工作方式代替那些低效的方式。要做到这一点，一种方法是，一开始不要去管别人的辱骂，而是与团体一起关注他们能做什么来最大限度地利用时间，而不是把唐单独挑出来。他们能同意停止这种例行的打招呼和讨论周末吗？如果能的话，你可以帮助他们用讨论如何实现团体开始时制定的成长目标，来代替每周例行的闲聊。如果他们能做出这样的调整，并采用一种新的行为方式，那他们就会变得更加专注，这对他们所有人都有好处。

六帽法

在这个场景中，首先是代表组织的蓝帽。就其运作方式而言，这个团体组织得很糟糕，成长微乎其微。让成员直面这一事实是了解他们个人和集体感受的一种方式。这种面质可以用这样一句话来表达："我听你们所有人都说过，你们想在个人和专业方面有所成长，但我觉得很少有人把时间花在这方面。你们解释解释吧。"然后，把代表创造力的绿帽问题交给整个团体："我们能做些什么来提高效率？"然

后，黄帽问题登场："如果我们这样做了，那么我们就会……"黑帽问题："但是我们真的能做到吗？"然后是白帽问题："这就是我们正在做的"和"这就是我们能做的"。谈话的最后又会回到蓝帽的问题上："好吧，让我们从现在开始这样组织我们的团体吧。"

八步齐扎法

一开始，你会对这个团体的运行很生气，尤其是对唐。然而，当你环顾四周时，你会意识到这群人所说的和所做的，只是在确保安全。因此，你扪心自问，如何才能让他们在更深的层次上与彼此联结。你想到的一个办法是，让整个团体一起讨论这个方法，然后选择几个场景，谈论一些常见的、不那么肤浅的问题。换句话说，你决定把自己从解决问题的角色中抽离出来，给团体赋能，让他们更加高效且有影响力。在团体成员思考并产生大量的可能性后，你帮助他们将他们的许多想法融合成互相帮助的方式，从而使整个团体可以进行更深入的对话。

工作阶段场景

团体很不稳定。它似乎取得了进展，但似乎又倒退了。你担心团体在完成之前承诺的自学之前就会失去动力。成员和团体没有完成分配的任务，但你的报告必须要在一个月内提交。作为团体带领者，你感到很困惑。每个人似乎都相处得很好——事实上，你想知道是不是他们相处得太好了。激起一些争议会有帮助吗？你应该给大家打打气吗？你想知道如果"把他们嚼碎"会发生什么？

SCAMPER 模型

从 SCAMPER 模型的角度来看，有几种创造性的方法可以用来帮助团体。你可以做的一件事就是重新安排亚团体的成员，希望为这些亚团体和整个团体注入新的能量。你还可以将

亚团体用于其他用途——为它们分配新任务。然而，这可能会导致更多的混乱，而不会产生任何有成效的结果。第三种选择是合并亚团体，看看这是否有助于他们更好地集中注意力。然后是"咀嚼"选项——"撕碎他们"——用严厉来代替友好。嗯……这可能有用，但也有风险。

六帽法

客观地说，当你戴上你的白帽（事实）或与团体一起戴上它时，没有什么事情会像它应该发生的那样发生。是完成这项任务的组织存在缺陷吗？如果是的话，应如何组织呢（这是蓝帽和绿帽的组合）？重组有什么好处（黄帽）？缺点是什么（黑帽）？你如何看待让团体保持现状而不是做出改变（红帽）？在组织／重组（蓝帽）方面，这对你和你的团体有什么启示？

八步齐扎法

首先，你静静地观察并意识到团体没有取得它需要的进展。你感觉成员们似乎没有紧迫感，于是你问自己："为什么？发生了什么？"然后，你选择把迄今为止所写的内容做成一份文档，当着大家的面读出来。很明显，这个成果还有很多空白的地方。因此，你要求你的团体成员开始产生可以扩展、融合，并合并到文档中的想法。你的方法给团体带来了新的力量和激情，因为他们在自学中找到了可以填补这些空白的东西，并在设想最终成果时问应该把什么放到哪里。

分离阶段场景

罗伯特很难放下他的团体经历。他是一名运动员，但随着团体离结束越来越近，他开始泪眼蒙眬，在向团体中帮助过他的人表示感谢时，他好几次哽咽。他今天问大家是否愿意再进行 10 次会面。他的要求完全出乎你的意料，但你意识到你需要对罗伯特和整个团体说些什么。

SCAMPER 模型

乍一看，SCAMPER 模型似乎强调消除和逆转，但消除或逆转说过的话是不可能的。因此，重点在于将他的请求用作他用，也就是说，如果团体被延长，会发生什么？通过关注这个问题，成员们可能会变得更加清醒，能够更客观地讨论罗伯特的请求。

六帽法

罗伯特让每个人都感到惊讶，因此，考察一下其他成员的情绪反应，看看每个人的感受可能会有用（红帽）。然后，应该讨论一下扩展团体的好处和缺点（黄帽和黑帽）。如果团体继续下去，所面临的事实和挑战会是什么（白帽）？在不延长团体（绿帽）的情况下，成员如何才能最大限度地利用他们现有的资源？相对于现在的情况（蓝帽）来说，如果延长团体将如何运作？

八步齐扎法

一开始你会问自己："罗伯特在做什么？为什么他认为再参加 10 次会面会对他有帮助？"多年来，你已经了解到，罗伯特的行为与那些有丧失问题的人是一致的。因此，你打算寻找一些建议来帮助罗伯特和团体结束这次会面和整个团体。你参考了自己带领其他有结束困难的团体的经验。你记得提醒团体几周后会有跟进调查，这在过去很有帮助，因为它会让每个人都因还会再见而安心。因此，你建议团体将注意力集中在何时对他们的经历进行跟进调查，而不是是否立即考虑 10 次额外的会面上。你告诉他们，他们以后会有机会再次相聚，但现在他们需要总结所学到的东西，并为跟进调查的会面做准备。如果需要的话，你要确保和他们一一对话。

案例

博平衡一个咨询团体

博在社区中心与未充分就业的成年人一起工作。这个团体每周晚上会面一次。他在团体中使用六帽法进行工作，并发现它对促进团体成员互相帮助非常有效。但是他不喜欢红帽，因为他觉得找到一份好工作与情绪没有太大的关系。因此，他把红帽从他的团体寻找更好职业的方法和职业决策过程中去掉了。

问题

你如何看待博的策略？六帽法真的必须使用所有六顶帽子吗？你会对博提出什么建议？

不同团体阶段的创造性练习

团体工作的创造性方法需要思考、知识、计划和经验。对于处于不同阶段的团体，没有千篇一律的工作方式。然而，有一些练习可以在与个体和团体一起工作时使用，以充分利用它们的经验。以下是一些例子，说明了在团体发展的不同阶段，团体带领者和成员可以通过多种方式帮助团体。与前一节一样，本节将描述五个不同的阶段和与这些阶段相关的练习。在现实中，一些练习可以建设性地用于不经历阶段的团体。此外，这些练习中的一些可以被修改或调整，以适应一个团体的独特方面，从而使个体可以在其中发现自己。

团体形成和热身阶段

音乐开场。音乐在团体一开始的时候特别有力量。当团体成员第一次进入会面房间时，所选的音乐有助于定下一个乐观或稳重的基调。例如，通过打鼓来开始一个团体是一种独特的方式，可以启动关于团体动力和每个人在其中的角色的对话。

闲游。在这个练习中，每个人只需要在周围走动，并按照带领者的指示与他人进行眼神接触或暂不接触，用肩膀或肘部相互接触或不接触。其目的是评估每个成员在以某种方式移动时的舒适程度。整个练习的时间很短（约2~5分钟），之后由团体带领者根据需要进行处理。

用诗歌来作为团体的催化剂。这个过程可以作为一种打破僵局的方法，包括让团体带领者给完成一系列热身运动的团体成员朗读一篇非说教性的诗歌，比如兰斯顿·休斯（Langston Hughes）、马娅·安杰卢（Maya Angelou）、詹姆斯·迪基（James Dickey）或比利·柯林斯（Billy Collins）的诗歌。每个团体成员都被要求认同诗歌中的一个意象，然后谈论这个意象如何代表他们。例如，一个人可能认同一种草，并谈论它的生命是如何成长的。

火车站。这个运动练习是由 Playfair 公司发起的。这是一种用于团体初次见面的破冰练习。在火车站，这群人被平均分成两组，一半被指定为迎宾员，另一半被指定为旅客。然后给他们如下指示：每个迎宾员都刚接到一个来自"儿时最好朋友"（即乘客）的电话。他们已经有好几年没有见面了，但这位昔日的好朋友几小时后就要到达他所在城市的火车站。迎宾员非常兴奋，在同意与朋友见面后，他没有想过要问打电话的人长什么样就挂断了电话。由于缺乏这些信息和追踪电话的能力，迎宾员只能在指定的时间去火车站，他认为在这种情况下最好的策略就是缓慢但充满热情地向即将到达的朋友走去。于是，迎宾员们挥舞着手臂，缓慢地向乘客们移动，乘客们也表现出相似的行为。当一名迎宾员走到一名乘客面前时，他们会互相对视，但随后双方都意识到，与他们交换目光的并不是正确的人；因此，两个人都把目光移开，转向旁边的另一个人，而那个人也不是正确的人。这个活动一直持续到所有的迎宾员和乘客都经过了彼此，之后成员们才有机会说出他们的经历。然后，他们被团体带领者告知，他们不必为在团体中所做的任何事情感到尴尬。

被动－主动。这种活动可以用作任何年龄段的团体的热身运动。它要求团体的一部分人被动，而另一部分人主动。主动成员（在合理范围内）把被动成员塑造成雕像，但被动成员可以在任何时候活跃起来；同样，主动成员也可以在任何时候变得被动。这种游戏活动的乐趣在于创造雕像和惊喜元素。作为热身，这个活动可以持续五分钟左右。对于团体带领者来说，重要的是确保整个团体不要同时变成被动者或主动者。

动荡期

画圆圈。团体成员被要求画一个圆圈，然后给圆圈的不同部分涂上颜色，以代表他们对自己和团体的不同感觉，如积极或消极。以这种方式画画可以帮助他们更清楚地认识到他们是如何看待自己和团体的。这也为他们提供了一个具体的途径来谈论他们希望这个团体如何发展。

家园。在这个练习中，一群人站起来，互相搂着对方的肩膀，就好像他们是一个足球队。团体每个成员都被要求在房间里选择一个他想带团体去的地方，但要保密。然后，团体带领者会指示成员将团体带到他选择的位置。由于没有明确的团体前进方向，因此，当每个成员都试图将团体移动到他指定的位置时，就会发生争执（团体带领者必须谨慎地指导团体不要过度使用暴力，并要防止这种情况发生）。一两分钟后，团体带领者停止练习并询问成员的体验（通常是沮丧的），然后与整个团体讨论寻找方向和避免冲突的方法。

哈姆雷特困境。这种方法在经验和认知层面上适用于陷入困境的团体。它用于三人一组的角色扮演，其中一人扮演主角，如哈姆雷特（"生存还是毁灭"），另外两人分别扮演谨慎和行动的角色。在一个持续15分钟的角色扮演中，两边的演员都热切地试图说服王子（或公主）选择他的观点（如，"比以前做得更多"或"安全第一，不要做任何事"）。时间到了之后，主角需要与团体分享他在做决定时的所想所感。这个过程不断重复，直到三人组中的每个人（最终是团体中的每个人）都有机会作为主角积极地参与其中。

反思

你是否曾对某件事犹豫不决，比如是否和某人约会或者是否买某件东西？你最后是如何做出选择的？你怎么看待哈姆雷特困境这种做决定的方式？你会如何修改它？

规范化期

团体壁画。在这个练习中，带领者将长纸条挂在墙上，然后分发各种艺术材料。团体成员被要求在纸上画出自己和团体本身。然后，团体带领者与团体整体和成员个人一起工作，探讨他们所画的内容，以及这些内容与团体任务和作为团体成员的他们之间的关系。

粘土块。在这个练习中，团体成员制作各自的粘土块，这些粘土块代表他们在团体中的身份以及在团体中的贡献。这个练习是为了表明每个人在团体中都有自己的位置，并且为团体整体做出了贡献。与其说团体是其各部分的总和，倒不如说其是由许多部分组成的。

工作阶段

运动。运动练习的目的是让成员看到他们从一个地方到另一个地方可以做多少种不同的运动（例如，跳跃、跑步和跳绳）。然后他们可以组合动作，甚至和一个伙伴做同样的动作。接下来，处理与这些动作相关的感觉，从不同的角度讨论大量的方法。

副词游戏。团体成员围成一个圆，其中一个人拿着一支笔，通过说一个副词（例如，以"地"结尾的词，如"缓慢地"）结合做符合单词意思的动作（做缓慢移动的动作）让他右边的人知道他要传递这支笔。接到笔的人依次把笔传给自己右边的人，用同样的方式，把副词和动作结合起来。这个过程在团体其他成员中继续进行，一共进行三到四轮。每个人都必须说出并表现出不同的副词，但是如果有人实在想不出一个词，那他可以简单地说"过"，然后把笔递给圆圈里的下一个人。

划分区域。团体房间按字面或比喻划分为不同的情绪区域，如悲伤、无聊、快乐和愤怒。团体的每个成员都要在这些区域待上一段时间，并试图表现出这种情绪。然后，成员们在"情绪区域"中重新集合，并讨论每次体验的感受。例如，当你感到悲伤而不是快乐时，你的行为是怎样的？

案例

艾琳沉迷于情绪

艾琳一直在和一群中学生一起工作，他们在识别自己的情绪情感方面不是很清楚，更不用说复杂的问题了。她的心理教育团体致力于帮助这些学生认识他们不同的情绪状态。有一天，她决定做一个开放的活动，其中包括一个口味测试。她准备了小份的普通食物供学生们品尝，从糖到醋。在学生们品尝这些东西之前，她蒙住了他们的眼睛，并在他们尝到食物的一瞬间拍下了他们的反应。然后她让学生们根据面前的照片在团体中分享这种体验。她认为这是一种很好的帮助学生认识他们情绪的方法，而且他们也学到了食物的味道。

问题

你认为情绪和味觉有多相关？艾琳还能怎样教学生识别他们的情绪呢？艾琳的方式有什么优点？有哪些风险？

常见物体。在这个幻想练习中，团体成员被鼓励把自己想象成一个普通的物体，比如一件行李或一个梯子。然后他们被要求描述他们的生活是什么样的，如果他们真的是那个物体的话，他们会有什么感觉。例如，作为一件行李，一个团体成员可能有一种活跃的旅行生活，感到既兴奋又疲惫。在谈论这个常见物体时，成员们被鼓励使用现在时。实际上，由于投射和幻想，他们最终都会以不同的方式谈论自己、看待自己的生活。

假设行动。在这个阿德勒式的过程中，团体成员讨论他们希望如何表现。然后，他们被简单地指示要表现得像他们希望成为的人一样。这项技术通常会遭到抗议，因为成员会认为他们是在装模作样，但当他们知道他们只是在表演，并且他们的新行为实际上与试穿新衣服看自己是否合身和感觉如何没有区别时，压力就会降低。

短剧。作为一种创造性地解决问题的方式，短剧经常被忽视，它能够幽默地提出团体成员所关心的话题。在这种时候，短剧可以被录下来并且再次播放给参与者。团体成员能够从短剧中获得一种赋权感和同理心，这给了他们更多的自由来建设性地在团体中行事。

角色扮演。角色扮演活动指的是积极地扮演一个角色，这个角色通常是团体成员不熟悉的，比如表现得自信。在这个过程中，如果角色扮演成功，团体成员就会更多地了解以某种方式表现或扮演角色所面临的问题和挑战。

分离阶段

使用结束音乐。在结束过程中，选定的音乐或音乐活动可以帮助向团体成员灌输一种结束感，并促进融合。播放像《难忘今宵》之类的音乐，然后每个团体成员都有机会说出自己在团体中收获或贡献了什么见解或成长经验。

通过意象说"再见"。在几乎任何阶段，意象都可以用来加强团体过程，但在结束阶段，它的作用可能尤其强大。例如，在这个阶段，重点是结束和期盼，团体成员可能会根据对自己和他人的未来祝福来互相送告别礼物。

气球。在这个活动中，每个成员都会得到一张写有自己名字和画有一串气球的纸。团体成员向右传递这张纸，其他成员在一个气球上写出或画出这个人的良好品质，并传递给下一个人，直到这张纸返回到它的主人手中。这是一个结束团体的好方法。

彩虹。在这个练习中，团体成员的名字被一人一道写在色彩鲜艳的彩虹上。然后，团体带领者关注团体中每个人的长处和天赋，这有助于团体变得美好和独特。当某个成员的名字被读出时，其他人就会喊出这个人的长处，这些长处被团体带领者写下来或象征性地画在那个人的彩虹道上。这是一个很好的多元文化练习，也是一个结束团体的好方法。

结束诗。在这个书面练习中，团体成员写下他们在团体中学到的对句或单句。然后，这些诗句以一种互动的方式连接在一起，形成了一首合作的诗。这首诗可以这样开头："今天我在团体中学习"或"通过这次团体经验，我学会了……"。一个好的结尾是"现在我继续前进。"完成后的诗可能是这样的：

> 今天我在团体中学习，
>
> 我能说话，也能被人听到，
>
> 我可以冒一下险，但仍然会被接受，
>
> 我可以保持沉默和思考，
>
> 我可以尝试一个新想法，
>
> 我可以表达我的感情，
>
> 现在我继续前进。

这样的程序需要每个人的参与。它通常是有效的，可以永久地结束一个团体，或者在开放式团体中，结束某次团体会面。

总结和结论

所有团体都是特殊的，但是也有特定团体专注于处理特定的人群或议题。这一章涵盖了这些团体中的一些人的一生，也考察了那些致力于帮助有特殊问题的人的团体，比如失业者、愤怒的人、残疾人，以及创伤或对出生反应的受害者。然而，特定团体并不仅仅涉及问题解决，也关注成就和预防。另外，正如对电话团体和线上团体的介绍中所说的那样，在团体中与个体一起工作并不总是需要面对面。

此外，本章还探讨了三种可以用于团体的创造性方法——六帽法、SCAMPER 模型和八步齐扎法。这些模型的基础我们已经解释过，并且它们已经被应用到团体过程的五个主要阶段。各种创造性的练习也可以用在完整团体的不同阶段。然而，团体成员和带领者必须意识到，尽管确实有很多练习方面的书籍，但团体带领者试图仅仅通过使用练习来带领团体可能是不恰当的，且从长远来看是低效的，因为练习本身没有足够的深度来推动组织前进。更确切地说，是创造力、目标、焦点和清晰度，以及活动、带领者素质和助人技能的运用，共同决定了团体的成败。

10

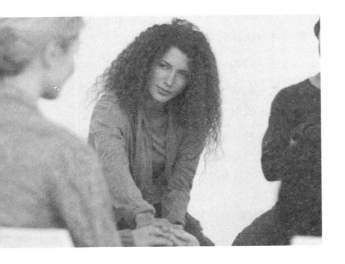

团体工作中的伦理
和法律

法庭嘈杂如蜂巢，文件沙沙作响，

人们匆忙地进进出出。

我静静地坐着，整理思绪，等候着轮到我。

今天会有愉悦，

也会有悲伤和忧愁。

在秩序严谨的团体中，

我只能将我能做的做到最好。

引自："Beehive" © 2010/2014 by Samuel T.Gladding. Reprinted by permission from Samuel T. Gladding.

本章概述

阅读本章，你将了解如下信息：

- 团体工作中的主要伦理问题以及伦理决策；
- 团体中伦理原则的实施以及对违反伦理行为的处理；
- 团体中的法律问题及其对团体运行的影响。

当你阅读时，请思考：

- 你所遵守的伦理原则和行为规范有哪些？为什么它们在你的生活中很重要？
- 你是否认为团体工作与个体工作的伦理规范不同？在团体工作中，哪些违反伦理的行为可能更常见？
- 你知道法律和法定程序是如何影响你的个人生活和社会活动的吗？

世界上许多国家都有君主，尽管他们的权力和威望不同，然而，一旦拥有权威，他们就成为团体的领导者。他们在这个位置上有做得好的，也有做得不好的。俄罗斯的凯瑟琳大帝（1762—1796 年在位）是做得较好的一位。在她统治的 34 年间，她与俄罗斯贵族一起扩大疆土，她的国家被公认为欧洲强国之一。而她的儿子保罗一世（1796—1801 在位）却将法律和道德权力运用到了另一个极端。保罗在位的五年间，废除了母亲的大部分改革措施，增加了税收，这导致了其与贵族之间的疏离；他还恢复了对贵族的肉刑，并随意流放民众以彰显其无限权力。他的所作所为无一被认为是进步的，最终招致民愤，落得个被刺身亡的下场。

团体带领者需要经常做决定。他们所做的大部分决定都受到其所属专业组织的伦理准则以及地方、州和联邦政府的法律法规的指导。有时，从业者对于他们的决策是基于伦理准则还是法律标准或是两者兼有而感到困惑。伦理与法律不是一回事。更确切地说，最好将它们理解为有重叠部分的两个相交的圆（如图 10–1 所示）。伦理和法律观点是相辅相成、对立统一的。在某些情况下，伦理决策可能不合法，而在另一些情况下，法律义务似乎不符合伦理。做出最佳、最明智抉择的团体带领者是那些能够从尽可能多的渠道获得信息的人。

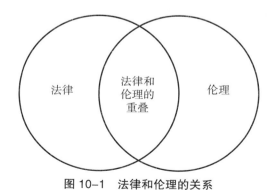

图 10–1 法律和伦理的关系

然而，仅有信息是不够的，知识本身并不能保证恰当的伦理行为。团体带领者和成员还必须实践所学的知识。行为和性格是相关的，但并不完全一致。只有通过实践，团体工作者才能熟练地辨别其行为的基本原理及后果。因此，伦理和法律决策是一个动态的活动，如果团体带领者想与时俱进，并致力于将成员的利益最大化，就要小心处理这一问题。每个团体带领者都有责任努力进行合乎伦理的思考和专业操作。伦理决策是一个持续的过程，没有简单的答案。

本章将探讨职业伦理和个人道德的本质，以及针对团体带领者的一些特定伦理准则。团体工作中一些与伦理相关的潜在问题，以及与培训团体带领者相关的伦理议题也在我们的讨论范围之内。此外，由于法律和法规会对团体工作领域产生影响，因此它们的本质也会在本章中加以探讨。尽管有时一些伦理和法律事宜看起来简单明了，但有时却并非如此。团体工作是一个复杂的过程，参与其中的人必须考虑周全。

伦理和伦理规定的本质

伦理可以被定义为基于一套职业价值观的行为准则。以伦理的方式行事就是基于这些价值观从事可接受的专业活动。尽管伦理关注的是，什么是正确和恰当的，并且这种判断是从价值观中推导出来的，然而，伦理准则却是一个涉及众多变量的矩阵关系。

所有伦理问题都需要以价值观作为决策依据。伦理实践中的一些主要价值观是基于自主、善行、无伤害、公正（公平）、忠诚和真实（诚实）的美德。

自主是指对自我决定或者选择自己生活方向的促进能力。在团体中，让成员感到自己有权做决定是很重要的。例如，在咨询团体中，如果凯西在纠结是否要结婚，那么她需要感到自己在做决定时没有受到团体的压力。

善行是指促进他人的获益。在团体中，一个基本的假设是，带领者和成员都将为整个团体的发展而努力。例如，在一个生涯支持团体中，成员一旦发现有关就业机会的信息就会与团体中的其他人分享。

无伤害的意思是避免造成伤害。为了符合伦理规范，团体成员必须确保自己所做出的改变以及为他人提供的帮助不会产生伤害。例如，如果日裔美国人洋子接受团体带领者的建议，从而在她的原生家庭中更加独断，那么这对她来说可能没有什么帮助。

公正（公平）是指平等地对待所有人。这种美德意味着每个人的福祉都得到了提升，人们之间的明显差异，比如性别或种族差异，不会影响他们受的待遇。因此，穆罕默德不会因为他是团体中唯一的穆斯林而感到被孤立。

忠诚是指忠实和职责。它指的是遵守约定，履行承诺。在团体工作中，忠诚包括预先说明团体将关注的内容，然后遵守约定。只有在这种情况下，信任才能被建立，团体成员才能够完成他们设定的目标。例如，一个心理教育团体主要关注信息（认知）层面，因此，如果马克加入这个团体，那他可能会希望团体带领者不要要求他透露可能会使自己感到尴尬的私人问题，因为团体的重点是传播知识和信息。

诚实即真实性。在团体工作中，诚实在团体发展的各个阶段都至关重要。团体成员和带领者对自己或他人不诚实会导致无法建立良好的工作关系。例如，在一个治疗团体中，如果托莎告诉团体她没有被另一位成员的言论所冒犯，而实际上并非如此，那么她在该团体中的行为可能就会发生变化，而整个团体的功能也可能会因这种不诚实而退化。通常，团体中的诚实涉及人际诚实和自我诚实。

乍一看，伦理实践似乎并不困难。的确，如果不考虑复杂的人际关系，那你可能会发现按照伦理行事相对较容易。但是，当在人群迥异的多元化社会里考虑行为时，伦理和行为问题可能就会变得复杂起来。在这种情况下，需要有统一的伦理准则作为指导，因为它们为从业人员设定了准则和期待，以最大限度地降低对来访者和公众的风险。

反思

我曾经写的一本书中有一章内容被他人抄袭了。更糟糕的是，抄袭者是我的一个熟人，而且他的知名度很高。我知道，如果我告发他，那他很可能会损失惨重，包括执业执照和声誉。但是，不这么做就表示我接受这种不诚实的行为，可能会使他再犯。如果你遇到这种情况，那你将如何应对？你采取行动的依据是什么？

伦理准则是团体为其成员提供的一套在与公众和他人合作时需遵循的标准和原则，而且在不断演变。其中部分伦理条款是期许性的，不能强制执行，而其他部分则需要严格地遵守。简而言之，伦理准则并不能解决所有可能的情况。

在诸如团体工作这样的领域，由于参与者来自不同的背景，因此经常会出现一些问题，如应该遵循什么伦理准则以及在何种情况下遵守这些准则。每个职业领域（如咨询、医学、护理、心理学、社会工作）中都制定了伦理准则。有些准则与团体行为的各个方面没有关系，有些则相互矛盾。在具体谈到咨询领域时，赫利希（Herlihy）和雷姆利（Remley）指出，"过多伦理准则的存在给专业人员和来访者都造成了困境"。他们的观察与团体工作紧密相关。

美国团体工作专业协会的《最佳实践指南》是一份专门处理团体工作中伦理问题的文件。它提供了"咨询和心理治疗团体有效和合乎伦理的实践所需的规划、执行和处理任务的纲要"。它应该与来自专业协会，如美国咨询协会（ACA）的更常用的伦理准则一起使用，因为这些文件共同为团体中的伦理互动提供了指导。它们基于多年的团体经验，为满足在团体领域中介绍正确行为和纠正问题行为的需要而开发。另外两份文件——ASGW 的《团体工作者多元文化和社会公平能力原则（2012）》和《团体工作者培训专业标准（2000）》也是伦理信息的重要来源，它们概述了与不同团体工作的方式，以及不同类型团体对带领者的专业要求。

重要的是，团体带领者必须了解这些准则、标准和指导方针，以及来自类似助人行业（如社会工作和心理学）的其他准则、标准和指导方针。尽管伦理准则和《团体工作者多元文化和社会公平能力原则（2012）》《团体工作者培训专业标准（2000）》并不完全令人满意，因为在许多情况下，没有人的行为看起来是完全符合道德规范的，但正如刚才提到的，它们为团体工作者提供了一个寻找答案和解决方案的出发点。因此，这些文件应该放在专业人员的整个职业生涯中加以研究和讨论，而且经验丰富的团体带领者应该比经验不足的带领者更合乎伦理地行事。

案例

桑尼的困境

桑尼所在学校的校长要求作为班主任的桑尼带领一个小学生咨询团体。但是她没有团体工作的背景，而她又不想让校长失望，因此就同意了。

然而，事情很快就变得越来越糟。桑尼邀请了有不良行为的孩子加入她的团体，但是没有得到他们父母的许可，甚至没有告知他们的父母。在第二次会面时，桑尼发现她不得不面对团体中混乱的局面和一群愤怒的父母。她不知道该如何处理，于是立即向学校的律师寻求建议。

问题

桑尼如何才能避免这种情况？如果她在同意带领团体之前来咨询你，你会给她哪些建议？之后她又该怎么做？在这种情况下，伦理可以发挥什么积极作用？

团体工作中的主要伦理问题

大多数团体工作都会涉及一些主要的伦理问题。对于某些类型的团体，如任务／工作团体，一些问题不会像其他类型的团体（如心理治疗或咨询团体）那样普遍。其中最重要的问题涉及培训团体带领者、筛选团体成员、成员的权利、保密性、团体成员与带领者之间的关系、双重关系、团体成员之间的关系、与使用团体技术相关的问题、带领者的价值观、转介、记录、结束和跟进。这些都是我们将要讨论的问题。

培训团体带领者

对于团体带领者来说，以下一些个人品质非常重要：自我意识、真诚、建立温暖和关爱的人际关系的能力、敏感且理解力强、自信、幽默、能够随机应变且拥有自我觉察的意愿。如果没有这些个人品质，那团体带领者可能会在团体关系中感到困难，难以发挥作用。那些希望成为团体带领者的人通常需要在团体工作专业化的四个领域之一接受培训：心理教育、咨询、心理治疗或者任务／工作。然而，职业教育项目［例如由咨询和相关教育计划认可委员会（CACREP）认可的项目］有责任确保该项目的毕业生拥有这些品质，获得经验并克服偏见，能够在治疗中发挥自己的优势。

除了个人品质外，针对团体带领者的培训还包括选定的课程工作和核心团体技能方面的经验，如能够确定团体动力的基本原理。对于团体带领者而言，参与不同类型团体的经历也很重要，无论是作为带领者还是协同带领者。正如美国团体工作专业协会（ASGW）发布了自己的专业标准一样，美国团体心理治疗协会（AGPA）和其他专业团体协会也发布了自己的专业标准。团体协会将个人成长经历视为对有抱负的团体带领者的培训中不可或缺的一部分。

无论遵循什么标准，团体带领者都必须认识到自己的局限性。那些没有获得该领域的专业证书的人要么不得执业，要么要接受有专业资格的人的督导。带领者和成员必须清楚地了解他们所属的团体类型以及他们希望实现的目标类型。除此之外，加入培训团体也是团体带领初学者获得清晰理解和经验的一种方法。在这样的团体中，新手带领者要学会识别和解决影响他们组织团体能力的主要个人和专业问题，如批评、焦虑、嫉妒和控制的需求。

筛选团体成员

团体工作的第二个主要问题是筛选成员，这个问题远比看上去困难。当团体由非志愿者组成时，情况会更加复杂。

筛选的过程分为三个部分。首先，团体带领者确定他们希望带领并能够胜任的团体类型。其次是招募的过程，带领者必须确保不要误述将要进行的团体类型。在招募过程中，有意向参与的人有权了解团体的目标、基本过程、参与者的期望、领导者的期望以及参加团体的相关风险和参与的潜在价值。招募有多种方式，包括分发传单、与有意愿的个人联系或者与可能认识潜在成员的专业人员联系。

最后，带领者以一对一或小组的形式筛选申请人，以确保他们能够从团体中受益并能够为团体做出贡献。这种类型的筛选非常有价值，因为它为团体带领者提供了建立和谐关系、阐明团体行为规范和期望，以及回答个人对团体疑问的机会。

除提供个人联系外，筛选的另一个重要方面是查明潜在成员当前是否正在接受任何其他类型的心理健康治疗，如个体咨询。如果有的话，那团体带领者必须联系其他的精神卫生服务提供者，并告知其潜在成员参加该团体的愿望。潜在成员最终必须与该专业人员共同决定是否加入团体。潜在成员需要尽可能多地了解这样做的好处和责任。在筛选过程结束之后、接收成员加入团体之前，带领者最好让成员在知情同意书上签名（如表10–1所示）。这样的过程可以让个体意识到自己是自愿参与团体活动的。

表 10–1　　　　　　　　　　　　　　　知情同意书

知情同意书（用于团体咨询）
我，_____，了解团体辅导是一项需要坦诚和诚实的活动。我愿意与他人共同努力，以实现个人和团体目标。在此过程中，我可能会有消极和积极的感受。我自愿加入这种关系，并保证与团体带领者和其他成员一起在团体中努力工作。 日期：_____ 团体成员签名：_____ 团体带领者签名：_____

团体成员的权利

团体成员的权利必须得到尊重和保护，这样团体才能顺利开展工作。这些权利与其他专业服务使用者的权利类似。团体成员需要"理解他们在参与过程中有哪些选择，以及如果他们拒绝的话则将产生什么后果"。在自愿团体和非自愿团体中（成员被强制参加的团体，如法院下令或在住院的精神卫生机构进行的团体），公开表达这种理解很重要。在某些类型的团体（如咨询团体）中，可以通过分发预先制作好的材料来提醒来访者其权利，如国际学术和专业咨询荣誉学会（Chi Sigma Iota）和国家认证委员会制作的材料。这些材料连同它们的口头说明，对于充分告知个体其权利至关重要。

此外，还应包括涉及特殊团体的权利和风险的具体指南。在团体开始之前，应告知团体成员他们是否可以选择参加或不参加团体，如果他们选择不参加，如果他们违反规则或离开团体，后果将是什么。此外，还应告知团体成员其有权利反对带领者和其他成员的指示或建议。他们应该期望得到个性化的对待和尊重，并受到保护，避免受到身体和心理上的威胁和恐吓。他们还应被尽可能清楚地告知团体带领者可以做什么和不能做什么。基本上，团体成员有权尽可能实际地知道将采用哪种类型的团体过程、他们可以做什么和不能做什么，以及他们参与的风险是什么。

保密

保密是指团体成员向带领者和团体其他成员透露个人的想法、感受和信息，并希望信息不会被泄露给团体外的其他人的权利。不做好保密工作就会导致流言蜚语，并破坏团体合作过程。保密的基础是信任。任何类型的团体要想有积极效果，成员之间必须相互信任。

在团体预筛选的过程中，团体带领者应处理好保密的重要性和现实性，应该向潜在的团体成员强调，团体中的每个人都应坚守秘密，以此来建立信任、创造凝聚力，并实现成长。同时，带领者必须承认自己不能保证保密，因为在某些情况下，由于伦理或法律上的考虑，团体带领者可能会被迫打破保密原则。例如，美国法律咨询协会的道德守则在谈到保密和隐私权时明确表明，当必须打破保密原则时，例如当来访者对自己或他人构成威胁或当法律要求时，应打破保密原则。

当团体带领者发现或怀疑成员破坏了保密规定时，他们需要迅速地直接和整个团体沟通以解决此问题。例如，在一个咨询团体中，博尼塔将吉尔对其婚姻失败的感受告诉了她最亲密的朋友，作为团体带领者的保罗在得知情况后，就需要在团体讨论和提建议之前提出这个问题。这一过程的团体氛围应该是紧张和严肃的。

为了防止泄密，团体带领者需要定期向团体成员重申不与他人讨论团体中所发生事情的重要性。这种方法将保密问题始终摆在团体面前，并通过增强成员的意识来起到预防作用，使他们不会在团体外无意中讨论这些内容。不幸的是，在团体结束后，带领者和成员就无法阻止泄密了，这一问题也必须得到解决。

反思

你什么时候打破过自己或朋友的保密协议？破坏的结果是什么？你感觉怎么样？你做了什么？如果这种情况发生在团体中，你认为你应该怎么办？

团体成员与带领者之间的关系

团体成员与带领者之间关系的程度和类型因团体而异。例如，在任务/工作团体中，团体成员与带领者之间的偶然接触通常是不可避免的，甚至可能是富有成效的。但是，在治疗团体中，这种接触可能是不合适的，并且可能会对所涉及的人员以及整个团体造成破坏。如果团体成员和带领者的关系处理不当，很可能对整个团体造成伤害。这种关系可能导致偏袒或无法在团体本身的环境中专注于重要的个人话题。通常情况下，我们不鼓励或者说禁止团体带领者与成员在治疗或咨询团体外私下接触，因为这种行为可能会滋生依赖性或导致不健康的双重/多重关系。

双重/多重关系

当团体带领者发现自己与团体成员处于两个或更多的有潜在冲突的角色中时，就会出现双重/多重关系，如职业角色（例如，教授、督导、雇主）或个人角色（例如，朋友、近亲、性伴侣）。尽管某些双重/多重关系似乎不可避免，甚至看起来无害，但由于来访者固有的脆弱性以及咨询师与来访者之间权力的不平衡，它们具有潜在的危害。例如，在咨询培训计划中，团体带领者可能是成员的老师，并负责为后者评分。团体带领者可能了解成员的背景这一事实可能会对成员的分数产生不利影响。例如，团体带领者帕特里夏可能发现成员杰西是同性恋。如果帕特里夏对同性恋有未解决的议题或偏见，那么她对待杰西就会与以前有所不同。无论具体的团体设置如何，双重/多重关系都可能以微妙而明显的方式对团体成员产生负面影响。因此，最好避免这个问题。

在教育环境中，雷姆利和雷韦斯（Reeves）建议教育咨询师应避免双重和多重关系，比如要求或允许学生参加由教师带领的作为课程一部分的体验团体。这样的情形往往会涉及利益冲突，而避免这些情形的方法包括：（1）让硕士研究生在教师督导下带领入门级学生团体；（2）教师使用盲评成绩体系；（3）要求学生参加有外部督导的体验团体；（4）运用角色扮演技术（让学生扮演某个角色参与团

体）；（5）教师让学生协同带领他们自己的团体，自己则在一旁进行观察；（6）使用"鱼缸训练"技术，在这种技术中，学生们协同带领内外圈交替的团体，同样由教师观察并帮助处理团体中发生的问题。然而，无论是在教育还是非教育环境中处理潜在的双重或多重关系，都不像表面上看起来的那么容易或有章可循，因为在这方面的研究还乏善可陈。

在研究双重和多重关系时，重要的是要了解双重（多重）关系和具有双重（多重）性质的关系之间的差异。例如，尽管团体带领者可能知道某个成员的个人问题，但他能够公平合理地对待该成员。但是，大多数具有双重或多重性质的关系（如为参与者评分或向朋友提供团体咨询）都充满了被污染的可能性。因此，如果团体带领者对于是否要建立这样的关系感到疑惑，就应该三思而行。

如果无法避免潜在的双重或多重关系，例如在服务有限的乡村环境中，那么有关各方应在加入该关系阵营前仔细研究潜在的收益和陷阱。如果可以的话，明智的做法是让外部中立的一方定期严格督导这一关系。这样的安排具有预防作用，并遵循了"专业人员应不惜一切代价避免伤害来访者"的伦理原则。

团体成员之间的个人关系

团体成员之间的关系是另一个伦理灰色地带。环境是一个重要的决定因素。在某些环境中，如职场、学校或精神病院，成员不可避免地会在团体之外相互交流。在其他情况下，如门诊治疗团体或特别任务团体，这种类型的互动则不太可能自然发生。大多数团体带领者不会对团体成员之间的关系制定严格的规则，因为这类规则无法实施。但在某些情况下，例如在自助团体中，与结构化团体之外的成员联系可能是有治疗作用的。然而，在大多数咨询和心理治疗团体中，成员们在团体之外的接触都会导致亚团体或隐秘议题的形成，这可能是有

害的。因此，在这些团体中，不鼓励成员进行团体外社交是一项明智的决策。

总之，对于大多数团体来说，重点应该放在团体内部的开放关系上。团体成员与团体环境之间存在着丰富而微妙的相互作用，每个成员都会同时塑造并回应自己的微观世界。互动越主动，环境的变化就越大，所有成员接触到棘手问题的可能性就越大。

团体技术的运用

团体技术或练习是使成员产生互动的结构化方法，会对成员产生巨大的影响，对团体如何工作或改变产生积极的作用。但是，当带领者滥用团体技术时，他们也会抑制团体自然的变化发展。例如，梅格可能以结构化练习来开启每次团体咨询会面，以避免专注于团体过程的困难工作以及团体中出现的困难议题。在这种情况下，尽管梅格可能加快了团体的进程，但同时也付出了代价。正如亚隆和莱斯茨所言："这个团体为其速度付出了代价；它绕过了许多团体发展任务，而且没有形成自主性和效能感。"因此，在梅格的案例中，使用团体技术在伦理上是有问题的。

柯瑞认为结构化练习最好集中在团体目标或团体成员的目标上。当团体带领者缺乏正确使用练习的技能或敏感性时，或者当他们"剥夺"团体成员的技能，使他们过度依赖带领者，不太可能互相帮助时，团体带领者就会面临伦理问题。在这种情况下，带领者可能会产生比他们或团体所能处理的更多的情绪或非言语表达，并最终导致团体走向死胡同。在为团体选择练习时，带领者应该始终有一个合理的理由，并根据团体的特殊需要调整练习。使用那些脱离关系和理论的技术等同于使用"噱头"，这是一种不专业和不道德的工作方式。

案例

杰瑞的弄巧成拙

杰瑞第一次带领团体。由于不知道如何让团体活跃起来，他在团体开始前进行了热身活动。这就像一个魔咒一样，团体成员很快开始互相交谈，杰瑞发现团体进行得很顺利。

由于杰瑞带领的是一个心理治疗团体，因此他认为在每次会面开始时先进行一项练习大有益处。然而，由于他每周带来的活动似乎都没有前一周那么有力，他很快就明白了"收益递减"这一术语的含义。团体成员似乎对以这种方式开始团体并不特别感兴趣，尤其是如果他们前一周的任务还未完成。

问题

此时，你会告诉杰瑞怎么做？以一项活动或噱头开始团体的积极和消极影响是什么？

团体带领者可以在他们所带领的团体中使用至少14种不同类型的练习：纸笔练习、肢体活动、二人或三人配对、轮流发言、创造性道具、手工艺、幻想、共同品读、反馈、信任、体验、伦理困境、身体接触和团体决策。无论何时在团体中使用练习，都应该让这个过程使团体成员更好地了解自己和团体。因此，讨论练习的时间应至少是完成练习的两倍。讨论的方式包括小团体分享、大团体分享、文字分享、轮流发言或综合运用这些方法。

带领者的价值观

每个团体带领者都有自己的价值观，无论好坏，这些价值观都会影响团体工作的目标、方法，并最终影响团体工作和咨询的成功。在某些情况下，那些试图隐藏自己价值观的带领者实际上带来的弊会大于利。例如，如果珍娜不喜欢卡罗琳对其他成员的屈尊俯就，但又不表达她对成员之间平等的重视，那么该团体要么会回避与珍娜互动，要么会将她当作替罪羊。但是，带领者必须注意不要把自己的价值观强加给成员。因为这种行为会减少成员的探索，并导致混乱，尤其是在咨询和心理治疗团体中。

团体成员对自己的决定负有最终责任。然而，带领者有责任帮助成员更深入地探索他们的价值观，同时保持他们自己的价值观。如果团体带领者和成员在价值观方面存在冲突，那么带领者有责任将其进行转介。带领者必须保持协调，并意识到价值观对所有类型团体的影响。

转介

当团体带领者意识到他们无法帮助某些成员实现其目标，或者当带领者和成员之间的冲突被证明无法解决时，就会进行转介（将成员转移到另一个团体）。带领者有责任在必要时做出适当的转介，因为他或她不可能对所有人面面俱到。转介的过程包括评估自己作为团体带领者的价值观和局限性，并听取个别团体成员的特殊需求。

团体带领者应保持一份广泛和最新的转介资源列表。转介过程包括四个步骤：（1）确定转介的需要；（2）评估潜在的转介资源；（3）为转介做好准备；（4）协调转介。例如，如果多特在她的心理治疗团体中意识到她不能帮助玛哈拉，那么她可以在团体会面结束后，首先安排与玛哈拉见面并讨论她的情况。在见面之前，多特应该准备一份潜在的转介资源列表，并准备好与玛哈拉一起在见面时看。如果玛哈拉还没有准备好接受转介，那么多特可能不得不再次与她见面。在玛哈拉被转介的益处说服后，多特应该和她一起安排后续事项。

记录

在进行团体咨询或治疗时，团体工作人员做好记录很有必要。这些记录有助于团体工作人员具体地回顾团体中发生的事情、事件发生的时间以及参与者。通过回顾当时的事件，团体内部出现的问题和议题可以得到更好的解决，并且团体工作者可以为第三方（如法院或托管护理机构）记录任何可能与伦理或法律问题相关的信息。

第一种方法是将书面记录锁起来放到安全的地方，该区域也应锁起来并限制进入。保存记录的一种方法是以问题导向的形式来进行。然而，这种方式"倾向于将来访者的经历转录成有诊断标签的官方语言"，而且不够人性化和个性化。第二种可行的方法是用亚隆和莱斯茨所描述的过程总结来记录团体成员和整个团体的经历。对于这种方法，团体工作者强调团体过程，加强来访者对团体高度紧张的当下体验的理解。第三种方法是让团体工作者使用关键短语、反应和对生动的非言语行为的描述，为团体写一份治疗性记录，从而捕捉团体会面动态。然后，团体成员可以在下一次会面开始时讨论记录及他们对该记录的反应。他们也可以将记录作为团体会面之外的反思工具来评估自己或团体，并做出适当的改变。

结束和跟进

结束和跟进更可能会由于疏忽而非犯错本身而产生伦理问题。团体需要在结束前达成某种形式的结束，这有助于促进和维持成员在团体中所做的改变。对于长期团体而言，结束过程可能意味着要用几次会面专门讨论如何收拢松散的话题，而对于短期团体来说，可能只需要花几个小时来讨论这项活动。与依恋、丧失和意义相关的问题主要在团体结束时处理。重要的一点是，那些涉及分离和巩固的问题必须得到解决。

案例

拉尔斯和丧失

在一个心理治疗团体中，早年失去双亲的拉尔斯对团体的结束感到特别不安和愤怒。他在处理丧失方面还有一些悬而未决的问题。虽然他在团体中改变了自己的行为和想法，但他担心，如果团体和带领者不能帮助他就团体的结束达成一个可接受的解决方案，那他就会回到以前那种内向退缩、情绪低落的状态。

问题

作为带领者，你能做些什么来帮助拉尔斯？你认为在这个结束的时刻，整个团体能做些什么来帮助他？

跟进中的伦理问题通常集中在忽视而非已经做的事上。团体带领者应在团体结束后向团体成员提供咨询和跟进会谈。如果团体带领者忽视了这一重要程序，那么团体成员就可能无法充分评估团体对他们造成的影响，也不可能像其他人那样继续致力于他们的目标。除了为团体成员提供福利外，团体结束后的跟进还有助于团体带领者评估他们在团体中所做工作的有效性，并改善他们的带领风格。也许最有意义的评估材料是团体带领者在团体结束后的 30 天或更长时间内获得的。那时，成员们更独立于带领者，也许会更坦诚。

再来看看拉尔斯的案例。如果他得到跟进，那他很可能会觉得自己没有被抛弃。此外，他也可以在跟进中关注团体结束后他所做的改进，并强化这种新行为。

反思

想想你收到的专业人士（甚至是非专业人士）对你购买的服务或产品的追踪。你接到电话时有什么感觉？你对这个工作者及其服务或产品的印象如何？你认为咨询团体的成员会有类似的想法和情绪吗？

伦理决策

由于团体带领者面临着如此广泛的问题，因此他们必须事先知道他们将如何做出合乎伦理的决策。虽然这样的决定可以通过多种方式做出，但是一些伦理决策的方法可以使这个过程更顺利地运行。这里将讨论两种方法。

第一种方法是根据原则伦理和道德伦理进行伦理决策。原则伦理是以义务为基础的伦理。它们专注于为"我该怎么办？"这一问题找到社会和历史上可以接受的答案。伦理准则以原则伦理为基础（行为源于义务）。道德伦理关注的是咨询师（或团体工作者）的性格特征和专业人士所向往的非强制性观点，而非解决具体的伦理困境。简单地说，原则伦理会问："这种情况不符合伦理吗？"而道德伦理则会问："我是否在为我的来访者做最有益的事情？"在一个团体中，原则伦理与道德伦理的整合会变得复杂起来。

第二种做出伦理决策的方法是使用特定步骤作为指导方针。例如，在促进善行和加强伦理决策的情况下，一个能够提醒团体带领者和成员他们应该做什么的助记方法可能会有帮助。为这种情境创建的一个工具是 A-B-C-D-E 工作表，这些字母分别代表评估（assessment）、福祉（benefit）、结果和咨询（consequences and consultation）、责任（duty）、教育（education）。其中一些要点在某些情况下要比在另一些情况下更加适用，这种方法能够让参与者知道他们可以用什么来增加团体的获益。

除了在团体伦理决策的特定方面使用这种类型的工作表外，成员还可以在整个过程中采取一般步骤。例如，在伦理决策中，希尔（Hill）、格拉泽（Glaser）和哈登（Harden）提出了一个按顺序进行的七步模型。这个模型从认识到问题的存在开始，以持续的反思结束。沃尔登（Walden）指出，这是一个涉及来访者协作的过程，在案例中，团体要为来访者赋能。托马斯（Thomas）推荐了一个不那么复杂的模型。首先，她试图界定一种情况，然后参考伦理准则来获取信息和指导。接下来会有一系列备选方案，在选择曲线的两端都有从"采取激进行动"到"不采取行动"的选择，而在选择曲线的中间部分会有更温和的建议。该过程的下一个部分是评估所有建议中与其他人的福祉以及专业责任有关的行动。在对每一项行动的后果进行测评后，团体带领者就会做出一些初步决定，并最终付诸实施，同时也会将其记录在案，至少会记录最终结果。

一个独特的基于伦理决策来做决策的心理教育团体是通过美国亚利桑那州法院的成人犯罪转化项目产生的。这些方案为被指控犯罪的人（通常是轻罪的初犯）提供了替代起诉的途径。在这个项目中（每期四次，每次两小时），团体成员致力于解决自己和其他成员的实际问题。他们通过挖掘自己已有的普世价值观，例如善良、体贴、宽容、负责任和诚实，以及学习如何做出更好的决策来做到这一点。在该项目中，基于伦理的决策包括以下步骤：（1）识别问题；（2）研究事实；（3）识别所有将受此决策影响的人员；（4）列出你能想到的所有解决方案，并评估每个选项。布置家庭作业，进行案例学习，并鼓励成员进行创造性思维，例如使用头脑风暴、隐喻思维和产生非常规的想

法，能够增加做出选择（做出更好的决定）的机会。

技术提升团体中的伦理行为

团体中伦理行为的促进和实施在两个层面上进行：培训和实践。在教育环境中，潜在的带领者有机会被"灌输"知识和伦理感。确实，这样的程序对于团体带领者和其他专业人员的福祉至关重要。对于已经参加实践工作的人来说，最好通过继续教育机会和同侪督导来获得团体工作中的伦理操守培训。

培训团体带领者

对团体带领者进行培训以解决伦理问题是一个多维过程。首先，团体带领者必须熟悉伦理规范和标准；其次，他们必须了解自己的伦理观和价值观；再次，潜在的团体带领者必须练习识别困境并做出伦理决策；最后，随着时间的推移，个人必须意识到伦理决策的发展，这样他们才能评估自己作为从业者的发展。拉平（Rapin）将团体中的伦理行为归纳为以下公式：（道德和伦理发展 + 核心知识和技能 + 专业 / 最佳实践准则 + 法律参数）× 决策模型。

无论怎么概念化它，伦理行为的不同方面都需要整合。事实上，正如基奇纳（Kitchener）所指出的，培训潜在的团体带领者需要使他们对伦理标准和问题保持敏感，帮助他们学会对伦理情境进行理性思考，在他们的行为中培养一种道德责任感，并教他们容忍伦理决策中的模糊性。

要熟悉团体工作中的伦理规范、最佳实践和标准，最开始只需阅读相关的文件和文章。人们经常使用这种方法。虽然它能够使人们接触到特定时期团体工作实践中被普遍接受的准则的基本知识，但它并没有教他们伦理是规范性的，而不是事实性的。伦理"不可避免地会随着新的科学证据的出现和我们

的文化的变化而发生改变"。伦理变化迅速的一个重要例子是，在修订了《团体咨询师伦理指南（1989）》（*Ethical Guidelines for Group Counselors,1989*）后，美国团体工作专业协会（ASGW）决定在20世纪90年代中期后不再使用这些指南，而是使用美国咨询协会（ACA）2014年的伦理准则和自己的《最佳实践指南》作为伦理标准。因此，今天对团体带领者进行伦理决策培训涉及一个动态的过程，即检查特定的伦理规范、指导方针和标准，同时让潜在的团体带领者接触与伦理案例直接相关的部分。关于伦理的案例书和视频光盘在这一过程中很有帮助，但它们本身永远不够。

反思

你从案例书或视频光盘中获得过更好的学习吗？这些学习有何不同？你认为哪种方法最适合用来进行伦理教育？你如何才能使每种方法更加动态？

在第二个层面上，伦理培训要求个体测试和理解自己的个人伦理准则。与一般困境有关的团体讨论可以提高伦理意识，并帮助个体获得更多的自我觉察。例如，在教室里，教师可以使用价值观量表，如米尔顿·罗克奇（Milton Rokeach）2001年编制的量表，来帮助班级成员评估他们最接近的价值观。教师可以向全班介绍有争议的团体案例，并要求学生集中讨论他们处理这些情况的方式。

强调伦理的第三种方式是综合性的。通过在模拟团体中进行角色扮演和直接参加从业者培训团体，潜在的团体带领者可以从实践的角度更深入地应对伦理困境。通过这些方法，潜在的带领者能够对决策和团体动力有所了解。这种类型的知识对于那些无法很好地理解如何根据团体动态做出决策的团体带领者而言至关重要，可以帮助他们学会推理和冒险，并防止他们变得无效、有伤害性和不符合伦理。

最后，作为培训的最后一部分，那些渴望成为团体带领者的个体应该接触伦理推理的发展理论，以衡量自己的专业成长。范·霍斯（Van Hoose）和普瑞戴斯（Paradise）开发的模型有望帮助受训人员更清楚地了解自己的功能水平。

继续教育和同侪督导

对于已经在团体工作领域从业的人来说，要遵守伦理规范，并成长为以伦理为基础的专业人士，可以通过参加继续教育课程和接受同侪督导来实现。几乎所有的专业协会都会在它们所在的国家和地方提供有关伦理规范的课程。提供专业课程的继续教育单位（CEU）会帮助团体工作人员了解团体工作相关领域的最新动态。例如，美国咨询协会（ACA）和美国团体工作专业协会（ASGW）的会议上经常提供有关团体动力、团体领导力和团体标准的课程。许多专业协会都要求其会员参加此类活动。

继续教育可以辅之以同侪督导，在实践中，从业者定期会面，就特别困难的团体情况相互协商。通过这种方式，从业者，尤其是私人从业者，将变得更加有见识、有支持，避免倦怠，并在特定情况下与来访者一起工作时更加意识到伦理层面。有趣的是，同侪督导是在团体环境中进行的，这也可以提供有关运行团体的其他问题的信息。

对于从事团体工作的专业人员，继续教育和同侪督导都可以通过既微妙又明显的方式提供帮助。这些教育方法除了为他们提供更多可以用于团体的知识和程序外，还可以使他们对团体带领者或团体中的轻微失职行为有新的觉察。通过这种觉察，这样的行为可以被避免或消除。例如，在某些团体中，承诺不会对参与者施加任何压力，但随后会以微妙的方式鼓励不活跃的成员参与团体。在帮助他们自己和他们的团体对诸如此类的事件做出伦理决策时，团体工作人员可以提高团体的安全性和效率，并提高自我觉察。

回应对不符合伦理的行为的投诉

团体成员向团体带领者提出伦理投诉是很不寻常的。但是，这样的事件时有发生，尤其是在心理咨询和心理治疗团体中。当他们这样做时，团体带领者作为助人专家，需要采取适当的行动。两项基本的措施包括通知其职业责任保险公司和确保立即聘请律师。伦理投诉中的指控可以被用作法律诉讼的依据。因此，必须严肃对待伦理投诉。

如果是对团体工作者的伦理投诉，那通常是向该工作者所属的机构提出的，例如专业协会的伦理委员会或国家许可委员会。团体工作人员将有机会回应这些指控，委员会或董事会将担任陪审团，指控可能被驳回或维持原判。如果维持原判，那么团体工作者可能会受到训诫、停职、缓刑、吊销会员资格或执照的处分。无论如何，谨慎行事才是团体工作者的最大利益所在。如果需要发泄情绪来处理与此过程相关的压力，那么团体工作者应该寻求专业的咨询服务。与所有与逆境有关的问题一样，在处理伦理问题时，预防是第一位的，也是最好的做法。

总的来说，伦理行为是由道德知识、对解决问题方法的理解、对哲学原则的清晰概念等综合而成的。这是一种正式的伦理规范的基础，也是一种基本健全的品格，使人能够成熟、有判断力、深思熟虑、智慧且谨慎地做出回应。

案例

怀有敌意的亨利再次发难

尽管他们从事同一行业，但亨利却讨厌菲尔丁。他觉得菲尔丁不够善良。因此，当亨利听到菲尔丁在带领一个心理治疗团体时说了一些离谱的话时，他立即向他的国家专业团体和国家许可委员会提出了对他的伦理指控。

然而，亨利了解到的信息并非事实，他后来撤回了指控。但菲尔丁的职业生涯和个人生活都受到了伤害。

问题

你会建议菲尔丁怎么做？如果你是国家专业团体或国家许可委员会，你将如何对待亨利？

团体的法律问题

伦理和法律是独立的，但有时又相互重叠。就其性质而言，伦理规范和法律往往是被动的，产生于已经发生的事情中，而不是预测可能发生的事情。法律是指一套"共同生活的基本原则"。关于组成政府实体的个人需要什么或允许什么的法律既可以是一般法，也可以是特别法。有些伦理问题，比如说真话，一旦违反就会产生法律后果。在保密和广告宣传等问题上，法律和伦理体系之间也可能会出现冲突。因此，团体带领者最好同时了解伦理规范和法律先例。

通常，当人们感到被专业助人者冤枉时，后者的行为将根据他们所处的服务领域最被认同的团体标准来判断。例如，可能会将团体带领者的行为与美国团体工作专业协会（ASGW）的《最佳实践指南（2007）》或类似权威性文件中认为恰当的行为类型进行对比。因此，团体工作者必须定期跟上专业和法律的发展。这意味着要重点了解社区、州和国家的标准，并了解在法律诉讼中该怎么做。

社区、州和国家标准

那些成功的团体带领者会了解管理团体实践的社区标准、工作的法律限制和州法律，尤其是那些直接影响心理咨询或心理治疗团体的标准、限制和法律。此类信息最好从以下来源获得：

- 团体工作者所在社区的公民、宗教和商业领袖；
- 专业的国家咨询委员会；
- 国家教育部门；
- 专业咨询协会国家或地区分会的工作人员；
- 国家专业协会的联络人员；
- 当地律师；
- 州检察长办公室成员。

由于对社区、州和国家的标准没有给予足够的重视，专业助人工作者（如团体工作者）在实践中犯错的情况并不罕见。仅仅了解团体工作的理论和技术不足以使从业者获得成功，尤其是那些在多元化环境中工作或希望私人执业的从业者。

预防法律纠纷的最佳程序是事先做好自己的专业"功课"。这意味着要阅读和研究对团体工作有影响的法律决定的主要参考文献。此外，关于团体工作的参考书目是团体所有专业方面的丰富信息来源。随着互联网和计算机技术的使用，专业书目可以快速、经济、高效地组合在一起。阅读期刊文章、书籍和专著，并参加有关服务趋势和议题的工作坊，这些都应该包括在团体工作者的日程安排中。与专业同行就具有里程碑意义的法律决定，例如塔拉索夫诉加州大学董事会案进行研讨，也是至关重要的。

法律诉讼

如果成员认为他们在参加团体活动中遭受了身体伤害、精神创伤、心理伤害或经济损失，那么他们很有可能会对团体工作者采取法律行动，尤其是在心理治疗或心理咨询团体中。这种法律诉讼通常以渎职诉讼的形式出现，这意味着团体带领者由于疏忽或无知而未能提供适当的服务。"渎职"一词指向不良行为，对专业人员的索赔是由原告根据具体的身体、经济和／或情感损失的数额提出的。从业人员最好通过保持合理、常规和谨慎的做法来避免这些诉讼。例如，必须将团体的书面记录上锁，并保管好电子版的存储记录。

最有可能防止诉讼的具体做法包括：

- 筛选并拒绝不适当的潜在团体成员；
- 在第一次团体会面开始时，花额外的时间讨论团体规则和团体成员的责任；
- 遵守所属的专业组织的伦理守则；
- 只练习那些具有实际专长的理论和技术；
- 获得成员（或未成年成员的父母）的书面同意或合同；
- 警告成员保密的重要性以及必须打破保密原则的例外情况；
- 随时了解本专业的最新研究、理论和实践技术；
- 授权成员评估自己的进步并对自己的进步负责；
- 定期接受同侪督导；
- 遵循法定的计费规则和记录保存惯例。

如果提起渎职诉讼，特别是因心理咨询或心理治疗经历导致的诉讼，原告必须证明：

- 建立了咨访关系；
- 治疗师的行为没有达到个案可接受的最低标准；
- 治疗师的行为是造成来访者受伤的原因；
- 来访者遭受了实际的伤害。

虽然咨访关系很容易建立（例如，通过出具账单或服务收据），但渎职诉讼中的其他标准却很难证明。在那些指控团体带领者的行为达不到最低标准的诉讼中，通常使用的衡量标准是同一地区的其他从业人员在类似情况下会采取的措施。尽管地方标准正日益被国家标准取代，但与所在地区的其他从业人员保持联系并与其保持一致的团体工作者不太可能会受到这一标准的影响。

团体带领者的行为是否对他人造成了伤害，最容易证明的就是行为和伤害是否在时间上密切相关。最后，在确定团体成员是否遭受实际伤害时，必须显示以下一项或多项影响：

- 先前症状的加重；
- 出现新症状；
- 来访者误用或滥用治疗（例如，理智化或依赖性增加）；
- 来访者过度使用自我（例如，承担不当的任务）；
- 失去治疗愿望（如感到绝望和抑郁）。

案例

菲利斯成了原告

菲利斯加入了一个心理治疗团体，因为她对童年有一些未解决的哀伤议题。在团体进行到一半时，带领者的要求开始提高。他坚持认为，如果团体成员想要变得更好，就要"倾吐心声""继续生活下去"。迫于压力，菲利斯听从了带领者的要求。后来，当她发现她在团体中披露的信息被公开时，她对自己的决定感到很后悔。

于是，菲利斯退出了团体，并起诉了带领者。她很不高兴。案件是庭外解决的，带领者向菲利斯道了歉，并归还了她支付的费用。菲利斯想进一步上诉，但她无法证明自己受到的伤害是无法弥补的。此外，这位带领者还保存了详细的记录，记录显示在团体开始前，菲利斯要求咨询师"推动她"。

问题

尽管菲利斯在法律上可以做的事情有限，但你认为她在伦理方面能获得支持吗？如果能的话，是什么呢？

在团体工作中，大多数渎职诉讼都集中在无意的民事责任（没有造成伤害的意图）上。例如，莉莉可能会声称，一位团体带领者在阻止她口头攻击另一位与她意见不同的团体成员时，没有让她充分表达自己的意见，从而对她造成了伤害。然而，在某些情况下，"故意"伤害却是问题所在。故意民事责任案件涉及以下情形：

- 殴打（未经允许接触他人的身体）；
- 诽谤 [通过口头（诽谤）或书面（诽谤）对某人的人格或名誉造成伤害]；
- 侵犯隐私（侵犯独处的权利）；
- 造成精神痛苦（咨询师的过分行为）。

这类案件通常比涉及无意行为的案件更为明确。在任何情况下，团体专家，特别是那些在心理治疗或心理咨询团体工作的专家都被建议，在团体之前、期间和之后仔细研究他们的专业标准和伦理规范。在任何情况下，与团体合作的专业人员都应购买职业责任保险（该保险专门用于保护团体工作人员在民事诉讼中免受经济损失）。任何法律诉讼都代价高昂，即使是最谨慎的团体带领者也可能会成为法律诉讼的对象。因此，购买职业责任保险（通常可通过专业协会购买）与仔细了解伦理和法律问题的最新情况，可能是团体带领者可以采用的帮助他们在尽可能高的水平上开展工作的两种最佳做法。

反思

你知道谁在民事法庭上打过官司吗？他们要付律师多少钱？你认为医疗事故保险要花多少钱？了解一下。

总结和结论

本章涵盖了与团体工作有关的伦理和法律问题的各个方面。许多主题侧重于团体带领者对其成员和自身的责任。然而，本章中的一些材料专门针对团体成员的权利和责任。大多数加入团体的人都认为他们的带领者是遵守伦理且专业的。然而，情况并非总是如此，一些团体成员会成为后者经验的牺牲品。为了防止这种情况的发生，大多数专业协会，特别是美国团体工作专业协会和美国团体心理治疗协会，已经制定了团体带领者和团体应遵守的最佳实践指南、伦理规范和专业标准。这些文件可能更适用于心理治疗和心理咨询团体的带领者，但它们也适用于那些在心理教育环境和任务／工作团体中工作的人。通过遵守这些指导方针、准则和标准，团体带领者往往能最大化团体利益，最小化团体对个人的伤害。

然而，团体带领者必须注意具体的伦理问题，包括他们的培训和能力；筛选潜在成员，向其介绍团体及其拥有的权利；尽可能地确保保密性；在团体成员之间以及带领者与成员之间建立适当的关系；拥有自己的价值观但不强加给成员；恰当使用团体练习；适时进行转介；转录和保存适当的记录；正确完成结束和跟进过程。团体带领者和成员还必须审视他们是如何做出伦理决策的。

这些都不是一次性就能完成的简单任务。因此，团体带领者必须不断监督他们的行为，并及时关注伦理问题。"良好的个人品质和道德、思考能力和决策能力相结合……是解决伦理困境的最佳方案"。潜在的团体带领者在接受培训时可能会接受认知和经验方面的伦理培训，而更有经验的带领者（应该更了解伦理知识）必须更多地依靠继续教育经历和同侪督导。

团体工作的法律方面与伦理方面既有相似之处，也有不同之处。对于团体专家来说，重要的是在研究影响到公共服务专业人员的法律案例时要做好功课，并与他人就如何在法律限制和法律精神范围内行事进行咨询。了解社区、州和国家的专业标准是做到这一点的主要方法。如果从业人员遇到了法律上的困难，那么他们需要知道无意和故意的渎职诉讼之间的区别，以及在这两种情况下需要采取的措施。重要的是，所有的团体带领者都要购买职业责任保险。

第三部分

毕生发展团体

GROUPS:
A
COUNSELING SPECIALTY
(7TH EDITION)

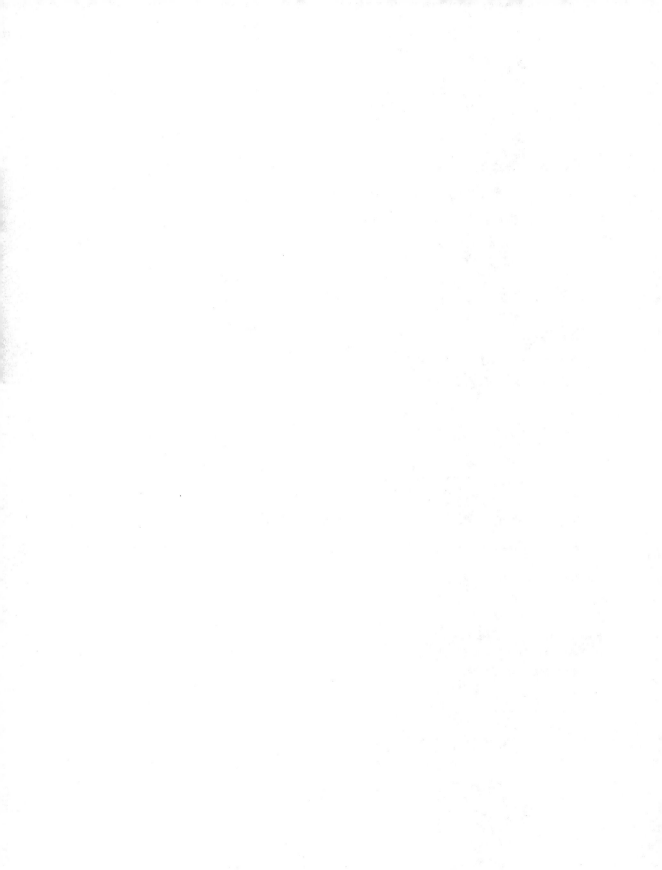

儿童团体

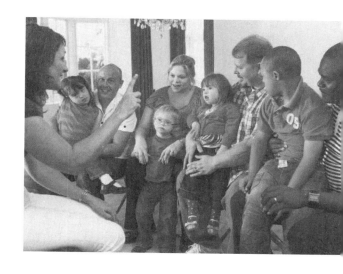

我看到孩子们像鸭子一样排成一排，
除了一个人。
他们跟在领队——一个棕发女子身后，
嘈杂地走过水泥墙。
棕发女子穿着浅黄色的连衣裙，
通过手势轻声和他们交谈。
今天是学校的照相日，
一个快乐的老人说着"Cheese"，
当男孩和女孩们朝他微笑，
他向他们抛洒赞美之词。
闪光灯一闪而过，
每一个角色被定格，

瞬间被记录，队列再次形成。
孩子们笔直地走着，
只有一个人除外。
他在昏暗的走廊里，
以"之"字形快速地走着，
无视规则，独成一格。

引自："Still Life"，*North Carolina Personnel &Guidance Journal,4,* © 1975 by Samuel T.Gladding. *Reprinted by permission fromSamuel T. Gladding.*

本章概要

阅读本章，可以了解如下信息：

◆ 儿童团体类型；

◆ 创建儿童团体和儿童团体带领者的作用；

◆ 关于儿童团体效果的研究，包括优势与局限性。

当你阅读时，请思考：

• 你小时候最喜欢哪种类型的团体，为什么？

• 你与儿童相处和工作时的效果如何？

• 你认为哪些团体对儿童来说最重要？

1985年，莱昂纳尔·里奇（Lionel Richie）和迈克尔·杰克逊（Michael Jackson）在美国召集了一支多元化的全明星歌手队伍，录制了一首名为《天下一家》（*We Are the World*）的歌曲，这首歌后来成了美国音乐史上最畅销的唱片。这首歌为非洲饥民募集了很多善款。这一历史性事件至少有两点值得关注。首先，聚集在一起的这群艺术家包括了许多当时最受欢迎的歌手，他们无私地奉献了自己的时间和才华，通过团队合作为不幸的人募款；其次，从这种无私的努力中获益最多的是无法自食其力的母亲和儿童。

不管是主动参与还是被动接受，与其他年龄组相比，儿童都可以从团体中获得相同或更多的好处。这是因为，尽管儿童在社会中的权力最小，但他们在朝着多个方面成长。因此，对这个年龄段的个体进行任何水平的预防性或治疗性干预，都能够在未来数年内收到丰厚的回报。

儿童不是缩小版的成人。他们有着独特的需要、需求、愿望、挫折、欢乐和恐惧，其中一些特别适合在团体中分享。在成长过程中，多达22%的儿童受到发展、情感和行为问题的影响。除非这些问题得到解决，否则它们将恶化并经常困扰儿童的生活。因此，最好是在他们的发展、痛苦或危机期就对其进行干预。团体是进行此类干预的理想场所。

然而，儿童团体干预——这里指面向14岁以下儿童的团体——需要带领者具备专门的儿童发展和团体理论知识。儿童的注意力持续时间较短，更有可能把自己的感受投射到他人身上，往往需要更多的结构化和引导，而且对自身状况和环境的控制力较低。因此，为了帮助儿童，团体工作者必须以特定的方式适应儿童的问题和需求。例如，与成人不同，儿童对非言语技术的回应通常比对言语练习的回应更好，因为他们的词汇量有限，并且倾向于通过游戏而非文字来表达情感。团体专业人员必须调整他们的方法来适应儿童的社会、情感、生理和智力水平。

当儿童们一起面对先天的年龄和阶段发展任务（例如，学习如何合作、如何恰当地表达情绪）时，他们通常会掌握比特定目标更多的技能。然而，为了从团体中受益，他们可能需要帮助来将自己的热情转化为有意义的和治疗性的互动。与其他儿童或成人在一起并不会自动提升儿童的幸福感，从而终止当下的困境或预防未来的问题。相反，儿童之所以能够在多个层面上成长和成熟，是因为他们看到了处理问题的新方法，并接触了新的人。在儿童团体中，时机和内容一样至关重要，学习的最佳时机是在儿童准备好并有能力学习时，哈维格斯特（Havighurst）将其称为关键期。

自20世纪60年代末以来，小团体工作，尤其是在学校环境中，已被证实是有效的，并成为帮助儿童的主要模式。这类团体聚焦于提升生活技能和纠正错误的想法。在中小学（大多数14岁以下儿童接受教育的场所），心理教育和心理咨询团体被用来帮助儿童学习新技能，了解自己的价值观、偏好和社群。甚至有研究发现，任务团体也能促进儿童的社交和情感学习。

研究表明，大约70%的儿童团体是在学校里进行的。小团体让学生有机会与其他有类似感受的人一起探索和解决他们的社交和情感问题。例如，团体咨询常针对有特殊生活事件问题的儿童，如那些因父母离异而与父母中的一方分开的儿童、成绩下降的儿童、孤独与害羞的儿童或悲伤与丧亲的儿童。团体咨询也适用于那些具有破坏性或有行为问题的儿童，如那些暴力、好斗、傲慢、适应不良以及无法与同伴和老师相处的孩子。

在几乎所有的日常环境中，儿童大部分时间都在团体中互动。因此，无论是何种类型的团体，都是进行预防性辅导工作和治疗性咨询的理想场所。在中学阶段，同伴的影响尤其强大，能够促进青少年的发展，提高其学业成绩。在团体中对待儿童最基本的准则是强调团体是自然的童年环境。然而，在团体中与儿童一起工作时，必须注意预防伤害和促进儿童健康。

团体辅导、心理教育活动和任务团体的准备程度取决于儿童的发展水平及相应的需求。团体辅导和咨询的准备程度取决于儿童感知到的自己的行为与他们所看到的同龄人行为之间的不一致程度。总的来说，在团体中与儿童一起工作的关键是带领者和儿童双方都准备就绪。

案例

塞布丽娜的力竭经历

作为学校里的新咨询师，塞布丽娜想向别人证明自己的价值。因此，在她工作的第一个月，她组建了六个团体，从友谊团体到悲伤团体。一开始她充满了热情，全身心地投入与孩子们的工作中。但是，每周带领六个团体逐渐让塞布丽娜失去了新鲜感，她发现自己已经厌倦了例行的会面。

当她试图结束一些团体时，孩子们和他们的父母都抱怨起来。他们喜欢这种会面，似乎每个人都在团体中有所收获。最后，塞布丽娜不顾所有人的反对结束了这些团体。她实在太累了，无法再继续下去。显然，她没有像孩子们那样为体验做好准备。

问题

如果你是塞布丽娜，你会如何处理对学校的新鲜感，如何组建团体？当塞布丽娜不堪重负时，你觉得除了结束团体，她还能做些什么？你认为准备程度与这种情况有什么关系？

儿童团体的类型

发展因素和非发展因素决定了组建何种类型的儿童团体。发展因素包括参与者的年龄、性别和成熟度等变量。相反，非发展因素包括不易预测的特质，如问题的性质、问题出现的突然性、问题的严重性以及儿童与其家庭目前解决问题的能力。

如前所述，儿童团体通常采用辅导和心理教育（学习一项新技能或经验）或咨询和心理治疗（纠正或解决有问题的行为、想法或情况）的形式。无论团体的主题是什么，所有儿童团体都需要"包括讨论感受、与他人建立联结和为所关心的问题找出潜在解决方案的干预"，重点是促进儿童的健康发展。干预措施因与团体工作人员互动的儿童（或父母和老师）而异。然而，我们可以进行一些概括。

首先，在团体辅导和心理教育中，团体工作者通常作为信息提供者与一大群儿童一起工作。在这种情况下，团体工作者担任指导者或引导者，直接与老师合作。例如，团体工作者可以和老师共同提供有效应对悲伤的方法。在这种情况下，老师可能会读一本简短的书，如朱迪斯·维奥斯特（Judith Viorst）1971 年所著的《想念巴尼》（*The Tenth Good Thing About Barney*）。之后团体工作者可以采用讨论和角色扮演等方式来帮助学生将所学应用到生活中——例如，当宠物死亡时，伤心是正常的，可以适当谈论宠物对自己的意义以及自己有多么爱它。

对心理教育团体中的每位成员都给予个别关注不是一件容易的事。因此，与团体咨询和心理治疗相比，这种体验通常没那么个性化，范围也更有限。然而，与团体咨询和心理治疗一样，心理教育团体也是一种有效的方法，可以帮助儿童改掉不当的行为，并通过与同伴在安全的练习情境中互动和反馈，更容易地掌握新的相关的行为方式。例如，在一个心理教育团体中，查德可以学习如何用言语来表达他想从珍妮那里得到什么，而不是通过欺凌或打人等不当的行为来达到这一目的。他还可以学习用建设性的方法来应对得不到想要的东西的情况。

其次，辅导和心理教育团体主要侧重于提高个人和人际关系领域的技能和觉察，如价值观、态度、信仰、社会成熟度和职业发展，但不限于这些常规的成长主题。团体咨询和心理治疗则更多地以补救为主，处理诸如"自我概念、社交技能、人际关系、问题解决、学习技能、沟通技能和价值观"等个人和人际关系问题。因此，当五年级学生参加团体心理教育活动时，我们通常将他们视为健康的个体，只是对某个主题领域不够了解，如男孩－女孩关系领域。

再次，尽管刚才提到的团体活动所涵盖的主题经常有重叠之处，但参与心理教育团体与咨询和心理治疗团体的儿童数量通常不同。后一类团体关注的问题更具体且更深入，包含的个体也较少。

最后，冒险程度以及团体工作方法的整个过程有所不同。团体咨询和心理治疗带来的个人风险更大，同时这两类团体的结构化程度不如团体辅导和心理教育。此外，在辅导和心理教育团体中，学习通常更基于认知；而在咨询和心理治疗团体中，学习更基于情感。

反思

从学校里的团体到宗教或公民环境中的团体，想想你在成长过程中从团体里学到的技能。在那些时候，你掌握了哪些技能？同伴的存在如何帮助或阻碍你掌握知识或行事？

中小学儿童团体辅导

中小学儿童团体辅导可以在学校、社区机构或两者中同时进行。因此，团体工作可能涉及学生、班级、教职人员、整个学校体系甚至是学校－社区合作企业。学前和学龄早期儿童的年龄为5~9岁，青春期前儿童被定义为9~13岁处于潜伏期的儿童。通常不将五岁以下的儿童纳入团体，因为他们的发展还具有自我中心性。然而，一些比较成熟的三四岁儿童可以例外，这些不满五岁的儿童可能能够成功地加入亲社会学习团体。

学校中的团体辅导是一种预防性和健康的方法。学校心理咨询师通常会担任团体带领者。按照惯例，他们会在常规的课堂环境中给一群孩子授课。这些课程多种多样，从面向学龄前儿童的有关友谊的木偶剧表演，到对青春期前状况的情景演出，例如屡获殊荣的加拿大广播公司（Canadian Broadcasting Corporation）发行的面向较大儿童的《德格拉西初中》（*DeGrassi Junior High*）。其他课程则侧重于各种主题领域，如个人或心理健康、与父母的相处以及与同伴的合作。职业发展和自我探索是两个经常被特别积极探讨的主题。还有一个主题是从小学到中学的过渡。最后一类团体对减少学生焦虑、预防与过渡期相关的消极结果、在同伴间建立支持性关系网以及对青春期前儿童的发展路径和学校成功产生积极影响方面特别有效。

下面是两个关于开展小学生团体辅导活动的优秀资源。

- 罗斯玛丽·斯迈德（Rosemarie Smead）1994年所著的《生活技能：小学生团体辅导活动》（*Skills for Living: Group Counseling Activities for Elementary Students*）。斯迈德在书中不仅描述了如何开设特定的儿童团体，还为读者提供了与父母、老师及校长合作的方式。

- 安·弗龙（Ann Vernon）2006 年所著的《思维、情感、行为：1~6 年级儿童情感教育课程》（*Thinking, Feeling, Behaving: An Emotional Education Curriculum for Children Grades 1~6*）。弗龙在书中基于理性－情绪行为疗法（REBT）为 1~6 年级的儿童提供了一系列的活动。

学校辅导与咨询期刊如《专业学校咨询》（*Professional School Counseling*）也提供了丰富的建议。例如，在该出版物的前身中发现的一个有趣而经典的团体心理教育活动——"和睦相处帮"旨在帮助三年级的学生控制他们的愤怒。在这个活动中，咨询师将骂人作为一个游戏。如果一个人在被辱骂时生气，就算骂人者赢。要想在这个游戏中获胜，被骂的学生不能生气或表现出愤怒。

当咨询师知道他们希望团体达成什么目标时，团体辅导的效果最好。实现这一目标的经典模型是 SIPA（结构、卷入、过程、察觉）。在结构方面，咨询师让儿童按照特定的引导来倾听或开展新的活动。卷入是指使团体成员成为积极的参与者（即使是不想参与的孩子也可以在活动结束后以观察员的身份向团体报告）。过程由分享想法构成，察觉是对在团体辅导期间所学的巩固。基佐拉（Kizner）为被收养的小学生开展的团体是一个 SIPA 团体的例子。这个 12 单元的团体包括介绍收养信息、准备自我介绍、培养自尊、表达感受以及讨论与收养相关的问题。

许多心理教育团体以活动为中心，因此有时被称为活动团体辅导（activity group guidance, AGG）。这些活动本质上是发展性的，通常包括协调性的辅导主题。例如，在促进自我理解和对他人的理解方面，经常使用木偶、绘画以及音乐。这些艺术性活动不具威胁性，并以言语本身无法实现的方式加强儿童的互动和积极性。对一些无法与自己进行情感联结的儿童来说，以不同曲调创作和演唱歌曲可以给

他们带来无法通过其他方式获得的自我察觉。

德卢西亚－瓦克和格尔曼（Gellman）2007 年在一项关于父母离异儿童团体效果的研究中使用音乐作为一种干预措施。他们将这种方法与更传统的父母离异儿童心理教育团体进行了比较。在团体结束后，经过三个月的随访调查，他们发现，这两种干预都显著降低了儿童的认知焦虑和社交焦虑，以及与父母离异相关的所有非理性信念，除了对父母复合的期盼。并非所有参与者的抑郁程度都会降低，但在研究抑郁和非理性信念之间的关系时，他们发现，非理性信念是父母离异儿童抑郁的中介因素。这些结果表明，目前针对父母离异儿童的干预措施总体上减少了儿童的焦虑和非理性信念，而专门针对非理性信念进行干预也可以减少抑郁症状。

由于蓬勃发展的媒体的内在力量，活动团体辅导通常被包装在商业课堂辅导计划中，例如发展自我和他人理解－修订版项目（Developing Understanding of Self and Others-Revised, DUSO-R）。一个经典的 AGG 单元有三个阶段：

- 10 分钟热身，团体成员和带领者讨论一个合适的辅导规范；
- 有计划的活动，尝试实践当天的辅导规范；
- 后继讨论，持续约 5~10 分钟，团体成员回顾辅导规范活动对自己的影响。

其他一些时候，团体工作者会以各种形式开展团体活动。例如，他们可能会让团体成员通过在膝盖上敲出有节奏的声响来表达一天当中不同时间或不同情况下的情绪。这样的活动能帮助成员建立同理心并促进亲社会行为。在这些情况下，儿童可能在团体中表达出各种各样的感受，如悲伤、愤怒、不确定、快乐还有满足。之后，与较为结构化的方法一样，进行团体讨论。

在辅导和心理教育团体中，很多方法都能有效地发挥作用，而团体工作者应该从较简单的活动向较复杂的活动推进。例如，在了解或觉察到自己的情绪之后，应该进行一些活动来促进对他人情绪的认识。这可以通过让孩子们参与一个阿克斯称之为"指示沟通"的游戏来实现。这项活动要求孩子们拿着纸和蜡笔坐成一圈，在纸张中间画一个绿色的三角形。然后每个孩子轮流给出一个接下来画什么的指令。在活动结束后，孩子们展示他们的画作，并谈论它们的不同之处以及理解其他团体成员的观点是容易还是困难。

坎贝尔提出了以下四种在社会心理团体中与动力不足的儿童工作的技巧：（1）使用引导性联想；（2）关注需要改进的特定行为；（3）给予积极的肯定（关于某人的积极陈述）；（4）采用可视化。这些技巧中的某种或某些可能对一些孩子无效，但对另一些孩子有用。关键是，多样化是团体辅导和心理教育课程的精髓所在。

在小学，一种提供团体辅导和心理教育资源的相对较新的模式是让父母作为老师与咨询师一起工作，特别是针对那些有敏感问题的学龄前儿童，如遭到性虐待的儿童。在中学，咨询师可以通过培训老师来提供儿童所需的心理教育服务。这样的安排能够提高学校咨询人员的效率，同时减少对人员的需求。在掌握了核心的个体和团体咨询技巧后，与其他模式相比，此模式下的父母、老师和咨询师的合作会更为紧密。

案例

阿卜杜尔的活动

作为一名新手小学咨询师，阿卜杜尔认为他应该采用团体的形式来为孩子们提供服务。由于不确定哪些问题最具价值，他开展了一项需求调查，让孩子们来填写问卷。问卷的回收率很高，但结果让人不安，因为孩子们列出了许多关于电脑游戏的问题和一些非常肤浅的与他人建立关系的方式。

阿卜杜尔认为他需要投入更多，于是他成立了两个顾问小组：教师小组和家长小组。在与两个顾问组开会后，他发现每一组对他应该做什么都有不同的看法。

问题

你觉得阿卜杜尔做得好吗？你认为他在哪些方面能做得更好？如果你是阿卜杜尔，你现在会怎么做？

学校里的团体咨询

学校里的团体咨询对中小学生的健康成长至关重要。它"提供了一个体系，使学生能够给予和接收同龄人的反馈、在一个安全的场所练习新技能，并为他们提供了与可能有共同经历的人谈论和表达感受的机会"。在心理教育和咨询团体中，一名咨询师与6~8名学生一起工作，这大大增加了从学校咨询师那里受益的学生人数。这类团体逐渐成为咨询师干预的首选方案，因为它们使"一名咨询师能会见更多的学生，从而最大化地利用咨询师时间"，在小团体环境中，探索学生的情感、认知和行为领域。

有些团体咨询是聚焦性的。这类团体关注某个特定的种族、社会或成就群体。例如，斯蒂恩（Steen）在两个不同的时间点为五年级的非裔美国小学生进行了团体咨询干预，以促进他们的学业和个人发展。他的理论基础是，团体咨询是一个合理的能够充分利用非裔美国青少年集体主义的场所。他发现，将与文化相关的文学作品整合到团体咨询方案中能够对儿童的认同产生积极的影响。他使用的是自己设计的团体咨询干预方法——"每天都取得成功（Achieving Success Everyday, ASE）"。与斯蒂恩类似，哈塔卜（Khattab）与琼斯（Jones）2007年组建了一个青春期前女孩的心理教育和咨询团体，积极帮助她们培养心理韧性和自我价值感，取得了良好的效果。

在另一个聚焦性的团体咨询活动中，赛尔康（Cercone）和德卢西亚－瓦克带领了12个为期八周的以父母离异的儿童（从幼儿园到六年级）为对象的心理教育团体，团体每次会面45分钟，每个团体4~6人。其中六个团体使用了歌手兼作曲家丹·康利（Dan Conley）创作的有关父母离异的音乐来引入当天的主题；另外六个团体除了没有使用音乐，其他做法完全相同。这两种咨询模式都有效地减少了儿童的抑郁、焦虑和与父母离异相关的非理性信念。

团体咨询通常采用以下三种方法之一来对待人与问题：（1）以危机为中心，（2）以问题为中心，以及（3）以成长为中心。以危机为中心团体（Crisis-centered groups）通常是由于一些紧急情况而建立的，例如学生群体之间的冲突。这类团体通常会一直会面，直到导致团体形成的问题得到解决。团体咨询为成员提供了一种途径，让他们能够审视自己的状况，并一起思考可能的解决方案。有时，因危机而形成的团体在危机过去之后仍会继续开展，并发展成以问题或成长为中心团体。例如，在一些四年级和五年级的学生打架之后，一所学校为学生们组建了"和平团体（peace group）"。该团体最初的目的是促进解决公开冲突的学生之间的问题。然而，随着该团体的不断发展，它的目的被扩大到寻找方法发现学校中存在的问题，并以富有成效的方式加以纠正。

以问题为中心团体（Problem-centered groups）是为了聚焦解决某个特定问题而建立的团体，例如，应对压力或发展社交技能。这类团体对那些有某个主要困难的学生很有效，比如压力过大的儿童——很多儿童的父母对他们的要求都过高，要求他们在学业和课外活动方面（如体育和舞蹈）都要表现优异。与以危机为中心团体的成员一样，以问题为中心团体的成员通常积极性也很高，会竭尽全力为自身的境况和发展而努力。

为了说明以问题为中心团体，克拉克和西尔斯（Seals）1984年描述了一个三阶段的以被嘲笑儿童为对象的开放式团体咨询方案，这个方案为"那些渴望被接纳的儿童"和遇到问题的儿童提供支持。团体第一阶段的重点是建立一种基于信任和鼓励的关系。团体中的儿童会感受到普同性，意识到他们不是唯一被嘲笑的人。第二阶段的重点是挑战错误的观念和扭曲的认知。最后阶段的重点是促进积极行为，包括制定策略来应对嘲笑他们的同龄人。这个阶段经常使用角色扮演，并鼓励人际互动与合作。

另一类以问题为中心团体是友谊团体。这类团体适用于因特定问题，如行为不良、缺少社交技能，或学业成绩差而被转介到咨询师那里的学生。这类团体是封闭式的，通常持续6~8周。在团体中，学生被要求"培养和练习交友技能"。这些技能围绕着不具威胁性的活动，如自我介绍、做游戏（如接受赞美）、假装冒险（如想象自己在新的时间和地点）以及解决问题，特别是那些与个体天性相关的问题展开。只有在学生做好准备与团体一起解决问题，并且在团体中讨论和演示解决问题的方法后，团体才能进入最后阶段。

以成长为中心团体（Growth-centered groups）关注学生的个人和社会发展。其目的是帮助儿童探索他们对一些日常事物的感受、担忧以及行为，并在他们乐意的前提下做出改变。一个极好的以成长为中心的预防性团体的例子是瓦林斯基（Waliski）和卡尔森（Carlson）2008年开展的学前班教育／辅导团体。在这个八单元的团体中，学龄前儿童接受社交和情感技能培训，并练习这些新技能。总的成果是，这些儿童的社交技能提高了，攻击行为减少了。

在两项以年龄稍大的儿童（6~12岁）为对象的研究中，团体被用于提升社交能力。这些团体使用了许多行为原理，如排练、指令、建模、反馈、训练、分配任务以及奖励／表扬，来帮助团体成员掌握社交技能，如自我介绍、处理错误、合作、轮流以及等待。团体成员提升了他们的人际交往技能和理解他人、管理情绪及其他特定的社交能力。

作为一种帮助儿童的途径，以成长为中心团体允许团体工作者，如学校咨询师通过更深入地了解儿童，来调整他们的学习过程。这些团体是预防性的，表现在更多的儿童能在团体结束时展示他们的亲社会技能并减少破坏性行为。

反思

作为儿童团体的潜在带领者，哪种团体形式最吸引你——以问题为中心团体、以危机为中心团体或是以成长为中心团体？你什么时候见过这些团体的开展？效果如何？

社区环境中的团体辅导与咨询

在校外开展的儿童团体辅导和咨询的基本动力与校内相比没有显著差异。儿童团体的社区环境，如教堂、俱乐部和心理健康中心，基本上以类似学校的方式组建和开展团体。不过，学校和社区机构有一个主要的区别，那就是所服务的儿童群体不同。社区机构通常比学校拥有更同质的儿童群体，这种差异的产生是因为儿童是根据自身兴趣加入机构的，而且机构里的心理健康专业人员经常为"特定类型"的儿童，如脑瘫的后进生、目睹家庭暴力的儿童或有行为障碍的儿童开设团体。

不过，这种多样性的缺乏可以通过团体活动来弥补。例如，结构化的技术，像"人体彩虹"（human rainbow）能够让儿童认识到自己与他人的独特和普遍的品质。在这项结构化活动中，孩子们先制作面具，然后围着房间形成一个圆圈——一道人体彩虹。之后，他们讨论人与人之间的相似与不同之处，以及他们最关心的人际关系领域。无论是社区环境还是教育机构，以吸引人的方式开展团体辅导或咨询活动都非常重要。这样做的一种方式是把团体宣传为"俱乐部"。通过建立俱乐部来替代辅导与咨询团体，可以使儿童避免任何与心理健康活动相关的污名。在实施的过程中，他们会更投入地参与团体，从而从活动中获益更多。

案例

赛迪的季节性情感障碍团体

赛迪在学校里发现了三名受季节性情感障碍（SAD）困扰的女孩。她想，如果为她们组建一个关注她们生活中美好事物的团体，或许能够帮助抑制她们的悲伤。因此，她组建了一个主题团体，称之为"GLAD"（Great Lassies and Dames）俱乐部。这个俱乐部背后的理念是研究那些克服障碍并取得名望的女性的生活。

俱乐部的开局很美好。每个人都读鼓舞人心的故事，然后谈论那些了不起的女性榜样。第三周的时候，卡里问是否可以邀请她的朋友加入。由于并未公示团体是封闭式的，赛迪也不确定该怎么办。

问题

一个没有前面三人特性（季节性情感障碍）的人加入团体会对赛迪想完成的事不利吗？你怎么看？在这种情况下，你会做些什么？

建立儿童团体

在设计团体活动时，团体工作者必须考虑与他一起工作的儿童的成熟度和团体目标。评估儿童成熟度最常用的方法是与他们建立定期的联系。团体工作者既可以通过使用社交测量图、自我概念量表、不完整句子活动以及儿童绘画来确定团体要探索的主题，也可以通过对学生、老师、父母及其他相关学校人员进行需求评估，或依据在短时间内听到的许多学生提出的相似问题来决定。不论决定是如何做出的，在团体开始之前，团体工作者都必须回答以下问题。

- 团体交流最常用的形式是什么？
- 团体采用什么样的结构？
- 团体要使用哪些材料？
- 如何招募和筛选团体成员？
- 每次团体会面持续多长时间？
- 打算招募多少名儿童？
- 团体成员的性别构成如何？

非言语沟通与言语沟通

加兹达与其他儿童团体咨询领域的权威人士，如丁克迈耶（Dinkmeyer）、穆罗（Muro）、基特（Keat），以及斯拉夫森（Slavson）都指出，12岁以下儿童参加的团体应该以游戏和活动为主，使用如社会剧、儿童剧和心理剧等技术。吉诺蒂（Ginott）还建议在年龄更小（九岁以下）的儿童团体中使用积极游戏疗法，具体包括使用水彩画、手指画、黏土和沙子等。琼斯提倡对被性侵的学前儿童进行团体游戏治疗。布拉顿（Bratton）、采巴洛斯（Ceballos）和弗雷贝（Ferebee）2009年在叙述对青春期前儿童人文游戏团体中的创造性活动进行整合时指出，

这类团体中的表达性活动有助于鼓励青春期前儿童更深入地发掘自己的资源，从而更有效地应对未来的挑战。

坎贝尔支持在此类团体中采用游戏疗法和表达性活动，并指出玩具和活动是"儿童用以表达情感的语言"。而奥尔森（Ohlsen）、霍恩（Horne）以及拉韦（Lawe）等专家则反对以活动为中心团体的观点，他们认为可以教会儿童用恰当的语言来表达自己，因此言语导向的团体对较小的儿童来说也是可行的。

在实践中，大多数咨询师在团体活动单元中会以一种对参与者最有帮助的方式，将口头表达和活动结合起来。在这样做的时候，那些喜欢采用言语互动的咨询师坚持这样的信念，即言语与角色的相互作用将"改变团体成员的认知地图和行为模式"，而那些以活动为导向的咨询师则"坚信活动改变个性"。这两种观点都有一定的道理。

团体结构与材料

除了决定主要以何种形式从儿童那里获取信息外，带领团体的专业人员还必须决定如何建构团体。高结构化团体（highly structured groups）有预定的目标和计划，旨在使每个团体成员经历最小的挫败来达成目标。这类团体通常用于教授能在大量生活事件中应用的技能。通常，团体在开始时是高度结构化的，但随着团体成员更加了解彼此，团体的结构化程度会逐渐降低。相比之下，非结构化团体在更基于经验的情况下使用，更注重过程而非结果。无论团体是何种形式，都很少有完全非结构化的儿童团体。

团体工作者通常还需决定如何使用团体中

要用的材料。如果团体的重点是完成一个项目（如画一个图形）而不是体验一种感觉（如徒手画画），那么分发的材料和给出的指令都要反映这一点。总的来说，有以下四种使用材料和结构的方法：（1）非结构化材料，非结构化方法；（2）非结构化材料，结构化方法；（3）结构化材料，非结构化方法；（4）结构化材料，结构化方法。每种方法都有其优点与局限性。

反思

你何时见过团体带领者和一群孩子相处得很好？他做了什么使得他或她对孩子们有吸引力？如果你和一群孩子一起工作，你会采用哪些相同的方式或技巧呢？

成员招募与筛选

一旦对形式、结构和材料做出初步的决定，团体工作者就开始招募团体成员。完成招募的最佳方法之一是向父母、老师和孩子提供一份信息说明，说明团体的相关信息和对团体成员的要求。这一过程可以通过各种方式来实现，如发传单、在公告板上公示、登报以及口口相传。那些有可能加入团体的儿童，特别是那些专题团体咨询的潜在成员，通常会要求加入团体。

如果咨询师已经采取了适当的预防措施，那么招募后的下一步工作就是筛选。并非所有主动报名或被转介的孩子都适合某个团体。因此，团体开展前必须进行筛选。预筛选对儿童团体具有特殊的重要性，因为开展未成年人团体涉及伦理和法律责任。在开展未成年人团体时，来访者的隐私权、知情同意和父母参与等问题具有特殊的意义。举例来说，在隐私方面，学校或社区机构的咨询师要注意自己的招募过程不会给潜在的团体成员贴上标签，侵犯他们的权利以及他们父母的隐私权。因此，组建一个名为"反社会男孩"的团体是不明智的。尽管这种性质的标签可能看起来很荒谬，但它确实存在，团体工作者需要小心谨慎地说明和宣传自己的团体。在一些极端情况下，家长可能会因孩子被与负面标签联系在一起而起诉咨询师诽谤或伤害。

筛选潜在参与者的一种途径是使用组前评估法。这些方法可以是非正式的，也可以是正式的。一种非正式的方法是让孩子写出他或她希望从团体中得到什么；较正式的方法是使用专门为筛选而设计的工具，如团体心理治疗评估量表（Group Psychotherapy Evaluation Scale）或团体评估表（Group Assessment Form）。团体工作者也可以采用个人或小组形式的入组访谈来与儿童谈论团体及其目标。

如果根据相关的入组标准，咨询师认为某些孩子能从团体获益，并且这些儿童表现出了兴趣，那么这些孩子就会被邀请加入。筛选对于团体的成功至关重要，因为团体成员对团体的满意度和认同感将影响团体凝聚力，并最终影响个人的收获。

在团体工作者和儿童确认团体合适后，前者必须向家长发送参与同意书。儿童也要签署同意书，以便所有人在团体开始前就团体目标和所涉及的程序达成一致。总的来说，由于儿童权利保护所涉及的诸多考量，组建儿童团体比成人团体要更加困难。

单次团体会面时长与团体人数

关于单次团体会面应该持续多久，以及一个团体应包含多少名儿童，人们的意见不一。一个普遍的指导原则是，儿童的年龄越小，单次团体会面的时间应该越短，团体的人数也应该越少。当团体人数过多（如九人或更多）时，成员互动的机会将会减少，团体动力也会发生变化。在这种情况下，可能会形成亚团体，或发展出"内团体"和"外团体"。

大型团体辅导活动可容纳的人数几乎是无限的。然而，大多数咨询师认为人数在25~30人之间较好。这样能方便地将团体分成5~6个小组，每个小组五六名成员。如有必要，团体内的小组可以进一步细分成三人组或者两人组。

在团体咨询中，成员人数是值得关注的。团体规模应在审视咨询团体的目标、学生的发展需求及可用时间之后再做决定。当与5~6岁的儿童一起工作时，会面频率可以设置成一周两到三次，每次仅20分钟，参与团体的儿童人数可能限制在3~4人。随着孩子的成熟，每次会面的时长和团体人数都可以增加。例如，青春期前儿童（9~13岁）的团体可达到5~7人，会面能达到常规的课堂时长（45~50分钟），不过通常设置为30分钟左右。

性别和年龄问题

组建团体最后需要考虑的是参与者的性别和年龄范围。在性别问题上，研究者之间存在相当大的分歧。例如，吉诺蒂和本森认为，在学龄前阶段，不同性别的儿童应该放到同一团体内，但在学龄阶段，不同性别的儿童要分开。加兹达也认为学龄阶段的儿童应该按性别分组，但是要到9岁或10岁以后再这样做。他认为，在青春期前后，女孩开始比男孩发育得快，因此两种性别的儿童不能在团体内很好地融合。相反，奥尔森主张团体应该同时包含男孩和女孩，因为无论他们的社会发展或性发展情况如何，团体都是他们学习如何对待彼此的最安全的地方。亨德森（Henderson）和汤普森（Thompson）2011年也持同样的观点，他们认为，除非要讨论一些异性在场会妨碍讨论的问题，比如性教育话题，否则保持团体内两种性别的平衡是很有必要的。

在年龄方面，一般的准则是将年龄相差不到一岁的儿童分到一个团体。有时会有例外，比如将攻击性较强的儿童与年龄较大的儿童分到一个团体，而将不太成熟的儿童与年龄较小的儿童分到一个团体。一些有严重问题的儿童最好进行个别咨询。

案例

弗雷德尝试组建一个霸凌受害者儿童团体

作为一所有500名学生的学校里唯一的咨询师，弗雷德第一年工作就忙昏了头。他尝试了所有的方法，包括把一天当中的大部分时间用来与单个孩子会谈。在新的学年，他打算更聪明地工作，并成立一些团体来关注有共同问题的孩子。他意识到，学校里主要有以下四类孩子需要他的帮助：正在经历父母离异的孩子、遭受霸凌的孩子、学业成绩不佳的孩子以及缺乏社交技能和低自尊的孩子。除了遭受霸凌的孩子，弗雷德很擅长为其他孩子组建团体。因为看起来似乎没有一个比较好的方法来宣传这种团体，使那些受到伤害的孩子愿意加入。

问题

你会尝试为遭受霸凌的孩子组建一个团体吗？为什么会或者为什么不会？如果会的话，那你将如何招募这类孩子？这个团体的重点是什么？

团体带领者在儿童团体中的作用

团体带领者在儿童团体中的角色各不相同。在团体辅导中，团体带领者是鼓励进行自我探索的教学推动者。辅导课通常会设计成与带班老师合作，团体带领者会参与其中。有时，咨询师会与一名教师共同带领一个团体并提前规划他们的成长课程。在其他时候，当一个特定事件激发学生们的思考和讨论时，他们会采用适时教学（timely teaching）。就改变过程而言，许多团体辅导的带领者会基于某种理论来工作，他们强调发展性学习；另一些带领者则更具综合性或整合性；而第三类带领者只专注于单一的改变领域。

就采取的方法而言，儿童辅导和心理教育团体的带领者会通过椅子的摆放方式来影响团体中发生的事情。迈里克（Myrick）指出，学生的座位可以有五种基本摆放方式（如图 11—1 所示）。当教室被布置成直线形时，所有人的注意力都会集中在前面。这种布置有利于进行演示，但是限制甚至阻碍了团体互动。第二种是圆形布置，这种布置能够增加学生之间的眼神接触并促进平等，但如果班级人数过多（如超过 20 人），学生可能会失去与他人的联系感。在半圆形布置中，学生们可以看到彼此，所有人都能参与讨论。但是，如果团体太大（如超过 20 人），那学生们可能感觉不到他们是一个团体。

第四种是内外圈布置，被称为鱼缸模式。内圈能促进产生亲近感，但外圈的人可能会因觉得被冷落而感到厌倦。为了促进所有人的参与，团体带领者可以在观察内圈成员的同时，给外圈成员布置任务（例如，记录团体互动），还可以定期、及时地将内外圈成员进行互换。另一种鼓励每个成员参与的方法是，带领者在内圈留下一把空椅子，外圈的人可以轮流坐在上面来直接观察内圈发生的事情。

最后，团体辅导的带领者可以使用一种被称为讨论小组的结构化布置来促进辅导和心理教育活动的参与度。在这种布置中，学生被分成几个小组，然后在教室中围坐成半圆形。这种形式的优点在于能让学生一起参与，并提高他们的兴奋度；缺点是互动主要局限于少数个体，并且每个团体成员只能参加一个小组。

与团体辅导相比，在团体咨询中，带领者更倾向于有一个理论导向并据此采取相应的行动。例如，阿德勒式团体的带领者是一个开放、民主的人，立足于此时此地。这些带领者的技巧各不相同，但在带领儿童团体工作时，他们往往强调鼓励和自然后果法则。相比之下，采用罗杰斯式方法与儿童一起工作的团体咨询师"更强调咨询师作为一个人的促进特质……咨询师的个人风格是团体参与者能否取得进步的基本催化剂"。

儿童理性－情绪行为治疗团体的带领者强调理性思维的教学。然而，采取沟通分析理论（TA）的带领者更愿意与团体中的儿童一起工作，推进游戏中的冲突，并通过在自己和他人身上发现 TA 概念来帮助孩子学习基本的 TA 概念。同样，遵循格式塔理论的带领者通过在团体中工作来提升觉察并从内部支持人格的改变。最后，儿童治疗中最受欢迎的行为和认知行为团体，其带领者专注于教授儿童恰当的亲社会技能并帮助他们减少破坏性行为。

案例

克莱尔选择一种方法

克莱尔想帮助她的四年级学生变得更有团队精神。她认为那将帮助他们作为一个团体在学业上取得更多成就。她认为阿德勒式的方法最合适，因为它强调社交的重要性。她发现，由于她的理论选择和实施，学生之间变得更加亲密了，但她不知道如果采用另一种理论会产生什么结果。

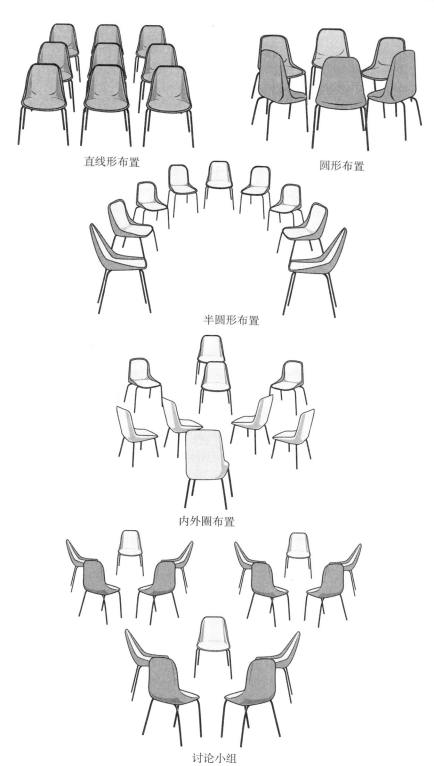

直线形布置　　　　　　　　圆形布置

半圆形布置

内外圈布置

讨论小组

图 11-1　学生座位的摆放方式

问题

你有什么建议？你的选择有哪些优点和局限性？

儿童团体的效果研究

由于针对中小学生的心理教育和心理咨询团体已经出现并开展了很多年，因此研究者在这方面进行了大量的研究。遗憾的是，这些研究中只有少数是基于调查的。尽管如此，正如鲍曼在一项全国性调查中发现的那样，咨询师，特别是学校咨询师，认为团体对于惠及一些他们可能错过的学生至关重要。此外，德卢西亚－瓦克与格里蒂2001年指出，"团体可以提供个别咨询无法提供的要素，如支持、利他、普同性和合作"。以下是多年来儿童团体咨询的一些例子。

在一项调查心理教育团体对社交焦虑影响的研究中，瓦西洛普洛斯（Vassilopoulos）等人发现，在参加完一个为期八周的使用认知重组、焦虑管理技术和社交技能培训的团体后，小学生在社交焦虑和焦虑负面解读量表上的得分均有显著降低。儿童自我报告的受欢迎程度也有显著提高。同样，针对那些父母是酗酒者的四年级和五年级学生，里德尔（Riddle）、伯金（Bergin）和杜泽尼斯（Douzenis）发现，他们从团体咨询中获益良多。特别是，根据皮尔斯-哈里斯的儿童自我概念量表，这些儿童的自我概念加强了。此外，在为期14周的团体中，这些儿童提高了自己的社交能力，减少了焦虑。他们还获得了有关酗酒症的知识，并学习了应对父母酗酒的策略。40名美国佐治亚州东南部公立小学的学生从中获益，如果不是因为开展了团体，获益不可能在如此大规模的范围内实现。

在另一个小学研究项目中，艾伦（Allan）和巴兹利（Bardsley）发现团体咨询有助于流动儿童（transient children），即那些搬到新社区和新学校的儿童适应环境。他们描述了一个六单元的团体咨询方案，这个方案对学生、老师、家长和校长都产生了积极的影响。

在以父母离异的四年级和五年级学生为对象的团体工作中，一个11单元的小学生支持团体被认为是有帮助的。这个团体使用了一种适合发展的"毛毛虫"介绍活动。学生们在自己的"毛毛虫"的八个体节中填写相应内容，在第一体节画出一张表情丰富的脸，在第二体节写下三个描绘自己的单词，在第三体节列出自己的两个爱好，在第四体节写出三种当下的感受，在第五体节说明自己的出生地，在第六体节描述自己现在想去的地方，在第七体节列出一项自己想做的活动，在第八体节写出一种自己独特的个人品质。这项研究最重要的成果是使用了客观工具来验证团体的有效性。家长们特别注意到了这个团体对孩子行为的影响。

其他研究也显示了以父母离异的小学生为对象的团体的有效性。此外，德卢西亚－瓦克和格里蒂2001年提出了一个框架，用于带领学校、机构和法院项目中的父母离异儿童咨询和心理教育团体。他们强调在这些团体中使用创造性艺术，如音乐、阅读疗法、木偶和戏剧，来帮助儿童在安全和支持性的环境中表达感受并练习新的行为与技能。

一个针对一所小学三年级儿童的破坏性儿童游戏团体（a disruptive child's play group, DCPG）也取得了积极的效果。在孩子们参加完这个10单元的项目后，与对照组相比，他们的自我概念得分有了显著提高。在同年进行的另一项关于自我概念的研究中，德宾（Durbin）发现，六年级女生的自我概念水平在九次35分钟的团体结束后得到了显著提高。德宾的团体遵循了基于基特的HELPING模型的多元模式方案——健康、情感、学习、人际互动、意象、须知和引导。HELPING 模型是拉扎勒斯（Lazarus）的 BASIC ID 法（行为、情感、感觉、意象、认知、人际关系、药物／饮食）的替代模型。HELPING 模型也被认为是提高三年级男孩上学率的激励因素。它包括一些发展性的激励活动，如"感觉宾果游戏"（feelings bingo），参与者在感觉被唤起时使用"我"信息，以水平、对角线或唤起者事先选定的任何方式填完自己的感受卡即"获胜"。

两项与学习障碍儿童（占学龄儿童的 2%~10%）有关的研究发现，团体咨询可以改善自我概念、社会行为和控制点。1988 年的这项研究包含来自不同种族的四到六年级的参与者，并对参与了 10 次团体的治疗组和对照组进行了比较。另一项研究也设有对照组，主要以 8~11 岁的白人中产阶级儿童为对象，共进行了八次会面。这两项研究都对教育工作者帮助有学习障碍的儿童学习具有重要意义。

有关儿童团体最有价值的研究之一是李（Lee）就课堂指导对学生成绩的影响进行的复制研究。在这项研究中，李遵循了格勒（Gerler）和安德森创造的学业成功课程（succeeding in school lessons）。该系列课程共 10 节，涉及模仿学校里成功的学生，同时学会感到舒适和负有责任。它的重点是促进合作、增强自我概念，并学习适当的学习技能，如倾听和求助。尽管李的研究存在一些缺陷，但她发现与对照组相比，实验组五年级和六年级学生的数学成绩显著提高了，而且在语言和行为方面也取得了进步。

除了此处列举的研究外，许多其他研究，无论是从定量还是从定性角度，都报告了关于开展中小学儿童团体的积极成果，如丹尼尔斯（Daniels）、德安德烈（D'Andrea）、奥密兹（Omizo）和皮尔（Pier）1999 年以无家可归的儿童及其母亲为对象的咨询团体，胡斯（Huss）和里奇（RiTchie）1999 年以丧亲儿童为对象的支持团体，以及辛格（Singh）2013 年用来减少中学中的同性恋欺凌（gay bullying）的民意领袖团体。谢科特曼（Shechtman）与她在以色列的同事的研究报告了咨询团体对缺乏社会效能的潜伏期儿童的友谊的强有力的促进作用。他们发现，这些团体能够显著提高其成员尤其是男孩之间的亲密度。研究还发现，那些旨在识别六年级学生学习风格和优势的心理教育团体有助于提高他们的学业成绩。

目前，一些研究正在调研特定组合团体的优缺点。其中最具前景的是学生成功技能（student success skills,SSS）模型。这是一项针对小学生和中学生的与学业和社会表现相关的团体干预。25 名接受过此种结构化小团体咨询方法培训的学校咨询师，对成绩中等到较差的学生进行了研究，发现与对照组相比，他们在学业成绩和行为表现方面都有了提高。总的来说，向潜在的儿童团体工作者报告哪种类型的团体和活动对特定儿童群体有效及何时有效的研究正在取得较大进展。

反思

你何时看到过儿童在一个团体，如学习团体或团队运动中，比他们一个人时表现得更好？你认为是什么造成了这种差异，例如，同伴、结构、环境？

儿童团体的优势和局限

对儿童采用辅导、心理教育、咨询和心理治疗团体有许多优势和局限。团体的有效性取决于许多变量，如带领者和成员的准备程度、成员构成、时间安排和团体的关注点。

从团体咨询和心理治疗中获益最多的儿童有以下特点：他们自愿致力于讨论真正困扰他

们的事情、专注于学习新的行为、有兴趣帮助其他团体成员学习新的行为，并相信咨询师或团体带领者和家长（甚至老师）对他们学习和实施新行为的能力有信心。对于那些没有获益的孩子来说，情况可能正好相反。

迈里克列举了儿童团体辅导和团体咨询的一些优点和局限性。团体辅导和心理教育活动的优点包括：

- 咨询师／团体带领者可以在短时间内与大量学生面谈，并以预防性的方式工作；
- 咨询师／团体带领者可以利用内部（教师）和外部（社区人员）资源来帮助儿童学会自助；
- 能提升儿童的安全感和舒适感，促进其与同龄人之间的互动，并强化其对处理问题的实用方法的学习。

团体辅导和心理教育活动的局限性如下：

- 有时可能不够个性化，从而无法切实地帮助儿童；
- 可能包含的成员过多，从而不得不禁止一般性的讨论或探索某些主题；
- 可能会使咨询师成为一个知识传授者，从而抑制了咨询师的主动性。

儿童团体咨询也有其优点和局限性。迈里克列出的优点包括：

- 它比个别咨询更有效率，因为每次都能和更多的儿童面谈。
- 它比个别咨询更具实践性。因为它以社交互动为基础，团体成员之间可以经常分享，并通过同伴模仿和反馈来学习。

- 它能够促进支持、接纳、放松和冒险，并为团体成员提供资源。
- 它可以使咨询师／团体带领者自由地与团体成员制定战略性干预。

儿童团体咨询的局限性有：

- 由于参与咨询过程的人数增加，因此需要更多的时间来建立信任和亲密关系。
- 更难保密，也更难以让所有成员都积极参与团体讨论和活动。
- 组织团体咨询活动比与筛选出的儿童进行一对一的会谈更困难，也就是说，团体咨询方案需要学校系统和／或家长许可／批准。
- 团体要求带领者和成员要对不适合团体的话题保持敏感，并注意和抵制团体成员的无效行为。

古梅尔指出，经验丰富的中学咨询师可以通过认识到团体工作的价值、加强与老师的互动、与校长探讨开展更多团体的理念、在必要时参加额外培训，以及通过与校长、老师和学生合作开展团体来进行自我激励。学校里新入职的咨询师开展团体工作的方法包括向校长宣传团体工作的价值，并说明团体是咨询工作必不可少的一部分。他们还应该为老师们提供在职培训，设置专门的时间来开展某个团体，但要注意一次最好只开展一个团体，并加大对团体的宣传力度；最好一开始带领以成长为中心团体，并对所有的团体活动进行评估。

反思

你将如何向学校工作人员，特别是校长和主管宣传团体辅导和团体咨询的价值？如果你来负责宣传，你会怎么做？总的来说，你觉得为什么学校的高层管理者没有为小学生准备更多的咨询师呢？

总结和结论

本章探讨了中小学儿童辅导／心理教育团体、咨询团体和心理治疗团体的应用。学校内外的团体工作者们经常为这个年龄段（14岁以下）的儿童开展这些类型的团体。为了使团体发挥应有的作用，带领者应该具备团体动力、团体过程和儿童发展方面的知识。他们应该把活动目标放在以学习和预防为主要目的的辅导和心理教育团体上，或放在以问题解决和成长为主要关注点的团体咨询和心理治疗上，在这些团体中处理发展性和非发展性的情况。

组建儿童团体取决于许多因素。毫无疑问，结构问题是核心问题。结构包括团体带领者允许成员拥有多少控制权以及如何使用材料。另一个重要的方面是，团体会面时长以及团体成员是什么人。一般的准则是，儿童的年龄越小，会面时间就越短，虽然会面的频率可能会增加。关于是否把两种性别同时纳入一个团体的争论是势均力敌的。针对单一性别和两种性别组建团体各有其优点和局限性。参与团体的男孩和女孩的发育成熟度是组建单一性别团体还是混合性别团体的关键因素。

在儿童团体中，带领者的角色会因团体的目标和所倡导的理论模型而有所不同。一般来说，带领者在开始时会更积极。带领者会使用非言语和言语两种学习方式，具体取决于儿童的成熟度。研究支持在众多环境中为儿童，包括那些感到失落、需要帮助或缺乏社交技能的儿童开展团体。由于儿童在生活的不同时期会对许多刺激做出回应，因此多元模式的团体咨询和辅导看起来特别适合他们。尽管团体辅导、团体咨询和团体心理治疗并非没有局限性，但咨询师或团体带领者往往会因未能充分利用自己的资源而限制团体工作的有效性。因此，人们讨论了各种各样支持和实施团体的方法。

12

青少年团体

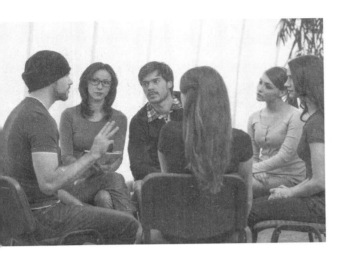

在你的内心深处，

粗糙的、钻石状的秘密默默地承受着痛苦，

并充满了希望。

在内在力量的推动下，

你开始不断"开采"压抑的记忆。

随着情感的释放，

你的神色也在不断改变。

私下里，我希望听到更多你的故事，

但斗争是深刻的，思想是沉重的，

无法很快被洞察点亮，

所以我和团体一起耐心地倾听，默默地为

你的出现鼓掌。

引自："Secrets—Revised" © 1990 by Samuel T. Gladding. Reprinted by permission from Samuel T. Gladding.

本章概要

阅读本章，可以了解如下信息：

◆ 青少年团体的类型；

◆ 创建青少年团体，以及团体带领者在青少年团体中的作用；

◆ 青少年团体的研究成果，包括问题、优势和局限性。

当你阅读时，请思考：

• 你自己作为一个青少年的经历，以及你参加过哪些正式和非正式的团体；

• 与青少年团体合作的困难和潜力，以及如何在这一群体中最小化负面影响、最大化正面影响；

• 你认为最重要的青少年团体是什么，为什么？

青少年团体可以拯救生命，改变生活。以芝加哥南岸钻探队为例，这个团体由350名年龄在8~21岁之间的年轻男女组成，是一支纪律严明、精心编排、越来越独具一格的街头乐队。

乐队成员在表演中使用木制假步枪、嘻哈音乐和现代舞动作，他们的表演遍及世界各地，从摩洛哥到迪士尼世界，再到芝加哥马丁·路德·金大道上一年一度的Bud Billiken返校游行。2009年，该乐队在九个州的10多场活动中参加了演出。尽管许多成员来自贫困家庭，成绩不好甚至辍学了，但他们中99%的人最终都完成了高中学业，许多人还上了大学。在这种情况下，该乐队就是一个团体，在大多数情况下是学业成功与失败的差异，在某些情况下则是生与死的区别。

青春期（在此定义为13~19岁，亦可扩展至25岁）是人生中一个充满挑战的时期。这是一个兼具连续性和非连续性的时期，以广泛的个人变化为标志。在这一时期，年轻人在生理和心理上都逐渐成长了起来，但他们在与成长和发展相关的心理和社会问题上苦苦挣扎。17%~22%的儿童和青少年有严重的发育、情感或行为问题。在青少年面临的其他挑战中，他们必须学会应对身份危机、犯罪、性问题、同伴和友谊压力、剧烈的身体变化、职业和大学抉择，以及走向更大的独立性。他们身处这样一个环境之中，无论表象如何，都往往充满了孤独、愤怒、混乱、挫折和自我怀疑。无论是积极的还是消极的生活事件，都会影响他们的生活。

青少年被期望在与同龄人和成年人的交往中表现成熟。他们被赋予了一些成年人的特权，比如考驾照和注册投票。然而，大多数青少年一方面在独立中经历挫折和压力，另一方面又依赖父母、学校或社区。由于青少年被官方剥夺了一些最具吸引力的成年身份象征，比如被认可的性行为和合法饮酒，他们的一些混乱可能还会加剧。通常，青少年似乎不得不等待环境来为他们做决定，因为他们没有真正的自由来为自己做决定。在另一些时候，青少年被迫过早地扮演成人角色，比如参军作战。难怪对于许多青少年来说，这个世界是不平衡的、令人困惑的。

然而，尽管有挫折，青少年仍然渴望成长和变化，成为每一代人的"文化先锋"。在寻找身份的过程中，他们经常创造新的时尚和潮流。许多青少年身份都是相对短暂的，并且已经被丢弃，例如，留长发或不信任成年人。然而，服装、音乐、语言和舞蹈方面的时尚，在将一些青少年与社会隔离开来的同时，也将他们与同龄人联结起来，并在许多情况下帮助他们建设性地摆脱自己的原生家庭，形成一种与他人不同的个性。

总的来说，青春期[一个由斯坦利·霍尔（Stanley Hall）首创的术语]是一个快速变化的时期。它的特征包括："风暴和压力"、强烈的情感、尝试和对独立的渴望。与青春期有关的快速转变有助于解释为什么这类人在适应方面有困难。女孩作为一个群体似乎比男孩承受了更多的压力，尤其是在14岁以后。

各种团体都可以帮助青少年成功地从童年过渡到成年。它们之所以有价值，是因为它们能够使成员体验到归属感、分享共同的问题、找到并提供支持、促进学习、帮助缓解内外部压力，并为转变提供希望和榜样。团体环境允许公开质疑或修改价值观，并提供与同龄人和成年人练习沟通技巧的机会。通常，通过团体，青少年能够更多地了解自己的"垂直依恋"（父母）和"水平依恋"（同伴）。在团体环境中，青少年可以安全地体验现实、测试他们的极限（局限性）、表达自己，并被倾听。通过参与团体，他们可能会发展出更强的认同感和亲密感。利用行为和情感优势的一种方法是提供促进正念技能的团体咨询。在团体中，青少年通过增强自我意识和向其他人自我表露的过程，有机会证明他们可以在社区环境中把自己的想法转化为行动，从而获得新的或完善的个人和人际交往技能。在团体中，青少年经常能从同龄人那里得到"真正的接纳和鼓励"，并得到"一个似乎信任和尊重他们的值得信赖的成年人"。

反思

社会通过《油脂》（*Grease*）和《西区故事》（*West Side Story*）等电影对青春期进行了多种描述。你的青春期是什么样的？你认为它与当下的青春期有什么不同吗？怎么会是一样的呢？

青少年团体的类型

在典型的情况下，青少年的大量时间都是在团体中度过的。在家里有家庭团体，在学校中有学习团体、工作团体，当然也可能有社会团体。同伴对于青少年来说尤为重要，会对成长中的年轻人产生或好或坏的影响。社会会给这些团体贴上"正确"或"错误"的标签，而青少年强烈认同其主要同伴群体所生成的价值观。除了这些自然团体外，至少还有两种其他主要类型的青少年团体，而成年人也可能会参与其中。一种是发展性心理教育团体，主要是自愿的和自我关注的；另一种是非发展性咨询或心理治疗团体，可以是自愿的也可以是非自愿的，关注的可以是自己也可以是他人。这两种团体都可以对参与其中的青少年产生强大的影响，并已被证明是有效的。

发展性心理教育团体

发展性心理教育团体通常关注青少年共同关注的问题，如身份、性、自我管理、自我倡议、抑郁、父母、成就动机、同伴关系、职业目标、教育或体制问题。个人加入这些团体是出于一种需要，一种获取知识和经验的愿望，这些知识和经验将帮助他们更好地处理他们的问题。这些团体在学校和社区机构中都存在。传统上，它们会有一个成年带领者。

在学校里，"研究证据不断证明团体咨询的价值……以小组形式与学生合作是解决发展、情境和学术问题的有效方法"。据高中辅导员介绍，青少年中最热门的团体主题是职业探索、大学计划、沟通技巧、同伴帮助、决策、学习技巧和自我概念。鲍曼调查的大多数辅导员认为，团体心理教育和咨询服务在他们的项目实施中非常重要且实用。然而，鲍曼和丹斯比（Dansby）发现，高中辅导员普遍认为，由于缺乏时间和日程安排问题，建立青少年团体不现实。中学辅导员遇到的其他障碍包括没有被充分赏识和被解雇，以及感觉自己脱离了舒适区。因此，学校辅导员不经常带领团体，他们只有 8%~12% 的时间花在这项活动上。然而，当为青少年提供发展性心理教育团体时，他们似乎取得了积极的结果。例如，米尔索姆（Milsom）等人在一项试点研究中发现，参加心理教育团体的有学习障碍的青少年在成为更好的自我倡导者的同时，也增强了对残疾的自我意识和高等教育知识。心理教育团体讨论也可以促进青少年以前可能没有考虑过的职业生涯测评进程，并增进他们对如何有效地处理冲突的理解，即使对他们的暴力倾向没有初始影响。此外，为高中毕业生组织的结构化团体可以帮助他们实现从中学到大学、军队或职业生涯的过渡。在高中结束时（4 月和 5 月），这些团体可能特别有意义，因为此时同辈团体已开始分解，他们必须对未来做出调整。

"目标轮"是一种基于纳瓦霍哲学和"医学轮"的团体发展咨询模式，它是一种独特的方式，帮助学校里的青少年概念化目标，并计划他们可能采取的步骤，以便在有意义的、平衡的生活中实现这些目标。每个学生制作一个轮子，将一个圆分成四个象限：想象、计划、行动和享受（积极地反思已经发生的事情），如图12-1 所示。他们还设定了短期的、可以实现的目标，这些目标每周都可以完成。这种团体的整体效果是，成员和带领者互相鼓励，帮助培养或恢复参与其中的青少年的方向感、希望和自我价值。

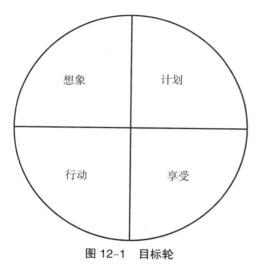

图 12-1　目标轮

相关的心理教育团体，例如认知重组团体，也可以帮助学生学习和成长。在这些团体中，青少年被引导在问题出现之前学习解决问题的技巧。因此，他们能够避免重大危机。例如，共同解决问题的心理教育团体咨询模式（the Solving Problems Together，SPT）旨在帮助学生发现积极的策略，以应对消极的同伴压力。在SPT 团体中，学生是积极的问题解决者，当他们解决问题时，他们"为有效地解决问题而发展知识、策略和沟通技巧"，这些可以作为终生成功的工具。同样，研究者发现，新加坡青少年的社会认知团体促进了学生态度的转变，并帮助学生成为"负责任的学习者"。总的来说，人们已经发现交流技能团体可以有效地帮助高中生在发送和接收言语和非言语信息方面改善

与同龄人的关系。如果将角色扮演练习作为团体体验的一部分，这种改善尤为可能。

研究者发现，除了提高沟通技巧之外，一个为期八周的心理教育治疗团体有效地帮助了新加坡的高危青少年和违法青少年（13~18 岁）戒烟。这个团体名为"现在就退出！"，围绕六个主题，从"我在这里的旅程"到"我的新生活"，并使用结构化表达艺术活动作为关键的激励因素，鼓励参与者参与团体活动。为期六个月的跟踪调查发现，25% 的高中生和100% 的康复中心的青少年能够使用他们所学到的技能戒烟。

在学校内外，青少年性教育方面的团体工作也被证明是有效的。在团体环境中，性教育会立即极大地改善一些青少年的生活，而对另一些青少年的影响将更加微妙。对青少年使用发展性心理教育团体的实际和潜在结果是极好的。这些团体不仅有效率、有效果，和学校咨询一样重要，而且也为学生提供了相互支持和学习的机会。

菲利普等人总结了一个示范性学区提供结构化发展团体的模型。根据这个模型建立的团体关注学生的个人问题。这个 8~16 人的团体每周会面 50 分钟（一节课）。他们在学年期间进行了为期 10 周的研究，每周轮换一次。所有的团体都是协同带领的，一些老师与辅导员和其他心理健康工作人员共同担任带领者。在会面期间，团体带领者运用了基本的团体咨询技巧，如内容反映和情感反映、澄清信息、帮助成员认识到自己的优势和外部资源，并鼓励成员采取行动、帮助自己解决问题。在每节课上，学生们都被提醒要遵守团体规则，比如保密，但除此之外，他们可以自由地公开谈论自己的担忧。团体的成果是个人成长和预防。

最后，在个人成长和预防方面，研究者发现，不同种族的高中生之间的团体对话有助于增进他们对他人的理解，并帮助他们（特别是白人

学生）解决诸如种族、权力和特权等复杂问题。通常这种类型的群体间对话始于亲和团体，其中的成员拥有相似的社会地位、共同的目标，或者被其他群体感知和回应的方式相似。一旦建立了团体内情境的共同性，团体成员就能够以非防御且富有成效的方式与外部团体对话。

案例

奥斯卡的职业探索团体

作为一名社区志愿者，奥斯卡每周有两个小时的时间和高中辅导员休一起工作。奥斯卡和休决定不将重点放在个别学生身上，而是为那些对探索职业感兴趣的学生组织一个课外团体。这个团体是心理教育团体，有 17 名学生参加，奥斯卡和休将其结构化，以便主题包括不同教育背景要求的职业。他们邀请了外部的演讲者来谈论他们的职业生涯，以及他们是如何决定走上自己的道路的。这个为期 10 周的课程非常成功。

问题

如果你是奥斯卡或休，你会如何跟进这个团体？你会把什么职业包括进这个团体？为什么？

非发展性心理咨询 / 治疗团体

与聚焦于青少年生活技能问题的发展性心理教育团体相比，非发展性咨询和心理治疗团体更倾向于关注成年人和社会关注的青少年问题，例如吸毒或酗酒、学校问题（如成绩差、逃学）或越轨行为。通常，学校、机构或法院都会建立这些团体，而有问题的青少年要么自愿参加，要么被迫参加。斯迈德（Smead）针对儿童和青少年团体工作的技能和技巧，是寻找在青少年团体中使用体验性练习的绝佳资源，涵盖了与这个年龄人群需求相关的主题，如培养自尊、管理压力、交朋友，以及应对悲伤和失落。

"教师辅导员"（TAC）项目是一个帮助经历高压力和缺乏支持的自愿青少年的示范项目，由美国得克萨斯州休斯敦春季独立学区（Spring Independent School District）设计和实施。在 TAC 项目中，那些以成熟、有效和支持的方式与学生互动的教师将被甄选出来并接受培训，以便与青少年一起工作。这些青少年的问题可能是情境性的或发展性的，如难以结交新朋友、课程失败、形体问题或与父母发生争执。这些团体由 6~10 名成员组成，每周会面一次，每次 50 分钟，共 10 周。每周都会有老师在督导下带领学生团体（通常一年 1 次或 2 次，一次 2 个小时）。因此，学生、教师、辅导员和整个学校都会受益于这种经历。所有参与的学生都可以自由地讨论任何让他们感到压力的话题。

反思

刚才描述的 TAC 模式是一种依靠授权和督导来确保其良好运行的模式。你有委派或管理别人的经验吗？如果你决定开始一个类似 TAC 的团体项目，那你认为这种经验会对你有什么影响？

当然，并非所有针对青少年的咨询和治疗团体都是成员自愿参加的。当潜在成员没有权力选择是否参加时，往往会产生阻力和不情愿。虽然这些成员的敌意可以通过在团体开始之前，与他们交谈并邀请他们分享他们自己的想法和感受来克服，但这些团体的带领者往往会在建立凝聚力方面面临一场艰苦的战斗。他们必须具有创造性和创新精神才能扭转负面能量。从正式的规则介绍开始并不是一个理想的启动非自愿的青少年团体的方式；相反，听听青少年们抱怨自己被"安排"到这个团体往往能取得不错的效果。在这种感受被释放出来之后，成员和带领者可以开始谈论共同的诉求和目标。柯瑞等人 2014 年提出了以下几种建设性的方法来处理参与者的消极情绪和抵触行为。

- **在团体开始之前单独与这些青少年见面。** 团体预备会能够使团体带领者和青少年有机会探索被要求参加团体的感受，以及与选择不参与有关的替代方案。这样的会议还为团体带领者提供了一个机会来解释团体的性质，以及团体将如何进行，并查明青少年是否有过任何治疗经验。融洽的关系也会在这个时候建立起来。在总结这样一个团体预备会时，一个青少年团体带领者可能会说："很多情绪都会进入这个团体，它们大多与愤怒有关。然而，团体的成立方式应该是让每个人都有机会表达自己，探索可能存在问题的生活领域。我期待着在下周开始我们的团体时与你一起工作。"

- **应对不合作的青少年带来的阻力，而不是与之对抗。** 应对阻力包括以一种理解的、非防御的方式倾听青少年讲述他们被迫加入这个团体的原因。例如，苏安可能会说，她觉得自己像一个教师阴谋的"受害者"，而瑞文可能会把他的处境描述为卡德威尔先生"真的对我有好感"。在这些案例和其他类似案例中，被倾听的经历有助于消除敌意，从而建立信任。团体带领者也可以通过邀请某些青少年参加几次团体活动，然后让他们自行决定是否继续参加，来应对阻力。这种方式既能够让青少年进入团体，同时也给了他们选择的权利。

- **如果这种方法不起作用，可以邀请一名** 青少年作为观察员参加团体讨论。因此，作为带领者的杰克可能会对 15 岁叛逆的凯特说："虽然我希望你能成为这个团体的一员，但我首先想邀请你去看看它是如何运作的。你可以作为观察员参加三次会面，然后我们可以谈谈你所看到的和你对这个团体的看法，到时候你可以选择加入或者退出观察。"在看到这个团体的活动后，青少年可以决定是参与其中，还是选择其他人强加给他们的另一种结果。

- **以诚实、坚定和关心的态度回应青少年的讽刺或沉默。** 通过同时表现出坚定和关心，团体带领者可以帮助非自愿的青少年减少对团体、带领者和团体过程的不安情绪。例如，带领者可能会对辱骂他们的青少年说："我真的很关心你，但我也关心我自己，在这个团体中，谩骂是不允许的。我希望你能够以一种直接而清晰的方式谈论你的愤怒和其他感受。这意味着你在陈述的时候要用'我'。"以这种方式来回应既表达了关注和关心，还建立了明确而坚定的规则。它有助于团体带领者和团体以直接和非防御的方式照顾自己、发挥作用。

总体而言，发展性心理教育团体和非发展性心理咨询/治疗团体是青少年从成年人或他人那里获得建设性帮助的两种主要方式。尽管这些团体在学校和代理机构都有，但由于学校比大多数机构存在更多的内部控制，因此这些团体的实施方式可能有所不同。发展性心理教育团体基本都是以选择为导向，而非发展性心理咨询/治疗团体通常同时面向选择和改变。一般来说，非发展性心理咨询/治疗团体的带领者在帮助非自愿团体参与者融入团体时会面临更大的挑战。

案例

皮特在团体开始前的准备

皮特知道和他一起在少年拘留所工作的青少年们并不想加入这个团体。他们是"奉命"来的。

因此，他决定在团体开始前的一两天去拜访他们，而不是等着团体开始后面对一群愤怒的孩子。当他和每个人坐下来之后，他向他们解释了将会发生什么以及他们的选择是什么。他也让他们阅读并签署了一份声明。因此，当团体开始时，每个人都有了相同的组前准备。

问题

你如何看待皮特采取的策略？他还能做些什么？

建立青少年团体

确定团体设置的方式取决于团体类型。在某些团体中呈现的材料可能对各种各样的个体具有普遍适用性，而在另一些团体中，团体焦点是非常狭窄的，处理生活中特定的、有时是麻烦的方面，如性或悲伤。团体内容和背景的文化、情境和发展方面须始终牢记。

无论团体的主题和目标水平如何，团体带领者都需要谨慎地选择团体成员。他们必须确保所选择的青少年足够成熟，有足够的动力从团体中受益并对团体做出贡献。与青少年一起进行团体工作必须考虑的各种因素包括言语与非言语行为的使用、团体结构和材料、成员的招募和筛选、团体会面的时长和频次、成员的数量以及性别和年龄问题。

非言语和言语沟通

虽然针对小学生和中学生的团体以活动为中心，但面向青少年的团体则更侧重于言语交流。这是因为大多数13岁及以上的个体都已经发育成熟，他们更愿意通过言语进行互动。有时，青少年出于对被拒绝或嘲笑的恐惧，会回避或隐瞒他们想要讨论的话题。在这种情况下，非言语线索，如身体姿势或面部表情，将具有更大的意义。例如，当出现有关团体规则的话题时，宝拉皱起了眉头，但什么都没说，那么团体带领者就可以说："宝拉，你皱着眉头，我想知道这是否与我们正在讨论的内容有关？"可以在青少年团体中引入结构化练习，尤其是在开始阶段，可以促进信任感和凝聚力，并最终形成更开放和诚实的言语交流。例如，在咨询团体的介绍性会议中，成员可能会被要求从将自己比作动物、水体或机器开始。他们可以先画一幅图，然后谈论他们的想法，或者在热身活动中讨论他们的类比。

例如，如果团体成员被要求将自己比作水体，那么他们可能会说：

"我就像一条潺潺的小溪。大多数时候，我都是以一种平静的方式流动的。"

"我是一条湍急的河流。很多愤怒的情绪都会渗透到我的生活和我与他人的互动中。"

"我是一个湖。我表面上看起来很平静，但在下面有很多有待发现的东西。"

"我是一条山川河流，虽然奔流不息，但尚未被发现。"

在青少年团体中，就像在成人团体中一样，成员应该能够自由决定是否发言，但团体领导者应该努力创造条件，促进积极的交流。有时，这些条件包括以结构化的方式教授基本的沟通技巧。某些理论，如格式塔和心理剧，关注的是言语和非言语信息之间的一致性。然而，即使是主要以谈话为导向（如存在主义）的带领者，当专注于成员的言语和行为的一致性时，也会更有效率。非言语行为（如注意力不集中）可以传达很多信息，对于所有青少年团体，甚至是任务/工作团体来说，都可能和言语信息一样重要。

另一种帮助青少年团体成员统一思想和行动的方法是使用行动导向的团体技巧，如角色扮演、使用带"我"的陈述。例如，一位团体带领者可能会对乔伊说："你能不能让大家看看，当你被佩妮拒绝时会发生什么。通过角色扮演出这种情境，我认为你和团体都能更好地处理这件事。你能从团体中挑一个人来让我们看看，在你刚才描述的情境中会发生什么吗？"咨询师和有声望的同辈示范的正确行为也可能有助于向成员展示他们可以选择的其他方式。

反思

什么时候你是通过观察别人如何完成来习得某项技能的？什么时候言语指示是你掌握一门学科的最佳方式？你认为在大多数心理教育团体中，非言语和言语沟通的比例是怎样的？在大多数心理治疗团体中呢？

团体结构和材料

许多青少年团体都是在围绕主题构建时效果最好。这些团体将围绕参与者的真正利益来把握住成员的兴趣并吸引他们参与。而主题可以是各种各样的，有严肃的，如处理丧失，也有务实的，如解释如何引导课堂讨论。主题结构也可以有一定的灵活性，团体可以每周讨论当周会面的主题。太多的选择可能会导致团体陷入困境，使成员失去兴趣。因此，研究者建议设置有限的灵活性。实现这一目标的一种方法是让青少年在他们想要讨论的兴趣／问题清单上打钩。

团体会根据其类型以及成员与带领者的个性来提供所需的材料。对于一些语言能力很强的团体（如果有的话），几乎不需要什么材料。对于其他团体，如动机不足和非言语交流占主导的团体，许多以活动或刺激形式存在的材料将是至关重要的。结构化活动（计划好的团体练习和活动）和相关材料将产生讨论和参与，帮助团体集中注意力，促进体验式学习，为团体带领者提供有用的信息，提高团体的舒适度和乐趣，并促进成员的放松。这些活动中的一些材料是被动使用的——例如，让成员把自己想象成某种物体或动物。其他材料则是以一种更积极的方式来使用的，如让团体成员在象征他们自己的午餐袋上剪下图片或粘贴装饰品，然后用这些袋子来介绍自己（如图12-2所示）。

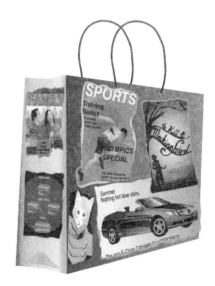

图 12-2 象征成员的午餐袋

青少年沙盘咨询团体是一种特殊类型的青少年活动团体，需要大量的计划和材料。在这种类型的团体中，成员们会在各自的沙盘里用微型人物建造一个小世界，并按照自己的意愿分享他们的世界。对于青少年来说，典型的现实和幻想中的人物、动物、植物、建筑和交通工具的微型收藏品几乎总是必须补充"休闲、运动和爱好物品，如微型篮球、滑板、收音机和象征学术努力的物品"。沙盘方法在青春期前儿童团体工作中也被证明是有效的。例如，研究者发现，与等候名单中的对照组相比，那些参加了为期10周的沙盘团体的56名四年级和五年级学生的行为得分明显更高。

创意艺术也是一种自然的手段，有助于以富有洞察力的方式吸引和留住各种结构化团体中的青少年。音乐的力量可能尤为强大，因为青少年普遍喜爱和熟悉它。此外，某些歌词的力量也可以帮助青少年传达在其他情况下无法表达的想法。

案例

莉迪亚的歌词

莉迪亚知道音乐在青少年生活中的重要性，所以当她创建自己机构的团体咨询方案时，她确信自己做了正确的事情。当这些青少年到来时，他们会听到带有歌词的音乐；当他们离开时，他们听到的会是另一张 CD。莉迪亚对她的计划和团体的进展感到由衷的高兴，直到第二次会面，艾力提前到来时说："我们今天要听更多'发霉'的老歌吗？"虽然艾力不是故意侮辱莉迪亚，但她还是感到很震惊，并意识到她选择的音乐并非当下流行的。

问题

你认为莉迪亚如何才能扭转这种局面？你建议听什么音乐？关于青春期的瞬变性，这次简短的交锋告诉了你什么？

无论材料是如何使用的，重要的是青少年团体不能只关注材料而忽略有意义的过程。例如，如果一个团体使用视频反馈，那么重点应该是观看视频的某些片段如何有助于成员规划替代行为，而不是每个人看起来如何或设备如何工作。

招募成员及筛选

如前所述，并不是所有青少年团体的成员都是招募来的。例如，强制性团体的成员无论是否愿意，都会被分配或征召到一个团体。然而，在青少年自愿团体中，招募工作就非常重要了。如果团体带领者希望接触到尽可能多的潜在成员，可以通过在公告栏上发布公告，并与学生、组织和老师联系来宣传团体，或者通过使用调查表和非正式接触来招募团体成员。

公共关系是招募过程中至关重要的一部分。必须争取潜在的成员和推荐源，并向他们推销这样一种理念：如果得到适当的支持，这个团体的设计目标是有效的。因此，团体带领者必须收集尽可能多的、可以发送给重要人员（如管理者）的材料信息。然而，同样重要的是，团体不能被夸大宣传。

在招募了潜在的成员后，要像对待其他任何年龄段的团体成员一样对其进行筛选。团体带领者要寻找那些在成熟度、目标和背景方面都能很好配合的成员。筛选面试的一个关键部分是避免会谈变得过于正式。带领者必须开发一个系统，帮助他们在最短的时间内筛选潜在成员，同时促进双向互动，以便潜在成员更加了解团体带领者和团体结构。建立这种交互过程的一种方式是与潜在成员讨论团体中可能出现的情况。这种情况可能与他或她正在接受筛选的团体类型——任务团体、心理教育团体、心理咨询或心理治疗团体有关。例如，对于任务/工作团体，成员可能会被问及在某个情况下，团体偏离了它的任务且似乎不愿意或无法回到任务中，那时他或她会做些什么来帮助团体回到正轨。

欧乐森（Ohlsen）等人指出，吸引力是最终选择青少年的关键因素。吸引力是一个多维度的概念，但基本上指的是成员积极认同团体中的其他人。团体带领者在选择成员时必须谨慎，要选择那些不仅与带领者关系融洽，而且与其他成员关系融洽的人。例如，史蒂夫可能与团体带领者有相似的兴趣爱好，但是在他的同龄人中，他很不受欢迎，浑身都是"刺"。除非该团体专注于改善同伴关系，否则史蒂夫可能不是一个合适的人选。

团体会面的时长和频次

青少年团体的会面通常会持续 60~90 分钟，然而，它们可能会被延长，甚至包括持续一整天的迷你游戏。那些负责完成任务（比如为一项社交活动布置场地或协调一场资助癌症研究的青少年步行马拉松）的任务/工作团体，可能会从更长时间的团体会面中受益。不过，并不是说时间越长就越好，如果一个青少年团体的单次会面超过 90 分钟，反而可能不会那么有效。

在教育环境中，团体会面的次数通常由学年的分区时间（如季度或学期）决定。如果一个学期持续 16 周，那么一个心理教育团体可能会采用类似的时间表，比如 14 周。然而，团体会面的频率及时长与团体参与度和成长强度直接相关。如果团体成员有重大问题或不足，那么会面可能会持续更长时间并且更频繁。心理治疗团体可能会特别受益于这些扩大的参数。

团体的人数最终会影响其结果和进展速度。随着规模的增加，成员之间的互动会减少，关系会减弱，团体会变得更加以带领者为中心。因此，5~10 人的团体可能是与青少年一起工作的理想选择。加兹达指出，他确定青少年团体的人数是基于团体的持续时间和会面频率。当两者都很短暂（例如三个月）时，他更喜欢与 5~7 人的团体一起工作。如果两者都较长（例如六个月），则可以包括 7~10 名成员。他指出，"通常情况下，团体越小、会面越频繁、会面时间越长，团体参与度和成长机会就越大"。

性别和年龄问题

是否将男女两性同时纳入某个团体取决于团体的目的。有时，单性别团体会更合适。例如，在处理创伤和从强奸中恢复的咨询或心理治疗团体中，仅包括女孩可能符合团体的最佳利益。同样，在一个针对高攻击性女孩的结构化心理教育团体中，由女性团体带领者带领的单性别团体效果最好。在单性别团体中，团体成功的关键是与性别和主题相关的身份认同。这种类型的认同来自早期的社会化模式。吉利奥蒂（Gigliotti）在总结关于男孩和女孩群体社会化的研究中谈到，最可靠的差异是，男孩在大群体中玩耍，而女孩在小群体中玩耍。此外，男孩的交友范围要更加广泛，而女孩的朋友圈则更稳定、更排外。此外，在一个群体中，男孩会比女孩表现出更多的外在竞争行为。

尽管雅各布斯等人没有忽视性别社会化差异，但他们认为，男女同校的价值在于"在青少年时期，有很多关于异性的知识需要学习，（因此）男女同校是有益的"。迈里克也不认为性别会对团体的运行方式有影响，除非正在交往的男孩和女孩在同一个团体中，或者即将讨论的主题是与身体发育或其他敏感的性相关问题。

在管理男女混合团体时，尤其是当团体的焦点问题是社会关系和约会时，团体带领者可能有必要开发一些方法，让青春期男孩参与进来，使他们从中获得最大的收益。与青春期女孩相比，青春期男孩在强调人际关系的团体中通常不太自在，参与较少，也不太可能取得积极的结果。青春期女孩作为一个群体，对社会关系更感兴趣，也更乐于分享。与男孩相比，女孩也认为咨询师和咨询明显更有吸引力和更值得信赖。

关于年龄，基米希（Kymissis）建议，尽量不要把某些年龄段的青少年混合在一起。例如，不要把高中不同年级的学生混合在一起。然而，他的报告中也谈到，尽管本科生和研究生不容易形成一个团体，但在混合大学各年级本科生时几乎没有什么困难。青少年期可能不像儿童期那样敏感。尽管如此，年龄较大的青少年受年龄差异的影响似乎要小于年龄较小的青少年。

案例

艾格尼丝的青少年团体

艾格尼丝是一位经验丰富的团体咨询师。她知道，一旦团体开始，男孩们就不愿意发言了。因此，在为她的最新团体筛选团体成员时，艾格尼丝使用的筛选设备之一是一个篮球。她向每个潜在成员都扔了一个篮球，并关注对方对此觉得有多舒服。根据这个标准和其他一些标准，艾格尼丝开始了她的团体——让她的成员去外面投篮。他们似乎很享受这一切，很快就放松了下来。

问题

你觉得艾格尼丝的筛选方法怎么样？她还可以用什么其他的方法？她应该注意避免什么？

团体带领者在青少年团体中的作用

团体带领者在青少年团体中的作用是多方面的。除了要跟上团体成员的人际关系和内在动力，带领者还必须非常善于自我感知。他们必须有足够的意愿和勇气去探索，也许是重温他们自己的青春期经历，这样才不会干扰他们的工作并导致反移情。青少年对那些开放、热情和关心他们的带领者反应良好。这些类型的带领者首先是真实的，并且是成员的良好榜样。他们是"内在和谐"的化身，能够以一种富有成效的方式自嘲、与他人开玩笑——例如，当他们十几岁的时候与异性跳舞时，他们的手掌会出汗。

团体带领者的作用取决于他们所带领的团体类型。在评估关于儿童和青少年团体的文献时，德诺姆（Denholm）等人设计了一个三维模型，每个维度下都有几个因素。第一个维度是发展水平，包括三个年龄组：儿童、青春期前儿童和青少年。第二个维度是方式，它由四种团体工作方式组成，分别是活动、讨论、咨询和治疗。第三个维度是探究主题，包括理论、研究和实践三个部分。

德诺姆等人设计的分类方案兼具功利性和概念性。在此基础上，作者对选定的期刊进行了分类，以方便团体带领者查阅，从而更多地了解他们所管理的团体类型。例如，通过使用德诺姆等人设计的模型，一个寻找青少年咨询团体方案的带领者会发现《专业学校咨询》（*Professional School Counseling*）和《咨询与发展》（*Journal of Counseling and Development*）杂志提供了一些最好的信息。这种分类系统为团体带领者寻找可行方案节约了时间和精力。

总的来说，高中生团体的带领者都很活跃。活动水平和结构都与团体的成熟度有关。团体带领者的理论说服也起着至关重要的作用，同样重要的还有成员参与团体是否自愿。

在青少年团体中，团体带领者用来促进团体凝聚力和技能学习的一种方式是，为他们希望鼓励的行为类型做出示范。好的榜样对青少年有巨大的影响，可以教会他们如何公开交往和帮助他人。匹配团体带领者和青少年的性别，可以强化后者对于社交技能的学习。团体带领者也可以使用有影响力的同伴作为榜样。因此，在一个针对女孩的自信团体中，一个自信的女性带领者向女孩们展示她们可以如何采用和适应一种自信的方法来应对她们面临的独特情况可能是非常有帮助的。青少年团体中的同辈带领者通常比成人团体带领者更有说服力。因此，成人团体带领者可以通过培养成熟的青少年去带领团体，并为其提供督导来发挥作用。

反思

家庭治疗师卡尔·惠特克（Carl Whitaker）称，他小的时候很不合群。所以在转到一所新学校后，他找到了几个很受欢迎的男孩，并和他们以及他们的朋友们一起玩。据惠特克说，这帮助他适应了环境并做得很好。你什么时候见过这种现象？为什么你认为这种类型的分组如此罕见？作为一名中学辅导员，你如何更多地去推行这种方法？

与那些为其他特殊人群设立的团体一样，青少年团体的带领者也有责任强调保密的重要性。青少年可能会利用从团体中收集到的个人信息来闲聊，或者仅仅是为了报复。无论是哪种情况，这么做都是有害的，必须防止这种行为。一项预防措施是，带领者在第一次会面中和之后的每次会面中都要陈述保密规定。带领者还必须立即处理任何可能违反保密规定的情况，并确定发生了什么。最后，如果保密性被破坏了，那么带领者要么强制执行规则，要么让团体自己来处理这个问题。无论如何，团体带领者必须履行责任。

总体而言，青少年团体带领者面临着许多挑战。其中包括既要理解，又要坚定；既要提供便利，也要控制；既要积极主动，又要信任团体过程。团体带领者的行为将取决于团体的组成、焦点问题和成熟程度，以及自己的背景。迈里克 2011 年指出，以下六项基本的应对措施可以使带领者成为更有效的促进者。

- **使用以感觉为中心的回应**。例如，"你似乎对这种情况下发生的事情有一些真实的感受。"
- **澄清或总结性的回应**。例如，"因此，你没有回应劳拉的话，而是发现自己变得沮丧并退出了团体。"
- **使用开放式问题**。例如，那些答案不止一两个词的问题，比如以"什么"或"如何"开头的问题。
- **提供促进性的反馈**。用赞美或面质的方式告诉另一个人他或她对你的影响。例如，"朱利叶斯，我发现你很容易交谈。"
- **提供一个简单的致谢**。例如，"谢谢"或"好吧"。

- **呈现联结**。团体带领者识别出团体成员之间的相似性和不同点，以帮助他们团结在一起。例如，"我注意到，今晚只有威立和芭芭拉敢于冒险。"

青少年团体带领者必须熟练和灵活地使用这些回应，以避免迈里克所描述的以下低促进性的回应方式。

- **建议／评估**。告诉人们如何表现或评判他们，例如："朱迪，当你在团体中时，你应该坐直。"
- **分析／解释**。在不给对方自我发现的机会的情况下解释其行为背后的原因，例如："金杰，我确定你很累、很疲惫，但我并不是说你可以不参加这项练习。"
- **安慰／支持**。试图鼓励某人，却忽视了他的真实感受。例如："你能做到的，马修。我知道你也觉得自己可以。"

如果青少年团体带领者在适当的时候利用同辈辅导员或父母，那么他们可以同时帮助他们自己和他们的团体。无论哪种情况，带领者都会收到他们在其他情况下可能无法获得的信息和反馈。

青少年团体存在的问题

与其他类型的团体一样，青少年团体中也可能出现带领者必须解决的问题领域。麦克默里（McMurray）讨论了教育团体的这些困境，但这些问题行为并不局限于某一类型的团体。可能存在的问题包括纯粹搞破坏、犹豫不决或不愿与他人交往、两极分化、企图垄断、不恰当的冒险行为，以及过度活跃或轻率。这里将简要讨论每一种行为，并提供相应的纠正措施。

纯粹搞破坏

由于成员的成熟度较低，青少年团体中纯粹搞破坏的案例比成人团体中更常见。搞破坏可能是对其他团体成员大喊大叫，也可能是试图挑起争端。例如，胡安可能会在团体中挑战另一个敏感的西班牙男孩，让他表现出"男子汉气概"，并在他没有表现出来的时候辱骂他。

打击破坏性行为的方法包括强调团体规则，告知或警告成员不当行为的后果，从而避免不当行为的发生。在团体会面之前、期间或之后，让团体带领者直接与一个捣乱的成员交谈是有益的。同样，允许团体成员讨论情况并决定如何处理搞破坏的成员也很有帮助。最后，作为最后的手段，搞破坏的人可以被团体开除。然而，采取这种激进的措施将影响团体的活力和工作能力，因为成员会感到不安全和不信任。从任何类型的团体中放弃或开除成员都是一项极端的措施，只有在没有其他办法时才会使用。

不愿或犹豫与他人交往

不愿或犹豫与他人交往可能是言语或社交技能不发达的结果。有时，成员们想要采取有效的行动，但却不知道如何去做。在这种情况下，让有问题的成员参与团体或参加领导成员会议可能会有帮助。在这些接触中，可以确定成员的动机。对于那些希望行为变得更加恰当和有效的成员，建议采用榜样示范和鼓励的方法。

极化

当一个团体被分成不同的、对立的小团体时，极化就发生了。这种分裂可能是由一些偶然的情况造成的，比如团体成员在团体之外的偶遇，或者其他有预谋的计划。在第一种情况下，两极分化更容易纠正，因为团体及团体带领者可以帮助成员理解他们在团体外的行为如何影响团体功能。然而，如果两极分化是计划行动的结果，那么一名或多名成员可能不得不被开除，以便整个团体能够重新正常工作。这就是为什么在组建团体时要格外小心和花时间。

垄断

垄断并非青少年团体所特有。原因已经在前面讨论过，与某个或多个团体成员的焦虑有关。垄断也可能是一种吸引注意力的手段，或是一种避免与人或情境接触的方式。在任务/工作团体中，可以通过委派任务或要求有限的回应来处理垄断。在其他类型的团体中，定时的方法可能有助于减少或消除垄断行为。例如，团体带领者可以要求成员以不超过25个单词来回应团体中发生的事情。如果垄断者超过了字数限制，那么团体带领者或团体整体就可以使用中断技术来保证团体按时完成任务。

不恰当的冒险行为

有时，团体成员会过早分享信息或透露不恰当的信息。这种行为在青少年中并不罕见，特别是那些对自己和他人的认识有限的青少年。例如，一个青春期男孩可能会在其他成员面前吹嘘自己吸毒，以给他们留下深刻印象。在这种情况下，帮助其更好地了解自己与他人关系的结构化团体练习可能会有帮助。回顾团体规则、与相关人员私下交谈、中断此人的行为或重新定向整个团体都是处理此类情况的适当策略。

过度活跃或轻率

青少年在团体中的表现过度活跃或轻率，可能是出于以下几个原因：这个年龄段个体的自然能量、尴尬、团体带领者或团体没有设置限制，或者对团体和讨论的话题感到厌倦。例如，玛莎和苏珊娜可能会不断地咯咯笑、不停地传纸条，因为她们无法认同团体中提出的问题。

对于这种行为，团体带领者可以简单地承认它并继续进行团体活动。带领者也可以与团体成员讨论他们对这种行为的感受，或者私下与有这种行为的成员单独讨论。在这种情况下可以采取的另一种纠正措施是，与团体一起处理正在发生的事情，了解他们作为一个团体会如何处理此事。

总体而言，青少年团体具有独特的问题行为，与这些团体一起工作的人需要了解这些行为方可有效地开展工作。对于青少年团体的带领者来说，此类信息即使不是至关重要也是大有帮助的。一个好的青少年团体带领者，不仅要运用自己的技能，还要运用团体的力量。

反思

你认为青少年的哪些行为在团体中最具破坏性？你什么时候见过团体纠正他们的破坏行为？

青少年团体的效果研究

尽管团体疗法在青少年中并不像在年龄更小的儿童中那样广泛使用，但针对其影响也有大量研究。其中一些报告采用的是案例研究的形式，而另一些报告使用的是控制良好的研究设计。研究者已经发现，团体在促进青少年探索其生活方式和与父母的关系方面是有效的。团体疗法也被用于帮助青少年应对生活中的重大变化，如作为新生或转学生进入新的学校，以及在种族关系紧张的情况下减少学生之间的冲突。

团体还是帮助来自其他文化的青少年难民了解习俗，防止出现因重新定居而产生的相关适应困难或心理障碍的重要途径。此外，团体长期以来一直为学生做出职业决策提供有益的经验。团体也可以在学校环境中使用，以吸引学生和促使他们完成学业。例如，有研究报告

说，为高风险的中学女生组建的团体俱乐部能够帮助她们通过参与社区服务活动变得成熟起来，并为自己承担更多的责任。在被美国学校辅导员协会列为实践楷模的五所学校中，辅导员通过团体工作的方式，有意识地尝试达到特定的目标。

青少年团体咨询的对象包括潜在的高中辍学者、父母离异的高风险青少年、滥用药物或违法犯罪的青少年，以及生活方式不健康和同伴关系不良的青少年。针对所有这些人群的团体方法可以从系统的角度出发，在其环境背景下考虑其问题行为。对于父母离异的青少年来说，从系统的角度来看，需要集中精力帮助他们意识到自己并不孤单，离婚等家庭结构的变化会影响他们生活的许多方面。图 12–3 中的三角形代表离婚系统中的三个维度：人（"我"），其他人（"我们"）和离婚（"它"）。

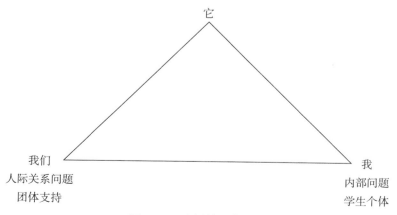

图 12–3 离婚的概念模型

在一个针对父母离异的青少年的团体中，有关离婚影响（"它"）的信息首先被强调。例如，可能会讨论离婚的合法性、对抗性和长期性，以及大多数人在接受离婚时所经历的阶段。在带领者提供足够的信息后，"我"和"我们"的互动就会被重点关注。这些领域的讨论可能包括如何与朋友、大家庭成员、离异的父母相处，以及应对抑郁、愤怒和悲伤的策略。总体而言，奥密兹（Omizo）等人发现，参与离婚团体的青少年比那些没有参与的青少年拥有更高的自尊水平和更内在的控制点。

除了从系统的角度来看，那些针对面临重大风险的青少年的团体还可采取有技巧性的方法，这种方法可以运用于学习动机低的青少年群体。汤普森建立了一个名为"你不得不想要"（Yagottawanna）的团体。该团体主要依赖于以下概念："积极思考、积极强化、榜样学习、塑造、技能发展、自我责任、自我约束和认知重建"。它包括九次 45 分钟的会面，分九周进行。这些会面既是说教式的，也是体验式的，学生们在团体结束后分别接受了为期两个月的跟进。通过比较参与者的前测和后测结果，研究发现，参与者对团体的看法是正面的，他们的能力也更加积极。

在青少年犯罪领域，齐普费尔发现对这一人群的团体治疗是国际性的。到目前为止，报道最多的治疗方法涉及利用罪犯的同龄人来进行治疗。针对少年犯的治疗团体似乎通常都属于长期心理治疗的范畴。然而，认知疗法、行为疗法、心理教育疗法、心理剧疗法、家庭疗法，甚至音乐疗法都被用于治疗这一人群。

团体治疗似乎对那些初次犯罪的青少年、那些较少受到虐待的青少年，以及来自较强社会和经济背景的青少年最有成效。那些使用道德讨论的团体也有助于少年犯的改造。这些团体包括"困境讨论、愤怒控制和社交技能培训，并在青少年生活的机构中推行积极的同伴文化"。

总体而言，团体似乎有强大的潜力来帮助许多青少年改变和发展新的社会和学术技能。

对这些团体的研究需要更多地使用对照组，并改进研究方法。然而，运用青少年团体进行预防和补救是大有希望的，特别是在学校中。

青少年团体的优势和局限

儿童团体的许多优势和局限在青少年团体中也存在。

优势

团体是青少年可以在其中学习的"自然"环境，因为他们大部分时间都是在团体中度过的。因此，对于许多青少年来说，团体都是熟悉的，他们渴望参与其中。

此外，可以在团体中通过模仿学习、角色扮演、小组讨论和简短的讲座向青少年传授生活技能。许多青少年都有行为缺陷。通过团体，他们可以学习应对和处理生活压力的重要方法。

团体也会产生一种归属感，青少年有机会通过与其他成员和团体带领者的直接互动或观察来学习。这种学习通常会从团体体验延伸到青少年的日常生活中。团体提供的多种反馈可以帮助青少年个人成长和发展。

除了拥有团体带领者输入的力量，青少年也会收到来自同辈成员的反馈。很多时候，可以建设性地利用同辈团体的力量来推动必要的改变。

青少年团体的最后一个优势是，它们为成员提供了互相帮助的机会。一个人的自尊和自信往往是通过帮助别人而得到增强的。

局限

除非对潜在的成员进行仔细筛选，否则一个团体可能没有足够的吸引力来激励参与者。例如，青少年停止 12 步计划的最常见原因就是感到无聊和不够有针对性。此外，许多青少年会否认他们有任何类型的问题，并认为与他人讨论问题是一种耻辱，尤其是青春期的男孩。

另一个局限是，一些青少年可能会感到遵从他们不相信的行为会有压力。青少年时期的同辈压力非常大，如果得不到仔细监控或指导，可能会在青少年团体中被误用。

团体中的个体可能得不到足够的关注。由于他们的背景或成熟程度，一些青少年需要进行个体咨询或系统学习。对于一些陷入困境的年轻人（例如有自杀倾向的人）来说，团体最初可能并不是一个合适的环境。

如果一个团体没有经过仔细筛选，可能产生的另一个局限是团体的沟通和互动不良。青少年往往会把自己的问题归咎于别人。在其他时候，他们会打断别人、批评别人，或者忽略别人，因为他们太关注自己了。团体应排除那些没有做好自我训练的准备、过于以自我为中心、不成熟或不愿帮助他人的青少年。

与青少年一起工作的最后一个局限涉及法律和道德问题，团体带领者必须征得其父母的同意方可与未成年人一起工作。此外，如果团体带领者希望团体取得成功，也必须得到青少年本人的同意。相比成人团体，青少年团体带领者可能需要更多地咨询专业同事和协会的意见，这个过程非常耗时，可能会减慢进度。

总结和结论

在创建青少年团体时，工作人员必须考虑许多变量。例如，必须要在成立团体之前充分了解和欣赏青少年的年龄和发展阶段。青春期是一个充满快速变化和矛盾的生命阶段。作为一个过渡时期，发展中的年轻人的关注点是实现稳固的认同感。在此期间会有许多试验、进步和倒退。青少年往往看起来要比实际年龄成熟，他们可能会让自己进入他们还没有准备好的情况。在为青少年团体筛选成员时，必须单独考虑每一个潜在成员。

然而，由于青少年的很多时间都是在团体中度过的，因此在团体环境中与他们一起工作通常是有益的。自愿的发展性心理教育团体包括关注有特殊情况的青少年。这些团体中的个体通常都很积极。非自愿的咨询／心理治疗团体关注的问题通常对于参与者来说"优先级较低"，因此这类团体中的青少年通常缺乏积极性，参与程度也较低。在建立任何一种类型的团体时，带领者必须记住，要注意参与者的言语和非言语行为、围绕主题关注团体结构，并确保他们（无论是如何被招募的）都觉得团体很有吸引力。

当与被迫参加团体的青少年一起工作时，带领者明智的做法是在团体开始之前花时间与他们谈论个人层面上的感受。无论是哪种类型的团体，带领者都应在团体开始前详细说明团体会面的次数、会面时长和其他基本规则。潜在的问题行为也应该牢记在心。

青少年团体的带领者，虽然是一位促进者，但由于其成人身份，也是一个权威人物。因此，高效的团体带领者可以充分利用团体中的同伴并经常表现出模范行为。团体带领者还要对可能影响团体发展的年龄和性别问题特别敏感，甚至要培养青少年成为同辈带领者。

如果进行得当，青少年团体可以帮助他们更加了解自己的价值观和生活方式。团体还可以帮助这些年轻人克服或应对情境问题，如搬家、父母离异、职业选择、意外怀孕、药物滥用，以及学习动力不足。更多涉及青少年的长期问题，如青少年犯罪，也可以通过团体工作来处理，尽管成效有限。

青少年团体的优势之一是，它们是青少年相互联系的一种自然方式。此外，团体强调生活技能的学习，注重将团体中实践的行为推广到现实生活中，并通过帮助他人来提供多种反馈和增加自尊。在团体中与青少年一起工作的缺点包括法律和道德方面的考虑（例如，获得青少年父母的同意），以及与他人谈论个人问题所产生的耻辱感（特别是男孩）。团体可能会对某些人缺乏吸引力，团体压力会强迫部分成员做出违背其信仰的行为。

第 13 章 | **13**

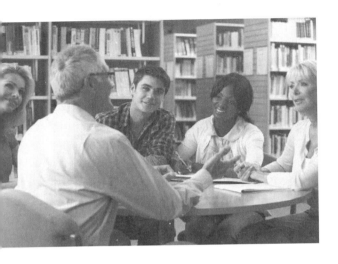

成人团体

如今已经长大，

往日余烬闪耀，

等着在他人面前迸发，

如火种和情感在加热和燃烧时。

随着我们成长，我们的光芒也一样，

就像友谊在一个圆圈中传播的火花，

闪耀但不损耗的火焰。

因此，在一个温暖而真实的团体里，

我们在反思中变得更加强大。

坦然感受这件礼物，

那就是生活，

苦乐参半，不断循环，

如火一般，终将结束……

引　自："Circles" in ASGW Newsletter,14, *p.3© 1986 by Samuel T. Gladding. Reprinted by permission from Samuel T. Gladding.*

本章概览

阅读本章，可以了解如下信息：

◆ 成人团体的类型；

◆ 为成人开设团体以及团体带领者在成人团体中的作用；

◆ 关于成人团体成果的研究，包括优势和局限。

当你阅读时，请思考：

• 你认为对成人来说，每个年龄段最重要的问题是什么，为什么？

• 在整个生命周期中，成人团体动力的不同之处何在？

• 相对于其他年龄段的人，你与成人一起工作时的满意度有多高？

在电影《盟军夺宝队》（*The Monuments Men*）中，一个由七名处于不同生命阶段的艺术家组成的美国团队试图从纳粹手中拯救艺术作品，并将它们归还给其合法所有者。该团队由弗兰克·斯托克斯（Frank Stokes）中尉领导，他负责协调整支队伍中的其他七名成员。这支队伍不仅要战胜纳粹，还要战胜美国作战部队和苏联武装部队——他们也都想将这批艺术品据为己有。这个成员年龄各异的团队伤亡惨重，但由于真诚的合作和清晰的使命，这个团队最后取得了巨大的成功，展示了一个由成人组成的任务／工作团体在其最佳状态下所拥有的力量。

成年是一个有点模糊的概念。它意味着一个人已经在生理、心理、社交和情感上达到了成熟。然而，有许多研究人员指出，成年期通常以某种不均衡性和不可预测性为特征，是一个多维度的成长阶段。几乎没有一模一样的成年期。事实上，正如奥尔波特（Allport）所说，人类"一直在变化"。

就本章而言，成年期被定义为20~65岁。它包括成年早期（20~40岁）和成年中期（40~65岁）。在第一阶段，同一性和亲密关系是两个重要的主题，与繁衍相关的需求则是第二阶段的焦点。男性和女性在这一阶段的生活经历是不同的。同样，对于有特殊需求和发展问题的个体来说，他们的感受也是大相径庭的。

雷恩（Wrenn）建议咨询师"学会更有效地与成人一起工作"。理解人生的各个阶段和过渡经历是非常必要的。正如尼科尔斯（Nichols）所指出的，衰老过程既是一种由生理变化构成的生物学现象，也是一种认为自己变老的心理过程。而团体可以促进成人应对与之相关的问题。在这种环境中，人们可以与处境类似的人相互交谈、理解、认同并学习。

成人团体的类型

相对于其他年龄阶段的人群，供成人选择的团体类型可能要多一些。事实上，团体研究表明，几乎所有的团体训练经历都会发生在成人身上。工作／任务团体是一种面向成人开展的最主要的团体类型，因为许多成人要离家外出工作，并且更多的人会参与志愿者工作和社区活动。工作场所中的团体通常侧重于团队建设和为生产服务，而志愿者参加的团体，其目的和活动本质上是心理教育，并致力于实现某个特定的目标。

咨询团体也被用于探索成人的个人问题，并帮助其处理与生命周期变化相关的各种转变。例如，适应婚姻、为人父母和单身生活是成人咨询团体可能关注的三个领域。

同样，无论是住院治疗还是门诊治疗，成人心理健康机构都会采用团体心理治疗。由于它对社会产生的影响，团体治疗在这一层面上非常重要。消除影响成人机能的精神障碍和过度压力对其幸福至关重要。成人的支持和自助团体也很受欢迎，几乎涵盖了任何问题领域，尤其是应对成瘾、虐待和痛苦等方面。

简而言之，与其他年龄段相比，成人有更多的机会参加各种团体。本章涵盖了各种成人团体的具体例子。

反思

你知道自己所在的社区里有哪些类型的成人团体吗？你参加了哪些团体？哪些团体是你因为朋友或家庭成员的参与而熟知的？

建立成人团体

在前面的章节中，我们已经介绍了为成人建立团体的许多因素，这里不再赘述。然而，需要指出的是，尽管我们仅仅根据所涉及人群的显著特征，例如年龄、性别、地位和关注点来人为地划分成人团体，但有时根据这些主导因素来构建成人团体是有益的或必要的。例如，年轻人主要关心的问题（如亲密关系、开始职业生涯）与中年人关心的问题（如生育、职业发展）大不相同。如果有特定的发展或环境因素影响着某个群体，那么两个年龄不同的群体可能就无法很好地融合。建立成人团体需要考虑的两个普遍问题是主题和需求。

主题是建立一个团体的重要手段。许多成人团体都围绕着与生活中特定的兴趣或关注点相关的问题。例如，面向大学生的心理教育、主题导向的团体可能会关注从选择职业到应对孤独或身心障碍的任何事情。为了取得成功，主题团体的主题必须反映参与者感兴趣的现实生活情况，包括一些个性化的信息，并教授一些与主题领域相关的生活行为技能。在企业或家庭团体中，凝聚力和团队合作的价值对每个人都很重要，它可以通过一些以冒险为基本内容的活动来教授。在这些活动中，参与者通过合作来赢得游戏，并在户外环境中体验一些真实或可感知的风险。主题团体也可以是心理治疗团体，应对像药物依赖或悲伤之类的问题。

建立成人团体的第二个准则侧重于需求，即必要性或义务。例如，许多成年人，如外出工作的妇女，在克服限制她们的环境方面需要帮助。像应对性别歧视之类的晋升障碍的团体，可能对这些女性尤其有用。同样，对于那些家庭主妇来说，一个以共同关心的问题为中心的支持性团体可能是有用的，比如处理必要的任务、抚养孩子和寻找生活的意义等。针对有其他特殊需求和关切的人群（如自闭症患者）的团体，也可能对其成员有益。

总的来说，在创建成人团体时，应明确团体的目的、筛选潜在参与者、解释团体生活的规则、注意成员的权利和期望，并告知成员团体带领者的资历。此外，成人团体应该对这一群体的多样性保持敏感，在这类团体中使用的技巧应该与成员的生活经历相吻合，而不能强加给他们。

案例

李没有建立起规则意识

当李为男性建立一个愤怒管理团体时，他同时忙于其他项目。尽管他筛选了每一个潜在的参与者，但他并没有把团体规则告诉每个人。埃内斯托就是其中之一。因此，当埃内斯托以一种威胁的方式抨击格雷格时，他很惊讶于自己竟然因这种行为而被指责。他向李抗议道，没有人告诉他这种行为在团体中是不被允许的。李想了一会儿，意识到他没有把团体规则传达给埃内斯托，所以，他在团体结束后立即与埃内斯托会面并认真讨论了团体规则。

问题

在这种情况下，你会对埃内斯托做些什么不同的事情？在团体开始之前，有哪些方法可以确保将重要的信息传达给所有团体成员？

团体带领者在成人团体中的作用

与其他年龄段的团体一样，带领者在成人团体中的作用会根据团体的类型、成员和形式（开放式或封闭式）的不同而不同。心理教育和预防团体（如婚恋团体）的带领者必须仔细计划他们将要做什么，并用可靠的理论基础来支持他们的行动。他们的目标是指导和帮助成员学习新技能。在咨询和心理治疗团体中，理论必须是团体带领者行为背后的驱动力。团体带领者做什么以及如何做，既来自他们所信奉理论的哲学基础，也源自与之相关的研究基础。任务/工作团体通常对团体带领者没有明确的要求，除非他或她同时关注团体的过程和结果。

在任何类型的团体中，团体带领者使用的活动既可以是连续的，也可以是非连续的。但大多数团体带领者都更喜欢按照连续的模式工作，因为这种方法既具发展性又合乎逻辑。然而，当团体出现危机或倒退时，团体带领者可以适当地采用非连续的活动来推动团体前进。

我们在前面已经介绍过团体带领者在团体中所使用的技能。在开始成人团体之前，团体带领者应确保他们已经熟悉并且掌握了这些技能。

成人团体的效果研究

正如成人团体比其他任何年龄或阶段的团体都要多一样，针对成人团体的研究也比针对其他任何类型团体的多。事实上，针对成人团体的研究如此广泛，以至于无法很好地概括这些研究的结果。因此，就本章而言，我们的目的是在成人的年龄范围内挑选出一些代表性团体。这里涵盖的特定团体包括大学生团体、中年人团体、有特殊问题的男性和女性团体、夫妻和家庭团体（包括预防和治疗团体）、成年罪犯和施虐者团体以及绝症患者团体。

大学生团体

在大学校园里有很多正式和非正式的团体。几十年来，正式的治疗团体一直是大学咨询中心标准实践的一部分。团体通常是针对与大学生相关的问题（如饮食失调或焦虑）而设立的。它们在帮助年轻人方面非常重要，并将继续被用于帮助那些在生活中与困境做斗争的学生。由于需求和需要，这些团体通常是有期限的、专题化的，并且以过程为导向。大学生面临的许多问题，如对失败的恐惧、轻度抑郁、自尊、体重控制和人际关系问题，都非常适合团体所能提供的帮助类型，并且最好通过团体工作来解决。有研究表明，对大学生来说，最有效的团体是那些持续10~12次会面的封闭团体。

与前几代人相比，千禧一代的学生更频繁地向咨询中心求助解决更严重的问题。然而，他们最常抱怨的三个问题与过去类似，依次为焦虑、抑郁和人际关系问题。团体非常适合处理这些问题，并且可以通过多种方式提升这些问题学生的心理健康水平和适应能力。例如，达默（Damer）和梅伦德斯（Melendres）发现，一个为期四周的心理教育团体有助于降低考试焦虑。同样，纽森姆（Newsome）、瓦尔多和格鲁斯卡（Gruszka）发现，为即将从事助人职业（如咨询、教学或社工）的大学生举办的为期六周的正念团体在显著提高其正念和自我同情/关怀的同时，显著减轻了他们的压力。高等教育机构中的团体也被学生用作在校园中形成更强社区意识的一种手段。

在高等教育环境中，团体的另一种作用是帮助年轻人脱离家庭，并成长为独立的成年人，这种作用既是预防性的，也是补救性的。研究表明，基于维琴尼亚·萨提亚（Virginia Satir）治疗模式的团体咨询在增强"大学生积极且明确的家庭角色"以及改善他们与家庭成员的关系方面被证明是有效的。此外，研究还发现，原生家庭团体可以帮助学生"离开家庭"

并变得更加独立自主。大学生离开家庭而成为更大社区中的一员，这个过程中的任务包括接受新的决策责任、照顾好身体需要、为因离开家庭而遭受的损失（如失去父母、朋友和支持网络）感到难过。在原生家庭团体中，学生通过绘制家谱图（类似基因组图）来探究他们所源自的家庭环境（如图 13-1 所示）。

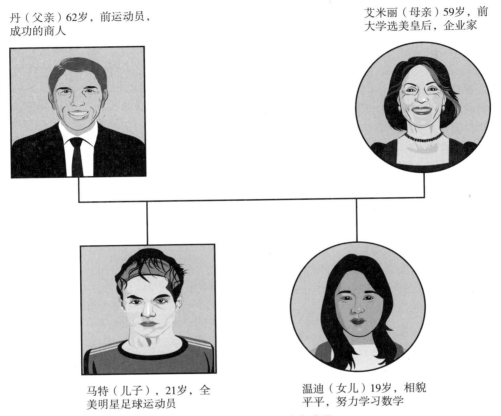

丹（父亲）62岁，前运动员，成功的商人

艾米丽（母亲）59岁，前大学选美皇后，企业家

马特（儿子），21岁，全美明星足球运动员

温迪（女儿）19岁，相貌平平，努力学习数学

图 13-1　温迪一家的家谱图

在理想的情况下，家谱图将呈现学生生活中的三代人，但在我们的例子中，只有两代人被呈现。通过研究家庭中男性和女性的职业、代际、婚姻和关系模式，学生可以深入地了解他人以及自己的行为。温迪显然达不到她母亲的要求，在大学里也远不如她哥哥成功。她对于自己"不如"家人感到内疚和焦虑。通过构建她的家谱图，温迪可以看到她是如何通过将自己与其他家庭成员进行比较而感到沮丧的。通过在团体中与其他同样构建了家谱图的大学生进行角色扮演、排练、反馈和自我表露，温迪能够根据她目前的需求而不是她所感知到的自卑模式做出积极的改变。

心理教育团体对大学生也很有帮助。一些最常见的话题包括增强或重建自尊、演讲焦虑、抑郁管理、压力管理、饮食失调以及留校察看时的心理支持。心理教育团体也被用来帮助新生运动员适应大学生活。在这些团体中，参与者能够在安全的环境中讨论相关主题。

至于那些非传统意义上的成人大学生（18~24

岁范围之外的学生），心理教育团体可以帮助他们找到学习生活中所需的信息和资源、从同龄人那里获得情感支持，并进行社交互动来满足发展性和补救性的需求。这类团体在本质上是纵向的，既强调这些学生特别关心的话题，又为其提供情感与成长支持。对成人大学生来说，只有少数有限的团体可以关注到其他问题，如复学问题、与配偶或家人的关系，以及如何在课堂上获得好成绩。在大学生活结束时，工作支持团体可以帮助这些人更容易进入就业市场，并在他们的技能和雇主的需求之间找到合适的契合点。这些类型的团体通常只有几次有限的会面，如六次，但却会为年长的学生提供关于如何设定目标、评估自己的价值、使用就业指导中心、撰写简历以及如何在面试中表现自己的大量信息。

大学生中另一个重要且受欢迎的主题是对职业的认知，并且他们对大学毕业后的职业规划也越来越明确。在职业意识和自我探索团体中，麦克沃特（McWhirter）、尼科尔斯和班克斯（Banks）发现，特定主题（如自我表露、信任、自尊和沟通）的简短讲座，结合小团体互动，能够使大学生有机会仔细评估他们希望从事何种职业。作为一种心理教育团体，向工作过渡团体也可以用于有学习障碍的大学生。这个由五个单元所组成的团体活动强调团体成员可利用的资源，包括针对障碍问题的交流方式、自我营销、就业方面的法律问题，以及克服障碍的一些实际方法。

菲尔普斯和卢克报告说，一个针对过分自我批评的大学生的结构化咨询团体效果很好。这种类型团体的设置是每周会面两个小时，持续六周，约有 8~12 名参与者。每次会面都建立在前一次会面的基础上，本质上是互动的，结合了小型讲座和团体活动的特点。这类团体建议使用协同带领者。使用这种形式的团体工作者应该熟悉认知策略和格式塔疗法，因为这类团体中的许多帮助活动都是基于这两种方法。

另一个有效的团体针对腼腆的大学生。这个团体被宣传为一个"诊所"，以减少任何精神病理学方面的暗示。一个为期 14 周的认知行为导向团体强调学会在社交场合更加放松，在安全、支持性的环境中发展新的行为（社交技能），识别和改变自我挫败的思维习惯，理解腼腆的动力，意识到一个人可以既腼腆又快乐。

在心理治疗团体中，酗酒者的成人子女团体（adult children of alcoholics，ACoAs）被发现对大学生有效。由于在父母一方或双方都酗酒的家庭中长大，这些学生比其他学生更容易出现焦虑、抑郁、药物滥用和心身障碍。这类团体通常是结构化的，会让潜在的团体成员感到安全，进而轻松地将问题说出来。

其他在大学中常见的团体包括那些以遭受性虐待、想家、悲伤或失落、或担心自己性取向的学生为对象的团体，或者面向希望更深入地探讨健康问题的学生的团体。不过，在大学环境中发现的其他咨询和治疗团体则侧重于各种文化/种族传承、一般个人成长、健康/健康问题和性侵犯康复问题。总的来说，大学生们在学校里遇到的大部分问题似乎都能找到一个有帮助的团体。

为了评估校园里所有人的需求，大学管理层可能会使用名义团体技术（一种结构化的小团体程序）。在这种程序中，来自不同校园的5~9 名学生会确定与学生、教师和工作人员的心理健康和个人需求相关的具体问题。他们的想法会被记录下来，并以循环的形式进行讨论，而团体成员之间的关系则很少被关注。然后，他们对想法进行优先排序，有时还会进行讨论、重新排序，甚至投票表决。活动通常需要 45~90分钟，之后团体解散，并感谢成员们的参与。虽然这种团体程序不适合进行统计分析，也可能不会产生有代表性的意见样本，但对于参与其中的人来说，这是一个愉快的过程；对于辅导员来说，这也是一个了解校园中重大问题的相当快速有效的方法。

作为一名传统或非传统意义上的学生，你是如何适应大学生活的？你得到过哪些团体（不管是正式团体还是非正式团体）的帮助？如宿舍会议或志趣相投的朋友？如果可以重来，你会向学校的管理部门推荐哪些类型的团体？

中年人团体

对于中年人（40~65 岁）来说，有许多类型的团体可供选择。除了任务 / 工作团体之外，大多数是心理教育和预防团体（针对学习和健康）或咨询和心理治疗团体（侧重于做出选择或改变）。本节中提到的一些团体几乎是任何年龄段的人都可以参加的，但是它们特别容易吸引中年人参加。布朗指出，成人比儿童或青少年更容易参加心理教育团体（以及其他类型的团体）。原因是，成人往往有特定的目标或者他们期望从团体中学到东西。此外，他们的生活经历会增加团体的丰富性，他们也会专注于任务。以下是团体对成人生活产生影响的一些例子。

比肖（Bisio）和克里桑（Crisan）使用了一个为期一天的成人团体工作坊来关注生活中的核心焦虑和隐藏压力。他们强调维克多·弗兰克尔（Viktor Frankl）的意义疗法的原则，并帮助参与者在生活中创造一种全新的希望感和目标感。尽管这个团体的成员不希望或不需要咨询，然而，这个团体在解决一个当下关注的问题时是有治疗作用的。

历史上，所有类型的体验活动团体都报告了成年参与者在增强自尊、自我效能感和社交能力等领域取得了广泛具体的成果。一个有趣的、跨学科的、长期的、积极健康的、可供成人自选的团体是慢跑团体。这种方法的前提是，体育锻炼是一个重要的因素，有助于人们在生活的各个方面表现得更好。在慢跑团体中，一小时的步行、慢跑或跑步运动与另一小时的集体运动相结合。该团体由一名辅导员和一名健康顾问（医生或运动生理学家）共同带领，遵循拉扎勒斯的多元模式基本身份（BASIC ID）概念，该概念侧重于行为、情感、感觉、意象、认知、人际关系和药物 / 生物因素。慢跑似乎与其他积极的户外活动一样，能够加快团体的发展。其结果是增强了个体的自我意识、降低了防御程度，并将身体和心理的能量转移到团体中。

詹妮尔带她的团体去徒步

詹妮尔在她主管的要求下成立了一个成人抑郁症团体。她对抑郁症的影响有所了解，也知道患有抑郁症的人通常都是无精打采的。詹妮尔意识到传统的团体形式可能不适合这一群体。

因此，詹妮尔决定改变她的团体形式，从以谈话为主转变为以徒步和谈话相结合。由于她所有的成员都是流动的，因此她每周都会穿着网球鞋迎接他们（他们被要求穿同样的鞋）。然后，他们在附近的公园里步行半个小时。詹妮尔每次都会改变步行的速度和路线，使之有所不同。起初她的成员有些抱怨，但随着团体的发展，他们似乎不仅逐渐习惯了这种形式，而且还很期待。最重要的是，大多数人都报告他们在应对抑郁方面取得了进步，甚至有一些人开始坚持定期锻炼。

问题

你是什么时候认识到锻炼有益的？它们又是如何有益的？抑郁症团体还可以开展哪些活动？过度焦虑团体呢？

对于各行各业的成人来说，一个共同面临的发展和现实处境是丧失和悲伤。在经历丧失的过程中，成人必须完成与哀悼过程相关的四项任务：（1）他们必须接受丧失的现实；（2）经历丧失所带来的痛苦；（3）必须适应新的环境；（4）从丧失的关系中抽离情感，并将情感能量重新投入其他地方。普莱斯、迪纳斯（Dinas）、邓恩（Dunn）和温特沃德（Winterowd）推荐了一个每次两小时、持续16周的封闭式团体咨询或心理治疗模式，来帮助面临悲伤和丧失的参与者。在这样的团体中，参与者有足够的时间来处理他们的悲伤，并向其他团体成员展示亚隆所说的疗效因子——利他（支持、安慰、建议和洞察力）。在悲伤团体中，那些记录自己经历的成员往往是恢复得最好的人。

对于那些在父母至少有一方酗酒的家庭中长大的成人来说，异质团体是有帮助的，尤其是那些基于亚隆的疗效因子——利他、行为模仿和原生家庭矫正性重现的团体。这种心理治疗团体允许酗酒者的成年子女（ACoAs）质疑和改变他们从充满变动、困惑和恐惧的成长过程中生存下来所需要扮演的四种常见的行为角色（即英雄、替罪羊、迷失的孩子和吉祥物）。这些角色基于一般的系统理论，在 ACoAs 年幼时起到了保护作用，帮助其抵御感知到的情绪或身体上的威胁。哈里斯提出了一个基于人际理论的模型，该模型从控制和隶属两个维度描述 ACoAs 的角色行为。这个模型使用形容词和叙述语来描述以下两种水平的行为，从而为团体带领者提供有用的信息。一级行为是特别健康和灵活的，本质上是非病理性的；二级行为是极端和刻板的。这是涉及 ACoAs 的文献中描述得最多的一种行为，是可以诊断的。通过理解这种模式，团体带领者可能就不会那么刻板，而更可能发挥 ACoAs 成员的优势。

由于有成瘾者的家庭往往是相当孤立的，因此，一个持续的团体支持系统对于那些希望继续朝着拥有更多功能行为发展的酗酒者成年子女（ACoAs）团体来说是无价的。这些人需要帮助来学习打破布莱克（Black）认为对他们普遍适用的三条规则：（1）不信任；（2）不说话；（3）没感觉。科拉齐尼（Corazzini）等人建议，当这种性质的团体以开放式而不是封闭式的方式开展工作时，效果最好。怀特菲尔德（Whitfield）进一步指出，"许多帮助 ACoAs 的团体或与其他有问题的、功能障碍的家庭一起工作的临床医生认为，团体心理治疗是康复工作的主要选择"。这类工作应该与心理教育方法结合起来，以了解成瘾、功能障碍、康复以及个人和家庭咨询的相关动力。

团体也可以用来帮助那些在孩童时期遭受过虐待的成人。受虐者（无论是身体上、心理上还是性方面被虐待，抑或是被忽视）有许多共同的特征，比如低自尊、自责、未解决的愤怒和缺乏信任。团体可以帮助他们与他人分享自己的故事，从而从情感上得到解脱。此外，团体成员可以互相帮助，集中精力解决目前难以独自解决的问题行为。对共同经历和反应的分享以及同理心，再加上对成员之间互动的分析，具有巨大的治疗价值。简而言之，受虐者团体帮助他们打破在这一群体中普遍存在的孤立循环，并以一种健康的、有活力的方式在彼此之间建立联系。许多幸存者开始将这个团体视为一个新的家庭，在这个家庭中，他们在帮助他人的同时也获得了重生。这类团体中的成员不应超过六人，以保证每个人都有足够的"倾诉时间"。

另一种帮助成人摆脱孤立和解决悲伤问题的咨询团体是自杀者遗族团体。对于自杀者遗族来说，处理悲痛的过程会更加困难，因为在这种情况下，（亲友的）死亡通常是突然的、意料之外的、过早的，而且经常是暴力的，还会被污名化。自杀者遗族团体强调普同性、信息传递、希望重塑、情绪宣泄和自我表露的重要性，以及围绕接受或调整的更广泛的意义创造过程。这类团体除了具有其他团体都有的氛围，还提供了一种允许成员去感受、表达情绪和思想，并赋予其意义的氛围。这种类型的团体通常包括 8~10 名成员，他们都经过了筛选。这类团体应该是结构化的、封闭的和有时间限制的，既可以在自助式和支持性团体的基础上进行，也可以在正式团体的基础上进行。

另外两种类型的创伤团体是危机事件应激晤谈（CISD）团体和焦点解决晤谈（SFD）团体。这两个团体的目的都是帮助暴力受害者应对暴力的影响，如无助感、焦虑感、抑郁感和混乱感。CISD 团体是一个有组织的、单次的团体经历，包括七个阶段：介绍、事实、思考、反应、症状、指导和重返。它通常持续 1~3 个小时，由至少三名训练有素的团体成员带领。团体会为成员提供与创伤后应激障碍（PTSD）症状相关的心理教育信息，以便他们能够识别并在必要时获得治疗。在 CISD 团体活动前后，团体成员和团体带领者会非正式地聚在一起吃点小点心，以更好地相互理解，并评估任何可能需要更多关注的方面。

焦点解决晤谈（SFD）团体与危机事件应激晤谈（CISD）团体类似，它是关注遭遇具体的创伤事件的，聚焦于"此时此地"的，仅囊括经历同一创伤事件的人群的，带领者必须是熟悉危机后症状的专家的，包含七个阶段的团体干预。不过，SFD 团体会持续三周，并通过一个扩展的团体活动过程来提高参与者的恢复水平。此外，根据以解决问题为焦点的理论，SFD 团体要求参与者确认他们对目睹创伤事件不再产生症状或反应的次数。此外，团体鼓励成员持续观察自己的进步，并确定他们需要做什么来保持进步。

最后三种类型的中年人团体本质上是以职业为中心的心理教育和心理治疗团体。这些团体为其成员提供直接的情感支持和一个释放情感的场所，并为他们的职业生涯提供教育或再教育。例如，在一项定性研究中，孔多（Kondo）比较了两组高管求职者（工作俱乐部成员和非工作俱乐部成员）的经历。他的研究结果表明，工作俱乐部成员能够从"团体学习、责任感提升、人际关系网的建立、情感支持、帮助其他成员，以及加深对自身经历的理解"中受益。工作俱乐部成员在求职过程中体验到的挫折感也较少，他们能够更广泛地使用再就业公司的服务，并且在求职活动上投入的时间也多于平均水平。

对于失业者的亲属来说，团体也是一个可行的选择。失业者的家庭成员往往无法意识到或理解围绕着失业或求职所产生的动态。他们可能也会感到孤立和尴尬。专门针对这一人群的团体在缓解个人和人际压力以及求职和就业动态方面的冲突上取得了很大的进展。

有三种类型的职业团体尤为突出：职业改变团体、职业支持团体和工作支持或职业过渡团体。职业改变团体帮助参与者厘清追求新职业的原因，以及其他替代的行动方案对他们来说是否更合适。这些群体与中年人尤其相关，尤其是中层管理人员，他们认为换工作是促进职业发展的最佳方式。通常，考虑这种策略的人有这样一些特征，如追求成功的强烈动机，稳定和成功的工作经历，强烈的对晋升、职业挑战和个人满意度的需求，积极的自我形象，较高的能量水平，以及感觉目前职位晋升机会有限。他们还可能会因配偶的不同行为而面临更多的压力。一个有效的职业改变团体在本质上是整体性的，既探索个人生活方面，也探究职业生涯方面。

同样，职业支持团体也致力于解决终生工作问题，特别是女性的工作问题。总的来说，女性往往认为，在工作环境中，自身的技能和能力没有得到充分利用，自己的工资和地位很低，几乎没有什么晋升的机会。在这样的背景下，那些帮助女性建立一个有效的应对机制来应对她们在工作环境中所遇到的困难的支持团体是合适的。这类团体通过向女性提供信息来帮助她们发展出更有效的自我保护技能，为她们提供感知自身品质和优势的机会，使她们认可自己当前的经历，进而提升她们的自我效能感。

最后，还有各种各样的工作支持团体，有时它们也被称为职业过渡团体。这些组织是前瞻性的、发展性的，是为那些失去工作、需要情感支持、想要学习如何实现职业目标的人，或者失业、在情感上与羞辱、羞耻和孤立处境做斗争的人而设立的。它们可以成为每个成员获取新信息、制定求职策略以及发展新的人际关系和面试技巧的工具。此外，在最好的情况下，职业过渡团体还会为每个人提供观察榜样和个性化测试解释的机会。

在所有这些类型的团体中，成员的体验都很可能是积极的，因为所提供的具体支持针对的都是他们的需求。

男性和女性团体

男性和女性在成年后会有许多共同的关注点和目标。例如，自主和依恋是成年人在爱情和工作中的功能性目标，对男性和女性来说都是如此。男女两性也有一些共同的经历，如学习如何平衡生活需求。因此，在某些情况下，性别混合团体不仅合适，而且也是更有效的。例如，针对童年遭受虐待和忽视的男性和女性的心理教育团体，在他/她们康复的后期阶段，可能对男女两性都有好处，因为他们可以从异性成员那里学到不同的观点和见解。

然而，社会化模式极大地影响着男性和女性对自己的认知，以及他们在社会中的作用。社会规定的角色经常对男性和女性产生负面影响。因此，在许多情况下，特定性别的团体可能更合适。它们为男性或女性成员提供了一个安全的地方，以便他们去探索个人、经济和社会发展的新领域。

男性团体

从早期文明的狩猎聚会到童子军、少年棒球联盟、兄弟会，再到现代生活中的工作，男性经常发现彼此是互相陪伴的。在这些同性团体中，他们相互竞争、相互支持，努力实现共同的目标，比如寻找食物、赢得比赛、为公司带来成功，或者打一场战争。

然而，目前关于男性团体工作的材料和研究却很少，尤其是针对少数民族/种族的。直到20世纪70年代，男性团体才发展成为一种有效的解决其需求的治疗方式。

一类专门针对男性的团体是男性整体意识提升（C-R）团体。C-R团体是在动荡和快速变化的时期开始流行起来的，并与妇女运动的一个高峰期并驾齐驱。尽管这些团体没有保持它们的流行程度，但时至今日，它们的变体仍然存在于其他形式的男性主题团体中。实质上，C-R团体"打破了僵局"，使男性更容易接受团体活动。因此，今天的团体对男性来说是以一种可行的方式，帮助他们开始了解自己是如何受文化规定的有限的角色的影响，以及他们是如何通过遵循这些角色、抑制自己的情绪、避免在生理和心理上关照自己，来抑制自身成长的。

其结果是，现在有一系列多样化的有助于男性满足他们特殊需求的团体形式。例如，为单身的、有监护权的父亲开设的支持和心理教育团体被证明效果很不错。一项研究表明，相对于那些没有参与团体的男性，那些参加了监护父亲支持团体的男性在学习如何更好地照顾孩子和自己方面做出了更大的改变。共同的经历和目标将这些人团结起来，并且比一般的男性团体更快地形成更强大的凝聚力。

团体可以帮助男性明确作为男性的个人和一般问题，并建设性地处理他们所面临的问题。

例如，通过团体，男性可以学会如何解决性别角色冲突和管理两极（两个相互关联、相互依存、对立的两极，如职业和家庭），而不是试图通过非此即彼的选择或虐待伴侣来解决它们。团体也可以帮助男性更好地适应他们的现实世界，比如从压力到自我否定的各种问题。此外，团体还可以帮助男性整合并欣赏他们所具有的男性的阳刚和女性的阴柔，并更充分地实现它们在生活中的转换。正如奥尼尔和伊根的研究所显示的，一些男性一生中至少会经历 30 次性别角色转换。这些角色转换是交互式的，而不是相互排斥的。这意味着一种转换可能会影响另一种。

反思

不是所有人都会经历相同的人生阶段。男性作为一个群体，不管生活方式如何，都会经历相同的阶段吗？如果会，它们是什么？如果不会，为什么？

让男性参加团体活动，虽然通常是有益的，但往往很困难。一个障碍是对男性、团体和团体中的男性的猜测和误解。例如，一些男性和一些团体工作人员认为，"男性不会展露感情""所有男性团体实际上都是愤怒团体""男性太争强好胜，无法在团体中相互支持""男性对与其他男性会面不感兴趣"，以及"只有男性自由主义者才需要向其他男性表达他们的感受"。另一个障碍是，一些人认为，传统的性别角色刻板印象甚至让男性对参加团体这件事想都不想。例如，大多数男性仍然感到要满足三个 P 的压力：提供者（Provider）、保护者（Protector）和生育者（Procreator），并回归他们的传统角色，即独立、自立、竞争、成就导向和孤独的人。因此，他们不会考虑加入除已经加入的团体之外的团体，例如某个团队或服务团体。

然而，如果可以有效地消除误解和性别角色的限制，并且让他们确信进入某团体将是一次安全的经历，那么男性很可能会加入该团体。以某种方式专门为男性建立团体也会有帮助，比如至少在一开始就以主题为导向进行心理教育。例如，格林（Gearing）、科尔文（Colvin）、波波娃（Popova）和雷格尔（Regehr）为想要改善父爱体验的男性设计了一个主题团体。这个团体的出发点是父亲在孩子们的生活中可以发挥非常有价值的养育作用。该团体没有教授特定的育儿技巧，而是依靠成员自身的资源和集体智慧来确定做父亲意味着什么。标准化测验的结果表明，这些父亲对在家庭中扮演的多种角色的参与度显著提高了，他们的自尊和能力也有所增强，育儿压力有所减轻。同样，斯迈利（Smiley）描述了一个新近被诊断为患有艾滋病毒 / 艾滋病的男同性恋团体。这样的团体消除了这些饱受折磨的人的社会孤立，并为他们提供了支持、家庭感和治愈的源泉。以工作、婚姻、衰老和退休等为主题内容的团体对男性群体也很有吸引力，因为他们没有在其他男性群体面前表达自己感受的机会。这些团体的时间通常都很有限，可能还会涉及一定的程序 / 礼节。

在团体中与男性合作的其他方法，包括使用性别混合团体来帮助男性获得更多关于他们是谁，以及他们作为男性正在经历着什么之类问题的不同信息。这是将此类信息与其他团体成员特别是女性进行比较后获得的。团体也有助于男性的人际关系发展，并有助于其采用从未使用过的技能，如情感。例如，加菲尔德（Garfield）发现，当男性团体强调有助于建构男性关系中的亲密情感关系——友谊的核心属性（联结、沟通、承诺和合作）时，与这些属性相关的行为会延伸到婚姻等其他领域。

男性经常通过讲故事或使用幽默和隐喻来参与团体活动。因此，团体带领者可能需要鼓励一些男性讲述他们的故事、运用他们的幽默，或者使用隐喻来帮助他们与他人互动。布莱用神话方法来体现的男性运动，可以成为传统男性治疗团体的有力补充，因为它包含了讲述故事的环节。作为一种运动，"神话"指的是一个仪式、击鼓、讲故事／读诗、身体运动和意象练习等过程，旨在创造一个"仪式过程"；而通过这个过程，参与者或单独或在集体中探索他们的男性直觉感受，这不同于以社会为媒介间接形成的男性性别角色。他们首先努力做一个真实的人，并用他们的正直来滋养社会。将这些团体概念化的一种方式是将其作为强调心理和精神成长的支持性团体。

总的来说，男性团体会帮助参与者观察新的榜样，并在安全的环境中实践他们学到的东西。当团体带领者采用社会学习原则时，团体中的男性会提高他们的有效表达能力，并最终提高他们的灵活性和整体功能。在团体活动真正开始之前，如果能有机会参加身体锻炼或心理小活动，许多人在团体中的表现将会最佳。因此，研究者已经针对这一人群开发了具体的练习。总的来说，男性团体被认为是解决当今男性所面临问题的最有力且最有效的手段之一。

女性团体

美国女性团体的演变可以追溯到 20 世纪 60 年代和 70 年代的增强意识团体。起初，全女性团体是备受争议的。然而，女性团体已经成为越来越受欢迎的治疗手段，帮助女性解决她们所面临的问题，如药物滥用、家庭伴侣暴力、性侵犯和贫困。从支持性和一般性治疗团体到关注特定问题的团体，其形式各不相同。然而，不存在"典型"的女性团体，也不存在"典型"的女性问题。

当与不同的女性团体一起工作时，咨询师必须了解自己和来访者的独特特征、经历和信仰、她们所属群体的信仰和影响，以及作为人类的普遍方面。例如，当就亲密伴侣暴力问题对南亚妇女进行团体咨询时，团体带领者必须

认识到，这些妇女一旦泄露发生在她们身上的事情，可能就会被视为"弃妇"，因为她们的文化强调维护家庭形象的重要性。然而，对于经历过家庭暴力的欧美女性来说，情况就不一样了。她们可能会接受多种不同类型的干预，包括加入一个旨在促进职业发展的团体。

有些问题，像药物依赖或授权之类的问题，女性在单一性别（只有女性）的治疗团体中会表现得更好。研究证据还表明，团体心理治疗和在线同伴支持团体能够有效地改善女性的身体状况，比如罹患像乳腺癌患之类最常见疾病的患者的生活质量。对于那些有特定问题的女性（比如职场妈妈），支持团体也可能非常有益。尽管女性团体讨论的主题多种多样，从精神信仰到社区变迁等，无所不包，但女性团体最关注的议题主要集中在性虐待、人际关系、健康的自我概念、愤怒与工作等方面。在这里，我们将简要地介绍每一种方法，并考虑两个注意事项：（1）针对女性团体的研究过程还有相当大的改进空间；（2）团体可以为女性提供一个重新社会化的特殊环境。

关于性虐待，遭受性虐待的女性可以成立或者参加性虐待受害者团体，以帮助自己从性创伤中恢复过来。这类团体有几种形式，但通常以团体心理治疗和咨询的形式进行。在心理治疗或团体咨询的环境中，性虐待受害者可以发泄她们的感情，构建一个新的认知框架或获得对虐待的新认知。团体的社交互动也能减少她们的孤立感、孤独感和羞耻感。这些团体的结果是积极的、令人鼓舞的。例如，斯普瑞（Sprei）和古德温（Goodwin）发现，18~60 岁被强奸的女性通过学习制定有效的应对策略，能够减少她们的孤独感和耻辱感。她们成立的团体是开放式的，讨论与信息、愤怒、无助感和强奸创伤相关的问题。该团体向处于危机中的女性提供支持，帮助她们探索行为、态度和生活选择。这类团体还有一个变体——把强奸和乱伦受害者组织到一起，进行为期八周、每

次两小时的团体，这种形式也取得了不错的效果。这两种情况都强调学习新的应对行为。同样，一个封闭的、高度结构化的、以冒险为基础的女性团体，对于那些不管自称曾遭受过何种形式虐待的女性来说，都是有效的。尽管这个团体声称自己是心理教育团体，但由于它包含一个与野外生存相结合的生存训练过程，因此也具有治愈和成长的作用。

另一个基于女权主义原则的受害者团体也被认为是有效的。在这个团体中，每位女性都被看作自己生活的专家，成员和团体带领者之间建立的关系是平等的。兰德尔（Randall）在比较乱伦受害者的团体治疗效果时发现，乱伦受害者团体成员一贯重视凝聚力和自我理解。原因可能是凝聚力与信任感、归属感和联结感有关，而自我理解与一个人的原生家庭的历史和情境关系有关。依据这两个最重要的因素，乱伦受害者团体一直将亚隆的疗效因子（如认同、指导、利他和人际学习等）排在较低等级。原因可能是团体中大多数乱伦受害者都是从自我关注的角度看问题的。

不管怎样，对于虐待，尤其是性虐待来说，心理治疗和咨询团体的成功在整个社会中产生了积极的溢出效应。例如，从这些团体中涌现出了针对年轻女性的预防约会暴力的心理教育团体。此外，为了提醒公众注意乱伦和强奸问题，针对女性和男性的任务／工作团体不断出现。这些团体在当地社区层面制订了计划，以打击侮辱性的和非人性化的性行为。这种影响是普遍存在的，如漫画《菜鸟从军记》（Beetle Bailey）的创作者、漫画家莫特·沃克（Mort Walker）这样的公众人物就在性虐待和性骚扰方面做了一些积极的事情。例如，沃克不再画半履带车将军跟踪巴克利小姐之类的场景。他宣称，这样的行为是不恰当的，不应该被宽恕，即使是开玩笑。

女性人际关系团体也被认为是有用的。在人际关系团体中，重点是帮助女性打破自己经常扮演的依赖和照顾的角色，以健康和促进成长的方式与自己和他人建立联结。这类团体强调构建一种能够同时满足自己和他人需求的关系，它们通常是短期的，以目标为导向，但也可以是长期的，以支持和交友为目的。这类团体有时围绕着主题展开，比如构建一个更好的自我概念、设定边界、提升沟通和关系技巧。参与这样的团体有很多好处，比如可以结交新朋友、表达情感和改变破坏性的模式。

有进食障碍的人对团体工作者来说是一个独特的挑战。这类成员必须在参加团体前做好充分的准备，否则她们会因"羞耻感、缺乏沟通技巧以及回避亲密或投入"而退出。关注团体的构成和建立健康的规范对于团体成功和成员的成长来说都很重要，因为进食障碍团体往往会向"最病态"成员的需求靠拢。

对于那些在瘦和身体形象方面有偏执和扭曲想法的女性来说，进食障碍团体可以有多种形式。它们可能是自助式的或支持性的，也可能是有人指导的。每种形式的进食障碍团体在动力和恢复方面都有其优势和局限性。然而，自助团体本身似乎并不能充分应对进食障碍的复杂性。

参加任何这些团体都可以帮助个人揭开进食障碍的神秘本质。通常，相对短期的治疗（四个月）就可以改变参与者的行为，帮助她们形成更有效的应对机制。以治疗为导向（心理动力、团体过程和女权主义）的团体治疗计划可以增加贪食症女性的独立性、自我力量、自我控制程度和形成健康人际关系的能力。此外，最近的研究表明，整合心理、身体和关系的团体综合干预在治疗贪食症和厌食症等进食障碍方面的效果是理想的。

近些年来，处理女性愤怒的团体采用了多种形式。许多团体探索了愤怒的本质，并专注于控制它。在一个女性愤怒团体中，俊图宁

（Juntunen）、科恩和沃尔松（Wolszon）采用了一个短期的（八次会面）、结构化的主题团体（一种专注于特定问题或主题的心理教育、心理咨询或心理治疗团体）来帮助女性理解和承认愤怒在她们生活中所起的作用，并在她们表达愤怒的方式上发展出更多的选择。研究人员发现，对于那些需要迅速发泄愤怒的女性来说，这个团体的形式和长度都不令人满意。然而，那些难以承认或识别愤怒的女性似乎从团体体验中受益良多，尤其是在听到其他女性以她们可以理解的方式谈论愤怒，以及在参与有助于她们认识、理解和处理愤怒情绪的结构化角色扮演活动时。

案例

艾米直面她的愤怒

艾米在生活和婚姻中一直遭受虐待，于是她决定加入一个咨询团体。但是，她不知道该怎么办。她总是把自己的情感深藏在心里，对她来说，发泄情绪说起来容易、做起来难。格洛丽亚是全女性团体的团体带领者，她鼓励艾米不要被动地坐在旁边，而是要效仿团体中那些她认为情况正在好转的女性。

艾米那样做了。她看到珍妮特似乎越来越好了，后者直言不讳地表达了自己的情感，而又不显得过火。珍妮特也不怕哭。因此，通过模仿，艾米可以更自在地表达自己在遭受各种虐待后的感受。在团体结束后，她加入了另一个类似的团体，因为她觉得自己仍然有问题需要在这样的团体中解决。

问题

关于个人和团体发展的本质，艾米的行为告诉了你什么？如果你是艾米的团体带领者格洛丽亚，你还能做些什么来帮助她？

夫妻、家庭、离婚、丧偶和再婚团体

夫妻、家庭和那些离婚、丧偶或最近再婚的人同样面临着许多压力。在这种情况下，心理教育、心理咨询和心理治疗团体特别受欢迎。

家长教育团体

许多成人关心的主要问题之一是养儿育女。大多数成人在成为父母前没有接受过任何有关如何为人父母的培训，他们必须在反复试验的基础上学会如何与孩子相处。此外，今天，家长抚养孩子的社会环境已经完全不同于他们小时候的成长环境。为了帮助家长获得知识并评估他们的信仰和态度，美国儿童研究协会从19世纪末开始组织家长教育团体。这些团体最初侧重于通过讨论发现家长（通常是母亲）和孩子的需求。然而，这类团体现在被认为是一种咨询形式——咨询师（团体带领者）通过教授有效的育儿技巧来帮助家长。

实际上，世界各地有几十个育儿团体项目在开展。在这些团体中，随着家庭的发展，夫妇或单亲父母努力制定健康的策略来处理彼此之间以及和孩子之间出现的问题。其中一些育儿项目包括针对施虐和疏忽大意的亲生父母、养父母、寄养父母、少数民族父母、单亲父母和特殊儿童父母的方案。大多数方案采取折中的方法，培养团体带领者理解并促进形成积极的团体动力，从而为亲子关系和家庭互动带来建设性的变化。

怀特（White）和赖尔丹（Riordan）指出，无论采用什么样的方法，所有家长教育团体都有一些共同之处。例如，家长通常对几乎所有与他们的亲子关系有关的问题都很敏感。他们最初也会抗拒改变。在带领家长教育团体时，团体带领者明智的做法是预测家长可能提出的问题，并准备好以富有成效的方式解决这些问题。例如，家长经常会询问的问题涉及体罚（打屁股）的使用、遗传在决定行为中的重要性、性别角色的适当性、将宗教信仰作为养育基础、同龄人的影响、对养育决策的负罪感以及对学校的感受。有效的家长教育团体的团体带领者在与家长互动时会使用非技术性语言。他们也会详细地解释和论证建议的干预措施，并接受与参与者在背景和价值观方面的差异。总之，如果家长的心声被听到、被帮助厘清了自己的选择，并被重新赋能做与孩子相关的决定，那他们就在育儿团体中得到了最好的支持。创新的方法（如使用沙盘）可用于那些有重大治疗问题，如需要应对青少年药物滥用或抑郁症的父母。

反思

今天的孩子和父母必须学会应对哪些 20 年前并不存在的事情呢？那些团体或虚拟团体是帮助还是阻碍了亲子互动关系的发展呢？如果你今天要开设一个家长团体，它的重点是什么？请解释一下。

夫妻和家庭团体治疗

夫妻团体治疗始于 20 世纪 70 年代，有着不平凡的发展历史。夫妻团体治疗的支持者列举了它的许多优点，包括：（1）团体成员能够识别他人恰当和不恰当的行为和预期；（2）团体成员能够通过观察其他夫妇来发展洞察力和技能；（3）包含团体反馈与对情感交流和行为改变的支持；（4）能够降低成本。

弗拉莫（Framo）建议，在准备解决夫妻双方原生家庭的问题时，可以采取夫妻团体治疗；这种方式会让他们与家人面对面，并解决童年没有解决的困难。在这种方法中，夫妇团体仅限三对夫妻参加，他们的背景相似。亚伯拉罕（Abraham）与奥尔森的团体都包括五对夫妻。他们的理念是，这个数量的夫妇会使团体更容易运作，并为成员提供丰富的学习环境。

亨德里克斯（Hendrix）在他的工作坊中纳入了五对或更多对夫妻，这被称为意象关系疗法，是一种折中的方法，兼容了精神分析、沟通分析、格式塔心理学、认知疗法和系统理论等方法。亨德里克斯的方法在其所著的《得到你想要的爱》（Getting the Love You Want）一书中得到了推广。这是一种夫妻团体治疗中最结构化的方法，重新激发了人们对夫妻心理治疗工作坊的兴趣。亨德里克斯建议夫妻双方以统一的方式进行特定的练习，并鼓励彼此观察和参与。

多家庭团体治疗（MFGT）包括同时治疗几个家庭，它们有明确的共同问题或诉求。MFGT 已被证明是一种治疗严重精神疾病患者，特别是精神分裂症患者及其家人的循证干预措施。它将心理教育和行为家庭治疗结合在一起。MFGT 可能是对团体工作要求最高的一种模式，其要求团体带领者在团体理论和家庭理论方面都有扎实的基础。MFGT 方法通常采用协同带领者来应对一次与多个人同时工作的复杂动态。

这种方法与夫妻团体治疗有许多相同的优点，包括家庭可以经常作为彼此的共同治疗师。多家庭团体咨询模式变得越来越受欢迎，因为它们使咨询师能够以一个省时的程序解决许多不同发展水平的人所关心的问题。高风险家庭（如有暴力倾向的家庭）和高风险环境中的家庭（如生活在有暴力倾向社区中的家庭）可能特别受益于这些团体。原因是，这些团体提供了一个建立社区意识和社会支持的机会，创造条件帮助有韧性的儿童成长，并赋权家庭在其生活中使用更多功能性的策略。多家庭团体模式的另一个好处是，它们可以以多种形式发挥作用（如聚焦心理教育、任务导向或咨询 / 心理治疗）。

离婚和丧偶团体

离婚和丧偶的人能够最好地利用团体来克服他们的痛苦，应对独自生活所面临的挑战。在专门为应对他们的情况而成立的团体中，离婚和丧偶的人可以彼此分享经验、获得情感支持、他人对他们的看法和行为的反馈、处理问题的建议和信息，以及切实的帮助。阿丁顿（Addington）设计了一个针对分离者（包括离婚和丧偶的人）的特定团体模型，他将团体焦点放在这一群体所经历的情感影响和情感反应上。分离的情感影响包括处理失落、正确地看待分

离、意识到寻找分离原因只有有限的价值、加深对系统（如家庭、工作、社交网络）相互作用的认识、利用过去来指导未来，以及从二元身份向一元身份转变。分离的情感反应主要包括继续与前配偶保持关系，认识到分离对家庭、朋友和孩子的影响，对工作和约会的影响，以及对性适应的影响。

除了专业人士提供的结构化团体之外，大多数离婚和丧偶团体往往具有心理教育或自助性质。单身父母团体（PWP）可能是在全美范围内类似团体中最知名和组织最严密的团体。PWP 会为其成员提供多元化的活动，包括兴趣团体、教育讲座和讨论以及娱乐和社交活动等。通过这些正式和非正式的团体活动，成员和他们的孩子相互联结在一起。

案例

大卫处理他的离婚事宜

大卫去见沃尔特是因为他一直身陷离婚的伤痛中，尽管他已经离婚两年了。沃尔特建议大卫加入一个由他带领的离婚团体，希望这个团体能比他个人对他的帮助更大。

大卫对此持怀疑态度，但他同意体验四次团体活动。所发生的事情令他大为吃惊。他发现其他人也有类似的挣扎，尽管他们离婚的时间更早。他还发现，如果他愿意，他还可以加入一些非正式的支持性团体。简而言之，大卫发现他并不孤单，而且他在团体里交流得越多，感觉就越好。

问题

你认为大卫起初为什么对这个团体持怀疑态度？你认为是什么帮助大卫开始了新的生活？在这个简短的案例中，你认为还有哪些没有提到的事情可能对大卫有所帮助？

再婚团体

再婚家庭，即重组家庭，是北美三种最常见的家庭类型之一（核心家庭和单亲家庭是另外两种）。然而，重组家庭在最初的前三年尤其脆弱。因此，融合心理教育、封闭性的、多对夫妇参与的婚恋团体是帮助这些家庭稳定、成长和建设性地面对未来挑战的一个极好的方法。迈克尔斯（Michaels）组建了一个针对这些家庭的六阶段团体，使用一种强调通过教导和体验

的方法在这些家庭中发展、培养和强化联结的形式。团体解决问题的方式，以及以夫妻为中心的活动都得到了采用。

成人罪犯和绝症患者团体

成人罪犯和绝症患者可能看起来很不一样，但他们之间有一些共同的特征。这两类人通常都与他人隔绝，内心挣扎激烈。在这种情况下，团体可以帮助他们，尽管方式不同。

成人罪犯团体

罪犯一词指的是"卷入刑事司法系统的人，包括在押犯（关押在安全的改造环境中的人）和未在押犯（即假释、缓刑犯）"。在查阅关于成年罪犯的文献时，齐普费尔发现，自20世纪50年代末以来，在监狱中针对在押犯的团体辅导工作就已经存在了。

无论如何，和罪犯一起工作都是一个挑战。潜在的问题包括罪犯的低信任度和高愤怒度、沮丧感和被剥夺感。因此，专业文献中报告了许多采用的团体方法和类型。一些侧重于帮助在押犯适应监狱生活，另一些则致力于帮助他们重新适应外部世界。齐普费尔和摩根指出，治疗成年罪犯方面的研究正在增加，这一领域的团体工作似乎能有效地产生积极成果。在治疗过程中，对于参与不同团体的罪犯，改善其自我意象的重要性是治疗中的一个变量，这一点越来越受到关注。

成人团体中需要接受治疗的特殊类型的成年罪犯包括性犯罪者、醉酒驾驶者、商店扒手、家庭暴力犯和可卡因吸食者等。团体对其中特定人群的有效性各不相同，但有一些共识是，针对性犯罪者的团体心理治疗和团体咨询比针对该人群的个体治疗更有效。其原因与这些罪犯的操纵性较强，以及团体阻止诱惑或虚假行

为的能力有关。同样，施虐者也可能会从团体中受益，即使是那些具有心理教育性质和开放性的团体。在这样的团体中，他们不仅可以找到有关虐待关系本质的信息，还可以发展健康的社交技巧。此外，心理教育团体在愤怒或压力管理、问题解决技能、生活技能、认知重组或犯罪思维错误等领域对其他罪犯也有帮助。无论采用何种类型的团体，课外作业练习都能有所帮助。

悲伤咨询团体可能适用于各种被剥夺了申诉权利的男性囚犯，即脱离了自然支持系统的人。通过悲伤咨询团体，这些囚犯能够表达他们的感受，特别是失去家人、朋友、自由、隐私，甚至过去的痛苦。在这个过程中，他们能够表达自己的情感，与其他有类似情况的人建立联结，并体验到解脱。

一项认知的用来评估罪犯（和非自愿的来访者）的"个人逻辑"（思维方式）并帮助他们改变的心理治疗团体技术是诡辩。这种方法能够使团体工作人员克服罪犯们的抵触。它采用悖论（告诉有抵触情绪的来访者不要改变）、在团体讨论中隐藏原因，以及一个重新定位的阶段来让罪犯检查他们思维中的缺陷，并学会实践恰当的思维过程。诡辩从根本上"粉碎"了罪犯的借口，使其隐蔽的逻辑公开化，进而受到挑战和纠正。

反思

你有没有接触过那些进过监狱、还在监狱里服刑或在缓刑期内的人？如果让你在心理教育团体里带领一群囚犯会怎么样？在心理咨询团体中呢？他们所犯罪行的性质会影响你与他们互动的方式吗？

绝症患者团体

对绝症患者进行团体工作的概念源于约瑟夫·赫西·普拉特（Joseph Hersey Pratt）于1909年提出的在门诊中对结核病病人进行团体治疗的想法。最近，心理治疗团体也被用作一种治疗其他绝症患者的方法。在一篇关于癌症患者团体的文献综述中，哈曼（Harman）指出

了针对此类人群团体的效果研究的结果。

哈曼的研究中最有趣的一点是，团体依然是与癌症患者及其家人工作的首选方法。这些团体提供教育和支持，使他们能够释放长久积累的压力和情绪。此外，团体会帮助所有参与者体验亚隆所描述的疗效因子，这些疗效因子（包括普同性、凝聚力和希望重塑）对于良好的

心理治疗团体至关重要。对于绝症患者来说，团体是一种快速有效地传递信息的方式。最后，某些形式的团体工作，特别是针对癌症患者和其他绝症患者的生存团体，可以帮助这些人更好地应对他们的诊断结果，并充分享受余生。

成人团体的优势和局限

优势

使用成人团体的优势之一是节约成本。成人的许多诉求是类似的，在集体环境中解决这些共同问题比单独解决更有效。使用团体来传达信息或治疗有类似问题的个人可以节省时间和金钱。

有效性是成人团体的另一个优势。例如，团体已经被用来帮助本科生和研究生掌握课程内容。这些研究团体是一种任务团体，通常包括3~4名学生，他们至少每周会面一次，以分享他们所参加课程的信息、知识和专业知识。其理念是让团体成员相互支持和鼓励，并通过团体努力获得洞察力和知识。

非生产性行为（如完美主义）可以通过与成人的团体工作来改变或消除。此外，团体在帮助成人将其努力程度最大化，并把精力集中在恰当的发展任务上往往发挥着关键作用。在这个过程中，成员可能会形成更强的身份认同。

团体的最后一个优点是，成人可能会被激励与他人一起解决问题，也可能对他们希望实现的结果有所了解。因此，他们的存在可能会加强团体过程，从而产生非常积极的结果。

局限

与成人开展团体工作的一个局限是时间安排。为潜在成员安排合适的时间和地点可能是一项具有挑战性的工作。成年人都很繁忙，为他们组建团体需要组织技巧和耐心。

成人团体的第二个缺点是一些成员具有消极对抗行为。例如，由于过去的社会化模式的影响，许多男性对于加入团体犹豫不决。同样，大学生可能会排斥团体咨询，因为他们认为团体咨询不可预测，不如个体咨询有效，而且对参与者有害。

然而，成人团体的第三个不足之处是筛选和聚集有共同关注点的团体成员。公立机构和私立机构中的从业者经常发现，尽管他们会通过与各种各样的人互动来处理个人问题，但是他们问题的重叠不足以证明成立一个团体是合理的。

最后，由于过去的信念和行为模式，与成人进行团体互动可能会很困难。成人需要更长的时间来练习某些互动，并且可能需要更长的时间来改变自己或学习新的行为方式。

案例

卡尔和癌症团体

52岁时，卡尔被诊断患有前列腺癌。但他的预后很好，经过多次放射治疗，卡尔的癌症几乎被治愈了。卡尔意识到自己很幸运，他想回报帮助过他的医院和医生。他得到了其他一些最近成功接受癌症放疗患者的名字，并决定成立一个康复团体。他给名单上的所有男性写信并打电话，但发现只有一个人愿意加入这个团体。他知道男性不像女性那样容易分享自己的感受，但也惊讶于自己得到的回应率竟如此之低。

问题

你认为为什么卡尔联系的大多数人不想加入这个团体？你认为卡尔还能做些什么来为他的团体招募成员？

总结和结论

成年期从 20 多岁一直到 60 多岁。如此大的生命跨度充满了许多问题和可能性。在成年早期（20~40 岁），主要的问题集中在自我同一性和亲密关系上；而在成年中期（40~65 岁），问题集中在繁衍和成就感上。团体工作可以帮助处于成年各阶段的人厘清他们的关注点，最大限度地发挥他们的潜力。在本章中，不同年龄和成年阶段的群体，以及与之相关的性别问题，都被纳入了考虑范围。

例如，大学生和年轻人面临着涉及学习、人际关系和职业选择的重大决策。团体对他们来说，尤其是在大学校园里，是相对短期的，并且专注于特定的议题。团体可以帮助大学生和年轻人更好地适应他们的生活环境和任务，促进他们成长，并预防出现问题。而且，当他们陷入困境时，他们也可以使用团体进行心理治疗。

中年人有时很难面对自己的年龄和衰老的过程。团体尤其有助于中年人评估自己的家庭和职业方面。许多人直到中年才完全意识到童年经历是如何影响他们的成年生活的。对于那些在父母酗酒或存在其他形式虐待的家庭中长大的人来说，团体可以提供支持、教育和治疗。许多自助团体，比如那些由酗酒者成年子女组成的自助团体，可以帮助他们摆脱孤立，学会如何改变功能失调的行为模式。中年人团体也可能关注积极的健康生活（如慢跑团体）或潜在的变化（如那些强调职业和工作变化的团体）。

由于男性和女性的社会交往方式不同，而且生理上的差异往往会导致独特的问题，因此，针对单一性别的团体有时是有帮助的。当团体带领者和团体成员性别相同时，相互认同的过程会容易一些。角色模仿在这些团体中也得到了加强。通过团体互动，男性可能会意识到传统角色对男性的严格限制，并做出改变，让自己拥有更强的灵活性和成长能力。与工作和压力有关的特殊问题可以从心理治疗和心理教育的角度来处理。神话创造活动是和男性在团体里一起互动的适当辅助手段。同样，女性也可以利用团体来处理职业和工作场所的问题。她们还可以利用团体来帮助自己从成年后毫无益处的社会化角色中解放出来，比如总是依赖他人或者消极顺从。此外，她们还可以在团体内克服生活中的创伤事件，如强奸，或者集中精力解决如进食障碍或家庭内外职业等自我概念问题。

团体对已婚或未婚的中年人也有帮助。夫妻和家庭团体是为需要心理治疗或心理教育团体的已婚中年人开展的另一类团体。离婚和丧偶团体，特别是像单亲父母团体之类的自助团体，可以为这类人提供很多帮助。专注于技能发展、支持和讨论的家长教育团体对所有类型的家长都很有用。在这些团体中，父母会学习专注于自己和孩子的行为。

老年人团体

当你有一天在清晨醒来，

感觉自己已经老了，

从书架上把这本书取下，

慢慢品读其中优美的诗句，

褪色，就像我们年轻时的记忆。

在雷诺尔达山丘上的日子里，

当时间不是用言语而是用外表来衡量，

那是我们铭刻在记忆中的时刻，

现在，它就像精美的羊皮纸，

虽然褪色，但在平静漫长时间里的

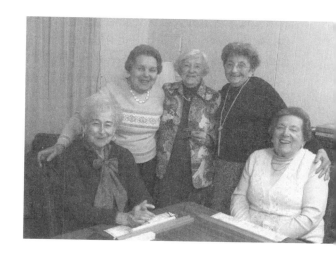

兴奋、冒险和爱，仍然记忆犹新，

为寒冷的季节带来了温暖和微笑，

给灰暗的世界带来了光明。

引　自：*"A Poem in Parting" by Samuel T.Gladding,* © *1968/1989/2006.* © *Samuel T.Gladding. Reprinted by permission from Samuel T. Gladding.*

本章概要

阅读本章，可以了解如下信息：

◆ 老年人团体的类型；

◆ 老年人团体的设置，包括在这类团体中带领者的作用；

◆ 针对老年人及其照顾者两类团体成果的研究，包括优势和局限性。

当你阅读时，请思考：

● 你认为老年人团体与其他年龄段的团体有什么异同？

● 团体带领者对于老年人团体的重要性及其与其他特定年龄团体带领者的异同。

● 为什么为老年人及其照顾者这两类人群设立团体是至关重要的？

尽管世人和许多护肤品都否认或公然地对抗衰老，然而，衰老是一个不可避免的过程。即使人们在神话和历史中寻找不老泉，比如庞塞·德·莱昂（Ponce de León）的传奇故事，每个活着的人也都会变老。没有人会真的"越活越年轻"。但是年老也有它的优势。正如诗人罗伯特·勃朗宁（Robert Browning）在《拉比·本·以斯拉》（*Rabbi Ben Ezra*）中所写：

> 执子之手，与子偕老，
>
> 佳期未至，
>
> 结局寓于起始……

成年晚期从 60 岁左右开始，一直持续到大约 120 岁。这是人类发展史上跨度最长的时期——50~60 年。人口老龄化是一个具有异质性的个性化过程。许多人开始意识到他们的体力在 35~50 岁之间不可避免地衰退，另一些人则继续否认自己正在变老的事实，直到年纪很大的时候才表现出许多精神或身体上的变化。

在之前的几代人中，与老年人一起工作并不是优先考虑的事情。原因是 65 岁以上（过去传统的退休年龄）的人口相对较少（例如，1900 年美国是 300 万）。然而，65 岁以上人口的比例持续上升，2014 年占美国人口总数的 13.7%，即 4300 万人。到 2060 年，这一数字会激增一倍以上，达到 9200 万，占美国人口近 20%。

虽然心理健康专业人员对老年人群体（65 岁及以上的人）很感兴趣，但现有的针对这一人群的服务并没有跟上需求。造成这种不足的原因有很多。一是老年群体的数量急剧增长，而心理健康工作者却没有以同样的速度增加。例如，自 1900 年以来，美国 85 岁以上的人口增加了八倍，而总人口只增加了三倍。老年人得不到充分服务的另一个原因是，心理健康服务传统上是针对中年人和年轻人的。还有一个更复杂的情况是，由于接受了许多关于老年人的迷思、误解和刻板印象，一些助人者给自己和老年人都设置了条条框框。例如，有的人可能认为老年人刻板或不具有创造性。相信这些迷思就会导致与老年人一起工作时产生偏见。这种偏见被视为年龄歧视（即对老年人的歧视）。事实上，老年人的许多特征使其成为众多助人服务，特别是团体工作的极好对象。

任何年纪都有优点和缺点，变老也不例外。积极的一面是，大多数过了传统退休（作为区分中年和老年的标志性事件）年龄——65 岁的人仍然享受着高质量的生活，而且余生还很长（大约是他们寿命的四分之一）。在埃里克森所描述的智慧中，老年人常常是智慧的最好例证——在所有选项中做出有效选择的能力、正直、将生活经验融合成一个有意义的整体。已婚的老年人常常会感受到与日俱增的婚姻满意度和亲密程度。许多老年人的宗教和精神生活也在增加，随之而来的是一种幸福感和意义感。此外，许多人在 65 岁以后创作出了他们最好的作品：歌德在 80 岁时完成了《浮士德》；提香在 98 岁时画就著名作品；托斯卡尼尼在 85 岁时仍然执棒指挥；本杰明·富兰克林在 80 岁时协助制定了美国宪法。

由于约 70% 的 65 岁以上的人都当了爷爷奶奶，因此他们经常通过与孙辈们的互动来充实生活并找到快乐。还有一些人则通过成为寄养祖父母或从事志愿工作，在生活中找到了意义。如果有孩子的话，他们大多都与孩子保持联系，并且能够帮助他们解决早期家庭生活中的一些问题。绝大多数老年人（95%）维持着自己的家庭生活，而且似乎很重视自己的独立性。在 75 岁之前，相对而言，大多数人通常都没有身体残疾，他们认为自己基本上还是中年人，不管是情感方面还是心理方面都在成长，而且很享受各种体育锻炼和活动，包括性。这个年龄段的人被称为低龄老年人。

消极的一面是，老年人作为一个群体有许多共同的心理和生理上的担忧。例如，孤独、失落、恐惧和绝望往往在这一群体中普遍存在。当老年人将自己被贬低的社会地位内化，并失去对自己生活的控制时，他们可能会产生无价值感。75 岁以上的人被视为老年人，85 岁以上的人被视为高龄老年人。总的来说，年龄较大的群体比其他群体更有可能经历身体健康和整体机能的下降，最终出现需要更多照料的慢性健康问题。此外，许多人特别是老年男性难以适应退休生活，并为失去家庭以外有意义的角色而伤怀。有时这种变化会导致冲突和功能失调。穷人和少数文化群体在年老时通常会有更多的麻烦，持续的歧视和个人需求上的痛苦占据了他们一生中大部分时间。

寡居是老龄化的另一个不利因素。由于传统上女性会嫁给比自己年长的男性，而且寿命也比男性长，因此她们会特别关注这种可能性。年龄歧视可能也是一种令人痛苦的社会力量，它抹杀了一个人对年龄的自豪感。最后是面对自己可预见的死亡，人生不可避免的结局是有些人在老年时难以接受的。

大多数人在老年阶段都需要做出改变，包括因体力下降、退休、朋友或配偶死亡，以及收入和健康水平下降而做出调整。他们必须学习新的社会角色，例如如何做祖父母，必须与同龄人和孩子建立不同的关系。老年人的需求虽然不像青少年的那样多，但仍然很难满足。然而，并不是所有的事情都同时发生，年长个体有时间逐步过渡。时间的密度——丰富性和异乎寻常性——似乎在随着年龄的增长而减少。

在 65 岁以上的人所面临的生活问题中，许多是由社会交往和人际交往活动受限所致，还有一些涉及自我形象和自尊受损。几乎所有这些困难都可以通过某种形式的团体工作建设性地加以解决。事实上，仅仅是团体的人际关系性质就可以对老年人起到治疗作用，尤其是那些处于被孤立和孤独状态的老年人。

反思

你和 65 岁以上的人的关系是什么样的？等你到了那个年龄会有何感想？你认为可以做些什么来对抗年龄歧视？

老年人团体的类型

针对 65 岁及以上年龄人群的团体是根据成员需要和带领者的专业知识而设置的。在心理教育和任务／工作方面，由灰豹党人（Gray Panthers）[①] 和美国退休人员协会（American Association of Retired Persons，AARP）运营的老年人团体关注对这一团体成员重要的问题。此外，还有一些没那么政治化的国家、地方、宗教和公民组织为老年人提供心理教育团体和任务／工作团体。针对这一人群的心理咨询和心理治疗团体还包括另外七种类型：（1）现实取向团体；（2）动机再激发团体；（3）回忆和生活回顾团体；（4）心理治疗和心理咨询团体；（5）主题焦点团体；（6）特殊成员团体；（7）网络团体。这里涵盖了所有八种类型的团体。

心理教育团体和任务／工作团体

许多人，无论是年轻人还是老年人，都没有意识到 65 岁以上的人所面临的问题和挑战。美国有两个主要为老年人发声的组织——灰豹党人和美国退休人员协会（AARP）——在它们运作的团体中处理这些问题。这些团体的职能既有其独特的地方，也有交叉重叠的部分。灰豹党人运营的团体关注的问题包括：全民医保、满足生活保障的工作、社会保障、可负担的住房、获得优质教育的机会、经济公正、环境、

---

① 在西方国家，一些政治上活跃的老年人组织起来，取名为"灰豹党人"，声称要跟歧视老人的现象进行斗争。——译者注

和平，以及挑战年龄歧视、性别歧视和种族主义。灰豹党人有国家和地方各级组织。AARP是美国最大的致力于维护中老年人利益的非营利组织。它为其成员和其他对影响老年人生活的立法倡议感兴趣的人组建不同级别的团体。涉及的问题包括教育、卫生保健、宣传和社区参与。灰豹党人和 AARP 的总部都设在华盛顿特区。

由于这两个组织的力量，以及许多人与它们共同成长这一事实，许多老年人加入了它们，并通过参与其中找到了意义和需要的服务。然而，其他老年人所参加的社区内宗教或民间团体则没有那么活跃。除此之外，老年人还受益于这些组织赞助的互动式心理教育团体和任务／工作团体，特别是如果他们一直积极参与的话。

此外，还有针对身体状况不佳和需要长期护理的老年人的心理教育团体。2009 年，美国 65 岁以上的老年人大约有 900 万，预计到 2030 年将超过 1200 万。这样的团体设置能够促进个体的社会化，并为其提供认知刺激，从而增强他们在这些环境下的幸福感。瓦查 - 哈泽（Vacha-Haase）及其同事详细介绍了如何在长期护理机构中建立并运行一个时事团体。他们提出的建议之一是，这样的团体规模应该较小（最多 8~12 人，通常更小），而且是同质的（由认知能力相似的人组成），并在最佳环境（如温暖舒适的房间）中进行。团体既可以是开放的也可以是封闭的，开放式的问题最理想。这类团体的带领者可能不得不经常解释和进行情感反映，让成员知道他们的感受已经被听到。然而，与其他团体相比，这些团体在帮助居民进入更高的功能状态方面是有效的。

心理咨询和心理治疗团体

除了心理教育团体和任务／工作团体，还有七个针对老年人的心理咨询和心理治疗团体。它们的目的和范围都与刚才描述的心理教育团体和任务／工作团体不同，旨在通过心理治疗手段帮助精神上受到损伤的老年人。这类团体包括现实取向团体、动机再激发团体、回忆和生活回顾团体以及治疗团体。心理咨询和心理治疗范畴内的最后三类团体——主题焦点团体、特殊成员团体和网络团体——在本质上更具预防性和教育性。

现实取向团体是为那些对周围环境失去方向感的老年人设立的（现实取向理论与威廉·格拉瑟提出的现实治疗理论无关）。这些团体虽然以教育为中心，但以治疗为基础，重在帮助团体成员在时间、地点和人物方面更好地了解其当前环境。对于情况严重的老年人，团体成员仅限于 3~4 人；对于情况不太严重的老年人，团体可能会有 7~8 人参与。团体成员每天都会见面，一旦掌握了基本信息，他们就会进行更具创造性和实用性的活动。由于现实取向团体是在较低水平上展开的，因此，稍微在人际关系技能方面接受过培训的助人专业人士就能够带领他们。

最初，这些类型的团体是在机构环境中建立的，但现在，在门诊和日托机构中也能发现它们的存在。无论如何，这些团体的成员每天都会见面，遵循既定的安排。团体活动包括全天候的感官训练、小组练习和技能实践。

与现实取向团体截然不同，动机再激发团体的目标是帮助老年客户对现在和未来进行更多的投资。它们的成员是那些对任何时间框架（除了过去）的生活都"失去兴趣"的人。20世纪 50 年代初，医院志愿者多萝西·史密斯（Dorothy Smith）在精神病院和疗养院成立了这些团体。这样的团体通常仅限 15 名成员参与，筛选成员的标准包括与他人建立联系的能力、加入该团体的愿意，以及没有扭曲的记忆。团体活动集中于非病理学的主题，如园艺、艺术或假期。成员被鼓励以言语或非言语的方式对他人和材料做出恰当反应。这个过程的目标是让成员的认知更有条理，并通过与他人的互动提高社交技能。

根据比弗的研究，动机再激发团体遵循以下五个基本步骤。

- **接纳的氛围**。在团体中建立一种温暖、友好的关系。
- **通向现实的桥梁**。阅读文学作品，紧跟时事，探索思想。
- **分享世界**。通过引导问题、使用道具、策划活动来演绎一个特定的主题。
- **对世界上的工作的欣赏**。激发成员思考自己与工作或职业兴趣的关系。
- **欣赏的氛围**。一起寻找快乐。

通常，动机再激发团体是对其他类型团体经历的初步体验，例如涉及家庭问题或个人关切的团体。研究表明，动机再激发团体的实证结果是积极的，尽管它们因过于僵化和不接受情感而受到批评。

案例

贝蒂和书

贝蒂很想建立一个动机再激发团体，因为她认为老年人——特别是在团体机构中——得不到足够的外部刺激。由于她居住的地方气候恶劣，因此她认为一个以名著为中心的动机再激发团体将是理想的。她向当地一名图书资料员索要了一份上榜图书清单，并把它带到了团体的第一次会面上。第一本书很受欢迎，第二本书也差不多。然而，到了第三本书的时候，她能感觉到那种热情正在团体中渐渐消散。其中一位成员甚至说："难道我们所做的只有读书？难道我们不能做些别的事情来刺激自己吗？"贝蒂感觉受到了伤害，但她并没有解散团体，而是寻求专业帮助。

问题

关于团体，你能给贝蒂些什么建议呢？除了读书，她还能对这个团体做些什么？怎样才能保持成员的兴趣呢？

回忆团体和生活回顾团体"通常被认为是同义的，被定义为一个自然发生的、普遍的过程，在这个过程中，过去的经历和未解决的冲突被重新唤起与审视，并重新整合到人们对自己生活的看法中"。在团体中回忆是一种治疗方法，因为分享记忆的过程可以帮助个体获得一种完整感和自我价值感。怀旧不只是回忆过去的事件或经历。对老年人来说，回忆还有以下几个功能：

- 提升自我理解；
- 保存个人和集体历史；
- 超越物质世界和生理局限；
- 认同人类的普遍主题；
- 加强应对机制。

回忆和生活回顾团体帮助个人从过去中找回记忆、修通未解决的冲突、重新整合记忆中的经历、评估以前的适应性应对反应，并找到更深层次的认同感和与世界的联结。总的来说，这些团体的目标是提高生活满意度，而不是提高社交技能。

有许多方法可以建立回忆和生活回顾团体，但是德弗里斯（DeVries）、伯伦（Birren）和德特曼（Deuteman）提出了一些指导主题，如回顾家庭历史、职业生涯、健康、爱／恨、价值观和性。

韦斯特伍德（Westwood）和尤维斯瓦（Ewasiw）推荐了一种类似的方法，他们称之为"引导式自传"（guided autobiagraphy，GA）。在这个过程中，写自传的个体会对本周指定的主题进行反思、组织和写作，然后对打算分享的内容进行预先练习，并在一段时间内对其经历和情绪进行控制。韦斯特伍德和尤维斯瓦为这种生活回顾的方式增加了一个元素，即治疗性方案（therapeutic enactment，TE），要求个体对其生活中尚未解决的、受限或受阻的关键的阶段性事件进行设定。这种体验可能有以下几个层次：情感的、认知的、身体的或行为的。其结果是更深层次的学习和自我变化，而这种学习和改变并不是 GA 本身所提供的。从这个过程中获得的洞察力能够帮助这些老年人更深刻地认识到自己的有限性，并为死亡做好准备。

回忆和生活回顾团体过程的一个主要治疗价值在于它在成员之间创造的归属感。这些团体既提供了回顾的机会，也提供了与他人建立社交亲密关系的机会。其他深层次的益处包括成员产生更积极的情绪、自尊心增强、生活满意度提高。由于加入了团体，成员们感到更有能力，更能掌控自己的生活。他们的记忆为其提供了一个与同龄人交流的工具。孤立感和孤独感在团体互动中得到消除。通过分享，当个体、团体和团体带领者深入了解一个人的心理历史时，创造力和快乐的过程都会得到增强。简而言之，回忆和生活回顾团体既可以是开展其他团体的跳板，也可以是目标本身。

回忆和生活回顾团体通常每周会面一次或两次，每次约一小时，有 6~8 名成员。它们既可能是较长期的（持续一年以上），也可能是短期的（持续 10 周或更短）。团体活动的内容是成系统的，往往由团体成员选择，有时也由团体带领者选择。在由 65 岁及以上的女性组成的回忆团体中，最受欢迎但并不总是令人愉快的话题包括最喜欢的节日、第一个宠物、第一份工作、第一天上学、第一次约会、第一个玩具、第一个玩伴和第一份记忆。

在这类团体中，男性和女性的话题和主题各不相同。无论哪种情况，回忆内容通常会通过诗歌、音乐、视觉辅助工具及其他纪念物的使用得以突出。音乐可能是鼓励讨论对过去或现在事件（如学习、恋爱、丧失和家庭生活）感受和想法的关键。通常，最初播放的音乐会围绕一个特定主题，比如家庭或家族的重要性。这样的活动通常在整个团体热身之后进行，成员集体唱一些熟悉的、简短的歌曲，没有音乐伴奏，自己打节拍。这种方法在帮助老年痴呆症患者（73~94 岁）减轻抑郁症状方面是有效的，在其他老年团体中也有价值。音乐也可能涉及团体节奏和打鼓点等活动。这种基于打击乐的方法不需要进行任何音乐训练，而且是互动的，让老年人能够体验到乐趣、社交、刺激和归属感。

在团体接近尾声时，必须要处理分离的感觉。这类团体的带领者可能会暴露自己的失落感。他们可能会强调，自己会珍惜每一个人的记忆，并珍视之前的分享。

反思

哪些歌曲能让你想起家乡和家人？把你的清单和别人的比较一下，看看有什么共同点和不同点？

这类团体的带领者必须精通团体动力和人际沟通反应。他们要做的应该是询问，而不是侵入。其他有助于提高团体活动效果的品质包括"挖掘团体成员已存在于日常生活中的……，对成员一视同仁，克服人们对老年人本身及其体验世界的方式已有的偏见"。耐心和灵活性也是带领者需要掌握的关键因素。

辛格（Singer）等人在成人日托中心建立了一个回忆和生活回顾团体模型。在建立团体时，带领者们决定采用封闭式、自愿的团体形式。他们事先对潜在成员进行了筛选，以确保他们心理敏锐，并在体验中充满活力。该团体的目标包括减少社交和情感孤立、抑郁和孤独；提高社交技能和自尊；在团体结束时，能够让成员发展出社交网络。经过每周 10 次、每次一小时的活动后，中心的工作人员和团体成员都注意到自己在实现团体目标方面取得了重大进展。由于在团体中得到了尊重和理解，参加者的生活变得更有意义，也更愉快。这个特定团体的主要缺点是，10 次活动没有为成员提供足够的时间来充分讨论所有想讨论的材料。

老年人治疗团体的目标是帮助这一群体应对面临的特定问题，如角色变化、年龄歧视、社交孤立、丧失、身体衰退和对未来的恐惧。被推荐参加团体心理治疗的人通常是抑郁、高度激越、分裂或缺乏现实检验能力的。另一些人尽管没有那么多尚未解决的严重个人问题，但仍然需要得到帮助。

有许多理论方法可以帮助老年人进行团体治疗。奥利里（O'Leary）、希迪（Sheedy）、奥沙利文（O'Sullivan）和索雷森（Thoresen）2001年发现，老年人对格式塔治疗团体反应良好。与非参与者相比，这些参与者的对抗性更低，更容易与他人相处。

一般来说，老年人治疗团体由 6~12 名成员组成。这类团体通常是长期的（持续一年或更久），还有一些是短期的。这些团体可能是高度结构化的，也可能相对松散，但带领者需要有老年医学背景以及与老年人团体工作的经验。研究者建议团体带领者仔细筛选潜在成员，评估他们处理冲突和情绪问题的能力，以保证不会纳入有破坏性的成员，避免团体无法很好地发挥作用。老年人治疗团体的带领者必须对重性精神障碍的治疗有丰富的知识和熟练的技能。同样重要的是，他们能够识别并处理与年龄相关的发展和过渡性因素。此外，带领者还必须适时地鼓励团体成员，并愿意在适当的时候进行自我表露。总的来说，治疗团体能够帮助它们的成员更好地欣赏自己并获得发展。

案例

塞尔玛成立了一个治疗团体

塞尔玛一生都在和老年人打交道，通常是一对一进行。然而，她的机构里现在有一些老年人面临着社会隔离和身体衰退，因此，塞尔玛决定开展一个治疗团体。

值得称赞的是，在对潜在成员进行筛选之后，塞尔玛选择了八位团体成员，找到一个合适的房间，并设定了团体活动开始的时间。然而接下来，她却陷入了困境。尽管她已经向成员们解释了这个团体的目的，但她并不确定该如何开始这个团体。

问题

你会如何建议塞尔玛开启团体活动？尽可能具体地谈谈。

主题聚集团体关注某个特定的话题或主题，如寡居、阅读疗法、性、健康、养育孙辈、时事、精神或艺术。它们本质上是心理教育团体，最终目的是提高老年人的日常生活质量。这些团体还帮助老年人在生活中找到更多的意义，并与志同道合的人组成互助团体。团体带领者必须对相关话题有特别的认知。例如，在丧偶团体中，带领者需要协助成员应对悲伤和悼念（包括"坚持"和"放手"两个过程）；帮助这一群体应对通常面临的社会隔离；为遭遇丧亲之痛的人提供"一致性确认"，并且当成员开始理解他们所面临的变化并为自己塑造新的未来时，为他们提供支持。这些成员都是自愿加入团体的，而且这种团体可以在各种环境下进行。团体的规模、组成、活动时长和频率取决于团体目标和成员能力。有意义的社会互动往往源于这样的经历。

特定成员团体与主题聚焦团体相关，但这类团体更关注个别成员的特定过渡性问题，如悲痛、住院或惯例性日托。基本上，我们可以针对老年人或其家庭成员设置此类团体。当这些类型的团体针对老年人开展时，它们的目的是帮助所有参与者认识并面对老年人常见的特定问题（如体力丧失或身体疾病）的影响。类似地，以家庭为中心的特定成员团体专注于帮助成员应对共同的主题，即团体成员的幸福和适应将如何影响家庭中的每个人。

带领主题聚焦团体所需的技能对于开展特定成员团体也是必要的，但是带领者必须更多地关注个人问题，而不是整个团体的问题。例如，即使是阿尔兹海默病患者亲属组成的家庭团体，他们关注的领域也可能各不相同。以单一方式来定性一个团体往往是行不通的。

顾名思义，网络团体是为居家老人（和其他人）建立的基于互联网的团体。它们可以以多种方式进行，从使用 eMemories 和 eStories（以线上团体的形式分享记忆和故事）的生命历程回顾团体，到各种类型的支持团体。在 58 岁以上的北美人中，近一半的人会使用电脑和互联网。因此，这类团体具有巨大的潜力。美国咨询协会和美国国家注册咨询师委员会的在线咨询道德标准保证了网络团体的专业和高效开展。

托马斯及其同事 2003 年建议，这类团体的潜在成员应该由专业顾问推荐，而不是通过广告招募；他们还建议对团体成员进行筛选。此外，还要保证安全性和保密性，那些不能保证互联网访问安全的潜在成员只能参加有限类型的团体。最后，每个网络团体都应该有一名咨询师和一名备用咨询师，以便团体成员在遇到问题或紧急情况时联系。

总的来说，如果伦理问题和技术壁垒能够解决和跨越，那么网络团体可以帮助老年人与同伴跨地区建立联系，并为老年人建立一个支持性和治愈性的社区，促使他们产生个人控制感。如果没有这些，他们会变得越来越孤立。这对于老年人的赋权，以及他们的心理和身体健康都非常重要。

案例

伊内兹在互联网上

伊内兹自称"比婴儿潮一代稍大一点"。她是个寡妇，也是个电脑奇才。她说："我在网上什么都买。"因为她住在农村，不会开车，所以她问你如何加入网络团体。你调查了一下，找到了一个适合她的。

伊内兹很热情，她登录了网站，但没有透露自己的真实姓名。然后她开始以虚构的方式描述自己和自己的处境。你一直在监控团体动态，最后对伊内兹的所作所为提出了质疑。她的回答是："我只是想找点乐子。"

问题

接下来你会说什么？伊内兹真的伤害到别人了吗？你建议她怎么做？

建立老年人团体

与组建其他团体一样，建立老年人团体也必须经过周密细致的计划。这意味着在团体开始前就应该明确目标。老年人通常需要一个清晰、有条理的解释来说明团体的具体目的，以及他们将如何从中受益。任何针对老年人的团体都需要在团体开始前进行筛选，尤其是在咨询或治疗导向的团体中。

大多数老年人团体是在门诊或医疗外展的基础上进行的，但在某些情况下，是在机构环境中开展的。在医疗外展环境中，以任务为导向的心理治疗团体是有效的，因为这些团体会通过产出有形成果在成员中培养成就感。无论环境和重点是什么，在准备与 65 岁及以上的人群开展团体工作时，有些程序必须遵循。

首先要考虑的是进行团体活动的实际环境。会议室应该是功能性的，舒适且安静。理想的环境是一个有软垫椅子、光照充足，并且有放置轮椅空间的一楼房间，还应该靠近浴室，远离台阶，温度保持在 23.9℃，并且没有穿堂风。这种环境通常很难找到。一旦找到这样良好的环境，一个紧密的圆圈最适合听障者，并且能够创造出一种有凝聚力的氛围。

第二个重要问题是日程安排。一天中的某些时间并不适合会面。例如，对于许多夜间驾驶困难或喜欢早睡的老年人来说，傍晚就是不合适的。团体设置应该保证最大限度的参与。这通常意味着，要确定潜在参与者的时间表，并且围绕着他们的时间来安排团体活动时间。对于大多数为老年人设立的团体来说，一旦建立起恰当的时间表，建立信任和培养同理心方面的工作就基本完成了。也有机构环境中的心理治疗团体或支持团体有例外情况，例如有些丧偶支持团体可能受益于开放式形式。

第三个必须考虑的问题是团体成员的体力问题。身体残疾和感觉障碍可能会导致老年人产生社会隔离感，并阻碍他们参与团体活动。一些丧失感觉和行动能力的成员可能需要特殊治疗。满足他们需求的一种方法是使用多种形式（使用言语和非言语手段）来传递信息。在

团体真正开始活动之前，一个热身活动或简短的信息陈述可以帮助成员理解团体当天的重点。

伯恩赛德（Burnside）列出了许多老年人团体有别于其他类型团体的因素，在设立老年人团体时，必须考虑到这些因素：

- 作为一项规则，老年人团体的规模（如 4~8 人）往往小于其他年龄团体，小学儿童除外。但是康复治疗团体是一个典型例外，它可能有多达 15 名成员。
- 与其他年龄组相比，自然环境对老年人团体及其成员的健康更为重要。由于生活方式的原因，如缺乏运动（身体活动），老年人在身体系统方面比其他年龄团体的困难要大。对于一些团体而言，体育锻炼和团体活动相结合是一种很好的做法。
- 与其他团体的规范不同，老年团体成员被鼓励在团体活动之外相互交往。这种社交方式有助于打破隔离老年人的障碍，因此具有治疗作用。
- 成长和提升对于老年人团体来说是有意义的主题。在与这一人群合作时，鼓励比面质更合适。
- 老年人比其他年龄段的人需要更长的时间来建立信任。造成这种差异的原因多种多样，但通常反映了他们的社交模式，比如认为负面的秘密应该深藏起来，或者觉得没有人真正理解他们。

反思

还有哪些老年人的特征是这里没有提到的？这些特征是如何影响一个团体的？

团体带领者在老年人团体中的作用

几乎所有主要的理论方法都可以用于老年人。因此，老年人团体中带领者的作用取决于其理论知识水平、将要带领的团体类型、之前的经验和能力，以及参与者的准备程度。霍金斯（Hawkins）对未来的带领者，尤其是那些经

验较少的带领者提出了以下建议。

- 阅读。当与老年群体一起工作时，将事实与虚构区分开是至关重要的。阅读那些专门针对老年人的发展性和非发展性问题的书籍和文章将有助于带领者更加客观。学术期刊上有很多关于老年人团

体的优秀文献评论。《山上风景更好：60
岁以上人的人生思考》(*It's Better to Be
over the Hill Than Under It: Thoughts on
Life over Sixty*) 就是一本幽默且富有洞察
力的书，内容涉及与衰老相关的一系列
话题。

- 审视。在阅读的同时，带领者需要审视
他们自己对老年人的偏见和刻板印象。
在看重年轻或保持年轻的文化或亚文化
中成长起来的带领者，例如"婴儿潮一
代"，在应对老年人及其关切方面可能特
别困难。对老年人持负面看法的带领者
可能会对这个团体无益，应该被替换。

- 会面。带领者要意识到自己对老年人生
活的态度对团体的成功至关重要。当带
领者在自己的原生家庭背景下与老年人
共同回忆与家中长辈之间的大的争论时，
这种态度的重要性就会凸显出来。在目
前的环境中，也可以找到开展这种交流
的其他机会，比如带领者可以去养老院
拜访老年人，并更多地了解他们的为人。

- 幻想。带领者应该想象自己未来的生活，
更加清楚自己的愿望、希望和恐惧。例
如，带领者可能会认为自己退休后会感
到孤独或经济贫困，从而对可能遇到这
种情况的团体成员产生更多的同理心。
通过幻想，带领者可以面对自己的未来，
并避免将任何不切实际的特点投射到工
作对象身上。

- 学习。那些带领老年人团体的人需要了
解在国家、州和地方各级有哪些社团、
教育和政治组织，如美国退休人员协会
和灰豹党人。这些组织通常有着丰富的
成员资源。

- 关心。让老年人意识到其他人，如团体
带领者是真心地关心他们的。这很重要，
可以说至关重要。这种关心能够增强每
个人的自尊，促进融洽的关系，并丰富
团体过程。

此外，带领者需要意识到，老年人团体的
节奏通常较慢，目标比大多数其他团体更有限。
为了弥补这种较慢的速度并减少挫折感，团体
带领者需要接受这一现实，提醒成员注意自己
身上产生的积极变化，并鼓励他们继续参与。

同样，带领者需要认识到，老年人群体的
共同主题是丧失和孤独、死亡和即将死亡、对
身体变化的关切、日益增加的依赖感、与成年
子女的关系、祖父母教育，以及寻找有意义和
愉快的活动来参加。考虑到这些主题，我们就
可以理解通常用于其他团体的某些词汇和程序
不适用于老年人团体。例如，"长期目标"和
"终止"这两个词语是应该避免的。这些话容易
引起一些老年人的焦虑，特别是那些身体虚弱
或患病的老年人。他们可能会担心自己无法实
现目标，或者可能会遭受其他损失。一般来说，
为老年人团体制定一个不那么严格的成功标准
是明智的。此外，轻松的氛围也很重要。

带领者还需要在自己带领的团体中分享他
们生活中的想法和经历，以使成员保持聚焦，
促进团体发展。在与老年人合作时，新手团体
带领者容易犯的最严重的错误之一就是不进行
自我表露。

总的来说，老年人团体的带领者不管是在
言语还是非言语上都必须积极主动，从个人和
专业角度关心团体成员，而且还要清晰直接。
通过这种行事风格，带领者能够帮助团体从以
自我为中心转向以团体为中心的健康状态。这
种情况下的团体带领技能与面向其他团体的带
领技能没有显著差异，但侧重点有所不同。老
年人对某些关键问题——如宗教、经济、代际
冲突或损失——的警惕性通常比其他年龄段的
人要高。

简而言之，老年人团体的带领者必须对相
关问题敏感，如老龄化和死亡问题，以及现实
的约束条件，如身体状况不佳和活力减弱、社
交渠道减少。大多数团体工作者在与老年人打

交道时面临的一个主要问题是缺乏经验——不知道成员的生活阶段是什么样的。因此，团体工作者必须接受这一现实，并愿意在团体中开放地成为一名学习者和促进者。他们必须以一种能够让自己积极且现实地面对生活的方式，来接受衰老和最终的死亡。带领者对自身生活的整合、对衰老相关专业知识的掌握，以及对心理教育和心理治疗过程的熟悉，都将是更好地帮助他们与老年人建立联系，成为一名高效的老年人团体带领者的关键因素。

案例

朵拉面对死亡

朵拉有硕士学位，在她的公司里工作了五年。她来自一个关系亲密的健全家庭，一家人经常在节假日玩触身式橄榄球游戏。在朵拉快 30 岁的时候，她开始负责客户的心理健康问题。她总是表现得很专业。

作为退休中心的一名老年人团体的协同带领者，朵拉注意到斯莫克没有参加该团体的最后两次会面。当她问起这件事时，她被告知斯莫克先生大约 10 天前就病倒了，并且昨天去世了。朵拉很震惊。她把这件事告诉了另一位协同带领者布莱恩，然后他们一起讨论了这件事。朵拉真的很喜欢斯莫克先生。她感到很内疚，因为自己在他生病的时候没有去看望他。她不确定自己能否继续担任该团体的协同带领者。

问题

如果你是布莱恩，你会建议朵拉怎么做？你会怎样让其他成员参与处理这种情况，或者你会这样做吗？你认为朵拉是否应该继续担任该团体的协同带领者？为什么？

老年人团体的效果研究

针对老年人团体的研究有时是复杂的，因为在参加团体（特别是咨询和心理治疗团体）的同时，一些成员还接受了影响其功能的个人和医学治疗。尽管如此，还是有一些研究明确表明了老年人团体的有效性。

现实取向团体的成功经验证据并不多，这很可能是因为组成这些团体的成员的性质有限，或带领者具备的技能水平较低。

此外，还有研究针对那些处理老年人问题的咨询团体。本章给出了两个这样的例子——一个专注于表达愤怒和缓解抑郁，另一个聚焦于处理老年人的压力并促进其心理健康。

约翰逊和威尔伯恩（wilborn）在那些处理愤怒的团体中发现，六周的团体咨询经历并没有显著减少老年妇女的愤怒。但是，他们发现，这些女性似乎很愿意谈论愤怒的表达，以及愤怒在她们生活中的重要性。他们建议，在复制研究中花更多的时间来探索老年人的愤怒管理团体。

在帮助老年人处理压力的团体中，斯通和沃特斯（Waters）使用了同辈带领者。他们的团体共进行了四次会面，每次两个小时。他们强调了个人分享、参与者控制和提升自尊的重要性。与这 8~10 人一起工作的咨询师由于年龄相近而立刻得到了认可。他们被认为是团体成员行为的强大榜样和强化因素。虽然这个团体没有采取正式的改变措施，但成员和同辈带领者报告说，这个团体有助于其成员提升处理压力的能力，并改变观念，意识到其他人跟他们有同样的关切。

在美国佛罗里达州奥兰治县，一个为丧偶者设立的开放式、主题明确的支持团体也报告了一些有趣的结果。这个团体叫作"谈话团体"，成立于1983年，其理念是在悲伤的个体和那些帮助他们的人之间建立一个治疗联盟。结果是，那些得到高水平社会支持的丧亲者，比那些没有得到良好支持的人产生的抑郁症状和身体不适更少。因此，谈话团体似乎对参与其中的新丧偶者和团体志愿者都有好处。

另一个特定主题团体本质上是心理教育团体，是为抚养孙辈的祖父母而设的。这个团体以祖父母带孙辈课程为基础，其最初的发展是为了帮助照看孩子的祖父母与其他面临类似生活挑战的人建立联系，从而减少他们的孤立感并增加其对积极应对策略的使用。

针对老年人的治疗性写作团体也取得了可喜的成果。例如，舒斯特尔（Schuster）发现，在养老院里，与她一起在写作团体工作的居民有了更积极的个性，并改善了他们的家庭和社会关系。在这个团体中，成员们写下并分享他们的作品，以此来展现他们的想法和感受。

在一项针对养老院团体工作的全国性研究中，马扎（Mazza）和文顿（Vinton）发现，304名受访者中的绝大多数人为老年居民提供了三种类型的团体——教育团体、支持团体和治疗/咨询团体。大多数养老院还为老人的家庭成员提供教育和支持团体，只有40%的养老院为老人的家庭成员提供治疗/咨询团体。这项研究的结果表明，在成熟的护理机构中，团体工作通常是服务的一部分。

反思

你是否与65岁及以上的老年人相处过？你觉得怎么样？是什么吸引你和这些人一起工作的？和他们工作有哪些阻碍？

老年人护理者团体

对于那些可能无法完全照顾自己的老年人而言，护理者对于他们的日常护理和福祉至关重要。据估计，有超过6500万美国人为其患病、残疾或体弱多病的亲属提供照料，其中就有许多老年人。随着人口结构的变化，可为老年人提供看护的护理者的比例正在下降。老年人护理者的群体现象是一个相对较新的发展领域，它源于医学科学、技术和医疗保健进步带来的人类寿命延长。随着寿命的延长，中年人——老年人的子女——常常发现自己是老年人群体的护理者，然而他们掌握的信息有限，也没有什么榜样可以效仿。作为一个群体，他们承受着出门不便、没有边界的生活方式、受限的社会生活、工作和家庭冲突，以及情感和身体压力等问题。其结果往往是沮丧、怨恨以及身体和情感上的紧张。护理者团体正是为了解决这些问题而成立的。

护理者也可分为不同的类型，从直系亲属到养老院工作人员。这类团体的共同点是，主要尝试为其成员提供信息和支持。因此，护理者团体本质上主要是心理教育和心理治疗团体。它们通常是短期、封闭的，而且会在非传统的时间会面，比如傍晚。通过护理者团体，参与者之间形成了一种纽带，帮助他们认识到自己处境的普遍性。对于非亲属护理者，特别是那些为临终者提供服务的护理者，团体能够帮助他们宣泄情感、恢复元气、重拾精力。在中国台湾一个老年痴呆症患者护理者团体中，那些参与了为期12周的实验组的护理者的抑郁水平显著降低，这表明支持团体对于减轻护理者的抑郁是有效的，但对于减轻他们的护理负担无效。

总体而言，护理者团体本质上是预防性的，它们为其成员提供肯定、支持和教育，有助于将他们与其他能够帮助他们处理特殊和普遍问题的人联系起来。它们为参与者提供了一种方法来恢复自己的心理健康，并专注于面临的互动性任务。随着老年人口的增加，老年人护理者团体将变得更加有必要和普遍。

反思

你见过照顾年长亲戚的人吗？他们有哪些困难和担忧？你认为参加护理者团体对护理者们有什么帮助？

老年人团体的优势和局限

优势

成为团体的一员对老年人有很多好处，这些优势与老年人拥有的人际关系的数量和质量有关。通过在团体中分享，成员能够更加了解自己的需求、共性、独特性和可能性，他们也能够找到解决他们问题和担忧的方案。在这些团体中，了解他们所关注问题的普遍性可能尤为关键。同属一个团体，特别是与年龄相仿的人在一起，可以帮助参与者意识到，他们并不是唯一关注身体形象、身体疾病和恐惧精神衰退的人。通过分享，他们形成了一种团体意识和归属感，这有助于他们的整体健康。

老年人团体的另一个优势是让成员有机会尝试不同的回应，并启动新的行为。当新鲜事物的学习在个体和人际层面发生时，老年人常常投入到成长时间中。这一过程也许仅涉及一次更好的欣赏，对他们相遇之物，或是曾到过之地，又或是一个身体动作，如一次交流，或对不同生活角色的交流。在一个团体中，特别是在以心理教育为导向的团体中，老年人可以尝试他们年轻时从未有机会尝试的行为。这样做有助于他们实现对于自己理想的感受，并让他们对自己有更积极的看法。

团体成员关系的积极方面包括正式学习和应用学习的过程。自 20 世纪 70 年代以来，美国流行一项名为"路学者"（前身为"老年旅舍"）的运动。在这项运动中，老年人通常会在大学校园里一起生活和学习一段时间。这种学习方式可以帮助老年人获得新知识，巩固彼此的成就，促进社会凝聚力。通常，老年人的生活经历使得他既是学生也是老师。学习团体不仅仅针对年轻人。

老年人团体也可以增强其自我概念，帮助他们关注一些变老的优势。例如，许多老年人通过融合他们生活的不同方面找到慰藉。这种反思和持续的参与可以培养希望并避免抑郁，从而使老年人成为社会的贡献者。

最后，老年人团体为团体成员提供了一系列的制衡措施，使他们能够将成长和发展的责任从护理者或亲戚那里转移到团体成员上。团体成员获得了当下生活的掌控权，并尽其所能解决过去的困难。这种强调个体责任的方式促进的成长在其他一对一关系中通常是不可能实现的，因为在团体中可以分享和处理更多的想法。例如，通过与同龄人会面，老年人可能学会在生活中更多地关注自身的选择，优化自己的机会，以及补偿与衰老相关的因素，比如反应变慢。已故的钢琴演奏家亚瑟·鲁宾斯坦（Arthur Rubinstein）在 80 多岁时仍能登台表演，他就使用了这种策略，例如选择难度大但不依赖速度的作品。

案例

乔曾经是一名健美运动员。他喜欢举重，也喜欢在健身房的不同地点锻炼。然而，到 70 岁时，乔意识到他不能再像以前那样锻炼了。起初，他认为他应该放弃健身房会员资格，买一把摇椅坐下来。然而，有一天，一位健身房老板找到他，问他是否愿意为老年人组织一个健身团体。乔很兴奋地接受了邀请，但他并不确定该做什么。后来他想到，他可以让团体成员做半个小时的系列练习，然后再通过交谈来放松半个小时。这样他们既可以锻炼身体，也可以锻炼思维。

问题

你认为乔的想法怎么样？可行性有多大？他还能做什么？

局限

老年人团体的一个局限在于其成员是劳动密集型群体。要找到一个合适的环境，并以一种有利于良好沟通的方式来设置团体需要时间和精力。

老年人团体还要求其带领者具备一些可能会带来高强度焦虑的专业技能。这类团体的带领者必须面对自己的死亡，并对成员的生死问题保持敏感，这样的理解是不容易实现的。

在老年人团体尤其是高龄老年人团体中，团体成员和带领者需要面对真正的丧失——成员可能会在参加团体期间或之后不久死亡。应对丧失和死亡绝非易事，因为这种可能性，团体成员甚至带领者可能会犹豫是否要在团体中投入大量的心力。

老年人团体的第四个限制因素是，它们的目标通常比其他团体更有限，并且成员在实现目标方面往往会受到更多的限制。那些喜欢看到动态进展和显著结果的团体工作者在为老年人组织团体时可能会感到失望。

最后，在与老年人一起工作的同时，团体带领者甚至团体成员本身很可能不得不与其他成员的护理者打交道。尽管许多这样的接触是积极的，但会耗费带领者和成员的时间和精力，因此也会给他们带来压力。

反思

你会如何应对个人的小的丧失，比如皮肤弹性变差或眼睛周围出现皱纹？你会如何应对重大的丧失，如死亡？根据你对这些问题的反应，思考你在老年人团体中将会发挥什么样的作用？

总结和结论

自 20 世纪 50 年代后期以来，美国对老龄化和老年人进行了细致的研究。然而，随着 65 岁及以上的人越来越多，研究这一群体并与其工作的重要性迅速提高。老年人有其独特的担忧和潜力，而这些常常被否认或忽视。他们为他人提供了各种情况下的丰富的经验和才能，及其所处时代所特有的生活环境和信息。

老年人团体工作基本上仍处于起步阶段。1980 年之前，几乎没有关于与老年人群体工作的专业文献。如今，这一领域的研究成果和方法都更加精细了。齐普费尔曾指出，只要正确地定位了老年病患的需求，无论治疗方法如何，似乎总是有效的。然而，与哪类群体、什么时候、怎样工作才能获得最佳效果，这些问题仍然存在。在心理教育和任务／工作团体之外，还有七种主要类型的团体经常用于老年人的治疗：现实取向团体、动机再激发团体、回忆和生活回顾团体、心理治疗和心理咨询团体、主题聚焦团体、特定成员团体以及网络团体。老年人心理教育和任务／工作团体，如灰豹党人和美国退休人员协会（AARP）是 65 岁以上的人可以积极参与的团体。这些团体为老年人提供了其他团体少有的社会联结和支持。此外，当地的宗教和民间团体也能提供某些支持。每种类型的团体都有其优势和局限。

一般来说，团体对老年人是相当合适和有用的，可以帮助他们更充分地融入自己的生活，找到支持，并发展出一种"不是只有我一个人如此"的感觉。此外，团体还能帮助老年人克服寂寞和孤独感，并为他们提供一种时间感和空间感，以及继续成长和发展的机会。

老年人团体的建立通常取决于带领者的背景和参与者的需求。从理论上讲，尽管建立老年人团体的许多程序是在与其他人群合作时也必需的，但是带领者需要对特别适合老年人的时间因素、焦点和主题保持敏感。在建立团体时，把男性和女性的需要和兴趣都考虑进去是至关重要的。例如，应该包括一些围绕社交和任务相关机会的活动。这可能意味着既要建立专注于缝纫、手工艺、舞蹈和木制品的团体，又要包含关于旅行、社会保障政策和健康保险福利的研讨会。

当带领者把注意力集中到这些问题上，并接受自己对年龄的偏见和老龄化意识时，就能够促进团体内部的积极互动和发展。随着老年人团体在质量和数量方面的提高与增长，与之相关的其他活动也会增加，其中最重要的一项将是老年人护理者团体。通过心理教育和心理治疗手段，这些团体可以帮助老年人的亲属和专门护理者保持心理健康，并提供最佳的护理。

第四部分

团体理论

GROUPS:
A
COUNSELING SPECIALTY
(7TH EDITION)

沟通分析、现实疗法、阿德勒学派和以人为中心团体

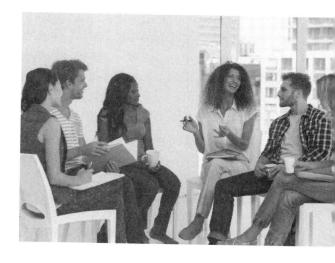

我们像陌生人一样坐在带靠背的椅子上，
彼此成直角。

在这一隅，我们用语言交流着思想和生活。

慢慢地，我们脑中的信息开始游走，

这是属于每个人自己的过程，

不知道它会去向何方。

但当灯光渐暗，视线不再清晰，

随着我们觉察到谈话中萦绕着一系列快速
传递的开放式问题，这些信息开始生长。

在这段从黄昏到夜晚的旅程中，

自我理解已经破土而出。

引自："In the Midst of the Puzzles and Counseling Journey" *by Samuel T. Gladding,1978, Personnel and Guidance Journal, 57,p. 148. © Samuel T. Gladding. Reprinted by permission from Samuel T. Gladding.*

本章概要

阅读本章，可以了解如下信息：

◆ 沟通分析、现实疗法、阿德勒学派和以
人为中心团体的前提和实践；

◆ 带领者的作用和各学派团体的理想效果；

◆ 以上提到的各类团体有效性的评估。

当你阅读时，请思考：

● 在带领团体时，你最喜欢哪种理论观点？

● 带领者们在促进团体工作时，扮演了哪
些不同角色？

● 在评估某个理论学派团体的有效性时，
有哪些独特和普遍的标准？

1543 年，文艺复兴时期的数学家和天文学家尼古拉·哥白尼提出了一个以太阳为中心而不是以地球为中心的宇宙日心说模型，并进一步提出地球和其他行星一样围绕太阳公转。他的理论在当时是激进的，因为当时的主流观点是宇宙以地球为中心进行旋转。这一理论开启了哥白尼革命，并对后来的科学革命做出了重要贡献。哥白尼的贡献证明，一个好的理论可以改变世界——或者至少改变我们看待世界的方式！

由于理论如此重要，因此，专业的助人者，尤其是团体带领者，需要沉浸在那些适用于团体工作的咨询理论中。团体的后效往往是持久的，而其背后的理论对其效果有着重要的影响，因为个体在团体结束离开时，往往会对自己和他人产生与之前不同的理解。这些改变可能是积极的，也可能是消极的，但很少是中性的。那些受到更好影响的团体，尤其是咨询或治疗团体，都有擅长从理论角度促进互动的带领者。这些带领者以他们所使用的理论为指导，决定他们下一步需要做什么。理论还为团体成员提供在团体结束后可以掌握和使用的技术。在本章中，我们将研究四种指导团体工作的理论模型：沟通分析理论、现实疗法、阿德勒理论和以人为中心理论。

沟通分析理论从一开始就以团体为对象。该理论的创始人艾瑞克·伯恩（Eric Berne）认为，在帮助个人理解他们的人生脚本方面，团体比个人更有效率。在沟通分析团体中，重点是了解个人内部和人与人之间的动力。参与式学习是通过课堂互动和家庭作业进行的。沟通分析理论家和实践者也对文献和团体间活动的文化框架进行了探索。然而，要参与一个团体，个体不仅必须学习基本的沟通分析概念，还必须愿意在当前的情境下研究过去的经验。

沟通分析理论的再决定学派强调内在的心理过程，团体是其治疗的主要选择。团体提供了一种生活体验，成员可以在其中审视自己和自己的过往，进而改变自己的人生脚本。其他两个沟通分析学派——强调当下互动的古典学派和强调再教育的贯注学派也经常使用团体。沟通分析团体的重点是人际关系（如古典学派的模型）和个人内在（如贯注学派和再决定学派的模型）。此外，沟通分析理论致力于任务 / 工作团体的沟通过程，如雇主和员工之间，以及同事之间的沟通。

现实疗法由威廉·格拉瑟创立，在 20 世纪五六十年代得到发展，后来不断演变。在 20 世纪 80 年代，控制理论——一个完整的解释大脑如何工作的系统被添加到了现实疗法体系中。20 世纪 90 年代，选择理论取代控制理论成为现实疗法的基础。与沟通分析理论一样，现实疗法最初更多地用于团体而非个人。

最初，现实疗法没有系统的理论，只有个体对他们自身行为负责的经验主义观点。然而，格拉瑟将他的方法发展并应用到了教育环境中，这种方法现在仍然很受欢迎。在这样的设置下，团体内外都非常强调提高成绩差的学生的自尊，帮助他们改变行为和态度。目前，现实疗法已经应用于许多寻求心理健康服务的人群。现实疗法也在任务 / 工作场景中得到了应用，例如强调在小团体中合作和高效工作的全面质量运动（TQM）。此外，它还被用于在团体中研究来访者文化议题的敏感性，并被发现在多种文化中有效。

阿德勒的理论一直都很关注团体。它关注人与生俱来的社会兴趣，强调社会发展、合作和教育。阿尔弗雷德·阿德勒（Alfred Adler）是心理治疗和心理教育团体的早期使用者之一。早在 1922 年，他就利用团体为父母们提供咨询，然而，阿德勒从未提出过一种能够超越他在个体心理学研究方法中所倡导的主要原则的团体工作理论。阿德勒的追随者之一——鲁道夫·德雷库斯（Rudolph

Dreikurs）根据阿德勒的理论开创了一种团体方法。德雷库斯于1929年在维也纳将团体治疗引入私人诊所，并于20世纪30年代末将其引入美国。

以人为中心团体工作的成长和发展与卡尔·罗杰斯的理论和个人影响密切相关。20世纪60年代，罗杰斯把他的关注点扩展到了小团体和个人。他调整了一些T团体（训练团体）的结构，并将其与他自己的临床方法和积极的人文主义观点相结合，成为他所谓的"会心团体"。在这种团体中，个体之间的接触比日常生活中的习惯性接触要密切和直接得多。

20世纪70年代，这类团体有许多不同的名称，例如，个人成长团体、感觉意识团体、敏感性团体和人际关系团体。基于罗杰斯理论的团体迅速在全美范围内传播开来，并得到了广泛认可，尤其是在大学生和中产阶级中。在1962—1972年这10年的鼎盛时期，合理估计有几百万人参加了各种形式的会心团体。罗杰斯在20世纪70年代也对大团体现象产生了兴趣，并开创了一种新的团体形式——学习社群。在这种团体中，大约一次会有100人在一起生活和工作两周。

沟通分析团体

沟通分析团体的前提

沟通分析理论有多个方面。其基本概念围绕着伯恩所称的"自我状态"（一种伴随一系列相关行为模式的情感系统）的发展和相互作用。三个基本自我状态（父母、成人和儿童）在所有个体中存在并运行，且可以在个体间的互动中观察到（如图15–1所示）。

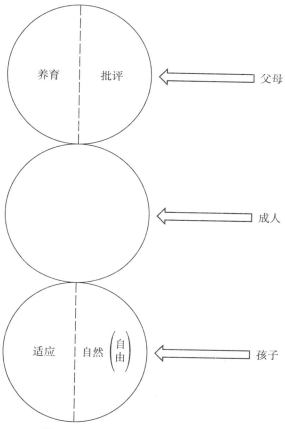

图 15–1 沟通分析理论中的自我状态

每一种自我状态都以其独特的方式运作，具体如下。

- 父母自我状态是二元的——既养育又批评（或控制）。批评式父母自我的功能是储备和分配生活所需的规则和保护；养育式父母自我的功能是照顾和养育。批评式父母自我的典型陈述是："七点以前回家"和"看看你干的好事"；养育式父母自我则通常会说："休息一会儿"和"来，我帮你拿外套"。

- 成人自我状态就像一台电脑，接收和处理来自父母自我、儿童自我和环境的信息，以做出最好的决定。成人自我是一个人现实的、有逻辑的部分。一个成人自我的典型陈述是："今天下午有约会，我得准时。"

- 儿童自我状态分为两个部分。顺从的儿童自我会遵守自己和他人心中父母自我的规则和愿望，随和且容易相处。一个顺从儿童自我的典型陈述是："我会按你说的做，因为我是个好孩子。"自由儿童（或自然状态儿童）自我的反应更有自发性、更有趣，也更顽皮、更具好奇心。它不顾及他人，仅满足自己的需求，通过直觉来解读非言语暗示。例如，自由儿童自我可能会说："来吧，让我们玩得开心！"

以下四种基本方法可以用来识别个体在特定时刻所处的自我状态：行为的、社会的、历史的和现象学的方法。意识到自身的自我状态很重要，因为它影响着个体与自己和他人互动的方式；一个以父母自我状态行动的人比一个以儿童自我状态行动的人更有可能采取批判或支持的态度。同样，如果一个人只使用一种自我状态（如成人自我），那么他或她在思想和行动上的灵活性就不如使用三种自我状态的人。

对自我状态的了解使个体和与他们合作的人能够评估他们最有可能采用的沟通类型，并在必要时采取纠正措施。这类信息能够帮助人们避免"游戏"，伯恩 1964 年将其定义为"一系列不断进行的、相互补充的、别有深意的沟通，逐渐发展为一个明确的、可预测的结果"。游戏有三个层次，几乎所有的游戏都是破坏性的，并会导致负面的结果（如扭曲）。一级游戏的危害最小，甚至可能被认为是社会可以接受的（如"瑕疵"）。在这类游戏中，人们会强调小瑕疵，例如帕特对苏珊娜说："除了头发，你看起来很棒。"二级游戏较严重，通常会导致一些身体对抗（如"吵闹"）。二级游戏的互动过程会让人产生消极情绪，比如当吉姆被马可辱骂时。三级游戏是致命的，而且通常不是说着玩的（如"警察和强盗"）。三级游戏从社会角度来说是不可挽回的——例如，艾德偷老年人

的东西被发现，并试图摆脱警察的追捕。

游戏中的人可以分为三个不同的角色：受害者（看起来是无辜的人）、迫害者（看起来是造成问题的人）、救助者（看起来会为受害者解决问题的人）。做游戏的人经常在这些角色之间切换，如图 15–2 所示。游戏具有社会层面和个体层面的动力，它们通常在团体或组织层面上进行，要么在团体内部，要么在团体之间。

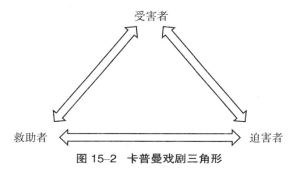

图 15–2　卡普曼戏剧三角形

沟通分析理论还强调了其他一些关于人性的信念。例如，它认为人天生具有成长和发展的积极倾向，但这种潜力必须加以培养才能成为现实。它也强调了个体安排时间来获得安抚（即身体或心理上的认可）的六种主要方式：独处、仪式、娱乐、工作、游戏和亲密。这些沟通方式可以通过自我状态图（条形图）来表示，并且不会改变，除非一个人主动决定改变花在某些行为上的时间（如图 15–3 所示）。

在一生中，个体会逐渐形成影响自己如何度过人生的脚本或习惯性模式，例如，是成为一个失败者、非成功者还是成功者。大多数人一开始的儿童自我的人生脚本是"我不好，你很好"（一种无能为力的态度），但在后来的生活中，当他们确认"我很好，你也很好"的时候，他们就转变成了成人自我的状态（以信任和开放为特征）。除此之外还有其他一些选项："我很好，你不好"（把责任推给别人）；"我不好，你也不好"（绝望和自我毁灭）。

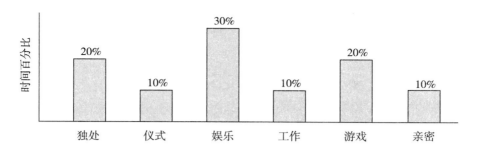

图 15-3 自我状态图

人生脚本包括了沟通（即两个人或更多人之间的社交行为）。这些沟通行为表现在社交（显性）和心理（隐性）层面。清晰的、没有隐藏信息的沟通是互补沟通。例如：

谈话者 1：现在几点了？

谈话者 2：现在 3 点了。

错位沟通是指从一个意想不到或不恰当的自我状态进行回应的沟通。当这种情况发生时，发起谈话的人往往会感到受伤并退缩。

谈话者 1（成人自我）：现在几点了？

谈话者 2（批评式父母自我）：你总是匆匆忙忙的。

隐性沟通（通常用虚线表示）发生在信息看起来是在一个级别传递，但实际上是在另一个级别传递时。这种沟通通常看似来自成人自我状态，但实际上来自儿童自我状态，我们用"成人 / 儿童"一词来表示。

谈话者 1（成人 / 儿童信息）：想来我家喝点咖啡吗？

谈话者 2（成人 / 儿童信息）：我真的很愿意。

图 15-4 说明了这三种沟通。

1. 互补沟通（两个人处于相同的自我状态下）

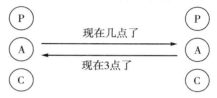

2. 错位沟通（不恰当的自我状态被激活）

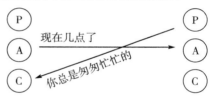

3. 隐性沟通（两个自我状态同时运行，一个掩盖另一个）

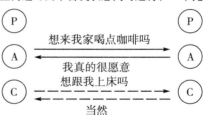

图 15-4 三种人际沟通模式

通过沟通，个体获得了安抚（即身体或心理上的认可）。安抚可以是从匆匆一瞥到言语评论的任何形式。当没有得到积极安抚时，人们会使用隐性沟通来获得消极安抚。这种情况会导致游戏的出现，使当事人产生糟糕的感受。

反思

你在何时见过人们以父母、成人、儿童的自我状态行事？审视你自己的生活，你经常处于哪种自我状态？你怎样看待"游戏"这一概念？你什么时候在团体中见过这类游戏？

沟通分析理论运用于团体的实践

沟通分析理论很适用于团体。在团体环境下，人们可以更好地了解自己、自己的人格结构、与他人的沟通、所进行的游戏以及所表演的剧本，从而更清晰地了解自己，以改变他们想改变的、强化他们想强化的。沟通分析特别适合在课堂情境中帮助孩子进入适当的状态，尤其是当与行为疗法相结合时。

根据伯恩的观点，团体治疗的目标是"为了未来，在当下与过去抗争"。儿童自我和父母自我代表过去，而成人自我代表当下。这三个自我之间适当的关系状态是人们有效发挥功能的必要条件。最终在决定表现哪种自我状态时，成人自我需要占据主导地位。

治疗契约

所有沟通分析团体都是基于参与者的能力和意愿来制定和实施治疗契约的。治疗契约是关于参与者在团体中打算实现什么明确的、可衡量的、具体的目标的陈述。它们要求参与者负责明确界定他们想要改变什么、如何改变以及何时改变。契约可以在所有类型的团体中签订：任务/工作团体、心理教育团体、心理咨询团体和心理治疗团体。从一开始，成员就应该了解改变是一种共同的责任；他们不能被动地等待带领者明确团体的工作方向。简而言之，契约确立了团体活动的出发点。一份好的契约会清楚地表明参与者正在从团体中得到他们想要的东西，并且是基于成人自我状态所做的决定。

一般来说，沟通分析团体的契约具有法律合同的四个主要组成部分，具体包括：（1）相互认同——从成人自我的角度确定一个目标，并与治疗师的成人状态结成同盟；（2）能力——就实际可以预期的内容达成一致；（3）合法目标——契约的目标；（4）报酬——服务的费用或价格。团体契约的一个例子是，一个行业团体的成员达成协议，一起合作足够长的时间，以完成一项约定事宜，如消除公司合同中的歧视性表述。团体成员通常每周都会碰面来评估他们在实现目标方面取得的进展。

古典学派团体契约

古典学派团体契约的执行着重于以下一项或多项任务：（1）结构分析；（2）沟通分析；（3）游戏分析；（4）人生脚本分析。要实现最完整的治疗，这四项任务都需要完成；每一项都建立在前一项的基础之上，必须按顺序完成。在结构分析中，所有团体成员都能够意识到自身自我状态的结构以及它们是如何运作的。成员们被鼓励去"净化"任何不正常运作的自我状态，例如一个人不再以父母自我状态说话，而是以成人自我状态说话："应该去看看孩子做了什么，而不是去听。"

沟通分析还包括诊断团体成员间的互动，以确定他们进行的是互补沟通（来自恰当的和预期中的自我状态）、错位沟通（来自不恰当的和预期之外的自我状态），还是隐性沟通（来自伪装的自我状态，如儿童像成人一样说话）。

游戏分析包括对破坏性和重复性行为模式的检查，以及对所涉及的自我状态和沟通类型的分析。因为游戏会破坏亲密感，所以消除它们是至关重要的。传统的沟通分析团体会投入大量时间帮助成员了解他们发起和参与的游戏。有了这些认识，他们就可以发展亲密的和非操控性的关系。

最后，在最深层次，沟通分析的古典学派团体进行人生脚本分析，即分析人们的基本计划，包括沟通和游戏。通常情况下，人生脚本是个体在孩提时代（五岁之前）在无意识层面上形成的。它决定了个体的生活计划，例如是过一种悲惨还是快乐的生活。一般来说，人生脚本分析很难在团体中完成。

再决定学派团体契约

由于团体的社会性，它们具有治疗因素。工作得当的沟通分析团体能使成员了解和审视自己的生活。一种特殊形式的沟通分析理论——再决定理论，能够帮助成员在他们处于儿童自我状态时重新做出决策。这是通过让成员在此时此地重新体验过去的事件来完成的。这个过程通常包括沟通分析和格式塔方法的结合，其对象可能是团体中的个人或夫妻。参与再决定过程的个体首先会签订一份契约，以解决他们希望改变的主要症状，然后针对他们经历过的争吵和游戏来采取行动。成员被教导要对自己的感觉和行为负责。

再决定过程的下一步是让团体成员探索导致他们做出特定生活决策的原因。这一过程强调责任和改变的力量，因为其间不接受无用或者所谓的逃避的话，比如"不能""也许"或"试试"。一旦团体成员重新进行决策并做出改变，在内心重温他们的早期经历，他们就会得到强化，并被鼓励继续下去。团体带领者会帮助成员专注于如何在团体之外以一种新的方式行事，并发展一个必要的支持系统来帮助维持他们所做出的改变。想象未来会发生什么以及他们将如何应对，也是该过程的一部分。

沟通分析团体带领者的作用

沟通分析团体带领者不仅仅是团体中的一员。与其他成员不同，他们首先是倾听者、观察者、诊断者和分析者，其次是过程的推动者。沟通分析团体以带领者为中心，尽管存在成员间的沟通，但其效果和带领者与成员间的沟通不同。

总的来说，沟通分析团体中带领者与成员之间的沟通被认为是主要沟通，团体成员之间的沟通是次要沟通。当主要沟通和次要沟通在所有成员中发生，并出现态度和行为的改变时，我们可以说团体运作得很理想。通过保持独立，

带领者能够比团体成员更清楚地看到正在发生的游戏，从而能够动态地加以分析和干预。

重要的是，沟通分析团体的带领者要从沟通分析的角度很好地了解自己，要采取"我很好"的人生状态，因为他们是团体中的老师。在帮助他人应用沟通分析概念之前，他们必须全面了解这些概念在自己的生活中是如何运作的。此外，如果沟通分析团体的带领者想要与成员建立融洽的关系，并帮助后者改变，那么他们自身必须在大多数时候都对自己有一个良好的评价。

带领者在沟通分析团体中有四个特定的作用：保护、许可、影响和操作。保护包括避免成员受到心理或身体上的伤害；许可的核心是给团体成员指令，让他们能够违背父母的禁令（禁令是孩子记录下来的父母的命令，要求他们扮演某些角色，如"叫你怎么做就怎么做"）；影响是在特定情况下使用适当的咨询技术，如订立促进改变的契约和积极倾听就是两种恰当而有效的技术；最后，操作是沟通分析团体带领者运用的具体技术，包括询问、明确、面质、解释、说明、确认、阐释和具体化。例如，带领者可能会因某个成员言行不一致而面质他。

沟通分析团体的理想效果

在一个成功的沟通分析团体中，成员会通过对结构、沟通、游戏和人生脚本的分析来了解自己。如果他们愿意的话，他们从这一过程中获得的认识将使他们能够以不同的方式思考、感受和行动，并且可以将他们从过去的父母自我的信息（禁令）和儿童自我早期的、自我挫败的人生脚本中解放出来。他们可能会在生活中采取一种"我很好－你也很好"的态度，并以一种积极的方式与自己相处。

乌拉姆斯（Woollams）和布朗认为，带来这种理想效果的过程包括以下七个步骤：（1）对他人的信任；（2）对自己的信任；

（3）融入团体；（4）团体工作；（5）再决定；（6）整合；（7）终止。这些步骤通常是交织在一起的，很少能区分开来。然而，在团体结束时，成员应该已经完成了他们计划要做的事情，或者拥有了达成目标的契约。沟通分析以多种方式促进人的完整性。然而，除非沟通分析理论的实践者从其他理论中借鉴行为和情感的处理技巧和流程，否则这类团体不太可能达到理想效果。

案例

托马斯和沟通分析团体

托马斯受够了总是被同龄人贬低，因此，当他有机会加入一个沟通分析咨询团体时，他欣然接受了。他认为，通过参加这个团体，他能够对自己和周围的人有更多的了解。

他没有失望。他签署了一份契约，以改进自己在别人面前的表现，并立即开始行动。通过这个团体，他意识到自己经常通过儿童自我状态来交流，这招致了许多熟人来自父母自我状态的批评和贬低。因此，托马斯对讲话方式进行了调整，学会了更多地以成人自我状态来说话，并且不再沉溺于和别人玩游戏。

问题

你认为托马斯是沟通分析团体中的一个典型还是非典型的成员？为什么？除了调整他的自我状态，你认为沟通分析团体还可以用什么其他工具来帮助托马斯学习，以及如何帮助他？

对沟通分析团体的评价

沟通分析团体是一种帮助个体为了自己和他人的利益而共同努力的潜在有力的方式。然而，它既有优势，也有局限。

优势和贡献

沟通分析团体有很多优势。首先，用来解释沟通分析相关概念的语言清晰、易于理解。沟通分析团体有助于成员理解他们是如何与自己和他人相处，以及如何在生活中做出决定的。沟通分析概念的清晰性也有助于团体成员认识到他们需要做什么来进行改变。沟通分析方法强调个体的理性觉察是改变的首要基础。

沟通分析的另一个重要优势是它比较简单。沟通分析的相关概念易于掌握，只要学习几个小时就可以进行最基本形式的应用。这种几乎可以立即使用的特点使得它很受团体带领者的欢迎。带领者希望自己的成员能够快速获得理性觉察，并在解决困难关系方面取得实际进展。

沟通分析团体的第三个优势是，个体能够更快地朝着目标进步。那些在实现目标方面取得进展的团体成员会促使其他成员进行效仿。这种动力以微妙或公开的方式产生着，帮助团体成员取得无法在个体治疗模式中取得的结果。

沟通分析团体的最后一个优势是，它可以应用于任务/工作、心理教育、心理咨询和治疗等多个场景。它也可以与其他以行为为中心的方法，如格式塔疗法或行为疗法有效结合，以产生动力性的改变。这样的组合可以帮助团体成员将他们的契约和想法转化为可实现的形式。

局限

沟通分析的一个主要缺点是其对人性复杂性的局限性解释，即将其划分为数量有限的游戏、自我状态和人生脚本。真实的人比沟通分析的概念更为复杂，团体成员可能会发现他们在处理复杂情况时会受到限制，因为缺乏相关概念来描述正在发生的事情。此外，统一、正确地使用沟通分析的语言也很困难。

沟通分析团体的第二个局限是它过分强调理解。这种对于认知的强调可能会让情况更加复杂，因为一些沟通分析团体带领者会使用该理论的结构和词汇来避免与成员进行真正的接触，或者防止暴露自己的真实反应。这类行为造成了一些障碍，是对沟通分析理论的误用，同时也降低了该方法对参与者的影响力。如果整个团体都沉浸在分析中，从而忽略了自发的互动和情感表达，那么它就有可能成为一种纯智力的练习。

沟通分析团体的另一个缺点是不够重视团体过程。沟通分析团体主要关注成员和带领者之间的互动，而没有有效地利用其他团体动力，如人际学习、凝聚力和普同性。未来沟通分析团体方面的研究需要集中在有控制组的研究设计上，以便研究人员可以在不同团体中一致地对照和比较沟通分析技术。

沟通分析团体的最后一个问题是缺乏经验证据支持其有效性。尽管杜塞（Dusay）等人引用了"实证数据获取"作为沟通分析治疗的结果，但针对沟通分析团体本身的研究很少。尽管《沟通分析期刊》（*Tansactional Analysis Journal*）对发表这类研究很感兴趣，但迄今为止向其投稿的研究却相对较少。

现实疗法团体

现实疗法团体的前提

作为一种理论方法，现实疗法不同于其他常见的团体工作的方法，它强调所有的行为都是在我们自己内部产生的，旨在满足一个或多个基本需求。与大多数其他助人理论不同，现实疗法认为人的行为不是对外部事件而是对内部需求的反应。现实疗法中的四种人类心理需求是：归属感（与人交往、爱与被爱的需求）、权力（掌控自己的生活、获得成就和达到目标

的需求）、自由（自主选择的需求）、乐趣（欢笑、体验幽默和享受生活的需求）。这些需求源于人类的"新"大脑。除此之外，还有一种生理需求——生存，源于人类的"旧"大脑。无论来访者带着什么问题前来，他们都是在努力满足这些基本需求中的一个或多个，只不过没有成功（如图15-5）。

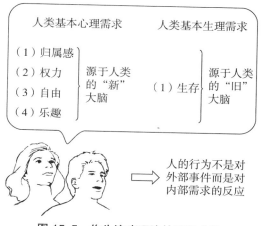

图15-5 作为治疗理论的现实疗法

格拉瑟指出，现实疗法与其他心理疗法的不同之处在于以下几个方面。

- 它不接受精神疾病的概念，认为人们之所以选择做出精神病性或神经质的行为，是试图在一定程度上控制世界，满足自己的需求。我们唯一能控制的行为就是自己的行为。
- 它强调"当下"是人们生活的"前沿"，关注个体如何有效地掌控他们所处的世界，并选择最适合自己的行为。这样的行为在引发问题的四种主要的人际关系中尤为重要：夫妻关系、亲子关系、师生关系和上下级关系。
- 它不处理移情，而是关注来访者的觉察。
- 它不考虑无意识或梦，而是专注于当下的意识——并试图使这种意识更清晰。
- 它强调人们必须根据个人价值观和社会价值观来判断自己的行为。

- 它致力于教会人们以更好的方式来满足自身的需求，并对自己负责。从本质上讲，格拉瑟把所有的心理治疗都视为教学，把所有的心理教育都视为心理治疗。

现实疗法的主要关注点之一是认知和行为的性质。伍伯丁（Wubbolding）创造了一个缩写词——"WDEP"作为教学工具，对现实疗法进行了总结，并提供了一个记忆代号，用来记忆、应用和实践现实疗法的原则。在 WDEP 中，W 代表想要（want），D 代表指导和行动（direction and doing），E 代表评估（evaluation），P 代表计划（planning）。

现实疗法运用于团体实践

现实疗法运用于团体实践基本上是一个理性、务实的过程。它强调在"此时此地"观察到的行为。例如，团体中的某位成员在处理个人和人际关系方面的困难时做了什么。如果这个过程进展顺利，那么团体成员就会放弃徒劳无益、自我挫败的行为（比如试图控制他人，让自己在这个过程中痛苦不堪），转而采取与带领者达成共识的新的行为模式。其中一种选择可能表现为放弃要他人对自己的感受负责的信念，转而相信个人拥有控制自己思想、情感和行为的自由。

团体带领者会以多种不同的方式应用现实疗法的概念。然而，主要的焦点是帮助成员对他们的行为负责，找到更好的方法来满足自身的需求，改变不恰当或破坏性的行为方式。伍伯丁是将该理论应用于团体的大师之一。他强调，在团体中使用现实疗法涉及两个主要部分：营造环境和在 WDEP 框架下运用适当的程序。

营造环境包括营造一种氛围，使团体内部的活动得以进行。伍伯丁提出了一系列应该做和不应该做的事情，合称"ABCDE"（这些事情的英文单词以 ABCDE 开头）：永远要有礼貌，坚定且热情（寻找积极的一面），不要争辩、轻视、批评、贬低或找借口。在很多方面，伍伯丁对营造环境的建议与现实疗法最初的八个基本步骤中的第一、第六和第七步类似。尽管现实疗法自问世以来已经有了很大的发展，我们在此还是列出了所有的步骤。

- **交朋友／建立有意义的关系**。在第一步中，现实治疗师试图与每位团体成员建立融洽的关系。人们通常会因为需要与他人建立关系而参与团体。因此，带领者可以在满足这一需求方面迈出第一步，即在筛选申请人并在他们进入团体之后，立即就让他们参与到交谈或活动中来。其间，带领者在团体成员的帮助下，明确他们所描绘的如何满足自身基本需求的图景。这幅图景源自团体成员的内心世界，由带领者通过巧妙的提问和互动绘制而成。

- **强调现在的行为／需求**："你现在在做什么？"这一步的重点是选择的过程。现实治疗师强调思维和行动，而不是靠感觉或生理机能来实现改变的重要性。团体成员被要求专注于他们目前能控制的行为。例如，成员可以选择如何看待其他团体成员及带领者，以及如何与他们互动。例如，威利既可以选择在团体中回避弗洛伦斯和杰米，也可以选择面对他们并与之分享自己的看法。

- **强调成员的行为是否使其得到了想要的东西**。这一步的重点是团体成员对自身的行为进行判断，并意识到自己的行为在自己的掌控中。这一过程一方面关注个人价值，另一方面强调社会制度赖以维持的合理规则。那些遇到困难的人可能违背了他们自己的最佳判断或社会的集体智慧。例如，如果苔丝在每次有人忽视她时都感到难过，而她的行为并没有带来改变，那她可能就会觉得自己所做的一切都是徒劳。

- **制订积极计划以便做得更好**。这是团体过程的一个关键阶段，包括计划、建议、帮助和鼓励，以前三个阶段为基础。尽管行动计划是个人的，但是团体成员和带领者可以提供有效的意见和建议，使计划更加有效。伍伯丁认为有效的计划应该满足以下几点要求：（1）与成员的需求密切相关；（2）简单易懂；（3）现实可行；（4）包含积极行动；（5）独立于他人的贡献；（6）定期执行；（7）即时可行；（8）着眼于过程；（9）愿意接受团体成员的建设性意见，并形成精心制订的书面计划。

- **做出承诺，按照积极计划行动。** 仅制订行动计划是不够的，团体成员还必须坚持到底。在做出承诺的过程中，成员必须对自己的生活负责，并在这个过程中获得更多的控制权。例如，如果乔治承诺每天锻炼 15 分钟，那他就能以一种新的方式掌控自己的身体和时间。

- **不找借口。** 有时，团体成员的行动计划没有取得成功。在这种情况下，团体带领者和其他成员仅仅是承认这个人失败了——不提过去，不找借口；接受借口会让计划失败的成员觉得自己很软弱，无法改变，实际上无法控制自己的生活。相反，带领者和其他成员会帮助该成员制订另一个计划（通常是对原计划的修改），并鼓励他再试一次。有时，计划被分解成比以前更小的步骤，正如格拉瑟和祖宁（Zunin）1973 年指出的，"在小的阶段让来访者获得成功，要比试图实现大的改变却经历失败要好得多"。

- **不使用惩罚。** 无论犯错的人做了什么，惩罚都只是施加痛苦，而不是减少或结束痛苦的合理方法。它与选择和控制相反，常常导致个人以消极或自我挫败的方式行事。因此，现实疗法强调不遵循行动计划的人必须承受自然后果，这通常意味着他们得不到他们想要的。这样的回应，加上团体的鼓励，往往会激励

他们再试一次。

- **永不放弃。** 改变需要时间，特别是当成员有长时间的失败经历时。团体带领者要与那些改变缓慢的成员一起坚持。这种一致性会逐渐被成员内化，使其意识到带领者就像一个不会轻易放弃自己的好朋友。有了这种认识，他们往往会更愿意尝试新的行为，改变的过程就会开始。例如，贝琪可能会在内心提醒自己，她的带领者仍相信她可以减掉她承诺的体重。因此，她再次坚定了她的承诺和努力。

除了以上八个步骤之外，伍伯丁 2011 年还提出了四个适用于营造现实疗法团体氛围的特殊技术：（1）巧妙运用提问；（2）自助程序；（3）运用幽默；（4）运用悖论。

巧妙的提问至关重要。团体带领者提出开放式的问题，邀请成员参与讨论，帮助成员变得更具探索性。例如，带领者可能会问："克拉伦斯，你希望从这个团体中得到什么？"

自助程序注重积极的一面。成员想要改变的行为是有针对性的。为了获得成功，他们会真正付出努力来实施各种行动，例如学习新的社交技能。

格拉瑟也提倡使用幽默。伍伯丁特别强调了幽默的时机、重点及其对于建立信任的重要性。

最后，关于悖论的使用，伍伯丁 1999 年强调，对于某些团体成员来说，改变最好是间接而不是直接的。为了取得成功，团体带领者可能会使用悖论（要求成员做与他们想做的事情相反的事情），这样一来，带领者传达的信息，比如"慢一点"，就会被成员认真对待，不服从反而会对他们有帮助。大多数现实疗法团体的带领者一开始都无法成功地使用悖论。

在团体工作中，在 WDEP 框架下采取适当的流程需围绕特定的行为展开。在这个过程的

"W"部分，团体成员被问及他们想要什么。这个问题是针对文化因素和团体成员的承诺而提出的。带领者既要求具体的回答，又要求一定程度的承诺；成员必须表明自己完全致力于实现自己的愿望，并将尽一切努力达成目标。"D"部分关注的是成员在做什么，但也涉及他/她的目标。如果有一台相机可以同时拍下某个成员生活中正在做的事情和将要做的事情，那么这个成员自己、其他团体成员和带领者就能够对该成员当下的现实和方向有一个清晰的认识。

"E"代表自我评估。自我评估可以是行为的、情感的也可以是认知的——重要的是，这种评估必须是现实的和诚实的。最后，伍伯丁团体工作方式的"P"部分代表一个基于目标的行动计划。一个好的计划是简单的（simple）、可实现的（attainable）、可衡量的（measurable）、即时的（immediate），并由计划者控制的（controlled）。伍伯丁1999年将以上描述的英文单词首字母组合起来，简称为"SAMIC"。他认为，团体带领者必须坚持不懈，永不放弃来访者。

反思

现实/选择疗法的主要原则之一是永不放弃一个人。你在什么时候看到过这个理念产生了效果？是什么让它起作用的？有没有哪些情况下，放弃一个人是最好的选择？

现实疗法团体带领者的作用

现实疗法团体的带领者积极且具有参与性。他们努力成为热情、直面问题的人，不断以直接、关心的方式帮助团体成员看清现实。例如，团体带领者乔治可能会问嘉娜："你现在采取的行动有效吗？"

格拉瑟1965年列出了高效的现实疗法团体带领者的四个标准。首先，他们必须是能够满足自我需求、自我负责的人；其次，他们必须具有强大的心理素质，能够抵制团体成员博取同情和为无效行动找借口的行为；再次，他们要接受团体成员真实的样子；最后，团体带领者必须在情感上投入或支持团体成员。总的来说，在与团体成员合作之前，带领者必须在心理和情感上成熟，并对自己感到满意。

柯瑞2012年指出，现实疗法实践者也必须努力实现其他职能，其中最主要的是成为自我负责行为的榜样。无论带领者希望与否，团体成员都可能会模仿他们。此外，现实疗法团体带领者必须促进成员进行自我评估，他们可以通过模拟自我评估过程来做到这一点。最后，带领者需要为团体活动设置结构和限制。他们必须帮助成员了解团体过程的范畴，以及将团体中所学应用于日常生活的必要性。

现实疗法团体的预期效果

如果现实疗法团体的过程是成功的，成员就会感受到一些好处。其中最重要的是，他们将经历改变，摆脱过去自我挫败的行为模式，即那种重复性和非建设性的活动模式。相反，他们将采取新的行为来帮助他们实现自我负责的、着眼于当下的目标。他们会意识到，就像当他们的积极行动计划没有成功时，带领者没有放弃或惩罚他们一样，当没有达到最初的目标时，他们也不必灰心、气馁或自我责罚。

那些体验过现实疗法团体的成员能够对自己的价值观有一个更深刻的认识。通过团体，他们意识到可以去选择如何行动。外部事件和过往经历对他们的影响小了很多。

案例

拉克尔成为现实疗法团体的带领者

拉克尔是一名学校辅导员，也是一名现实治疗师。在组建一个团体时，她从学校里选择了10名有行为问题的青春期男孩，并对他们进行了筛选。九名学生表示对在团体中学习新行为感兴趣，并最终加入了团体。拉克尔每周都会和孩子们一起制订计划，并坚持实施。她不允许他们为失败找借口，即使是已经连续五周没有完成计划的伯特，她也没有放弃。当为期12周的团体结束时，男孩们彼此之间产生了深厚的友情，不愿结束这段经历。最后，他们都觉得自己比以前在老师、家人、朋友，甚至自己面前更成功。

问题

你认为现实疗法对那些已经被别人放弃的人更有效吗？团体成员的背景真的会有影响吗？为什么？

对现实疗法团体的评价

现实疗法已经在许多不同的团体中得到了应用，而且用途非常广泛。然而，它既有优势也有局限。

优势和贡献

现实疗法的以下几个优势使它成为团体工作富有吸引力和成效的方法。第一，现实疗法强调责任。个人有责任决定他们重视什么并希望改变什么，因此，责任完全由团体成员承担。他们在行动时可能会通过以下七个致命习惯来破坏关系：批评、责备、抱怨、唠叨、威胁、惩罚、通过贿赂或奖励来控制，但也可能会通过七个关爱习惯来改善关系：支持、鼓励、倾听、接受、信任、尊重和协商解决分歧。

现实疗法的第二个优势是它强调行动和思考，而不是感觉和生理体验。通过强调团体成员制订计划并付诸实践，现实疗法打破了过去的惯性，使成员更有可能改变。这个行动/思考过程的一部分包括不接受借口和不惩罚。

现实疗法团体的第三个有价值的方面是它对被社会抛弃群体（如行为不端的人、囚徒和瘾君子等经常被忽视或没有得到有效服务的群体）的效果。现实疗法团体使我们有可能与那些被认为是不可救药或困难的人群有效地合作。这种方法在危机咨询和长期团体咨询中也很有效，例如针对强奸受害者的咨询。

现实疗法的第四个优势是它强调团体工作中明确的程序。现实疗法直截了当地强调团体带领者需要做什么以及什么时候做。多年来，它变得越来越灵活，实践者在它的工具箱中添加了新的技术，如悖论法与教授隐喻和故事。

现实疗法团体的最后一个优势是，治疗在成员能够解决困难后即终止。这是一种相对简短的方法，毕竟大多数人只有有限的时间来解决他们的困难。现实疗法就是基于这种现实，帮助团体成员与他人建立联系，并强化每个人的成功计划。

局限

现实疗法的第一个缺点是它强调交流，无论是口头的还是书面的。许多现实治疗师会在他们的团体中使用契约，让成员明确他们的目标是什么。那些不能或不愿以这种方式交流的人很难从这种方法中获益太多。

现实疗法的第二个缺点是它的简单性。格拉瑟提出的八步法或伍伯丁的WDEP模型，可能会被不懂欣赏人性和改变复杂性的死板的团体带领者误用。这些人可能控制欲太强或过于僵化，以至于团体成员没有机会与自己的问题做斗争。

现实疗法的第三个缺点是它在一些问题上的极端立场。例如，格拉瑟否认存在基于基因的精神疾病，坚持认为是人们选择了精神病性的行事方式。此外，现实疗法拒绝处理无意识，否认过去经历的重要性。

现实疗法在团体运用中的第四个缺点是它缺乏实证研究支持其有效性。格拉瑟认为，现实疗法是教育、矫正和物质滥用项目中最受欢迎的理论之一，但它的有效性尚未得到深入的研究。

现实疗法的最后一个缺点是它强调一致性和实用性。团体成员被期望符合那些最有权力者的现实。这种强调是务实的，但可能会阻碍创造性和独立的行为，也可能会使人们的注意力从改变环境上转移开。它的缺点是可能会使人们绕过或忽略更大和更重要的问题。

阿德勒团体

阿德勒团体的前提

在阿德勒理论的主要原则中，首要的一点是人们主要受社会兴趣的驱使。社会兴趣被定义为"不仅是对他人的兴趣，而且是对他人利益的关切"。阿德勒理论认为，正常生活的本质是关心他人。这种关心表现为一种对他人的积极态度，这种态度可以在团体情境中得到发展。

阿德勒理论的其他主要观点如下：

- **所有的行为都是有目的的**。阿德勒学派认为，人的行为不是随机的。个体的行为是有目标的，虽然有时他们并不知道自己的目标，但生活的总方向是从负（自卑）到正（完美，即完整）。例如，如果贝弗利对卡门大吼大叫，那她可能只是想保护自己的隐私，尽管事后她可能会说："我不知道我为什么要那样做。"

- **知觉的主观本质**。阿德勒学派强调人类行为的现象学本质。人们是基于自己的经验来感知世界的，并不是客观的。因此，如果埃里克在他的生活中只见过虐待，那他可能会认为这个世界和他所在的群体都有敌意。

- **人的整体性**。阿德勒学派认为人是统一的整体，而不是各部分的集合。与其说人是机器，不如说人更像树木，从种子中生长出来，然后再长出枝叶。从这个角度来看，单一的答案通常不足以解释一个哪怕是很简单的行为。

- **发展健康生活方式的重要性**。生活方式是一个人喜欢的生活和与他人相处的方式。阿德勒学派强调，错误的生活方式建立在竞争和努力超越他人的基础之上。当人处于顺境时，生活方式往往不被注意；但当困难出现时，它们就会显现出来。生活方式是在一个人生活的早期（大约在五岁）发展起来的，但它是可以改变的。

- **自我决定论**。个体根据行为的预期结果来描绘未来。阿德勒学派强调人是有创造力的，可以从多种可能的行为中做出选择。所有的行为障碍都是基于未能明智地做出选择。

阿德勒理论运用于团体的实践

从本质上来说，阿德勒团体主要是心理教育团体，尽管其中一些是治疗导向、在咨询的背景下进行的。尽管这些团体是"流程上的异端"，但它们也有许多一致的方面。阿德勒团体的理念是人们可以互相学习。正如德雷库斯1969年指出的，"由于问题和冲突是在个体的社会属性中得以确认的，因此团体不仅最适合突显和揭示个体冲突和适应不良的本质，而且最适合提供纠正性的影响"。

有些阿德勒团体比其他团体更具说教性。例如，阿德勒家长教育团体会对养育行为中的儿童发展和问题预防等方面进行解释。这些团体致力于促进父母思考孩子行为的动力和目的，并鼓励团体成员进行讨论和互动。在孩子产生改变之前，可以预料到父母的行为会先发生改变。这些团体还强调将家庭成员之间的合作作为目标，强调使用逻辑和自然的结果来避免家庭权力斗争。阿德勒学派通过训练有素的团体带领者和固定的课程来促进家长讨论团体的发展。这种取向是民主的，它鼓励定期召开家庭会议来作为一个所有家庭成员表达关切和需求的平台。

阿德勒心理教育团体的一个变体是 C 团体。这个名称源于团体的所有构成部分：协作、协商、澄清、对抗、关注、保密和承诺。所有这些团体构成方面的英文单词都以 C 开头。C 团体的方法现已更新，目前被包装为"有效育儿的系统培训"（Systematic Training for Effective Parent，S.T.E.P.）。另一个阿德勒家长教育项目是"今日积极养育三步走：幸福家庭的三模块指南"（Active Parenting Today in 3: Your Three Part Guide to a Great Family）。

不论阿德勒团体的形式如何，至少有三个统一的因素将其联系起来。第一个因素是强调对个体早期生活经历的解读。认识并理解团体成员是如何创造自己生活方式的，将有助于促进他们的改变。因此，如果埃莉诺生活悲惨，那么至少有部分原因是她主动造成了这样的境况。阿德勒团体的第二个相似性是在团体过程中强调个人、人际和团体过程的目标。个人目标可能包括深入了解错误生活方式的产生并采取矫正措施。人际目标可能是使个体变得更加社会化和更多地与人交往。团体过程目标可能聚焦于促进成员体验团体中的合作氛围。比如，舒福特会意识到，他过去是把自己孤立起来了，他可以走出去接近团体中的人以及团体本身。

在对成员进行初步筛选后，阿德勒咨询团体会在成立之初强调带领者对于促进团体合作和平等精神的作用。团体成员可能会签订契约，针对他们认为有意义的部分进行工作。在营造了恰当的参与氛围后，带领者会邀请成员探索他们自己的生活方式，了解他们当前的行为如何促进或阻碍他们应对当前的生活任务。在这一阶段，团体会采用一些方法，包括探索家庭系统排列、早期回忆和基本错误等。

在进行完这种分析之后，团体成员准备进入团体的洞察和重新定位阶段。洞察阶段的任务包括帮助成员理解他们过去所做选择的原因，这常常伴随着带领者对于解释技术的运用。解释是作为一种试探性的假设而提出的，如"有没有可能是……"或者"我想知道……"。例如，"琼，我想知道你姐姐的成功和你经常在事情一切顺利时却选择放弃的行为模式之间是否有联系？"

在最后一个阶段——重新定位阶段，成员被鼓励采取不同的行动，掌控自己的生活。这个过程意味着要冒险，例如要表现得好像他们就是自己想成为的那种人。例如，达马尼可能会下决心表现得好像他不需要父母的支持就能做出成功的职业选择。

阿德勒团体带领者的作用

虽然协同带领团体在阿德勒学派中很常见，但有效的阿德勒团体带领者通常具有许多个人特质。理想的带领者是一个性格稳健的人，具有以下特质：适应性强、有勇气、幽默、真诚、接纳他人，以及能够促进与团体成员真诚交流的开放性。阿德勒团体带领者要拥有一种积极的态度，能够给他人灌注希望。此外，他们还必须对成员有深入的了解，能够积极、及时地面质团体成员的错误逻辑（即非理性信念）。

科尔西尼（Corsini）指出，阿德勒团体带领者的个性和他们使用的技巧同样重要。马尼亚奇（Maniacci）等人认为带领者的人格至关重要。要想更有效地带领团体，带领者必须自由地分享意见和感受。因此，团体带领者是团体过程的协同参与者。他们为成员树立应有行为的榜样，并在团体中培养正确的态度。

总的来说，阿德勒团体带领者专注于理解团体成员当下的行为模式，并挑战他们去改变。尽管带领者可靠并充满关爱，但高效的团体带领者会利用团体动力帮助成员自助。带领者可能会鼓励成员就他们表现出来的具体行为和行为背后的基本生活假设相互面质，因为他们知道这样做可以使成员对自己的生活信念有更多的认识。这样一来，成员树立生活目标并为改变而做出调整的过程就能够变得更完整和彻底。

在带领儿童团体时，阿德勒团体的带领者可能主要使用鼓励（带领者通过陈述他们相信行为改变是可能的，来暗示他们对儿童的信任）、自然后果（接受某一特定行为的结果，比如一个人迷路是因为他没有遵循方向指示），以及假设行动（即儿童像他们希望成为的理想人物那样行事）。对于成人团体，可以采用更系统的方案。带领者可以使用刚才提到的三种技巧以及其他技巧，例如任务设置（成员设置短期的、可实现的目标，并最终达成长期的、现实的目标）和按按钮（即帮助成员意识到他们可以选择性地关注和记忆生活中的刺激）。无论是哪种情况，阿德勒团体带领者都努力忠于这一过程背后的理论，同时又富有创造性。

案例

艾丽西亚使用假设行动

当艾丽西亚加入阿德勒家长团体时，她对于自己以及自己在孩子们的生活中扮演什么角色并不明确。她很早就结了婚，而且很快就有了两个孩子，一个五岁，一个七岁。两个孩子都很任性，艾丽西亚没有从丈夫那里得到多少帮助。

通过团体，她开始想办法改善自己和孩子以及丈夫的生活。其中一个想法就是使用假设行动，以"好像"方式行事。通过运用这种技巧，艾丽西亚表现得好像她有信心恰当地管教孩子，并指导丈夫如何提供帮助。结果艾丽西亚现在对自己感觉好多了，对孩子和丈夫的感觉也好多了。

问题

你还建议艾丽西亚使用阿德勒学派的哪些其他技术？你选择的理由是什么？

阿德勒团体的理想效果

阿德勒团体的效果主要集中在团体成员的成长和行为上，而不是团体本身。总的来说，当一个阿德勒团体结束时，其成员应该是社会化的、内部整合的，并以目标为导向。他们应该纠正了错误的信念，消除了竞争性的行为立场，并更多地理解了原生家庭的问题。阿德勒团体的儿童应该会更清楚地认识到自身行为会导致的后果以及他们可以成为怎样的人；与儿童一起工作的成年人应该更多地认识到儿童错误的信念体系（如他们必须是优越的、无助的、强大的或有缺陷的），并采取纠正措施帮助他们消除被误导的思想和行为。阿德勒团体中的儿童比其他任何年龄段的群体得到的干预都更直接。

对于青少年群体，阿德勒团体会特别帮助他们更好地处理自己和外界对自己的看法，并使他们认识到不一定要参与竞争才能被接纳。有许多方法可以促进青少年的合作行为（见表15-1）。

对于家庭和成年人来说，阿德勒团体的目标是适应社会。它们能帮助成员理解家庭和社会关系中的基本问题都是以人为中心的，建立在民主原则基础上的关系最有效。

虽然关于阿德勒任务/工作团体的文献很少，但是这些团体的效果应该强调社会合作和团体合作。任务/工作团体的成员可能会意识到，当他们合作而不是各自为阵时，他们可以完成更多的工作。

表 15-1　　　　　　　　　　　　　促进青少年合作行为的方法

错误信念 我是有价值的，只有：	目标	例子	成人的反应	同龄群体的反应	对纠正反馈的反应	替代性的纠正方法
当我什么都做到最好的时候	优越	极度努力地争取最好的成绩、最多的荣誉、班级第一等	认可	钦佩	证明努力是正当的	避免全盘认可，鼓励敢于不完美的勇气；鼓励社会合作
当我得到同伴的普遍认可时	受欢迎程度（社会认可）	不断尝试获得广泛的同伴社会认可	认可	接受；小群体的嫉妒或恼怒	表面的顺从；友好的分歧	避免全盘认可；鼓励独立行动
当我完全符合成人社会的所有标准时	一致性	不断试图用良好的行为举止、成绩等来取悦他人，尤其是成年人而不是同龄人	认可	恼怒（带着一些）嫉妒	表面的顺从	避免全盘认可；鼓励与同伴的社交活动；鼓励个性化
当我完全获得掌控/不受外部控制	反抗：为争取独立而斗争	关于发型、服装等的争论	烦恼；激怒；生气	接受；认可	继续争执；不服气的顺从	避免争执；另找时间提出建议
	攻击	蓄意破坏；打架；犯罪	愤怒；伤心；报复	被多数人排斥；被小群体接受	还击	避免伤害和愤怒；停止还击；进行合理限制和运用自然后果
	退避	出走；旷课；自杀	害怕；警觉	漠不关心；些许同情	被动反应；没有改进	避免歇斯底里的反应，鼓励社会参与
当我在性爱中证明自己并获得享受时	性滥交	与他人发生高度亲密的性行为	厌恶；震惊；不赞成	被多数人排斥；被小群体接受	藐视性的拒绝	避免震惊和厌恶；鼓励自尊和尊重他人的愿望
当别人认为我非常迷人和讨人喜欢时	魅力	令人着迷和赏心悦目的谈吐和行为	着迷和受宠若惊；有时夹杂着恼怒	着迷和受宠若惊；高兴嫉妒	逐步提高魅力；生气；回避	不为所动，但是友好；保持礼貌，并强调努力

续前表

错误信念 我是有价值的，只有：	目标	例子	成人的反应	同龄群体的反应	对纠正反馈的反应	替代性的纠正方法
当我的身体美丽或强壮时	美；力量	对外表的过度关注和依赖	赞赏，有时夹杂着嫉妒或恼怒	钦慕，有时夹杂着嫉妒	忽视	避免赞美；鼓励身体以外的追求，如阅读、艺术、音乐
当我是"男超人"或"女超人"时	性别优势	男孩：有男子气概的行为；女孩：攀附依赖的行为	通常是认可的，有时有些恼怒	通常是认可的，有时有些恼怒	排斥	避免全盘认可；鼓励对比鲜明的"女性化"或"男性化"态度和行为
当我完全投入宗教思想和活动时	宗教信仰	深度参与宗教思想及活动；经常去教堂	认可，有时夹杂着忧虑或烦恼	被大多数人忽视；被小群体接受	遗憾；防御	避免全盘认可或不认可；鼓励探索性的思维和对话

资料来源：From E. W. Kelly and T. J. Sweeney（1979）. Typical Faulty Goals of Adolescents, The School Counselor, 26（4）, pp. 239–241. Copyright © 1979 by American School Counselor Association. Reprinted with permission.

对阿德勒团体的评价

阿德勒思想的理论和实践具有明显的优势和局限。

优势和贡献

阿德勒团体的第一个优势是它们通常不具有威胁性。另外，由于重视教育，而且多数是基于健康的运作模式，阿德勒团体通常会对参与者有帮助。在这些团体中，成员们通常很享受团体经历，感觉自己找到了切实的方法来处理具体的日常问题。

阿德勒团体理论和实践的第二个优势是，它的相关方法是合乎逻辑且基于"常识"的。大多数团体成员不会因为其条款或程序而感到厌烦。此外，大多数团体带领者能够在相对较短的时间内学习和运用阿德勒学派的概念。阿德勒团体鼓励民主参与，这对于促进成员和带领者的开放和对话很有帮助。

阿德勒团体第三个富有吸引力的特点是它们具有整体性。大多数阿德勒团体通常会使用认知方法来帮助成员理解所提供的材料。同时它们也处理人的行为和情感方面的问题。

阿德勒团体的第四个优势是其兼容并蓄的性质。它不拘泥于僵化的程序和方法。例如，阿德勒团体带领者可能会使用心理剧和其他积极的治疗技术。此外，阿德勒团体强调阿德勒学派的共同概念，如社会利益的价值、目标导向的行为和个人的不可分割性。

阿德勒团体的第五个优势是它针对不同人群的灵活性。有各种不同形式的阿德勒团体可以应用于儿童、青少年、父母和家庭。此外，研究发现，阿德勒团体在不同人群中取得了成功，如寻求摆脱孤独的个体和参加医院门诊物质滥用项目的患者。

局限

阿德勒团体的第一个缺点在于其带领者风格。阿德勒学派的理论在平等哲学和人格发展理论方面是统一的，但在程序上却有自己的风格。它们除了经验之外没有其他指导方针，完全由团体带领者决定理论的哪些方面更重要。因此，如果团体在某种程度上偏离了阿德勒学派的原则，就可能会遇到困难。

阿德勒团体的第二个缺点是其视野的狭窄。阿德勒学派认为所有问题都是基于社会的。对于很多问题来说确实如此，但有些问题还有其他的原因，而它们在阿德勒团体中没有得到解决。例如，在一个工作团体中，可能是产品生产流程出现了错误，而不是相关人员的问题。同样，无论人们是否想与其他人交往，贫困的环境都可能会导致他们之间出现摩擦。

阿德勒团体的第三个缺点是缺乏一致性。最著名的阿德勒理论家之所以获得成功，是因为他们有能力将阿德勒原理付诸实践。尽管阿德勒的一些追随者将阿德勒理论转化为更为统一的实践技术，但阿德勒理论方法在团体工作中仍然缺乏具体的技术。

最后，关于阿德勒团体的研究还相对薄弱。阿德勒团体要想取得显著地位，就必须有更多的数据来证明其有效性。

以人为中心团体

以人为中心团体的前提

罗杰斯定义的基础会心团体有以下几个前提。首先是对人的内在资源的信任。正如罗杰斯1980年所言，"个体自身拥有巨大的理解自我，改变自我概念、基本态度和自我导向行为的资源；如果能提供一种确定的促进心理态度的氛围，这些资源就能得以利用"。

第二个前提是对团体的信任感，这种信任可以帮助成员在没有带领者引导的情况下开发自己的潜能。这是一种信念，即相信会心团体将促进存在于个体内心的积极成长趋势。罗杰斯1970年强调，即使一开始对团体的界定不准确，会心团体中的行动也将是积极的。他曾说："团体将会行动起来，我对此很有信心。但是如果我认为自己能够或应该把这种行动引向一个特定的目标，那就太自以为是了。"

罗杰斯理论的第三个主要前提是，必须在团体内部创造某些条件，以便团体成员最大限度地发挥他们的全部潜能。以沟通为例，团体带领者和成员表达共情、真诚（一致）和接纳（无条件的积极关注）都是必要的。此外，团体成员必须积极倾听（倾听、理解言语和非言语手势背后的意思）、自我表露（揭开伪装和面具）、处理当前关注的问题、在必要时进行面质（挑战他人想法和行为上的不一致）。

最后，会心团体成员需要认识到，一个受过专门培训、有经验和资质的带领者将会帮助他们。团体带领者必须善于促进团体成员尽力表达自己，他们自身必须是一个内在整合完善、同时接受过专业教育的人。

与T团体不同，基础会心团体的结构更少、更理论化、更倾向于关注此时此地、更以任务为导向且更基于过程、在反馈中更多地使用面质。成员们可以自由地谈论他们的过去和现在，因为会心团体并不区分成长发展目标和心理治疗目标。一般来说，相比T团体，基础会心团体容许和接纳更广泛的表达性行为。团体成员通常更注重拓展个人成长的范畴（更从整体上强调发展来源于经验，如旅行或生活际遇），而不是聚焦于个人成长中的问题（更着眼于感知到的个体的不足或需求）。

总的来说，基础会心团体建立在成员相对健康的前提之上。他们最初被称为"正常人的团体治疗"。这些人（通常为8~18人，互不相识）会自愿参加一定次数的团体活动，并努力发展对自己和他人更强的感知和接纳能力。随着团体的推进，他们将帮助自己和他人更加熟练地使用自身和人际资源。

反思

破坏会心团体活动的因素之一是未经培训的团体带领者尝试驾驭团体的多变性。在你所生活的社区，是否仍然会看到某些类型的团体（从团体到任务小组）是由那些似乎不知道自己在做什么的带领者领导的？这对你理解这些团体有何影响？

以人为中心理论运用于团体的实践

某些程序（即技术和流程）对所有会心团体都是通用的。其中最关键的一点是营造一种心理氛围。在这种氛围中，团体成员可以冒险做自己。为了营造这样的治疗氛围，罗杰斯1970年使用了一种非结构化的团体形式，在这种形式下，成员一旦建立起信任，就可以自由地表达他们的想法和感受。团体带领者通过表露自己的消极和积极情绪来促进信任的发展。

反馈和沟通也是会心团体经验的重要组成部分。没有反馈和沟通，个体之间就不会有真正的接触。反馈是指一个人对另一个人的行为给出看法。例如，克劳迪娅可能会对卡尔说："当你诚实地告诉我，你对我向你提出的建议的感受时，我真的很高兴。"表意清晰的语言和手势是想法和感受最好的表达方式。例如，马修可能会严肃地对亨利克说："当我让你多说几句时，你却闭口不谈，这让我很沮丧。"

使用这些基本技术的过程，即罗杰斯的"会心团体15阶段过程"，有着明确的界定。不过这些阶段并不总是以确切的顺序发生，而且不同的团体情况也可能有所不同。

第一阶段：游离状态。在团体的初始阶段，成员们常常对谁负责领导团体以及他们应该做什么感到困惑。这种困惑会导致沮丧、沉默，使成员们倾向于维持浅层次的对话。游离状态在很大程度上是一种热身，它会阻碍成员进入正题讨论。

第二阶段：阻抗。团体成员以公开自我和私人自我两种身份进入团体。在建立起对其他成员的信任之前，他们倾向于避免暴露私人自我的一面。

第三阶段：表露过去的感受。随着信任的逐渐建立，团体成员开始谈论他们的感受，但只谈论那些安全的、可表露的感受（例如，过去的感受）。这一阶段的谈话是关于"彼时彼地"的经验（即过去的经历）和那些不具威胁性的内容。

第四阶段：负性情绪表达。随着团体的发展，最初的"此时此地"的情绪会被表达出来，但通常是以一种消极的方式。这些感受大多是针对带领者的，他们通常会因没有提供足够的结构化指导而受到指责。例如，拉尔夫可能会对带领者凯文说："我希望你要么在这个团体里变得更加活跃，要么给我们找一个新的带领者。"罗杰斯假设消极情绪的发生首先是因为成员：（1）想要测试团体的可信度；（2）认为如果他们是消极的，那么他们就更不容易被拒绝。

第五阶段：表达对个人有意义的内容。在这个阶段，团体建立了真正的信任。成员可以自由地探索和谈论生活中的重要事件。他们通常一开始是消极的，但随着被其他成员更多地接纳，情况发生了变化。例如，佩吉可能会对大家说："我想告诉你们更多关于我自己的事情，比你们目前听到的更多。"

第六阶段：当下人际情感的交流。在这个阶段，团体成员开始受到其他成员的影响并对其做出反应。他们向他人表明自己是如何理解他人的评论和行为的。因此，查尔斯可能会对史蒂夫说："你对自己人生决定的说法让我觉得你是一个有着深刻悔意的人。"真正的相遇发生在此时。

第七阶段：团体治愈能力的发展。当成员们表达了对自己和他人的个人感受之后，他们开始互相帮助。这是在团体成员对分享经历的其他成员提供温暖、同情、理解和关心之后实现的。罗杰斯认为，最重要的是团体成员的关心态度，而不是团体带领者的专业知识。因此，当汤米告诉珍，不管她的过去如何，他都关心她这个人时，珍就可以开始冒险进行改变了。

第八阶段：自我接受和改变的开始。当成员被更多地接纳时，他们会越来越意识到自己的行为和感受，从而变得不那么刻板。他们愿意接受改变，而这将带来更多的改变。例如，当弗雷迪意识到即使他不完美，其他成员也会喜欢他时，他就开始敞开心扉，畅所欲言，向他人倾诉。

第九阶段：面具破裂。在这一阶段，团体成员往往会摘下他们一直戴着的面具，变得更加真诚。随着团体的发展，成员越来越不能容忍面具。他们经常要求而不是请求他人停止以客气或肤浅的方式进行交流。

第十阶段：反馈。通过反馈，团体成员的自我意识更加清晰。例如，马克可能没有意识到别人认为他很专制，除非其他成员告诉他。反馈主要是建设性的，能极大地增强成员理解他人如何看待自己的能力。

第十一阶段：面质。当成员意识到团体将要达到高潮时，他们之间的面质会变得更加明显。面质的形式既有积极的反馈，也有消极的反馈。

第十二阶段：帮助团体之外的关系。这一阶段与第七阶段相似，但在本阶段，成员会在正式团体活动之外体验治愈和帮助彼此的关系。这个过程可以帮助他们消除误解，发展新的关系。

第十三阶段：初步交心。真正的人与人之间的接触是团体此时最重要的特征。成员逐渐认识到以这种方式彼此联结是一件多么令人满意和有意义的事情。因此，乔治试图比以前更接近布兰达、贝蒂和巴里，因为他意识到从他们身上学到了太多关于自己与他人互动的模式的知识。

第十四阶段：亲密的表达。随着团体接近尾声，团体成员会对自身经历和其他成员表达积极的感情。团体精神会发展得更加强烈。因此，托德可能会对整个团体说："我觉得你们每个人都是我的家人。"

第十五阶段：行为改变。行为改变是团体凝聚力增强的结果，更多地在团体接近尾声时表现出来。成员们倾向于以一种更开放、诚实、关心他人的方式行事，并且在团体讨论结束后将这些行为迁移到日常生活中。例如，在团体结束后，米奇对待陌生人可能比他以前想过的更加开放。

以人为中心团体带领者的作用

以人为中心团体的带领者会从团体成员那里获得指导。通常，这些带领者认为他们的团体有能力，并拥有内在资源来指导团体成员和团体整体的发展。这类带领者的风格一般不像其他许多团体带领者的工作风格那样活跃，尽管罗杰斯在团体中往往比在个体咨询中更常使用面质。研究表明，有效的带领者会比无效的带领者更频繁地以一种积极的方式面质他们的成员，更多地使用共情和积极关注。

一般来说，以人为中心团体的带领者是人际有效性的典范，是开放性、一致性、温暖性、真诚性和接纳性治疗规范的榜样，也是在团体内创造一种促进关系发展的氛围的典范。团体带领者，即通常所说的团体促进者，不使用噱头和计划好的程序，不采用解释和其他的专业流程。相反，他们作为团体的一员参与到团体中，与团体一起分担困难。通过这种方式，带领者试图更个性化地理解团体中的每个人，并真诚地接受自己和他人。

总的来说，以人为中心团体的带领者会发挥以下五种作用：（1）传递温暖和共情；（2）关心他人；（3）理解意义和内容；（4）传递接纳；（5）建立联结。这些作用通过基本的团体技术，包括倾听、支持、反思、分享、肯定、澄清、总结、参与，当然还有会心等来表现。总之，带领者把自己当作推动变化的工具，提供共情、凝聚力和接纳的核心条件。他们对团体的态度有助于营造一种促进团体成员成长的氛围。

案例

凯里感受团体氛围

当凯里进入以人为中心团体时，她显得非常紧张。她不与其他人进行眼神交流，也不说话。其他成员想知道她为什么要参加这个团体，而凯里自己也想知道。她原本是想打破自己沉默寡言的老习惯，但现在她很快又缩回到了一个空壳里，所以她在重新考虑是否应该来参加团体活动。

有趣的是，没有人强迫她说话或做任何事。其他成员似乎对凯里这样的表现很满意。第二次团体会面时气氛仍是如此，此后一直这样。

随着凯里的心情渐渐好起来，她开始发表一些简短的评论，后来又说了一些深思熟虑的话。当团体结束时，她似乎已经很享受团体生活。三个月后，当团体重聚时，凯里甚至提前来到了场地。

问题

通过凯里在团体中的经历，你对于接纳和开放的力量有哪些理解？你认为凯里在其他一些理论学派的团体中也会有同样的表现吗？如果会的话，那是哪个（些）学派的团体呢？为什么？

以人为中心团体的预期效果

以人为中心学派的会心团体旨在发展团体成员的自我意识和对他人的意识，并不断成长。个人成长的目标与罗杰斯所描述的自我实现（成为一个人所能成为的一切）有关。另一个目标是对体验持开放态度，尤其是当它涉及与他人的亲密关系和意义感时。当团体成员改变他们的身体姿势并变得放松时，行为的改变就有望实现。最后，还有一个目标是减少与自己和他人的疏离。

罗杰斯1970年报告说，他的方法的实际效果和预期结果是一致的。他进行过一项系统的追踪研究，在他和同事带领的小团体结束后的3~6个月，向其中500名参与者发放了问卷。只有两人觉得团体经历对他们造成了伤害。大多数受访者都表示，这个团体对他们的行为产生了积极而持久的影响。虽然调查研究存在一些问题，但会心团体的成员似乎大都感觉从这段经历中获益匪浅。

其他研究者，尤其是利伯曼、亚隆和迈尔斯发现了不太积极的结果：他们的研究对象中有近10%报告说，马拉松式的会心团体对他们有害。值得注意的是，以人为中心团体不喜欢持续超过12小时的团体体验。对于基础会心团体的总体效果，需要进行更多的研究。

对以人为中心团体的评价

在某些情况下，以人为中心团体对部分人群有一些有效因素，但也有其局限性。

优势和贡献

基础会心团体能够帮助传统的团体带领者，特别是那些从心理治疗角度工作的带领者，认识到促进个人全面发展的重要性。20世纪60年代以前，团体心理治疗师的重点都是减少而不是扩展团体参与者的经验。在会心团体普及以后，团体心理治疗师开始倾向于强调来访者的资源，并试图减轻他们的缺陷感。

以人为中心团体的第二个优势是它对带领者的重视。基础会心团体的核心是团体促进者。促进者的任务是真正关注他人，为他人的成长创造条件。很少有其他团体像这样认为带领者和团体成员同等重要。然而，其大多数团体模式都受到了以人为中心学派强调带领者重要性的积极影响。

基础会心团体模式的第三个积极贡献是强调提高个体的沟通技能。马利弗（Maliver）指出，在参加会心团体之后，个体更容易意识到他们的交流方式中令人不满的行为举止，并可能改变他们的行为。这种改变可能会促进个体的发展。

基础会心团体的第四个贡献是在研究方法方面。在基础会心团体运动之前，团体心理治疗的研究是相当粗糙和缺乏想象力的。基于会心团体注重调查的传统，在基础会心团体运动以后，实证研究变得更为复杂。

以人为中心团体的另一个贡献是它对其他教育模式的影响。例如，一些家长教育项目就是基于这种团体理论，例如托马斯·戈登（Thomas Gordon）的家长效能培训（parent efficiency Training, PET）项目。

最后，以人为中心学派的会心团体使团体可以为"正常人"所接受。因为团体成员不会被视为"病人"，所以团体可以在个体发展方面进行工作，而不用让个体背负由负面标签带来的污名。

局限

基础会心团体的一个缺点是，对于那些需要进行治疗或更结构化咨询的参与者，以及需要更有组织的心理治疗团体的参与者来说，基础会心团体可能会有危险。有智力障碍、严重脑损伤或严重情绪障碍的人需要更多的结构和指导，而基础会心团体在这方面提供的并不够。这些个体还未准备好面对团体的开放性，并可能会因这样的经历而退行。

基础会心团体的第二个局限是对成员和带领者的筛选方式。通常来说，对会心团体成员的选择是没有规则的。有些人可能通过说服团体带领者，使其相信他们可以从这样的团体经历中获益，从而进入团体。在这种传统下，会心团体也不强调对团体带领者的培训。因此，会心团体带领者最终可能要么过于被动，要么陷入一种速成心态，过度使用团体体验。

对以人为中心团体的第三种批评是，它可能没有明确的效果。以人为中心团体实践者对引导团体有意识地关注团体过程兴趣不大。虽然基础会心团体带领者所鼓励的品质非常适用于团体创建初期，但却可能会导致团体过程的中止，因为带领者不依赖技术来推动或激励成员向某个特定的方向前进。强调带领者的人格和不强调技术可能会使某些团体没有效果。

基础会心团体的第四个缺点是它们的历史。在20世纪60年代和70年代，基础会心团体非常流行，以至于几乎成了一种时尚。不过后来，它的影响力渐渐减弱。现在依然有人对这类团体保持怀疑。的确，正如亚隆和莱斯茨2005年所指出的，现在很难体验到真正的基础会心团体，尽管这类团体的大部分结构和技术还存在于大型团体的觉醒项目中，如"爱海德训练课程"和"生命泉源"之中。

基础会心团体的最后一个局限在于其效果评估的研究方法上。罗杰斯使用自我报告的研究方法，即由参与者写下或勾选团体是如何给他们带来变化的。但研究发现这种方式是不充分的，并不能衡量此类团体中个体变化的复杂性。因此，关于基础会心团体有效性的说法令人怀疑。无论是过去还是现在，世界各地都有以人为中心的会心团体，因此很难确定是哪些变量促成了哪些团体的成功，以及是如何促成的。

总结和结论

自创立以来，沟通分析理论经常被运用于团体。它经常被认为是一种团体治疗和工作的方法。沟通分析团体的主要目标集中于分析团体内个人使用的自我状态（父母、成人、儿童）。团体带领者会帮助成员意识到他们是如何行事的，以及可以如何改变自己与外界的互动模式。这一过程首先强调认知理解。

当团体正常进行时，成员之间会互相交流（次要沟通）。然而，团体的重点是带领者和成员之间的互动（主要沟通）。因此，沟通分析团体是以带领者为中心的，没有利用团体动力。沟通分析团体的实践者仍在这个过程中验证这种方法的有效性。然而，这一理论简单明了，团体成员可以很容易地运用它来更好理解自身的结构、沟通、游戏和人生脚本。

现实疗法的独特之处在于它与行为主义和现象学有一些相似之处。这些相似之处包括对觉察和行为的强调，以及对过去、无意识和情感的淡化。然而，现实疗法是与众不同的，它融入了选择理论，其核心是强调行动和想法的运用。

现实疗法团体过去常遵循一个相当完善的八阶段工作方法，现在有些团体仍在这样做。现实疗法团体成员应该更加明确自己的价值观，更专注于改变自己的行为，而非试图改变他人。他们应该在生活中做出选择，有责任心，值得信赖。许多团体带领者，比如在教育、心理健康和商业领域工作的带领者，发现现实疗法对他们所服务的人群是有效的。现实疗法虽然很受欢迎，但仍然需要更坚实的研究基础。

阿德勒团体是一种社会化的、民主的、以关系为导向的方法。它强调当下改变的重要性，同时强调理解过去的错误信念和行为的发展。阿德勒理论的许多概念，如自卑感、鼓励和同理心，已经被其他助人理论所吸纳。尽管如此，阿德勒理论仍是众多团体设置中一种可行的助人方法。阿德勒团体的一个主要优势是他们在与儿童、青少年、成人、病人和家庭工作时的灵活性。阿德勒理论在不同群体中的应用是以心理教育为基础的。

阿德勒团体要想继续发展，未来需要更坚实的研究支持作为基础，而且必须采用更加统一和具体的方法。然而，就目前而言，阿德勒团体为其他类型的团体提供了一个可行和积极的替代方案。通过指导更短程、更注重健康、更面向社会的团体，阿德勒理论在团体工作领域拥有其独特优势。

以人为中心团体，尤其是基础会心团体，既是团体工作发展的历史脚注，又是当今的现实。这些团体的影响不仅存在于过去人们的记忆中，也存在于一些仍然基于会心团体模式运行的团体中。卡尔·罗杰斯介绍了基础会心团体的概念和形式，之后它们很快就流行了起来，并被广泛模仿。作为一名研究者和实践者，罗杰斯调查了这些团体的影响，发现它们普遍对参与者的生活产生了积极的促进作用。他忠实于自己关于人性的理论和信仰，以一种类似于非结构化的方式建立团体，并相信个人内在的善良和成长终会显现。

如今，会心团体主要以一种不太正式的形式存在，但却是一些宗教和自助团体的基础。过去有关会心团体的负面宣传和研究结果可能意味着它们不会再作为一场影响广泛的运动出现，然而，它们在团体领域的影响是值得重视的。它们促使团体成员和带领者产生新的期望，并关注团体中沟通模式的变化。

存在主义、格式塔、理性－情绪行为疗法及心理剧团体

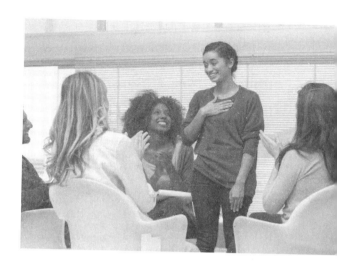

我还记得在团体里扮演角色，

试图让自己看起来很轻松，

但我的手心早已是汗，

心脏跳得和蜂鸟的翅膀扇动得一样快，

我收到了你们的支持……

在那个夏天，你们给我带来一丝温暖，

并鼓励我去探索那个属于我自己的宇宙，

另一些课程与季节的到来，

如同听到的笑声一样快，看到的悲伤一样无声。

和你们在一起，

我走过了成为一名称职临床医生的道路，

并参与咨询谈话，一直到深夜，

分享我生命中所有的光明与黑暗。

引自："In the Midst of the Puzzles and Counseling Journey" Personnel and Guidance Journal, 57, *p. 148* © *1978 by Samuel T. Gladding. Reprinted by permission from Samuel T. Gladding.*

本章概览

阅读本章，你将了解如下信息：

◆ 存在主义、格式塔、理性－情绪行为疗法（REBT）和心理剧团体；

◆ 在基于上述理论的团体中，带领者的作用和预期的结果；

◆ 如何评估上述团体的有效性。

当你阅读时，请思考：

● 在带领团体时，你最喜欢哪个理论视角？

● 带领者在帮助团体发展时所发挥的不同作用。

● 评估某种理论的团体有效性的特有标准和普遍性标准分别是什么？

环钻术（又名颅骨开孔术）最早出现在新石器时代，距今约 5000 多年。在这一过程中，人们用粗糙的石器工具在头骨上凿出一个洞，来释放被认为住在人的头部并导致精神障碍的邪灵。没有证据证明这种方法有效；相反，很多证据表明它没有作用。19 世纪末，一种新的治疗精神障碍的方法被开发出来：人道治疗（moral therapy）。它以人道的社会心理护理为基础，并因将那些有精神障碍的人从枷锁和野蛮的物理治疗中解放出来而受到赞扬。这种疗法考虑了情感和社会互动等因素，如今大多数用来帮助精神障碍患者的治疗都是基于这种开明的方法。我们知道，情感、思想和行为在人们的生活中扮演着无数或好或坏的角色，邪灵导致精神失常的理论是错误的。本章考察的四种理论（存在主义、格式塔、理性－情绪行为疗法和心理剧）都论述了如何在团体中有效地表达思想、情感和行为，并帮助个体及其所属的团体尽可能地保持健康。

作为一种哲学，存在主义阐述了作为人的意义，包括思想、情感和焦虑。这种哲学直到 20 世纪 40 年代中期才被应用于助人工作。存在主义者强调信仰如价值观、自由和责任的重要性，强调在日常生活中以及在荒谬和悲剧事件中发现意义的本质。在存在主义思想中，生活既充满焦虑，也充满喜悦。关于人的存在有一个悖论，那就是一个人生活得越充实，对死亡的意识就越强烈。这种矛盾突出了存在和不存在之间的微妙界限。

存在主义团体自 20 世纪 60 年代开始在美国流行，原因有两个：一是美国人生活方式的迅速变化；二是与存在主义团体有关的文学作品的增多。科技的进步、家庭的破裂和工作节奏的加快使许多人对"我是谁"以及生活的意义有了更深刻的理解。欧文·亚隆、罗洛·梅（Rollo May）和维克多·弗兰克尔（Viktor Frankl）的著作及媒体演讲也帮助人们将存在主义哲学应用到日常生活及咨询和团体环境中。

格式塔疗法是弗里茨·珀尔斯（Fritz Perls）、劳拉·珀尔斯（Laura Perls）和保罗·古德曼（Paul Goodman）共同创立的一种体验式和人本主义的改变方法。格式塔方法强调意识技能的教学。格式塔团体在本质上是经验的，强调人际交往和通过意识和行动来学习。

在最初的格式塔工作坊中，珀尔斯和他的弟子们更倾向于把团体作为个体工作的背景，他们一次只关注一个人。想要"工作"的人会坐在"热座"上，面对着治疗师。其他成员则充当背景音乐中的"希腊合唱团"，与工作的人产生同感和共鸣，从而更深入地了解自己和他人。工作时间从 10 分钟到 30 分钟不等，直至双方都决定结束。珀尔斯最初的想法和进程结合凯普纳（Kepner）和津克（Zinker）的研究成果，演变成了格式塔团体过程。

理性－情绪行为疗法（REBT）是由阿尔伯特·埃利斯（Albert Ellis）创立的，重点是行为和认知。REBT 团体起源于 1958 年，当时埃利斯注意到团体工作是经济且有效的。从一开始，REBT 团体就是多种多样的。有时，这些团体多达 100 人，成员聚集在一起展示一种技能学习方法，即 REBT 原则。在这种情况下，重点是关于特定主题（如处理焦虑、抑郁或人际关系）的心理教育和心理治疗原则。

由 REBT 实践者开展的其他类型的团体包括开放式和封闭式的心理治疗和咨询会面（可能包括团体马拉松）。大多数这种性质的 REBT 团体通常每周会面一次，开放式团体会在几个月内不定期地进行，而封闭式团体则很少会超过 10~12 次会面。团体马拉松的时间是 12~36 小时，具体取决于带领者和团体设置。

无论以何种形式，REBT 团体的成员数量通常限制在 12 人以内。这种安排使团体成员有机会与他人互动、承担言语和非言语上的风险、获得最多的反馈、从他人的经验中学习，并为整个团体做出贡献。

心理剧是以团体为工作方式而设计的最古老、最具活力的理论之一。该理论的创始人雅各布·L.莫雷诺（Jacob L. Moreno）最初是在第一次世界大战后的维也纳街头，通过一种被称为"活报纸"的程序试验了他的理论。他的余生都在奥地利和美国发展和完善心理剧的概念和实践。尽管心理剧作为一种治疗干预手段在美国纽约比肯市的莫雷诺心理剧剧院和华盛顿特区的圣伊丽莎白医院声名狼藉，但它适用于许多场合，并在世界各地得到了实践。这种方法最有效的副产品之一是在心理教育团体、心理治疗和管理团体中使用角色扮演。

心理剧通过戏剧性的行为来探索人类的心理。这个想法源于莫雷诺从他与孩子们的接触以及他对自发性和戏剧的热爱中培养起来的创造力。实际上，心理剧是莫雷诺人格的延伸。由于他在一个注重个体内在的时代提倡采用团体的方法，因此，他对团体工作领域的许多贡献（例如强调行动及重视"此时此地"）从来都没有得到适当的承认。

莫雷诺发现，那些没有剧本或没有排练过角色的人以及观众，在参与或观看戏剧表演的过程中，都会经历一种情感宣泄（压抑情绪的释放）。此后不久，心理剧作为一种正式的系统被概念化，莫雷诺通过让来访者重新体验而不是复述或分析冲突来强调这种方法的独特性。

存在主义团体

存在主义团体的假设

存在主义团体基于几个假设，其中一个是人们通过自己的选择形成自己的生活。与其他生物不同，人类能意识到自己的存在和死亡。他们有做出选择的自由，也有对自己所作所为负责的自由：人是自己生活的作者。根据弗兰克尔的观点，人们可以通过以下三种方式之一来使自己的生活有意义：

- 投入事情，实现或者完成某事；
- 体验价值，例如感受大自然、文化或爱的内在价值；
- 忍受苦难，在面对不可改变的命运时采取某种恰当的态度。

一个人若不积极寻求生命的意义，就等于选择了绝望或心理问题。因此，存在主义是在追求生命意义的过程中，对事物和事件进行评价、同时释放和吸收的过程。这种放弃和获得的需求使生活得以充实，同时也会带来紧张和焦虑。其结果可能是，人们拒绝冒险或被激励为自己的生活做出积极的选择。例如，格兰特可能受到一种存在主义观点的启发，从而克服了他天生的羞怯，决定在课堂上发言，冒险的回报是，格兰特在奖学金评比中得到认可，并发展出新的友谊。相反，珀尔可能会屈服于她的羞怯而不做出反应，其结果可能是贬低自己，与同学更加疏远。

存在主义理论在团体中的实践

存在主义团体通常以心理治疗、心理咨询和心理教育为重点。每个团体成员都被视为与其他成员平等起步，每个人在团体中都逐渐形成一个特定的生活空间。在这一过程中，至关重要的是成员们开始认识到他们做出健康和自主选择的潜力和责任。首要目标之一是增强自我意识。柯瑞2012年提到，这一增长是为了帮助团体成员发现他们独特的"在世存在"。这样的发现来自诸如"我是谁？"和"我要去哪里？"之类的问题。因此，达琳可能会不断地将她对自己的理解与团体中其他人的进行比较和对照。通过这样做，她可能会增强她的意识并发现新的可能性。

人们希望，随着意识的增强，个人责任也会增加，尤其是那些与人际行为模式有关的责任。责任是团体治疗过程的基石。人的生存离不开存在主义哲学家索伦·克尔凯郭尔（Soren Kierkegaard）所说的"致死方休的固疾"。只有不断地对我们所做的或发生在我们身上的事情负责，我们才能找到意义。在团体情境中，仅仅让安迪讲述发生在他身上的事情是不够的。相反，他必须通过尽可能深入地亲身体验事件，来承担起为事件赋予意义的责任。若想与乔治对童年的描述产生联结，安迪必须思考在自己生命这一时期所发生的事件的意义。

让意识和责任相结合的前提是有效地处理焦虑。焦虑是不可避免的，它与面临的新挑战和所做的决策有关。人们可以否认自己焦虑，但这样做会使他们的生活变得不那么充实。因此，团体成员必须正视自己的焦虑，通过将生活视为永不停止改变的旅程来结束焦虑。因此，

当吉恩告诉大家他对工作中的新关系感到紧张时，他就在自我管理方面迈出了积极的一步，否则，焦虑可能会使他崩溃。

在处理焦虑的同时，人们还要努力寻找意义——这是他们必须要为自己做的事情。在诸如分享食物这样的简单事件中寻找意义，构成了存在与非存在（死亡）之间的选择。死亡和非存在有许多形式，从创伤性的经历，如危及生命的疾病，到更平常的时刻，如百无聊赖。因此，当格斯意识到他的职业死亡是因为他没有接受继续教育课程时，他就在恢复和重建生活方面取得了进展。

反思

你什么时候觉得自己的生命最有活力？当时你在做什么？你如何将这种感觉与存在主义理论联系起来？你如何将自己的经历与团体联系起来？

带领者在存在主义团体中的作用

在存在主义框架下工作的团体带领者发现，带领团体是一种密集的个人体验。这种带领肩负着主动反思的责任，存在主义团体的带领者总是在思考和冒险。他们对他人的关切很敏感，不扮演专家的角色，而是充当同行者的角色。他们以一种富有成效的方式利用焦虑和其他不舒服的情绪，帮助团体成员意识到这些情绪将引导他们走向更深层次的意识。

团体带领者努力与团体成员建立密切的关系。在存在主义团体中，只有当出现个人接触和互动时才会发生有意义的变化。会心的时刻是一些可以仔细斟酌的信息。存在主义团体带领者的另一项工作是面质——指出团体成员想要的和他们正在做的事情之间的差异。例如，一位团体带领者可能会对埃德娜说："为什么你谈到了制作加工食物的方法，但却不再烹饪了呢？这两件事之间有什么联系呢？"

此外，存在主义团体中的带领者将自己作为知识的来源和人类经验的模型。在团体内可

能发生的动荡面前，带领者会保持冷静。他们会讲述自己是如何面对困难，以及是如何做出有利于自己的选择的；他们会谈论自身经历的意义，以及他们是如何克服障碍的。通过自我表露，成员不仅会更加了解带领者，也会更加了解自己。

存在主义团体的预期结果

如果存在主义团体的过程是成功的，那么成员将从中受益。首先，他们会更加了解自己和自己的选择。因此，克里斯托弗会意识到，当他推迟做决定时，他其实正在做出决定。存在主义团体的成员也将变得更加自主。除非他们有意识地做出选择，否则他们将拒绝成为团体中的一员。他们会意识到，他们的感受，即使是痛苦的感受，也能激发他们的积极性。

存在主义团体体验的另一个结果可能是，成员们在生活的各个方面都找到了新的意义。他们不再把事情视为理所当然，而是意识到，世间的偶然，即使是那些最初令人不安的互动，

也能教会他们很多东西。与强调意义相关的是强调当下、此时此地的经历。人类经验的矛盾之处在于，我们既孤独又相互关联。我们必须独自决定做什么或如何解释这个世界，但通过关系，我们与生活有了一种联系。存在主义团体中的人更喜欢聚在一起，欣赏与期待。

存在主义团体的第三个结果是强调寻求真实。真实性是一种自我肯定的能力，是一种充分发掘和利用个人才能和创造力的能力。就像人们努力培养的其他品质一样，做真实的自己和培养能力的过程是一个终生的挑战。例如，黛安娜可能会宣称自己有舞蹈天赋，并因此积极地参加舞蹈排练，定期参加演出，以最大限度地发挥自己的潜力。

最后，在存在主义团体中，一个预期的结果是人际责任的增加。在团体中，成员们会得知其他人如何看待他们的行为，他们的行为给他人带来了什么样的感受，他们的行为如何影响他人以及自己对自己的看法。因此，杰克可能会意识到，当他打断大家的谈话，试图让大家把注意力都集中到他身上时，其他成员会认为他的行为很自私。

总的来说，存在主义团体的成员能够更好地了解自己、人际关系和他们眼前的世界。团体作为一个微观世界，能够使成员看到自己在环境中是如何被看待和发挥作用的。成员们逐渐意识到，生活是一段既共享又孤独的旅程。

案例

梅森和意义

梅森是个流浪汉。他在教育机构和工作环境中游移不定。他离过两次婚。带着一份卑微的工作和一点希望，他在公共图书馆参加了一场关于存在主义的免费讲座。他被这些概念吸引住了，并要求讲师给他推荐一些阅读材料。讲师推荐了几本书给他，梅森狼吞虎咽地读完了。然后，他加入了一个开放式的存在主义讨论团体。

他参加这个团体已经有三个月了，他似乎对正在提供的内容和随后的讨论都很满意。他认为自己正在寻找人生的方向。他想知道自己正在经历的是不是团体治疗。

问题

你认为梅森所在的团体有治疗作用吗？你认为这是团体治疗还是别的什么？如果是别的东西，你会叫它什么？为什么？

对存在主义团体的评价

存在主义团体既有优势也有局限性。其中一些特质是存在主义哲学所固有的，另一些则是针对个人和团体的具体问题。

优势与贡献

存在主义团体的优势在于，它们处理生活中的终极问题，并为成员提供探索价值观和生活方式的机会。置身于一个存在主义团体中，你很难不去质疑自己的生活方式和生命的意义。

例如，死亡和丧失的现实成为更重要的因素和关注点。在参加了一个存在主义团体后，成员们往往会放下过去的模式、习俗和信仰，并以一种不同的方式去关注它们。

存在主义团体的第二个优势是，它们为其他形式的团体工作提供了一个框架。例如，存在主义中会心和责任的概念是……心理剧的要素。同样，匿名戒酒互助社的方法也与存在主义哲学团体保持一致。使用存在主义意义治疗方案的生命意义团体，作为一种旨在检查个人价值观、态度和动机的重获程度的方法，已被用于治疗药物滥用。

存在主义团体的第三个积极特征是它以整体的方式与团体成员打交道，不重点关注特定行为或过去事件。因此，存在主义团体的成员不能因为他们是谁、现在在做什么而责备他人或推卸责任。

存在主义理论在团体中的通用性也是一个优势。在研究癌症患者团体时，存在主义理论与认知理论以及体验活动相结合，产生了积极的结果。

最后，存在主义团体适用于来自不同文化背景的个体，例如，由于偏见和歧视而遭受苦难的非裔美国女性。存在主义哲学和所强调的方法都具有开放性。总的来说，存在主义团体具有广泛的吸引力，因为其背后的理论关注的是一个人存在的理由。

局限

存在主义团体的一个局限是，只有那些善言辞、善沟通、不怕面对痛苦议题的成员才能真正从团体中获益。

存在主义团体的另一个不足之处是，它的理论基础在咨询和心理治疗环境之外的适用性有限，心理教育团体和任务/工作团体很少采用这种方法。

存在主义团体的第三个缺点是实践这种方法需要成熟的、有生活经验的咨询师和密切的督导。存在主义理论与实践的本质给存在主义团体带领者的培养带来了难题。

最后，存在主义和存在主义团体基础广泛，通常不处理特定的行为或关注点。那些需要信息或即时答案的人不适合这样的团体。

格式塔团体

格式塔团体的假设

格式塔团体有四个基本假设。第一个假设是整体主义（完整性）。通常，个体会背负着那些来自他们过去的情感碎片（未完成事件），这些未尽之事带来的担忧通常来自一个丧失爱的客体，与怨恨和未完全分离相关。在通过一系列设定的练习（如空椅技术）发生整合后，这个人会变得更加完整——也就是说，超越了他/她个人经历的综合。

第二个假设涉及意识原则。人们只有在有自我意识（了解自己的存在及其意义）的情况下才有选择的自由。意识的概念包括个人所经历的感觉、思想和行为。它是"'存在'是什么"，并聚焦于此时此地。当人们"拥有"他们对某一情况的控制和责任时，意识往往会产生顿悟。意识和对话（他人与自己之间的对话或自身不同方面之间的对话）是格式塔疗法两种主要的治疗工具。

第三个假设是图形/背景原则。生活中的图形是由最重要的事件组成的，比如决定如何接近一个人。背景则指不太紧迫的事件，比如晚饭后要做什么。正常人首先会照顾自己的图形（最重要）需求。只有当图形需求得到满足时，他们才会更加意识到并照顾背景需求。

格式塔方法的第四个假设是极性原则。如果人们想要满足自己的需求，就必须把自己的知觉场区分为对立面/两极，如主动的/被动的，这种理念是让来访者表达两极或冲突的两面，然后再整合这一体验。人们往往无法解决自身内部和与他人之间的冲突，因为他们没有接触到情境的相反面。例如，如果弗兰认为她的父亲是个完美无缺的大好人，那她就无法现实地处理好与父亲的关系。

总的来说，格式塔团体的过程是复杂的，它基于这样一个假设：团体是同时在多个层次上运行的多维系统。团体和团体中的人是一个整体，它们的所有功能都是相互关联的。要在团体的背景之外理解团体中的人是不可能的。另一个假设是，人们在做出选择时是积极的（他们是主动的），尤其是当他们有自我意识并且生活在当下的时候。作为一种方法，格式塔理论认为个体在本质上是中立的，也就是说，没有一套预先确定的反应。

此外，格式塔方法的前提是个体会经历一定程度的"弹性"。弹性是指从一组需求转移到另一组需求，然后再回来的能力。它是图形／背景结构的弹性，是自我的根基。解释这种现象的另一种方式是，人们会根据自己的需要感知自己在以一种扩张和收缩的方式变化。

格式塔方法的最后一个主要观点是，意识（整个有机体的反应）赋予人们内在紧密性，并使其能够实现。如果人们对自己和环境有健全的认识，就会选择一种积极的方式来处理生活中的两极。这通常意味着他们会整合相反的两极，并根据可用的信息做出选择。因此，格式塔团体过程强调增强意识、选择、意义、整体性和封闭性。

反思

你什么时候最能意识到自己生活中的需求？在你成长的过程中，你什么时候注意到从图形／背景到背景／图形的变化？这种意识及其带来的变化对你与他人的互动有什么帮助？

格式塔团体的实践

格式塔团体过程有时被误认为团体情境下个体的"热座"心理疗法。事实上，格式塔团体有多种功能。

应用格式塔团体的一种模式是带领者在其他成员在场的情况下专注于一个人。根据拉特纳（Latner）的观点，这更像是西海岸的一种传统做法。在这种做法中，格式塔实践者深受珀尔斯的影响，他们关注自我意识、定中心和责任等问题。

相比之下，传统的东海岸风格的格式塔团体工作更具互动性，涉及直接的、即时的团体成员沟通。这种模式是人际关系式的，类似于亚隆的存在主义团体治疗。

第三种模式是刚刚描述的两种模式的混合，在互动和一对一关注之间保持平衡。它有时被称为双焦点格式塔团体工作。这种模式的一个较旧的变体是所谓的"浮动热座"，当团体中有人触及与他们个人相关的话题时，这种模式通过鼓励团体成员努力探索他们的个人问题来促进互动。这种方法的一种较新的形式是凯普纳提出的格式塔团体工作的三层次模型。在该模型中，注意力系统地集中在：（1）个人内心的层面；（2）两人或两人以上的人际层面；（3）团体作为一个系统单元的层面。这个模型说明了动态格式塔团体是如何工作的。

尽管操作程序各不相同，但格式塔团体的实践者拥有许多共同的信念和实践。首先，他们通过问"如何"和"什么"而不是"为什么"来专注于此时此地。这种关注使人们最迫切的需求浮出水面，并得到解决。其次，格式塔团体的实践者要求团体成员就具体问题开展工作，以帮助培养更大的意识。有时，团体成员可能会积极地参与帮助其他成员处理他们工作中发生的事情。在其他时候，互动是在团体带领者和某个成员之间进行的，而其他成员作为背景。无论如何，重点都是个人责任和整合。

格式塔实践者共有的第三个品质是他们对行为过程的重视。最后，格式塔实践者通过使用一系列实验和练习来帮助他们的成员获得更多的意识和成长。实验是自发的非计划的体验。例如，如果一个团体成员在谈论她希望如何摆脱目前的生活环境时开始挥动她的手臂，团体带领者可能会对她说："音乐，随着旋律动起来"，这时，这名成员可能会开始将动作夸张成像在拍打翅膀。作为对这一动作的响应，带领者可能会鼓励成员"飞翔"，此时成员可能会假装飞翔。然后，这种体验将被处理。相反，练习是指事先计划好的用来帮助团体成员增强意识的活动，例如，让团体成员汤姆扮演某个情景就是一种练习。

实验和练习都围绕着五个主题：（1）活现；（2）行为指导；（3）幻想；（4）梦；和（5）家庭作业。它们都发生在当下，并且都是为了促进成长的特定目的而选择的。下面介绍一些比较有名的练习。

"绕圈子"是格式塔团体中的一种热身游戏，通过要求团体成员说出他们通常不会用语言表达的内容来加强面质。例如，安妮塔可能会对团体说："我害怕告诉你我……因为……"然后她轮流与其他成员进行对话，告诉每个人她的恐惧，并在这个过程中变得更加清醒。在她绕圈子的过程中，如果她希望通过一些过去未完成的材料来工作，那么轮次就会被暂停。

另外两种类型的活现是预演和角色互换。在预演中，团体成员被邀请说出他们的想法。例如，他们可能会说出他们是如何努力取悦他人的，然后他们可以自由地决定是否愿意耗费自己的时间和精力在该行为上。在角色互换中，成员扮演出与他内心感受相反的部分。例如，觉得自己能力不足的克雷格将会采取适当的行动，甚至是大胆的行动。通过这样做，他能够体验到他之前拒绝的一个领域。

肢体语言是另一种团体成员练习。其重点在于一个人的身体在做什么，比如敲手指或踢腿。如果带领者问："你的手指在说什么？"或者"你的腿在做什么？"参与者可能会强调他们的行为意味着什么。他们会通过夸大行为或简单地记录当前的动作来做到这一点，其结果是身心意识的整合。

格式塔团体使用的第四种技巧是将问题转换为陈述。这一过程要求提出问题的成员将问题陈述出来，例如，将"你真的认为这就是你没有成功的原因吗"改为"我不认为这就是你不成功的原因"。将问题转化为陈述不仅有助于团体成员更清楚地意识到他们的感受，还有助于消除令人失望的谴责性问题，比如"难道你不认为你应该有不同的感觉吗？"

空椅技术旨在帮助团体成员处理他们性格的不同方面。这种技术通常用于个体格式塔咨询，但在团体设置中也是有效的。这种技术有两种变体，在这两种情况下都有一个空椅子被放置在希望工作的团体成员前面。在第一种变体中，参与者被要求把所有与自己通常的感觉相反的情绪，如愤怒、攻击和冲动，都放到椅子上。然后，他切换座位，变成了椅子上的情绪。对话是在这个人的两极之间进行的，每当这个人切换感觉时，他都会换椅子。这种方法是为了促进情感和思想的整合。

在第二种变体中，未完成的事情（一个人现在重拾过去的思想和感觉的倾向）是焦点。未完成的事情集中在不被承认的悲伤、愤怒或丧失上，并一直存在于人们生活的背景中，抑制了他们在当下发挥作用的能力。有未完成任务的参与者被要求把物品、感受或人物放在空椅子上，然后说再见。有时，可以安排另一名团体成员扮演放在椅子上的任何东西，并与其告别作为回应。

综合空椅技术的一种变体是胜利者/失败者对话。在这种方法中，团体成员被要求审视他们从父母那里得到的胜利者的内在投射（通常用"应该"和"你"表示），以及他们对情境的感受（用"我"表示）。例如，"你应该总是彬彬有礼，但有时我不这么认为。"然后，他们在团体成员面前或者与另一名团体成员一起进行这两方面的对话，试着意识到他们的自我认同以及适当的行为方式。

幻想练习是另一种流行的格式塔团体方法。柯瑞 2012 年指出，幻想可以用来帮助团体成员：（1）更具体地评估他们的感受；（2）处理灾难性经历；（3）探索和表达内疚和羞耻感；（4）更多地融入该团体。团体成员没有必要实现他们的幻想。事实上，他们表现得好像在做自己希望做的事情就很有帮助。

在珀尔斯看来，梦工坊是"通往融合的康庄大道"，在团体中，它通过让做梦的人在当下重现和重温梦境，使个体成为梦的所有部分。这可以通过让个体在团体中单独工作，或者让团体中的其他人来表演梦的不同部分来做到。后者被称为戏剧梦工坊。它假定存在一些基本的原型主题，团体成员可以通过体验共享这些主题并从中受益。

梦是格式塔理论中个体内部极性的表达。因此，重要的是把不同的部分表现出来，并意识到内在的力量。雷恩沃特（Rainwater）建议人们通过问自己一些特定的问题来探索梦境，比如"我现在感觉到了什么？""我想要什么？""我在做什么？"和"我的梦境告诉了我什么？"通过质疑和与他人合作，个体将变得更有意识、更完整，也更有能力采取行动。

普罗沃斯特（Provost）描述了一个基于格式塔理论、荣格理论和人本主义理论的为期六周的成长团体，帮助参与者处理和理解他们的梦。该团体包括带领者利用能量场（个体成员在团体中的能量和注意力的总和）来帮助团体成员扩大最初的梦境中的对话和行动。因此，梦成了一种更好的理解自己和团体的方式。

科文（Coven）发现，格式塔团体的梦工坊对亚洲人，尤其是中国台湾人是有效的。这一点与传统的文化刻板印象相反，参与者很乐意扮演角色，敞开心扉，表达强烈的情感。然而，科文告诫说，他的经验可能并不典型。但很明显，梦工坊促进了团体凝聚力，是有趣的、刺激的，并且在协助个人发展洞察力方面是强有力的。

家庭作业作为一种技术，主要涉及团体成员在团体外练习他们在团体内学到的东西。例如，卡罗尔可能会根据家庭作业对她的同事说诸如"这间屋子让我觉得很冷"之类的话，而不是责问他们"难道你不知道你把恒温器调得太低了，以至于这个房间里的人都冻坏了吗"。家庭作业也能帮助团体成员处理未解决的问题。例如，休伊可能会向父母讲述自己小时候是如何感到被忽视的，并将与父母讨论的结果带回团体进行处理。

案例

杰拉德参加格式塔团体的经历

杰拉德一直过着孤独的生活，在工作和人际关系中漂泊。他很沮丧，感觉自己是个彻头彻尾的失败者。最近他听说一位教授正在为抑郁症患者提供团体体验。杰拉德提交了申请，并通过筛选，加入了该团体。

第一天，他惊奇地发现，作为团体带领者的教授并没有口头介绍每个人，而是让成员从杂志上剪下图片和单词，并将它们或放在一个袋子里（如果他们没有准备好分享的话）或粘贴在袋子上——贴在袋子上的图片和单词代表了个人愿意透露的方面。杰拉德发现他装在袋子里的东西比贴在袋子上的多。几周过去了，他偶尔会从袋子里掏出一些单词来和大家分享。

这个团体的 14 次会面都很活跃。在这个团体中，杰拉德能够通过讲述自己的梦境、互换角色，以及预演与他人相处的新方式来表达担忧。每次会面结束时，他都感到精力充沛。

问题

你认为如果杰拉德加入的是以人为中心团体，他的体验会有什么不同？杰拉德精力充沛的事实似乎对他有帮助，他可以做些什么来最大限度地利用团体的能量？

格式塔团体带领者的角色

带领者是格式塔团体运作的核心，因为他们通常是决定发生什么、与谁以及何时互动的人。带领者的工作之一是帮助团体成员找到他们的僵局（他们陷入困境的地方），并通过这些僵局来提高认识和成长。为了达到这一目标并促进治疗上的突破，带领者可能会通过拒绝加入他们操控的把戏（如让自己感觉无助的把戏），有意让团体成员感到挫败。帕尔斯曾说道：“作为治疗师，我的职责是帮助你意识到此时此地，并挫败你打破这种状态的任何企图。”带领者会在对团体成员的挑战和支持间找到平衡。

津克认为带领者的角色是艺术家。带领者需要创造一种氛围来促进团体的成长。为此，带领者会自我表露，并允许事情发生。他或她必须是“无议程”的，并阻止团体成员或整个团体放弃“现在”的企图。这可能意味着带领者会问团体成员或整个团体：“你们（我们）现在发生了什么？”这也意味着，带领者要确保每个人都用“我”而不是“你”来表达自己的想法。例如，“我跳舞时很开心”而不是“你跳舞时很开心”。在任何可能和适当的时候，都要将信息中的“应该”改为“想要”。

总体而言，格式塔团体带领者在团体的生命周期中扮演着以下角色：（1）专业助人者；（2）先知、交流专家；（3）使成员感到挫败的人；（4）创造者；（5）教师。带领者必须在这些角色与其人格完整性之间取得平衡，并能够承受团体有可能抛弃当下的压力。他们不能依靠噱头来促进团体成员的成长，但也不能被动。他们必须相信自己的直觉并发挥预感。称职的格式塔团体带领者是“催化剂”，他们让团体成员专注于此时此地的问题，帮助他们提高认识，并针对出现的问题找到个人 / 人际解决方案。

格式塔团体的预期结果

作为格式塔团体的结果，成员们应该在此时此地有更多的自我认识和变化。人们希望他们能摆脱不同层次的神经症：虚假（不真实）、恐惧（害怕看到真实的自己）以及僵局（他们的成长被困在了哪里）。然后，他们可以通过引爆内在（感受自己的死亡）向外爆发——释放被压抑的能量，做真实的自己，感受生活，实现自我成长。最重要的是，成员们在个人和人际层面将变得一致，不会陷入过去的泥淖。格式塔团体重体验的特点对认知能力强大的人尤其有益，它能迫使他们用其他方式建立事物间的联系。

通过参加格式塔团体，许多人都取得了良好的成果。利伯曼、亚隆和迈尔斯发现，在17个不同的团体中，格式塔团体的成员所报告的愉悦性和建设性方面的体验排第一，他们觉得自己学到了很多东西，充满了热情，并对团体带领者的评价很高。在最近的一项研究中，沈（Shen）发现，针对中国台湾七八年级学生的格式塔团体有助于加强家庭投入。沈从这项研究中得出结论：“使用一种短期发展模式的团体辅导可能有益于那些在重视学业成就和家庭生活的文化中长大的中国年轻人。”同样，梁（Leung）发现，在参加了为期两天的18小时的互动格式塔马拉松团体后，中国的专业助人工作者的幸福感更强、更抱有希望。

对格式塔团体的评价

个体在决定加入此类团体之前，必须认识到它们的优点和局限性，否则就会遇到困难。

优势与贡献

格式塔团体的一个优势在于，它们特别适合那些"以人本主义、存在主义的方式帮助他人"的团体带领者。格式塔团体的工作非常适合具有创造力并努力激发他人创造力的带领者。它强调人类生存的有效维度。当人们的情绪唤醒水平提高时，他们往往更容易被说服。

格式塔团体的第二个优势是，它们的重点是通过僵局进行工作，使人变得更加整合。成员们互相帮助，彼此之间感觉到更多的联结、更少的孤独。正如弗鲁（Frew）所指出的那样，团体中存在着一种力量，这种力量既来自成员－团体之间的互动，也来自带领者－成员之间的互动。

格式塔团体的第三个优势是它们所带来的各种练习和经历。格式塔团体工作通常是紧张而活跃的。通过参与计划好的和自发的活动，而非仅仅通过谈话，团体成员会认识到自己的不同方面。格式塔团体能够迫使成员脱离以前没有成效的互动模式。

格式塔团体在处理各种各样的困难方面（从成瘾到夫妻沟通）也相当强大。它的多功能性使其受到临床医生的青睐，尤其是那些在谈话不如活动有效的环境中工作的医生。

格式塔团体的最后一个优势在于专业人员可以通过很多培训机构来学习这种方法。许多出版物都致力于呈现这一理论，包括《格式塔期刊》（*The Gestalt Journal*）。团体带领者拥有丰富的资源储备。

局限性

格式塔理论和在团体中实践的局限性恰恰反映了它的优势。首先，格式塔方法倾向于避开认知方面。格式塔理论家经常被指责为"反知识分子"，只关心有效的身体体验。珀尔斯的名言"失去理智，走近感官"有时会被用来支持这一批评。

格式塔团体的第二个局限是带领者可能无法帮助团体渡过困境。当这种情况发生时，会存在个别的带领者－成员互动，或者不受控制的团体压力，迫使个体采取他们还没有做好准备的行动。这样的行为通常是无效的，甚至是破坏性的。

格式塔方法的第三个局限是对成员滥用技术的潜在危险。除非带领者对团体成员的需求很敏感，否则他们可能会机械地展示技术，而不是使其真正有用。如果带领者打开了团体成员的感受，却不能以一种综合的方式帮助他们解决这些情绪，那么伦理问题就会成为主要的关注点。

最后，由于很难对格式塔团体展开研究，这方面的经验数据很少。虽然西姆金（Simkin）的说法可能是正确的，"大多数格式塔治疗师都在忙于实践他们的艺术，而不是对其进行评估"，但要想这种方法在团体工作的主流中长盛不衰，就必须对其进行更多的研究。例如，亚隆已经否定了格式塔团体工作的某些方面，他说："我觉得珀尔斯的团体治疗技术没有依据，而且没有充分利用团体的治疗潜力。"

理性 － 情绪行为疗法团体

理性 － 情绪行为疗法团体的假设

理性－情绪行为疗法（REBT）的基本假设是斯多葛学派（Stoic）和人本主义。理性－情绪行为疗法基于这样一种观点，即感受和行为源于对事件的思考而不是外部环境。埃利斯认为，情绪问题源于个人对无法改变的事实（如他人的不友善）的看法。那些有消极、错误或非理性信念的人会情绪不安或心烦意乱。他们的自我对话（人们给自己内心的信息）会以一种非生产性的方式影响他们的心理健康和行为。这种现象对于团体带领者和一般人来说都是如此。因此，为了理性行事，个体首先需要控制自己的思想和行为。如果人们能把他们的非理性信念和行为转变成理性的，那他们就会少受点苦，真正地享受生活。

改变的过程建立在人际互动的 ABC 模型之上（如图 16-1 所示）。"A"是事件，"B"是思维，"C"是思维产生的感受。要想改变消极或无效的情绪，个体必须以不同的方式进行思考。埃利斯认为，存在四种思维类型：消极的、积极的、中立的和混合的。消极的思维集中在事件的痛苦方面，积极的思维关注的则恰恰相反，而中性的思维是指那些既不积极也不消极的思维，混合的思维包含其他三种元素。

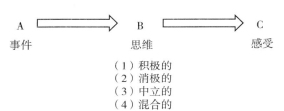

A　　　　　　　B　　　　　　　C
事件　　　　　　思维　　　　　　感受
　　　　　　（1）积极的
　　　　　　（2）消极的
　　　　　　（3）中立的
　　　　　　（4）混合的

图 16-1　人际互动的 ABC 模型

尽管人们有权对事件产生自己想要的感受，但埃利斯的方法允许他们通过改变思维的焦点来控制自己的情绪。例如，如果佩奇在会议上没有和卡门说话，那卡门可能会认为她被忽视了，或者佩奇在忙于另一项任务。如果卡门的想法是第二种，那她就不会生气，而第一种想法却会导致愤怒。当人们将消极的想法转变为中立或积极的想法时，他们往往会做出更明智的决定。

理性－情绪行为疗法强调人的双重性，即个体既有理性的信念，也有非理性的信念，后者可以通过争论加以修正。这种方法不鼓励作自我评价，因为没有人能够达到比如"好"之类的标签，而且当个人的行为与他们认为的完美行为不同时，他们往往会感到沮丧。因此，埃利斯建议个体把自己看作"容易犯错的人"——在特定的环境中以特定的方式行事。

通过避免标签化和使用动词"是"，人们能够过上更加理性的生活。

总的来说，理性－情绪行为疗法可以被认为既是一种生活哲学，又是一种改变行为的治疗方法。如果个体能够学会更理性地思考，那他们可能就会停止不恰当地评价自己、他人和世界上他们无法控制的事件；他们也可能会停止把愿望当成要求，例如，在行动中不再使用"应当""应该"和"必须"。

理性－情绪行为疗法在团体中的实践

理性－情绪行为疗法（REBT）团体各不相同，但多年来，弗农（Vernon）已经确定了三种类型的 REBT 团体。第一种是开放式的问题解决团体，成员学习 REBT 的基础知识，并将其应用于自己当前所面临的问题中；第二种是针对特定主题的团体，所有成员都有相同的问题，如压力、拖延症或完美主义，然后他们一起解决这些问题。第三种也是最后一种团体是预防性的，通常是心理教育团体，围绕特定的活动或课程构建。它会介绍 REBT 的概念，并将这些概念应用到团体中，团体成员据此使用这些概念。

无论形式如何，与大多数其他类型的团体相比，REBT 团体都更倾向于说教、哲学和技能导向。带领者不断地向团体成员介绍 REBT 理论，后者被要求将该理论应用于棘手的个人问题或困扰中，即使用治疗干预的 ABC 理论分析这些情况。然后其他团体成员和带领者为其提供反馈和建议。反馈以辩论"D"的形式出现，包括三种形式：认知辩论、想象辩论和行为辩论。如果所有三种形式都被使用，那这一过程将会最有成效。

认知辩论包括直接提问、推理和劝说。它可能会涉及问"为什么？"——一个很少用于助人关系的询问。例如，团体成员可能会问彼此："为什么一定要这样？"认知辩论还包括监督一个人在非理性或绝对信息方面的自我对话。西塞尔（Sichel）和埃利斯开发了一种自助形式来帮助来访者识别非理性信念。

想象辩论能够使参与者看到自己处于压力情境中，并审视他们的自我对话。他们可以重复一遍这个过程，并在此过程中改变自我对话的方式，使之更加理性。例如，人们可能会想象自己正在参加一场重要的考试，并在一开始告诉自己不可能通过。然后，在相同的想象场景中，团体成员会对自己说积极的或中立的话语，例如"我已经努力学习了，我已做好了准备"或"我会在答题之前把每个问题想清楚"。

行为辩论包括多种形式，从阅读（阅读疗法）到团体中的角色扮演。行为辩论包括在团体设置中制定问题，并使用可能的处理方法。家庭作业可能会以情感戏剧练习的形式布置，比如羞辱攻击（在这种情况下，一个人实际上做了他或她害怕的事情，并且发现无论结果如何，天都不会塌下来）。例如，对雪莉的羞辱攻击可能包括和内德交谈，并在她的脑海中确认她的自我价值并不基于他是否回应。实际上，埃利斯在他成年早期就使用过这种行为练习。由于在女性面前很害羞，他强迫自己每天和100个陌生女性交谈。后来，埃利斯更进一步，邀请这些他不认识的女性约会，很多人都不理睬他，也没有一个和他外出约会的。但通过这个实验，他发现当他被忽视或拒绝时，他的世界并没有崩溃。

反思

你什么时候失望过，却意识到你的世界没有结束？你的想法是如何帮助或伤害你的？

理性－情绪行为疗法（REBT）团体很少关注过去的事件，它们的重点是此时此地。REBT团体主要专注于心理咨询和心理治疗，采用一种"毫无顾忌的方法"，也就是说，对可以讨论的主题类型没有任何限制。团体成员通过理性地思考和行事，学会在各种困难情况下更好地进行自我处理。在许多方面，REBT团体都可以被概念化为心理教育团体，在这里，成员学习一种新的生活方式。

团体工作中的理性－情绪行为疗法不仅适用于聪慧的个体，还适用于普通大众。在大多数情况下，这种方法强调补救。然而，在一些教育机构，重点是预防。例如，讲授REBT基础知识的教师可以通过绘画和其他图形手段来说明情绪是如何发展的，以及孩子们在可能产生情绪的时候可以做些什么来控制自己。

无论在哪里参加REBT团体，成员们都会接触到各种各样的认知和行为方法。其中最著名的技术是积极反驳来访者的想法，劝说他们从REBT的角度来工作；教授来访者REBT的基础知识，并就其理性思考的结果给予反馈。积极反驳来访者的想法已经在之前讨论过，所以这里简要讨论另外三种技术。

劝说来访者从理性－情绪行为疗法的角度来工作

劝说来访者从理性－情绪行为疗法的角度来工作包括让他们相信REBT所依据的前提。许多REBT团体的专家会在初次团体会面中至少花一半的时间来强调那些表明REBT的观点有效的研究。例如，作为一个团体带领者，劳瑞可以与团体成员详细谈论古代智慧，以及现代关于思想的力量如何影响一个人的生活方式的研究。

教授来访者理性－情绪行为治疗的基础知识

理性－情绪行为疗法的基础知识包括团体带领者向成员概述感受是如何从想法中衍生出来的。这是一种劝说来访者从REBT的角度来工作并将其作为一种有价值的工具的方法。

给予来访者反馈

对理性思考的结果进行反馈需要团体带领者和成员暂停自己的判断，从认知上发挥功能。反馈是指理性思考的最终结果。有时，这种反馈是用"现在时"来表达的；在其他情况下，它是指向未来的。例如，巴特可能会对林赛说："如果你继续理性地对待你的学习，我认为不出意外你将来能考上医学院。"

除了前面提到的技术之外，团体还鼓励成员进行角色扮演并找到合适的榜样进行模仿。重点是传授技能，促进和培养一种生活方式。埃利斯1979年阐述了这样一种的观点："正如技能培训可以使来访者改变他们对自己能力的认知一样，帮助他们以不同的方式认识自己也能使他们获得更好的技能。"

理性－情绪行为疗法团体带领者的作用

理性－情绪行为疗法（REBT）团体是以带领者为中心的。带领者的任务是确保团体以哲学和认知为基础。在REBT团体中，带领者以多种方式鼓励成员进行理性思考，具体包括：（1）教导团体成员了解情绪的起源；（2）通过挑战和探索，积极参与团体活动；（3）鼓励团体成员相互帮助，进行理性思考；（4）在团体中使用活动导向的体验和课外作业；（5）允许团体成员表达以前隐藏的感受，然后以一种实际、理性的方式进行处理。

在心理治疗和咨询团体中，带领者鼓励成员担任辅助咨询师，以便他们能从多个途径中获益。团体带领者还可以充当团体的榜样，展示自己在日常生活中是如何实践REBT的。带领者的目标是帮助成员放弃对完美的要求。他们所使用的技巧与其他团体的方法并没有太大的不同，通常是认知技巧、行为技巧和基于有效性的干预的组合，如面质、挑战、劝说、角色扮演和想象。

案例

卡洛斯学习冷静下来

卡洛斯一直很情绪化。他没有思考问题的习惯，而是会用不同的情绪（从愤怒到高兴）来对各种情况做出反应。他很喜欢亢奋的感觉，厌恶情绪低落。因此，他加入REBT团体的目标是使他的情绪反应更平稳，也就是说，冷静下来。

起初，卡洛斯很难平静下来。他花了一段时间来掌握REBT的基础知识。他习惯于用积极或消极的方式对事件做出反应，而不是采取中立或混合的方式。因此，他要求团体成员和他一起进行角色扮演，成员们把他置于容易产生很多感受的情境中，比如中了彩票或者发生了意外。最终，卡洛斯学会了以一种中立或混合的方式对事件做出反应，他可以选择想要多少感受就有多少感受。

问题

你怎么看待卡洛斯变得更理性的策略？他还能做些什么吗？

理性－情绪行为疗法团体的预期结果

理性－情绪行为疗法（REBT）团体的预期结果是让团体成员学习如何理性思考。如果他们能够学会如何控制自己的思维过程，就能够有效地处理各种各样的问题。例如，减少A类行为（如咄咄逼人、敌视、不耐烦）的保险经纪们能够更好地处理他们与客户、产品和他们自己的关系。

第二个预期结果是让团体成员在自己的生活中实现特定的目标，使用理性－情绪行为疗法来克服诸如焦虑等非理性信念。仅仅知道如何实施这一理论是不够的，个体还必须在团体内外进行实践。例如，多蒂知道REBT理论，但却没有将其应用到自己的生活中，那她就是在限制自己。

REBT团体的第三个预期结果是，成员应该更好地了解如何在没有第一手经验的情况下使用REBT。了解这一点将有助于他们解决新的非适应性问题。

参加REBT团体的最后一个预期结果是，成员能够亲身感受改变的过程。例如，童年遭受过性侵的人能够通过REBT团体克服抑郁症，并且理解改变自己想法、情绪和行为的困难。因此，他们会更同情那些正在自我改变的人。

对理性－情绪行为疗法团体的评价

理性－情绪行为疗法团体有其固有的优势和局限性。这些团体主要以心理教育团体、心理治疗和咨询团体为主。

优势与贡献

在团体工作中运用理性－情绪行为疗法的一个优势是，它关注认知在影响人们情绪和行为方面的重要性。理性－情绪行为疗法是少数几个在团体中使用的把认知放在首要地位的综合理论之一，基于认知的团体疗法已被证明可有效地治疗和预防重度抑郁症等疾病。

理性－情绪行为疗法（REBT）团体的第二个优势是，埃利斯揭示了在团体环境中使用REBT的过程。REBT的基本要领可以被快速地讲授，对于参与团体过程的每个人来说，学习起来都是相对容易的。

与REBT团体相关的第三个优势是，它们为逐渐退出个体治疗的来访者提供了绝佳的环境。这些团体能够帮助处于过渡期的人更清楚

地认识自己，并使其具备理性思考的技能。

在团体中使用理性－情绪行为疗法的第四个优势是其通用性。REBT理论适用于大部分人，它的基础广泛，强调多种特定的治疗方法。例如，乌尔夫（Wolfe）报告说，REBT妇女团体，包括那些关注性、老龄化、权威、依赖、权力和冒险的团体，都取得了积极的成果。

REBT团体的最后一个优势是，它们为成员提供了做家庭作业、承担言语和非言语的风险，以及从团体内外其他人的经验中学习的机会。这些团体强调行动和谈话。《理性生活新指南》（*A New Guide to Rational Living*）、《理性情绪》（*How to Stubbornly Refuse to Make Yourself Miserable About Anything—Yes, Anything!*），以及《理性－情绪行为疗法的实践》（*The Practice of Rational Emotive Behavior Therapy*）等书籍是会面期间的指定阅读书籍。

局限性

理性－情绪行为疗法的第一个局限是它习惯上只关注个人而非团体。虽然团体成员学到了很多关于控制想法、情绪和行为的能力，但他们通常无法学到很多关于团体内动力的知识。

理性－情绪行为疗法的第二个局限是其对抗性和指导性的立场。团体带领者和其他成员可能会在某位成员准备好之前就敦促其摆脱错误的信念，采用新的思维模式。这种取舍可能不符合参与者的最佳利益，因为它还没有被个性化。因此，错误的信念可能并未真正被抛弃，而理性信念可能并未真正被采纳。

理性－情绪行为疗法团体的第三个局限是，那些边界混乱的成员可能会变得更糟。由于REBT不强调亲密的咨访关系，那些需要大量关注或智力水平较低的人可能会在个体咨询中收获更多，这些人可能会在非REBT设置中获得更多他们所需的个人关注和专业关注。

理性－情绪行为疗法团体的最后一个局限

是缺乏针对它们的严谨研究。埃利斯1982年声称REBT团体是有效的，但是他的研究更多的是基于一般的认知团体，而不是REBT团体。麦戈文（McGovern）和西尔弗曼对REBT结果研究的综述更有说服力，所罗门（Solomon）和哈加（Haaga）认为，REBT研究方法的局限性导致研究者低估了其有效性。然而，针对REBT的研究需要在方法论上有更高的一致性。在里克尔特（Rieckert）和莫勒（Moller）的研究中，控制组和治疗组被用来衡量REBT团体对儿童期遭受过性虐待的成年受害者的有效性，这类研究给我们带来了希望。

心理剧团体

心理剧团体的假设

　　心理剧有时被视为"只不过是临床访谈的一大延伸"，但它的意义远不止于此。心理剧强调把个人从将他们束缚在功能失调行为模式中的非理性力量中解放出来。心理剧的目标强调行动。在这里，团体成员与咨询师通常的一对一关系被移除，他们有机会表演并亲身体验问题的各个方面。人际互动与会心、此时此地、自发性和创造性、充分表达情感以及现实检验都是心理剧的重点。

　　心理剧关注的焦点是剧中主人公的整体互动。带领者是戏剧的制片人。主角们以演员和剧作家的双重身份重新塑造他们的生活。习惯性的语言防御被规避了，新的认识产生了。例如，一个心理剧的带领者可能会对团体成员说："向团体展示你与父亲的互动是如何影响你对工作的看法的。"然后，该成员将独自或与他人一起表演那些浮现在脑海中的早期记忆场景。这样的活现将以戏剧形式出现，而不是讨论。其结果将是团体成员从他随后进行的讨论和观察其他团体成员在活现中看到的内容中产生新的认识。从根本上说，心理剧建立在这样的假设之上：人类在社会中不断进化，在任何发展阶段都能够意识到与自己的生活有关的事情。那些对自己开放的人能够意识到自己的优势和责任，从而更有能力创造性地满足外部需求。

　　心理剧的核心是会心，这是一个存在主义的概念，包括人与人之间在激烈、具体和完整的基础上，在此时此地进行全面的身体和心理的接触。会心可能与过去的事件、预期的事件或当前的情况有关，但它总是涉及一个人生活中的某个时刻或某个特定的情况，并将其扩展到不同的层面。涉及的特定维度被称为"附加现实"（surplus reality）——一种超越物理现实边界的心理体验。这些经历，包括与那些已经死亡或从未出生的人，抑或与上帝的关系，对人们来说往往与实际发生的事情一样重要。例如，朱迪可能仍然会为她在分娩中失去的孩子感到悲伤。在会心过程中，她可以通过戏剧性地重温丧失的场景以及她当时处理悲剧的方式来表达自己的感受。总的来说，会心是一种身份和完全的相互性的体验，莫雷诺用一种诗意的方式对其进行了总结：

　　二人见面：眼对眼，面对面。你靠近我的时候，我要剜出你的眼睛来代替我的眼睛；你也要剜出我的眼睛来代替你的眼睛；我要用你的眼睛看你，你也要用我的眼睛看我。

　　强调莫雷诺在此时此地充分体验某个人处境的前提的主要概念有自发性和创造力、情境、心电感应、宣泄和顿悟。自发性是指人们做出的反应，包括对新情况有一定程度的准备，或对旧情况有一定程度的创新性。自发性的目的是将自己从剧本和刻板印象中解放出来，获得对生活的新视角。以新的、创造性的方式回应是这个过程的一部分。例如，米尔德丽德在数学考试时不再惊慌失措，而是开始平静地坐下来研究整张试卷，然后再做出反应。

　　情境强调当下，时间、空间和存在状态的天然障碍被消除了。在这种情况下，来访者能够在"此时此地"的氛围中处理过去的问题、未来的担忧和当前的困难。例如，卢卡斯计划通过直面他对成功的恐惧和目前缺乏自信的状态来完成他的高中学业，然后进入大学，并在毕业后找一份入门级的工作。

心电感应是人与人之间情感的全面交流，是凝聚团体的黏合剂，当它发生在两个人之间时，体验最为丰富。在最好的情况下，它包括完整的人际关系和相互的同理心。在心电感应中，米奇和桑迪告诉彼此，他们最欣赏对方的哪些品质，以及当他们认为自己表达了这些品质中的一个或多个（如同理心和镇定）时，他们的感受如何。

宣泄和顿悟是自发性和心电感应的"最终产物"。宣泄包括情感净化，例如黛利拉对她的母亲大喊："我一直想让你做的就是爱我！"尽管宣泄是自发性和心电感应的最终产物之一，但它也是修复和治愈的开始，因为那些被否认的东西，如痛苦和悲伤，现在被个人接受、表达和整合。顿悟是一个与之相关的概念，包括对一个人在宣泄过程中或之后所产生的问题的直接的新认识和理解。例如，在前面的例子中，黛利拉可能会在宣泄完之后说："我从来没有意识到我这么生气。"

反思

你什么时候曾通过重现一件事或与另一个人重温一段经历，告诉他们发生在你身上的事情并展示给他们看，从而得到解脱？

心理剧在团体中的实践

心理剧的实践是多维的。首先，必须考虑物理和个人因素，如舞台、主角、演员、导演和观众（如图16–2所示）。其次，技术必须以方法论的方式来使用。

舞台是动作发生的地方。它可能是一个平台，或者只是一个房间的一部分。舞台是参与者想要的任何地方。例如，杰森可能会说："这一次，房间的角落将是我的舞台。"大多数团体认为，把舞台安排在一个与团体会面分开的地方是有益的，可以提醒成员，活现不同于口头交流。

主角是心理剧设定的主体。他或她可能扮演很多角色。例如，在一个心理剧中，作为主角的劳雷尔扮演了不同的角色，从甜美天真到刻薄恶毒。有时，主角可能会走出一个场景去观察。无论如何，主角的目标是表达与正在扮演的角色相关的想法、感受和问题。成为主角的一个关键因素是自发性。

演员是指在剧中扮演其他重要人物或物体的人。他们被称为辅角，在主角的鼓励下，他们可以扮演主角的替身、对手，甚至是一件家具。辅角可以扮演不止一个角色，比如主角最好的朋友和最大的敌人。

导演是指导主角使用心理剧方法来帮助自己探索问题的人，大致相当于其他理论方法中的团体带领者。

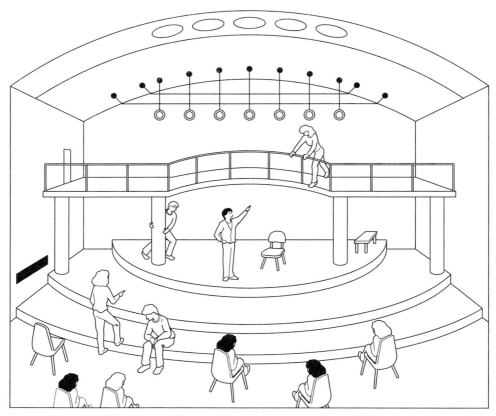

图 16–2   心理剧舞台

最后，观众是指其他可能出现在心理剧中的人。观众要对他们在心理剧中看到、听到和感受到的东西给予反馈。有时，观众会在心理剧进行的过程中参与进来，根据导演的要求制作音效或发表评论。例如，当琳达生气并且犯错时，观众可能会被要求重复对她说："保持冷静，动动脑子；保持冷静，动动脑子。"在这种情况下，观众成了一个合唱团。

心理剧中使用的技术取决于许多变量。其中最重要的影响因素包括主角的情况、导演的技巧、演员的可用性、观众的规模、咨询的目标以及心理剧运作的阶段。特殊情况会需要不同的技能。例如，布拉特纳指出，当目标是澄清主人公的感受时，最好使用如独角戏、独白、替身等心理剧技巧。另一些技巧，如放大、旁白、夸大非言语行为则被用来促进情绪的表达。而其他技巧，如角色互换、观众反馈、非言语互动练习则是在自我意识的情况下完成的。心理剧的过程通常分为三个阶段：热身、行动和整合。

- **热身阶段**。热身阶段的特点是导演要确保他已经准备好带领团体，并且成员也做好了接受带领的准备。这个过程可能包括言语和非言语活动，目的是让每个人都处于正确的心态以进行心理剧，并建立信任和自发的氛围。例如，导演可以在与参与者交谈时四处走动安排道具，然后带领团体做一些熟悉的练习。在这些活动之后，团体成员可能会进行行动练习（例如感觉觉知方法、引导意象），帮助成员发现团体内的共同主题，并关注个人的问题。总的来说，热身是体验性的，允许成员处理他们将在实际心理剧中经历的一些技术程序。热身结束时，心理剧的行动阶段就开始了。

- **行动阶段。**心理剧过程的这一部分涉及制定主角的关注点。导演会帮助每个选择行动的主角在此时此地为特定的场景"搭建舞台"。团体参与者被指定扮演主角生活中重要他人或事物的辅角自我。接下来是对开场场景的描绘，主角和辅角被给予一个机会来完善他们的角色，使他们的互动从表面切换到重要的事件上。导演可以鼓励主角在这一点上进行角色互换，以便他或她能够感受到更多的同理心或情感的投射。其他常用的技巧还有独白、替身和旁白。所有这些都是为了帮助主角详细阐述自己的感受。

  最后，还可以通过培养其他适应性

的态度和行为反应来帮助主角解决问题。完成工作可能意味着使用新的行为策略重复某个场景。它还可能涉及角色互换或榜样的使用。在行动阶段最重要的是，主角要表达被压抑的情绪，并找到一种新的、有效的行动方式。

- **整合阶段。**心理剧的最后一个阶段是讨论和结束。在行动阶段之后，主角会失去平衡，变得脆弱，需要支持。在这段时间里，导演会鼓励大家给主角尽可能多的个人的、支持性的和建设性的反馈。反馈最初侧重于活现的有效性，而不是理智方面。在团体的最后，可以适当地表达一些已经经历过的认知方面的东西。在这个阶段结束时，重点会放在理解和整合上，这样如果出现任何类似的情况，主角就可以采取不同的行动。图16-3说明了心理剧三个阶段的情绪强度是如何随时间而变化的。

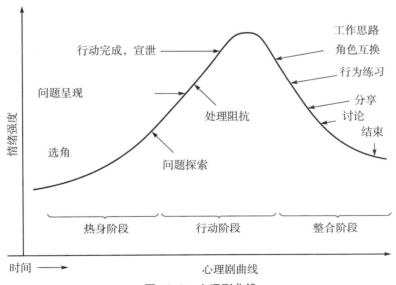

图 16–3　心理剧曲线

由于心理剧有数百种不同的技巧，因此这里只考虑几种主要的技巧：创造性想象、魔法商店、雕塑、独白、独角戏或自传、替身与多

重替身、角色互换和镜观。它们的使用方式各不相同，取决于心理剧中的具体情况。

- **创造性想象。**这一热身技巧包括邀请心理剧参与者想象中性或愉快的物体和场景。这样做是为了帮助参与者变得具有自发性。例如，德尔意识到，尽管他住在沿海平原上，但他可以想象出一幅在山顶上看日出的画面。

- **魔法商店**。这种热身技巧对于那些对自己的价值观和目标感到矛盾的主角来说尤其有用。它包括一个经营着一家充满特殊商品的魔法商店的店主（一个辅角）。这些商品不是用来出售的，而是用来交换的。因此，如果主角勒罗伊想要与他人建立更好的关系，那他可能不得不拿非理性的愤怒来交换。

- **雕塑**。在这个练习中，团体成员使用非言语的方法把其他团体成员塑造成他们经常打交道的重要人物的样子，比如家庭成员或社交同伴。姿势包括身体姿势，它帮助成员以一种动态的方式看到和体验他们对重要他人的看法。例如，通过安排家庭成员背对着她，瑞金娜意识到她在成长过程中是如何被家人拒之门外的。

- **独白**。这种技巧是指主角在表演时对自己的处境进行独白。例如，独自开车下班回家的人可能会说出他或她心里最重要的想法，比如"我觉得生活不公平"。这种活动的另一种变体是治疗性独白技术，在这种技术中，主角对生活中所发生之事的个人反应通常由其他演员用语言和行动表达出来。例如，其他团体成员可能会互相推搡，以表现海伦娜对继续读研究生的矛盾心理。

- **独角戏或自传**。在这一技巧中，主角扮演所有的角色，不使用辅角。这个人可能会换椅子或与自我的不同部分交谈。独角戏是格式塔疗法的核心特点之一。例如，沃尔特就他对即将到来的婚姻的重要想法进行了扮演，并在被摆成圆圈的不同椅子上进行了对话。

- **替身与多重替身**。替身是心理剧中一种

重要的手法。导演指定团体成员扮演主角的另一个自我，帮助主角表达内心的情感。两人会跟随导演的引导，但也可以在导演错过线索的情况下通过做出情感陈述来引导他。

在主角有矛盾感觉的情况下，可以采用多重替身方法。在这些情景中，两个或两个以上的演员会代表主角性格的不同方面。替身可以同时发言，也可以轮流发言。通过他们的发言，主角应该知道他或她的想法和感受是什么。

替身可以通过多种方式强调或放大主角的陈述。在以第一人称与主角交谈时，替身可能会用语言表述非言语交流、质疑自己、解释说了什么和没说什么、反驳感觉、进行自我观察，或进行否认。例如，当提到艾琳换工作时，她的替身说："我不知道我做这件事是为了谁，是为了我自己还是我的孩子？"一个有效的替身有时会到达主角体验的核心，让主角感到被肯定和理解。

- **角色互换**。在这种技术中，主角与舞台上的另一个人互换角色。例如，塞尔达变成了克劳迪娅，表现得和她一样。莫雷诺1983年说，角色互换鼓励最大限度地表达冲突；布拉特纳、哈格多恩（Hagedorn）和赫什霍恩（Hirshhorn）认为角色互换是心理剧的核心部分。

- **镜观**。在这个活动中，主角在舞台下观看，由一个辅角来表现主角的姿态、手势和话语。这种技巧被用于心理剧的行动阶段，帮助主角更准确地认识自己。例如，通过镜观技术，鲁弗斯发现自己并不是想象中的那种头脑清醒、果断的人。

心理剧团体带领者的作用

导演即心理剧团体的带领者，因此身兼数职。莫雷诺认为导演是一个制片人、一个推动

者、一个观察者和一个分析者。导演制定规范并设置示范技能，以确保安全和个人控制力。他们可以在以下三个方面培养自己的技能：

- 方法、原理和技术知识；
- 理解人格理论及其与发展一种不断演变的生活哲学的关系；
- 他或她自己的个性发展和成熟度。

除了要对生活和人性有广泛的了解，导演还需要完成如普通心理学、团体过程、交际理论和非言语交流等学科领域的具体课程。

导演的职责是引导热身体验、鼓励发展信任和自发性、建立结构以便主角能够识别和处理他们生活中的重大问题、保护成员不受他人辱骂，并以某种形式结束团体会面。潜在的导演应该体验过许多心理剧，并且接受过经验丰富的导演的直接督导。总体而言，科尔西尼的结论是，有效的团体导演具有三个品质：创造力、勇气和魅力。

案例

莫妮可的独白

多年来，莫妮可一直在努力克服自己冲动的一面。她把冷静理想化，并且能看到自己变得镇定。有时她会表现出这种态度，但在与他人打交道时，她还是会变得慌乱，不是冲动地发一封电子邮件，就是脱口而出一些事后自己后悔的话。她无法在令人沮丧的情况下控制自己，这让她失去了升职加薪的机会。因此，当有人建议莫尼克尝试心理剧时，她已经准备好了。她认为这样做会有帮助，演心理剧会让她学会如何更好地控制自己的行为。

在她第一次参与心理剧的热身阶段，莫妮可被她的导演莎伦引导着进行意象练习。她发现自己在这个过程中情绪很激动。在行动阶段，莫妮可自愿成为主角，在这个角色中，她用一段独白来表现她冲动的问题。她对自己的言行感到惊讶，并从其他演员的帮助中得到了安慰。在心理剧的整合阶段，团体成员给了莫妮可建设性的反馈，比如这样的评论："当你看起来在思考自己的行为时，你就能够说服自己表现得更冷静。"在离开团体时，莫妮可感觉得到了支持，更有力量了。

问题

虽然你可能没有参加过心理剧治疗，但当你告诉他人或向他们展示你正在处理的情况时，你有没有得到他们的支持？你如何将这种经历与心理剧联系起来？

心理剧团体的预期结果

心理剧团体的预期结果可以被描述为宣泄、顿悟和情绪解决的产生。亚布罗斯基（Yablonsky）指出，莫雷诺在心理剧方面的目标是建立一个"戏剧大教堂"，释放他认为自然存在于每个人身上的与生俱来的自发性和创造性。通过心理剧，个体应该能够体验和解决导致他们痛苦的过去、现在或预期的事件。当他们通过表现自己的困难来获得情绪和认知方面的顿悟时，他们将达到一个自我意识更新、调整、整合、接受、控制和预防的阶段。

重要的是，心理剧的参与者必须愿意冒险，并接受建设性的反馈意见。心理剧一个值得期待的衍生品是一个人在不是主角时所进行的学习。这种方法的一个明显的溢出效应是，看到主角在重要问题上达成解决方案。

对心理剧团体的评价

心理剧团体可以很强大，并且作为一种与其他治疗方法相配合的方式而广受称赞。但是，它并非没有局限。

优势与贡献

心理剧团体的一个主要优势是它的多样性。心理剧适用于心理治疗环境以及心理教育和商业环境。例如，哈佛法学院使用心理剧的某些方面来帮助学生练习他们表现困难的人际交往技巧。此外，心理剧可以用于所有年龄、教育程度和社会经济水平的人。例如，阿马特鲁达通过使用行动技巧和心理剧方法，帮助接受特殊教育的 10~13 岁的小学生更积极地与他人交流，并提高他们在同龄人中的地位。通过参加以心理剧为基础的冲突解决和技能培养训练，学生在课堂上的消极行为有所减少，与他人的互动更加积极，对自身潜能的态度也有所改善。其他形式的心理剧还被用于家庭治疗、成瘾治疗、培训神学家、提高带领者的敏感度和咨询师督导中。心理剧的一个独特用途是在中学帮助教师和咨询师展示角色的概念，并描述和防止霸凌行为。一种新颖的心理剧形式是结构化的"引导性自传"，它被老年人用作一种教育和治疗练习。

心理剧团体的第二个优势是它的教学潜力。通过积极参与，团体成员对自己有了很多了解。正如莫雷诺所指出的，不同心理健康专业的专业人员可以使用心理剧来了解他们如何与难相处的来访者进行互动和解决问题。心理剧为这些专业人士提供了一种对情景的感受。

心理剧团体的第三个优势是能够培养带领者和成员的创造性和自发性。人们面临的一个主要问题是无法找到解决压力或有害情况的方法。心理剧提倡用新的方法来帮助人们找到解决问题的方法。通过在安全的环境中处理困难，主角可以感受到事物的不同之处。例如，彼得意识到，在平静的气氛中，他可以通过忽略、使用幽默、自我否定或对抗来回应消极的言论。

心理剧团体的第四个优势是它的综合性和替代作用。心理剧强调行动和情绪释放的结合。这一过程的一个衍生品是伴随行为和情绪变化而产生的思想变化。这种变化不仅限于主角，还可以扩展到观众。心理剧的结论是，一个好的心理剧导演能够把焦点转移到观众身上，并讨论他们的经历的影响、他们认同的心理剧的部分、他们接触到的问题，以及他们从心理剧中学到了什么。

心理剧团体的最后一个优势是观众和演员给予主角和彼此的反馈。心理剧能够促进团体成员之间的互动和体验式学习。

局限性

心理剧的一个主要局限是过度地将主角暴露于他本人以及观众面前的危险。对时机的把握和对需要暴露的隐藏因素的了解至关重要。心理剧导演知道何时该强调什么的能力需要多年的培养。最初的帮助并不如后来的努力那样有效。

专业的团体工作者关注的另一个领域是心理剧研究的数量和质量。尽管角色扮演有可能改变个体的态度和行为，但心理剧不仅仅是角色扮演。正如迪阿马托和迪恩所指出的，有必要对构成该方法的因素进行对照研究。即使是"理论的主根"（即当问题被解决时，来访者的心态会变得更加自然），也从未得到过实证验证。

心理剧团体的第三个局限因素与培训的可用性有关。很少有关于导演的培训中心。导演所必备的素质不仅仅是观察 / 参与和学习的经验，还包括直觉和魅力。由于导演的自我意识和知识，一些心理剧团体可能与其他心理剧团体截然不同，这是很危险的。自 1975 年以来，美国心理剧、社会计量学和团体心理治疗审查委员会（American Board of Examiners in Psychodrama, Socimetrics and Group Psychotherapy）一直在努力确保导演的专业标准保持一致。

对心理剧团体的最后一种批评是，它可能

过于注重情感的表达，而不是行为的改变。心理剧很注重效果和当下的体验。如果团体没有经过精心构建，那么理论的情感部分和对此时此地的强调将会覆盖这个方法的整合方面。

总结和结论

本章研究了四种积极的团体方法：存在主义、格式塔、理性-情绪行为疗法（REBT）和心理剧。

存在主义团体，如阿德勒团体和以人为中心团体，关注的是人际关系。这些团体的一个主要信念是，技术取决于团体内部成员和带领者之间的理解。因此，团体工作中的存在主义方法可以吸收其他理论的主要观点，甚至借鉴它们的技术。存在主义团体工作的灵活性是其优势之一。它在多元文化团体中的运用反映了这种团体工作理论作为一种普遍的团体工作方式的恰当性。

20世纪六七十年代，格式塔团体的影响最为突出，当时它们被认为是令人兴奋和活跃的团体。如果这些团体的过程进行得当，可以帮助团体成员增强自我意识并融入团体。

格式塔团体的过程得到了参与者的好评，但是关于这些团体的使用仍然存在争议。部分争议在于缺乏实证证据来支持它们的有效性。人们仍然认为这些团体只有行动，没有思考。

REBT经常被用于团体场合，特别是团体咨询和心理治疗。它通过许多有效的行为和认知的方法来帮助团体成员实现改变。这种方法的一个主要方面是对成员进行初步教育，使他们意识到情绪是由想法产生的。当这些信息被清楚地理解后，团体将继续由带领者负责，而其他成员则充当"辅助咨询师"。

REBT团体强调角色扮演、家庭作业以及对思维的认知。辩论通常用来摆脱错误的、非理性的思考，以帮助参与者更好地控制自己的生活。总的来说，REBT团体使其成员能够相互学习。这些团体是高度结构化和说教性的，但不强调团体动力。在许多方面，REBT团体在强调治疗性改变的同时，也以一种心理教育的形式发挥作用。

心理剧仍然是最令人兴奋的团体工作形式之一。虽然它已被广泛用于心理治疗和咨询环境中，但它的某些方面在心理教育和任务/工作环境中也非常合适。这种团体方法需要大量的行动或参与。在心理剧中，主角会解决他们的问题、释放情感，并尝试新的行为。心理剧会经历不同的阶段，需要有一位熟练、经验丰富的导演才能正常进行。

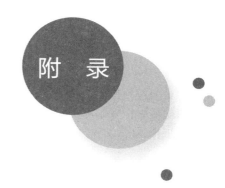

团体工作的历史

团体的发展史和人类的历史一样悠久。自人类诞生之初，人们就聚集在一起共同创造、实现和解决个体无法解决的问题。团体是人们为了交流和联系自然而然形成的生存方式，没有书面记载表明第一批组群是在何时何地形成的，但所有文明的成长和发展都离不开其所包含的族群的成长和发展。

1900 年以前的团体工作

在 1900 年以前，有组织的团体一般是出于功能性和实用性的原因而成立的，大多比较庞大。它们特别关注移民、穷人和精神病患者等人群，主要的工作重点是传递信息。一些社会工作者和医生会帮助团体中的个体获得关于自己、周围环境、可利用的资源和他人的信息。

简·亚当斯在芝加哥霍尔大厦的工作就是当时使用团体的一个例子。亚当斯成立了新移民和穷人团体，以帮助他们更好地了解自己的环境，并相互协助以打破限制他们的障碍。她不仅通过阅读、手工艺和俱乐部活动将个体组织成目标明确、内容丰富的团体，还与团体成员讨论卫生保健和营养等问题，这些都有助于团体成员做出必要的个人改变。这些工作目前被认为是社会团体工作的开端。

团体的发展不是由于某个人或者某一门学科，更多的是由于社会改革和教育的需要。到20 世纪初，一场团体运动开始了，它的范围、规模和影响都在逐渐扩大，以指导为目标的大团体逐渐演变为目标多样化的小团体。

团体工作的发展：1900 年至今

1900—1909 年

人们认为约瑟夫·赫西·普拉特（Joseph Hersey Pratt）组建了第一个正式的不以教育或任务 / 工作为导向的团体。1905 年，他在美国波士顿的麻省总医院（Massachusetts General Hospital）为肺结核门诊患者成立了一个心理治疗团体。普拉特创办这个团体主要是出于人道主义和经济方面的原因——结核病患者的病情是慢性周期性的，往往会导致患者的沮丧和消沉，而团体工作能够为他们提供支持和鼓励。普拉特注意到，随着时间的推移，团体成员不仅变得更加关心彼此，而且对彼此产生了更多积极的影响。作为先驱者之一，他记录了团体内部的工作动态，为其他团体带领者探索团体工作流程提供了一个模型。

1907 年，美国密歇根州歌雷佩德基督中学校长杰西·B. 戴维斯（Jesse B. Davis）要求每周一节的英语课需进行"职业和道德教育"。与普拉特不同的是，戴维斯不强调团体过程的动力，而是强调团体的功能性，将团体作为学生学习生活技能、培养价值观和社交的场所。在他的指导下成立的团体被称为心理教育团体。

1910—1919 年

从 1910 年到 1919 年，团体工作最初的发展非常缓慢，但教育和任务／工作团体在更大范围内得到了应用。例如，在第一次世界大战期间，士兵们被分组训练，平民和军事人员也都强调团队合作。在这次战争中，如陆军甲种和乙种智力测验等团体心理测验被开发出来并得到了应用，团体工作也被有限地用于治疗作战疲劳的士兵。

在欧洲，雅各布·L. 莫雷诺 1914 年以 J.M. 利维（J. M. Levy）的名字发表了一篇关于团体工作方法的重要哲学论文，强调了个人合作的精神分析和社会心理视角。

1920—1929 年

20 世纪 20 年代发生了几件影响团体发展的重要事件。首先，1922 年，阿尔弗雷德·阿德勒开创了一种新的、系统化的团体指导和咨询形式，后来被称为集体咨询（collective counseling）。阿德勒对监狱系统和儿童的辅导人员都采用了他的治疗方法。在儿童指导诊所，他成立了一个由精神病医生、心理学家和社会工作者等组成的专家团队，旨在对儿童进行访谈。在团体的帮助下，父母和孩子们意识到孩子的问题通常与家庭问题有关。阿德勒和他的同事们设计了家庭团体会议或称家庭委员会，在其中，每位家庭成员都可以发表对解决家庭问题和改善家庭关系的意见。

20 世纪 20 年代的第二个重大事件是雅各布·L. 莫雷诺在 1921 年提出的自发性剧场（Stegreiftheatre）的构想，这是他创作心理剧的第一步。莫雷诺的思想影响了后来的理论发展，如弗里茨·珀尔斯的格式塔技术和威廉·舒茨（William Schutz）的会心技术的形成。一些源自心理剧的思想，如角色扮演、"舞台中心"扮演、强调此时此地的互动、倡导情绪宣泄、注重同理心、鼓励团体成员互相帮助等，如今已融入许多形式的团体中。

尽管特里甘特·伯罗（Trigant Burrow）的工作完全独立于莫雷诺，但他对个体人际关系的关注离不开莫雷诺的影响。伯罗认为，人际关系在心理治疗的形成和实施中起着至关重要的作用，以及人际隔离对心理健康是有害的。

20 世纪 20 年代最后一个重大事件是对小团体的科学研究。研究人员开始了解、关注在小团体环境中应该采取哪种类型的互动、团体如何影响个体，并对个体和团体的表现进行了评估。这种科学的方法使团体的概念得到了重视，团体的影响力也因此得到了广泛的认可。

1930—1939 年

在 20 世纪 30 年代的团体工作史上，有五件大事值得关注。

第一，团体辅导与教育方面的出版物与实践都有所增加。

第二，雅各布·L. 莫雷诺继续写作，并进行了很多有创意的演讲。

第三，社会学家如穆扎费尔·谢里夫（Muzafer Sherif）、西奥多·纽科姆（Theodore Newcomb）和 W.F. 怀特（W. F. Whyte）进行的实地研究的数量和质量都有所提高。

第四，美国第一个大型自助团体——匿名戒酒互助社（AA）成立了。

第五，也是一个值得注意的现象是，20 世纪 30 年代，精神分析治疗进入了团体领域，并发现了一些在团体心理治疗中起作用的动力学现象。

学校中的团体辅导和教育聚焦在职业和个人主题上。起初，这些活动是由班主任负责的，有些学校甚至把班主任室称为"辅导时刻"（guidance hour）或"辅导室"。在这种框架下，教师的责任是"建立良好的关系，发现学生的能力和需求，培养其对学校、家庭和社区的正确态度"。

雅各布·L. 莫雷诺医生最高产的时期始于 20 世纪 30 年代，并持续了几十年。在这一时期，他发表了许多有影响力的著作和演讲。1931 年和 1932 年，他将团体治疗和团体心理疗法引入了专业助人的词汇中。他还设计了一种最早的团体治疗形式：心理剧。这是一种重现人际互动的方式，参与者将他们对过去或目前事件的感受表现出来，并试图澄清冲突。这种治疗形式和小团体治疗方式的出现与逐渐流行，为团体咨询的理论概念化开辟了道路。

这 10 年中的第三个重大事件是在自然背景下进行团体研究，即使用多种调查方法收集数据。例如，谢里夫通过画出团体内外的个体对一种特定刺激——游动（autokinetic movement）的反应，研究了团体对建立社会规范的影响。他发现，曾经是团体一部分的个体倾向于在他们团体设定的范围内来考虑这种光现象。同样，纽科姆发现，来自政治保守家庭的学生由于同龄人群体的普遍规范而倾向于变得更加自由化。最后，怀特研究了更大的社会体系——他在 1937 年搬进波士顿的贫民窟长达

三年半之久，发现帮派、俱乐部和政治组织对个人的生活有着巨大的影响。

20 世纪 30 年代末，一些人开始认识到个体聚集起来的力量，并发现以支持性的方式进行互动可以产生积极的变化。他们创办了匿名戒酒互助社（AA），并将其发展成为一个持续帮助酗酒者的组织，他们利用酗酒者的清醒时间使其获得和保持对自己生活的控制感。AA 中使用的许多技巧与其他自助团体中使用的类似，如倾听、共情、支持和讲授等。

团体精神分析也出现在 20 世纪 30 年代。这项运动的领导者之一是特里甘特·伯罗，他研究了社会力量是如何影响行为的，并强调团体行为的生物学原理和互动原理；他把生物学原理描述为一种被称为系统分析的过程。团体精神分析取向的另外两位先驱是路易斯·温德（Louis Wender）和保罗·席尔德（Paul Schilder）。温德的工作是从精神分析的角度对住院病人群体进行干预，他是第一个描述团体疗效因子（如理智化、人与人之间的移情和家庭疏导）的团体工作者之一。席尔德的研究重点是团体成员之间的相互作用。

1940—1949 年

20 世纪 40 年代往往被视为现代团体工作的开始。在这一时期，团体的正式发展出现了两个主要方向：（1）库尔特·勒温和威尔弗雷德·比昂（Wilfred Bion）的理论著作和实践；（2）团体组织的建立。在这段时间里，团体工作的发展态势反映了美国和英国社会对反对独裁专制和争取民主的反应。

库尔特·勒温被公认为这个时代最有影响力的团体动力学的创始人和推动者。作为一名来自纳粹德国的难民，勒温孜孜不倦地研究和完善团体动力学，并积极地与那些精力充沛、才华横溢的人接触。他于 20 世纪 30 年代开始写作，但他的作品主要在 40 年代产生影响。勒

温的理论——场论——强调个人和环境之间的相互作用，它是以格式塔心理学的思想为基础的。对勒温来说，团体作为一个整体，不同于组成它的各个部分，而且大于部分之和。

1946 年，勒温在美国康涅狄格州新不列颠推动建立了团体关系研讨会。这次研讨会促成了缅因州贝瑟尔国家培训实验室（NTL）的成立以及基本技能培训团体（BST）的发展，后者最终演变为 T 团体（T-group）运动。勒温通过合作研究发现，在改变人们的观念和行为方面，团体讨论优于个别指导。他强调对环境"此时此地"的定位，认为团体行为的变化取决于人们行为的"冻结"和"解冻"过程，这些观点对理解团体做出了重要贡献。勒温还首次将"反馈"的概念应用到团体工作中。

英国塔维斯托克人际关系研究所（Tavistock Institute of Human Relations）的威尔弗雷德·比昂也强调了团体动力的重要性。比昂指出，团体现象可能与家庭内的现象截然不同。他聚焦于研究团体凝聚力，以及促进团体整体发展或导致其退化的力量。比昂发现他可以把一个团体的情绪模式描述为工作团体——"W"（work）团体或基本假设团体——"BA"（basic assumption）团体，后者是一个消极工作的团体。BA 团体可进一步细分为三个子模式：BA 从属（BA Dependency）（团体成员过度依赖团体带领者）、BA 配对（BA Pairing）（成员对彼此更感兴趣而非致力于同一个工作目标）和BA 战斗－逃跑（BA Fight–Flight）（成员的注意力逐渐集中在参与团体或避免敌对冲突上）。

20 世纪 40 年代成立了两个主要的团体组织和刊物。第一个组织是莫雷诺 1941 年至1942 年间成立的美国团体治疗与心理剧学会（ASGPP）；第二个组织是塞缪尔·R. 斯拉维森（Samuel R. Slavson）1943 年成立的精神分析导向的组织——美国团体心理治疗协会（AGPA）。20 世纪 40 年代创办的两本相关期刊分别是1947 年创刊的《社会心理咨询》（Sociaty）[后

于 1949 年 更 名 为《团 体 心 理 治 疗》（Group Psychotherapy）] 和 1949 年创刊的《国际团体心理治疗杂志》（International Journal of Group Psychotherapy），这两份期刊分别反映了其创始人莫雷诺和斯拉维森的哲学观点。

1950—1959 年

20 世纪 50 年代，团体发展的特点是团体工作更加细致，研究工作更加突出。例如，在团体行为方面，贝尔斯（Bales）指出，在大多数团体中，随着时间的推移，往往会出现模式化的角色。他从积极反应（如表示团结）到消极反应（如表示对抗）列出了 12 个大类。

团体程序也开始应用于家庭咨询的实践。鲁道夫·德瑞克斯（Rudolph Dreikurs）是这一领域的先驱之一，德瑞克斯运用阿德勒的理论和思想组建了以教育性质为主的团体，开始对父母进行团体工作。另一位临床医生约翰·贝尔（John Bell）也开始在他的家庭治疗工作中使用团体。早在 1951 年，贝尔就开始以团体咨询的方式开展家庭治疗。他治疗家庭的方式就好像其成员之间互不相识一样。他依靠促进开放式的讨论来解决家庭问题，就像在团体咨询中一样，他鼓励沉默的成员畅所欲言、分享想法。内森·阿克曼（Nathan Ackerman）、格雷戈里·贝特森（Gregory Bateson）和弗吉尼亚·萨提亚（Virginia Satir）都是这 10 年中非常杰出的专业人士。他们虽然相互独立，但不约而同地将研究聚焦在了完善家庭团体治疗的精神分析模型上。阿克曼和萨提亚更倾向于临床方向，并开发了很多技术用于治疗家庭功能障碍。贝特森更专注于研究，尤其是家庭内部的团体动力。

20 世纪 50 年代，团体的最后一项重大发展是新的团体概念的实施——开发了一组词汇来描述团体中的现象。例如，理查德·布莱克（Richard Blake）和简·穆顿（Jane Mouton）在这 10 年中最先使用了"成长性团体"一词。1958 年，海伦·I. 德赖弗（Helen I. Driver）出

版了第一本团体工作教材——《团体讨论中的辅导与学习》（*Counseling and Learning through Small-Group Discussion*）。20 世纪 50 年代，团体工作相关的专业术语如雨后春笋般出现。

随着描述团体的语言和术语的增加，人们创建的团体类型也发生了变化。20 世纪 50 年代末，团体辅导开始衰落，并被团体咨询所取代，成为改变行为的主要方式，尤其是在教育环境中。团体心理疗法越来越受欢迎，如同镇静剂一样，使团体作用于心理健康领域成为可能。在团体工作大师 W. 爱德华兹·戴明（W. Edwards Deming）的指导下，日本推行了一种新型的团体——全面质量团体。这种类型的团体专注于解决与消费者满意度和商业质量相关的问题，后来影响到了美国的工商业。

1960—1969 年

20 世纪 60 年代，团体工作，尤其是团体咨询和团体治疗日益普及。这一时期团体繁荣发展的部分原因是由社会事件造成的——越南战争、嬉皮士运动、种族冲突和社会激进主义增强了公众对于团体推动社会变革的力量的认识。

一些在团体工作史上最有创造力的带领者在这段时期开始崭露头角。团体实践变得如此流行，以至于《纽约时报》将 1968 年定为"团体年"。许多形式的团体工作在 20 世纪 60 年代发起或完善，包括会心团体、感官觉察团体、成长团体、马拉松团体和迷你团体。在那 10 年间，似乎每个人都有一个自己的团体，每个人都属于一个团体。对团体咨询和团体治疗兴趣和尊重的增加，标志着当时大多数精神分析学者对团体工作效能所持的消极态度开始转变。

最受欢迎的两种团体是会心团体和马拉松团体。卡尔·罗杰斯创造了"基础会心团体"这个术语（后来被简称为"会心团体"）来描述他的团体工作方式，这是他个人咨询理论的延伸。会心团体通常被称为个人成长团体，因为这些团体的重点是个人发展；有时，会心团体也被称为感受团体，关注个体对自身情绪体验和他人行为的觉察。在会心团体中，重点是探索内在的心理和人际问题，促进产生一种团体感和联结感。

1964 年，乔治·巴赫（George Bach）和弗雷德·斯托勒（Fred Stoller）设计了马拉松团体，旨在帮助人们从角色扮演和形象塑造的推销立场转变过来，更加真实地对待自己。马拉松团体的会面通常会持续很长时间，比如 24 小时内，团体成员必须待在一起。在这些团体中，疲劳是一个很重要的因素，因为在成员们感到倦怠后，他们的防御系统就会崩溃，诚实度就会提高，从而实现自我成长。巴赫发明了一些创造性的方法来帮助这些团体（以及婚姻）中的人学习如何以公平讨论的方式来解决人际冲突。

随着团体的流行，滥用现象也随之而来。许多善意的个人和一些江湖骗子成立了一些团体，却对如何运行这些团体没有明确的想法。结果，许多人成了团体运动的受害者，他们被要求做一些事情，比如对别人大喊大叫，对不喜欢的人进行身体攻击，或者干脆脱掉衣服，把所有的防御都放在一边。成立这些团体的探索者和主办人为了寻求公众的关注，进行了大量的宣传，其中大部分都是不良的。到了 20 世纪 60 年代末，许多人以团体为单位进行邪教活动，这损害了其参加者的功能，团体运动因此受到抨击，这一领域的发展也大大倒退。

然而，这一时期也发生了一些积极而重要的事件，尤其是在团体理论和实践的发展中。在这 10 年中，最受欢迎的理论实践者是那些以人本主义、存在主义为导向的人，除了罗杰斯和巴赫，还有以下四位重要人物。

- 弗里茨·珀尔斯，他在美国加利福尼亚的伊莎兰学院进行了大量的工作——通过使用团体设置展示了他的格式塔理论。
- 艾瑞克·伯恩，他在团体环境下强调了他的治疗方法——沟通分析（TA）。
- 威廉·舒茨，他通过团体工作说明了个

人可以通过团体来满足他们对包容、控制和情感的人际需求，并强调了在团体中使用非言语交流，如触摸或拥抱。

- 杰克·吉布（Jack Gibb），他研究了团体中的竞争行为和合作行为，结果发现，排除其他因素，一个人的竞争行为会助长他人的竞争行为和防御行为。

1970—1979 年

20 世纪 70 年代，团体工作继续发展，但并非没有争议。有些人基本上把敏感性团体描述为反民主和道德败坏的团体，简·霍华德（Jane Howard）的书《触摸》（*Please Touch*）在 20 世纪 70 年代初试图回应这些针对团体工作的批评。她描述了自己从一个会心团体到另一个会心团体的经历，揭穿了一些流行的迷思——这些团体是吸毒者和瘾君子的"温床"。她的书还同时提出了其他问题，如团体带领者的重要性和对团体成员的筛选。20 世纪 70 年代围绕团体的争议是由 60 年代末团体几乎不受控制地快速增长，以及缺少有明确定义的带领和引导团体的指导原则所造成的。

欧文·贾尼斯（Irving Janis）创造了"团体思维"一词，以强调团体可能对其成员施加的不利影响。他的研究表明，团体思维对个体的成长和团体自身解决问题的能力是毁灭性的。

为了部分满足带领团体需要的更多专业性，1973 年，乔治·加兹达和杰克·邓肯（Jack Duncan）成立了美国团体工作专业协会（ASGW），作为美国人事和指导协会（现为美国心理咨询协会）的一个分部。该协会在 20 世纪 70 年代迅速发展，在整个 10 年间积极推进团体带领者的尽责性，并制定了团体带领者应该遵守的标准。

团体研究在 20 世纪 70 年代也开始崭露头角，关于团体研究的文章的比例从 20 世纪 50 年代的 5% 上升到了 20%。欧文·亚隆和乔治·加兹达开展了特别重要的工作。亚隆出版了他的经典著作——《团体心理治疗的理论与实践》（*The Theory and Practice of Group Psychotherapy*）的第一版。在这本书中，他分析了团体的方法和过程，描述了团体内的 11 个疗效因子，其中最核心和必要的是凝聚力和人际学习。此外，亚隆和利伯曼发现，团体的带领风格会影响个人在特定背景下的表现——好斗、独裁、对抗性的带领者，以及那些最不友好、最冷漠的人，大多会对团体有害。加兹达的工作是收集不同团体工作者，尤其是心理治疗师和咨询师的主要记录，并对他们的方法进行概念化和实践化，帮助他们建立起联系。

1980—1989 年

20 世纪 80 年代，团体工作的民众普及程度得到提高，团体运动本身的专业水平也在不断发展。AGPA 是不断完善团体理论和实践的协会之一。例如，AGPA 发表了一系列由詹姆斯·德金（James Durkin）撰写的文章，研究了强调循环因果关系而非线性因果关系的一般系统理论是如何在团体中使用的。

除了理论的发展，不同类型团体的数量也在增加，自助团体如雨后春笋般涌现。据估计，1988 年，美国约有 2000~3000 个自助团体，这些相互支持的团体通常没有专业带领者，而是由专业人员的助手或团体成员带领。例如，过去和现在都存在的匿名戒酒互助社、匿名戒毒互助社、慧俪轻体公司和慈心朋友团体。在这 10 年中，教育团体也得到了更多的关注，团体工作领域的著名带领者，如乔治·加兹达，建议使用发展性团体咨询向多个人群传授基本的生活技能。

ASGW 于 1980 年出版了一份针对团体工作者的伦理规范，并于 1989 年进行了修订［团体工作伦理标准现已纳入美国咨询协会的《伦理准则》（*Code of Ethics*）］。在这 10 年中，ASGW 推出了团体带领者的培训标准，并于 1991 年通过。到 1989 年底，ASGW 已经吸引了 5000 多名成员。AGPA 和其他团体组织也在发展之中。

到 20 世纪 80 年代末，团体工作已经被认为是在各种环境下帮助个体的一种可行方法。随着对自助、社交技能、发展和伦理的重视，更多类型的团体出现了。与此同时，人们更加重视评估团体经历的效果，而关于团体工作的研究论文也在增加。

1990—1999 年

20 世纪 90 年代，团体工作继续蓬勃发展。1991 年，美国心理学会设立了团体心理与团体心理治疗分会（GPGP）。1997 年，GPGP 开始出版自己的期刊——《团体动力》（*Group Dynamics*）。

那些比较成熟的团体组织也在继续发展。例如，AGPA 在 1992 年庆祝了成立 50 周年，并在 1994 年设立了一个团体心理治疗师认证，即注册团体心理治疗师临床认证。在这 10 年里，大量新书和学术文章也得以出版和发表。团体工作越来越多地用于学校环境中，特别是作为一种影响教育革新和社交技能的方式。不过，团体工作也关注特殊人群，比如离婚人士、成年罪犯、来自不同文化背景的人和残疾人。20 世纪 90 年代初，玛沙·林内翰（Marsha Linehan）和她的研究团队特别开发了一种治疗边缘性人格障碍的新型专业团体——辩证行为疗法（DBT）团体。辩证行为疗法基于认知行为疗法，采用一种社会心理方法，在每周 2.5 小时的团体会面中向成员传授应对技能，包括有效进行人际交往的能力、承受痛苦的能力、接受现实的能力、情绪调节能力和正念等。DBT 的临床疗效得到了实证研究的支持。

20 世纪 90 年代，几乎所有团体协会中对团体工作感兴趣的人都有所增加，特定团体得到的关注还要多一些，例如那些聚焦于抑郁症、暴食症或性虐待的团体。1991 年，ASGW 批准并发布了团体工作者培训的专业标准，主要涉及

以下四个领域：心理教育、任务／工作、心理咨询和心理治疗。这些标准对核心团体胜任力和专家们已经掌握了核心技能的专业团体工作进行了区分。此外，针对不同类型团体的各种来源的研究支持了它们的有效性和成本效能。除了这些活动，专业协会还提供更多的团体培训和教育机会。例如，ASGW 和 AGPA 每年都举办关于团体工作的全国会议，并发起持续教育课程。

此外，20 世纪 90 年代出现了各种各样的自助团体和支持团体。亲子团体变得越来越受欢迎，合作学习团体的数量也在增加。而且由关注问题、结果或效果的具有代表性的个人样本组成的焦点团体得到了更广泛的使用，为企业、政治家和决策者提供了重要的信息。至少在 20 世纪 90 年代的北美，团体使用数量的最大增长可能是在工作环境中。在这些环境中，随着组织结构开始扁平化，以及员工在实现目标时变得更加协作，任务／工作团体的使用急剧增长。

2000 年至今：目前的团体工作

21 世纪初，团体继续在多种环境中流行。总体来说，团体服务被越来越多的客户关注，咨询师、教练、教师、政治家和企业研究人员使团体成为他们个人和职业生活的一部分，这比以往任何时候都要多。团体治疗方面的书籍，如保罗·索洛塔洛夫（Paul Solotaroff）的《团体》（*Group*）卖得很好。现在，小团体作为一种提供支持、促进改变、有效决策、问题解决、团体建设和培养社交技能的方法已经被广泛接受。

除了前面提到的以外，影响团体工作的其他趋势还包括：（1）社会公正；（2）培训和教育；（3）技术；（4）研究；（5）以短程焦点解决方案为中心的团体服务的发展；（6）标准。下面将一一进行讨论。

社会公正

基塞利察（Kiselica）和鲁滨孙（Robinson）将社会公正定义为使用所有咨询和心理学的方

法来对抗社会中的不公平和不平等。这个概念已经被进一步细化为"既是一个过程，也是一个目标"。虽然关于社会公正和团体工作仍有许多需要商榷和讨论之处，但很明显，与之相伴的概念和实践将继续下去。无论是现在还是将来，围绕社会公正和团体工作的话题将包括意识提升、团体赋权、社区组织、社会公正的定义、归因理论和社会政治认同的发展。

培训和教育

最近，随着人们对团体内部动力有了更好的了解，针对团体带领者的培训和教育也变得更加成熟。例如，教师可以有意地模仿有效的团体带领者的行为，并将这些行为及学生的反应作为增强所教授的团体动力和理论知识的有效途径。教师可以在团体的初始、中间和最后阶段使用不同的技巧，例如在团体会面的早期提供高度的结构化，以增强凝聚力和减少焦虑。

除了模仿之外，团体培训现在还注重按步骤展示技能。不再像以前那样，让新手团体带领者必须观察团体的动态；相反会帮助他们了解自己内部发生了什么以及自己的人际关系。

同样地，在向研究生们介绍团体内部的动力时，研究者们开发了模拟团体咨询模型。为了使这个模型有效，学生们在持续八周的团体体验中将扮演不同的团体成员。该模型的优点是为学生提供了一种安全、现实的学习团体如何发展的经验。此外，由于教授们不需要处理学生在个人成长团体中真实的自我表露，对双重关系的伦理担忧也减少了。因此，教授们不会陷入伦理困境，即要在了解这些学生个人信息的同时做他们学术上的评价者。

一个与团体工作培训相关的模拟模型被称为过程扮演。在这一过程中，学生们参加的是一个聚焦"此时此地"、以过程为导向的培训团体，但他们的互动是由面具般的表面特征所引导的（例如，对高个子或穿绿色衣服的人做出不同的反应），而不是以人际关系动力学为指导。这些面具在不依赖成员自我表露或传统角色扮演的情况下，促进了团体冲突的解决，同时保护了学生的隐私。

技术

世界范围内技术的使用包含从构成信息交换或资源转介的最小接触，到构成信息传播、提供支持和电子咨询的更多的互动交流。计算机、手机、计算机模拟以及其他形式的技术已经改变了个体之间和人们在团体中的互动方式。电子课程工具，如 WEB-CT 的"公告板"，已被用于在农村地区传播团体理论。技术还被用于许多其他方面，如在多用户虚拟环境（MUVE）中向儿童教授社交技能。随着技术变得越来越先进、容易使用和便宜，利用技术手段强化传统团体活动的机会也在不断增加。这种技术有多种形式，包括使用聊天室、计算机会议、电子邮件列表、虚拟环境和新闻团体等。

团体活动的计算机支持统称为组件。例如，组件用于在不同的 Web 站点上建立聊天室，允许不在同一物理地点的人就共同感兴趣的主题进行深入的讨论。同样，计算机也提供了在常规会议之外进行课堂讨论的方法。在一个案例中，团体工作者通过互联网向三组痴呆症患者的配偶（前者的护理者）提供了为期四年的心理治疗团体干预。组件的用途还包括为电子邮件系统、键盘投票系统和群体决策提供计算机支持。未来，计算机在团体中的使用是很有发展前景的，特别是在学习和帮助团体成员保持联系和交换信息方面，以计算机为媒介的支持团体正呈现出日益增长的迹象。

研究

研究表明，团体工作是为他人提供服务的一种有效方法，它已在不同的环境和人群中被证明是有效的。已经发表的元分析使得研究者可以更清楚地比较不同的团体形式以及个体治疗与团体治疗的效果成为可能。然而，与其他社会科学的研究相比，团体研究还处于起步阶段。关于在团体中发现的复杂交互变量，仍然有许多未被理解的地方。此外，针对心理教育团体以及预防团体的研究也相对较少。换句话说，关于哪些变量的组合会在不同类型的团体中产生效果还有待进一步的研究。

为了改变这种现状，研究人员正在设计更复杂的技术手段来衡量变化。人们鼓励临床医生和研究人员进行更多的互动。总的来说，人们对团体研究的参与和关注正在增加，包括对那些已经不再流行的团体形式，如马拉松团体。

除了这些领域的研究之外，专业团体协会还为团体研究提供奖励和补贴，并以特殊的方式表彰主要研究人员。例如，2005 年 9 月的《团体工作专家杂志》（Journal for Specialists in Group Work）刊登的全部都是雷克斯·斯托克顿的贡献，特别是他 30 多年来关于团体咨询的写作和研究。最后，对团体进行研究的定性和定量方法也正在出现，这种现象学的方法有望探索团体内部的动力，也特别强调团体内部的评价过程。

短程团体工作

短程团体工作是作为长程团体治疗的替代方案而产生的。如今，管理式医疗和其他健康管理项目期望医疗保健和精神健康工作能够快速起效，以缩减医疗报销的疗程次数，短程团体工作由于回应了这种需求而格外受重视。此外，短程团体治疗已被证明是"高性价比的"，可以作为治疗某些类型问题的选择，如适应和创伤反应。

焦点解决理论和治疗是短程团体工作实践的最初形式之一。团体工作中短程治疗的重要性不容忽视，因为它似乎符合托管护理公司和许多客户的要求。无论提供什么服务，绝大多数客户的疗程都不超过八次。

标准

除了以上方面，我们还须强调改进团体活动所需的标准。例如，2008 年，AGPA 为其协会中从事动力性、互动性和基于关系的团体心理治疗的成员编制了一份名为《团体心理治疗临床实践指南》（Clinical Practice Guidelines for Group Psychotherapy）的文件。同样，ASGW 更新了其 1999 年的文件——《多元胜任力团体工作者原则》（Principles for Diversity-Competent Group Workers），使其成为一份更全面和更相关的文件——《团体工作者的文化与社会公正胜任力原则》（Multi-cultural and Social Justice Competence Principles for Group Workers）。

团体工作的未来

团体工作在其短暂的正式历史中取得了长足的进步。毫无疑问，未来它将是强有力的，并在全球范围内渗透到几乎所有社会阶层。尽管我们很难预测团体工作的未来发展方向，但是，尝试描绘团体工作的方向对该行业的健康发展和福祉非常重要。专业人士对团体走向的预测越准确，就能越好地训练自己和他人来满足需求。毕竟，人们期望 21 世纪的咨询师能够提供多种类型的团体工作服务。

在精确诊断的治疗方面，团体工作方向似乎正在变得更加具体和结构化，人们也越来越重视团体系统理论，包括如何为团体研究和实践提供各种创新方向等。此外，更多种类的团体正在形成——以更具教育性和成长性的方式，而不是侧重于改善或调整。在如今提供的比以前更广泛的团体范围内，参与者被认为是治疗的合作者，而不是被动接受者。此外，团体也被提供给各种各样的人群，如男囚犯、多发性硬化症患者、亲密伴侣暴力的受害者、儿童期性虐待幸存者、抑郁症患者、无家可归的成年人、药物滥用者和哀伤者等。

与专业化领域相关联的是团体工作者在未来更充分地利用团体力量时所面临的挑战。那些能够利用自己内部的资源，并为自身和更大范围个体的进步而努力的团体，在推动改变和促进支持方面会更有建设性，也更高效。